TABLES
DE PRÊTS
HYPOTHÉCAIRES

D1139824

Les Éditions
Québecor

LES ÉDITIONS QUEBECOR
une division de Groupe Quebecor inc.
4435, boul. des Grandes Prairies
Montréal (Québec)
H1R 3N4

Distribution: Québec Livres

© **1991, pour la 5e impression**
© 1990, pour la 4e impression
© 1987, Les Éditions Quebecor
Dépôts légaux, 1er trimestre 1987

Bibliothèque nationale du Québec
Bibliothèque nationale du Canada
ISBN 2-89089-379-0

Les tables utilisées pour ce livre nous ont été
fournies par la Caisse populaire Saint-Paul-l'Ermite,
Le Gardeur (Québec).

Conception et réalisation graphique
de la page couverture: Bernard Lamy et Carole Garon

Impression: Imprimerie l'Éclaireur

CONTENU

TAUX D'INTÉRÊT:
> de 8% à 19% inclusivement

TERMES:
> de 1 an à 40 ans
> (Soit par tranches de 6 mois, 1 an ou 5 ans)

MONTANT DU PRÊT
> de 25 $ à 100 000 $

TABLES AUXILIAIRES:
> Tables progressives des prêts pour trouver le solde
> d'une hypothèque
> Paiements mensuels pour un emprunt de 1 000 $
> Facteurs d'intérêt mensuel

COMMENT UTILISER LES TABLES

La méthode employée pour trouver le paiement requis pour rembourser un prêt hypothécaire est simple.

Vous voulez savoir, à titre d'exemple, combien vous coûtera, mensuellement, un prêt de 15 000 $, à 11¼ % pendant 20 ans? Reportez-vous à la page 58: en haut de la page, à gauche, on y indique le taux d'intérêt (soit 11¼ %), sous la rubrique montant, à partir de 25 descendez jusqu'à 15 000 $. Sous l'autre rubrique 20 ans, soit à la 7e colonne vers la droite, vous trouverez 154,78. C'est le montant que vous devez verser mensuellement pour rembourser votre prêt.

Cette table indique les paiements mensuels calculés sur la base du taux d'intérêt annuel nominal établi semi-annuellement.

TABLE DE MATIÈRES

PAIEMENT MENSUEL REQUIS
POUR L'AMORTISSEMENT DU PRÊT

TERMES MONTANT	1 AN	1½ AN	2 ANS	2½ ANS	3 ANS	3½ ANS	4 ANS	4½ ANS	5 ANS
25	2.18	1.48	1.13	.93	.79	.69	.61	.56	.51
50	4.35	2.96	2.26	1.85	1.57	1.37	1.22	1.11	1.02
75	6.52	4.44	3.39	2.77	2.35	2.05	1.83	1.66	1.52
100	8.70	5.91	4.52	3.69	3.13	2.74	2.44	2.21	2.03
200	17.39	11.82	9.04	7.37	6.26	5.47	4.88	4.42	4.05
300	26.08	17.73	13.56	11.05	9.39	8.20	7.31	6.62	6.07
400	34.78	23.64	18.07	14.74	12.52	10.93	9.75	8.83	8.09
500	43.47	29.55	22.59	18.42	15.64	13.66	12.18	11.03	10.11
600	52.16	35.45	27.11	22.10	18.77	16.39	14.62	13.24	12.13
700	60.85	41.36	31.62	25.79	21.90	19.13	17.05	15.44	14.15
800	69.55	47.27	36.14	29.47	25.03	21.86	19.49	17.65	16.18
900	78.24	53.18	40.66	33.15	28.15	24.59	21.92	19.85	18.20
1000	86.93	59.09	45.17	36.83	31.28	27.32	24.36	22.06	20.22
2000	173.86	118.17	90.34	73.66	62.56	54.64	48.71	44.11	40.43
2500	217.32	147.71	112.92	92.08	78.20	68.30	60.88	55.13	50.54
3000	260.79	177.25	135.51	110.49	93.83	81.95	73.06	66.16	60.65
4000	347.72	236.33	180.68	147.32	125.11	109.27	97.41	88.21	80.86
5000	434.65	295.41	225.84	184.15	156.39	136.59	121.76	110.26	101.08
6000	521.57	354.49	271.01	220.98	187.66	163.90	146.12	132.31	121.29
7000	608.50	413.57	316.18	257.81	218.94	191.22	170.47	154.36	141.50
8000	695.43	472.65	361.35	294.63	250.22	218.54	194.82	176.41	161.72
9000	782.36	531.73	406.52	331.46	281.49	245.85	219.17	198.46	181.93
10000	869.29	590.81	451.68	368.29	312.77	273.17	243.52	220.51	202.15
11000	956.22	649.90	496.85	405.12	344.04	300.49	267.88	242.56	222.36
12000	1043.14	708.98	542.02	441.95	375.32	327.80	292.23	264.61	242.57
13000	1130.07	768.06	587.19	478.78	406.60	355.12	316.58	286.67	262.79
14000	1217.00	827.14	632.36	515.61	437.87	382.44	340.93	308.72	283.00
15000	1303.93	886.22	677.52	552.44	469.15	409.75	365.28	330.77	303.22
16000	1390.86	945.30	722.69	589.26	500.43	437.07	389.63	352.82	323.43
17000	1477.79	1004.38	767.86	626.09	531.70	464.38	413.99	374.87	343.65
18000	1564.71	1063.46	813.03	662.92	562.98	491.70	438.34	396.92	363.86
19000	1651.64	1122.54	858.20	699.75	594.26	519.02	462.69	418.97	384.07
20000	1738.57	1181.62	903.36	736.58	625.53	546.33	487.04	441.02	404.29
21000	1825.50	1240.70	948.53	773.41	656.81	573.65	511.39	463.07	424.50
22000	1912.43	1299.79	993.70	810.24	688.08	600.97	535.75	485.12	444.72
23000	1999.35	1358.87	1038.87	847.07	719.36	628.28	560.10	507.17	464.93
24000	2086.28	1417.95	1084.04	883.89	750.64	655.60	584.45	529.22	485.14
25000	2173.21	1477.03	1129.20	920.72	781.91	682.92	608.80	551.27	505.36
26000	2260.14	1536.11	1174.37	957.55	813.19	710.23	633.15	573.33	525.57
27000	2347.07	1595.19	1219.54	994.38	844.47	737.55	657.51	595.38	545.79
28000	2434.00	1654.27	1264.71	1031.21	875.74	764.87	681.86	617.43	566.00
29000	2520.92	1713.35	1309.88	1068.04	907.02	792.18	706.21	639.48	586.22
30000	2607.85	1772.43	1355.04	1104.87	938.30	819.50	730.56	661.53	606.43
31000	2694.78	1831.51	1400.21	1141.70	969.57	846.82	754.91	683.58	626.64
32000	2781.71	1890.59	1445.38	1178.52	1000.85	874.13	779.26	705.63	646.86
33000	2868.64	1949.68	1490.55	1215.35	1032.12	901.45	803.62	727.68	667.07
34000	2955.57	2008.76	1535.72	1252.18	1063.40	928.76	827.97	749.73	687.29
35000	3042.49	2067.84	1580.88	1289.01	1094.68	956.08	852.32	771.78	707.50
36000	3129.42	2126.92	1626.05	1325.84	1125.95	983.40	876.67	793.83	727.71
37000	3216.35	2186.00	1671.22	1362.67	1157.23	1010.71	901.02	815.88	747.93
38000	3303.28	2245.08	1716.39	1399.50	1188.51	1038.03	925.38	837.93	768.14
39000	3390.21	2304.16	1761.56	1436.33	1219.78	1065.35	949.73	859.99	788.36
40000	3477.14	2363.24	1806.72	1473.15	1251.06	1092.66	974.08	882.04	808.57
45000	3911.78	2658.65	2032.56	1657.30	1407.44	1229.25	1095.84	992.29	909.64
50000	4346.42	2954.05	2258.40	1841.44	1563.82	1365.83	1217.60	1102.54	1010.71
55000	4781.06	3249.46	2484.24	2025.58	1720.20	1502.41	1339.36	1212.80	1111.78
60000	5215.70	3544.86	2710.08	2209.73	1876.59	1638.99	1461.12	1323.05	1212.85
65000	5650.34	3840.26	2935.92	2393.87	2032.97	1775.58	1582.88	1433.31	1313.93
70000	6084.98	4135.67	3161.76	2578.02	2189.35	1912.16	1704.64	1543.56	1415.00
75000	6519.62	4431.07	3387.60	2762.16	2345.73	2048.74	1826.40	1653.81	1516.07
80000	6954.27	4726.48	3613.44	2946.30	2502.11	2185.32	1948.15	1764.07	1617.14
85000	7388.91	5021.88	3839.28	3130.45	2658.50	2321.90	2069.91	1874.32	1718.21
90000	7823.55	5317.29	4065.12	3314.59	2814.88	2458.49	2191.67	1984.58	1819.28
95000	8258.19	5612.69	4290.96	3498.73	2971.26	2595.07	2313.43	2094.83	1920.35
100000	8692.83	5908.10	4516.80	3682.88	3127.64	2731.65	2435.19	2205.08	2021.42

PAIEMENT MENSUEL REQUIS

POUR L'AMORTISSEMENT DU PRÊT

8%

TERMES MONTANT	6 ANS	7 ANS	8 ANS	9 ANS	10 ANS	11 ANS	12 ANS	13 ANS	14 ANS
25	.44	.39	.36	.33	.31	.29	.27	.26	.25
50	.88	.78	.71	.65	.61	.57	.54	.52	.50
75	1.32	1.17	1.06	.98	.91	.86	.81	.77	.74
100	1.75	1.56	1.41	1.30	1.21	1.14	1.08	1.03	.99
200	3.50	3.11	2.82	2.60	2.42	2.27	2.16	2.06	1.97
300	5.25	4.66	4.23	3.89	3.62	3.41	3.23	3.08	2.96
400	6.99	6.21	5.63	5.19	4.83	4.54	4.31	4.11	3.94
500	8.74	7.77	7.04	6.48	6.04	5.68	5.38	5.13	4.92
600	10.49	9.32	8.45	7.78	7.24	6.81	6.46	6.16	5.91
700	12.23	10.87	9.85	9.07	8.45	7.95	7.53	7.19	6.89
800	13.98	12.42	11.26	10.37	9.66	9.08	8.61	8.21	7.88
900	15.73	13.97	12.67	11.66	10.86	10.22	9.68	9.24	8.86
1000	17.47	15.53	14.08	12.96	12.07	11.35	10.76	10.26	9.84
2000	34.94	31.05	28.15	25.91	24.13	22.70	21.51	20.52	19.68
2500	43.68	38.81	35.18	32.38	30.17	28.37	26.89	25.65	24.60
3000	52.41	46.57	42.22	38.86	36.20	34.04	32.26	30.78	29.52
4000	69.88	62.09	56.29	51.81	48.26	45.39	43.02	41.04	39.36
5000	87.35	77.61	70.36	64.76	60.33	56.73	53.77	51.30	49.20
6000	104.82	93.13	84.43	77.71	72.39	68.08	64.52	61.55	59.04
7000	122.29	108.66	98.50	90.66	84.45	79.42	75.28	71.81	68.88
8000	139.76	124.18	112.57	103.62	96.52	90.77	86.03	82.07	78.72
9000	157.23	139.70	126.64	116.57	108.58	102.11	96.78	92.33	88.56
10000	174.70	155.22	140.71	129.52	120.65	113.46	107.54	102.59	98.40
11000	192.17	170.74	154.78	142.47	132.71	124.81	118.29	112.85	108.24
12000	209.64	186.26	168.85	155.42	144.77	136.15	129.04	123.10	118.08
13000	227.11	201.78	182.92	168.37	156.84	147.50	139.80	133.36	127.92
14000	244.58	217.31	196.99	181.32	168.90	158.84	150.55	143.62	137.76
15000	262.05	232.83	211.06	194.28	180.97	170.19	161.30	153.88	147.60
16000	279.52	248.35	225.13	207.23	193.03	181.53	172.06	164.14	157.44
17000	296.99	263.87	239.21	220.18	205.09	192.88	182.81	174.39	167.28
18000	314.46	279.39	253.28	233.13	217.16	204.22	193.56	184.65	177.11
19000	331.93	294.91	267.35	246.08	229.22	215.57	204.32	194.91	186.95
20000	349.40	310.43	281.42	259.03	241.29	226.91	215.07	205.17	196.79
21000	366.87	325.96	295.49	271.98	253.35	238.26	225.82	215.43	206.63
22000	384.34	341.48	309.56	284.93	265.41	249.61	236.58	225.69	216.47
23000	401.81	357.00	323.63	297.89	277.48	260.95	247.33	235.94	226.31
24000	419.28	372.52	337.70	310.84	289.54	272.30	258.08	246.20	236.15
25000	436.75	388.04	351.77	323.79	301.61	283.64	268.84	256.46	245.99
26000	454.22	403.56	365.84	336.74	313.67	294.99	279.59	266.72	255.83
27000	471.69	419.08	379.91	349.69	325.74	306.33	290.34	276.98	265.67
28000	489.16	434.61	393.98	362.64	337.80	317.68	301.10	287.24	275.51
29000	506.63	450.13	408.05	375.59	349.86	329.02	311.85	297.49	285.35
30000	524.10	465.65	422.12	388.55	361.93	340.37	322.60	307.75	295.19
31000	541.57	481.17	436.19	401.50	373.99	351.72	333.36	318.01	305.03
32000	559.04	496.69	450.26	414.45	386.06	363.06	344.11	328.27	314.87
33000	576.51	512.21	464.34	427.40	398.12	374.41	354.86	338.53	324.71
34000	593.98	527.73	478.41	440.35	410.18	385.75	365.62	348.78	334.55
35000	611.45	543.26	492.48	453.30	422.25	397.10	376.37	359.04	344.38
36000	628.92	558.78	506.55	466.25	434.31	408.44	387.12	369.30	354.22
37000	646.39	574.30	520.62	479.20	446.38	419.79	397.88	379.56	364.06
38000	663.86	589.82	534.69	492.16	458.44	431.13	408.63	389.82	373.90
39000	681.33	605.34	548.76	505.11	470.50	442.48	419.38	400.08	383.74
40000	698.80	620.86	562.83	518.06	482.57	453.82	430.14	410.33	393.58
45000	786.14	698.47	633.18	582.82	542.89	510.55	483.90	461.63	442.78
50000	873.49	776.08	703.54	647.57	603.21	567.28	537.67	512.92	491.98
55000	960.84	853.68	773.89	712.33	663.53	624.01	591.44	564.21	541.17
60000	1048.19	931.29	844.24	777.09	723.85	680.73	645.20	615.50	590.37
65000	1135.54	1008.90	914.59	841.84	784.17	737.46	698.97	666.79	639.57
70000	1222.89	1086.51	984.95	906.60	844.49	794.19	752.73	718.08	688.76
75000	1310.24	1164.11	1055.30	971.36	904.81	850.92	806.50	769.37	737.96
80000	1397.59	1241.72	1125.65	1036.11	965.13	907.64	860.27	820.66	787.16
85000	1484.93	1319.33	1196.01	1100.87	1025.45	964.37	914.03	871.95	836.36
90000	1572.28	1396.93	1266.36	1165.63	1085.77	1021.10	967.80	923.25	885.55
95000	1659.63	1474.54	1336.71	1230.38	1146.09	1077.83	1021.57	974.54	934.75
100000	1746.98	1552.15	1407.07	1295.14	1206.41	1134.55	1075.33	1025.83	983.95

8% PAIEMENT MENSUEL REQUIS
POUR L'AMORTISSEMENT DU PRÊT

TERMES MONTANT	15 ANS	16 ANS	17 ANS	18 ANS	19 ANS	20 ANS	21 ANS	22 ANS	23 ANS
25	.24	.23	.23	.22	.22	.21	.21	.20	.20
50	.48	.46	.45	.44	.43	.42	.41	.40	.40
75	.72	.69	.67	.66	.64	.63	.61	.60	.59
100	.95	.92	.90	.87	.85	.83	.82	.80	.79
200	1.90	1.84	1.79	1.74	1.70	1.66	1.63	1.60	1.58
300	2.85	2.76	2.68	2.61	2.54	2.49	2.44	2.40	2.36
400	3.80	3.67	3.57	3.47	3.39	3.32	3.25	3.20	3.15
500	4.75	4.59	4.46	4.34	4.24	4.15	4.07	3.99	3.93
600	5.69	5.51	5.35	5.21	5.08	4.98	4.88	4.79	4.72
700	6.64	6.43	6.24	6.07	5.93	5.80	5.69	5.59	5.50
800	7.59	7.34	7.13	6.94	6.78	6.63	6.50	6.39	6.29
900	8.54	8.26	8.02	7.81	7.62	7.46	7.32	7.19	7.07
1000	9.49	9.18	8.91	8.68	8.47	8.29	8.13	7.98	7.86
2000	18.97	18.35	17.82	17.35	16.94	16.57	16.25	15.96	15.71
2500	23.71	22.94	22.27	21.68	21.17	20.71	20.31	19.95	19.63
3000	28.45	27.52	26.72	26.02	25.40	24.86	24.37	23.94	23.56
4000	37.93	36.70	35.63	34.69	33.87	33.14	32.49	31.92	31.41
5000	47.41	45.87	44.53	43.36	42.33	41.42	40.62	39.90	39.26
6000	56.89	55.04	53.44	52.03	50.80	49.71	48.74	47.88	47.11
7000	66.38	64.22	62.34	60.70	59.26	57.99	56.86	55.86	54.96
8000	75.86	73.39	71.25	69.37	67.73	66.27	64.98	63.84	62.81
9000	85.34	82.56	80.15	78.04	76.19	74.56	73.11	71.81	70.66
10000	94.82	91.74	89.06	86.72	84.66	82.84	81.23	79.79	78.51
11000	104.30	100.91	97.96	95.39	93.12	91.12	89.35	87.77	86.36
12000	113.78	110.08	106.87	104.06	101.59	99.41	97.47	95.75	94.21
13000	123.26	119.25	115.77	112.73	110.05	107.69	105.60	103.73	102.06
14000	132.75	128.43	124.68	121.40	118.52	115.98	113.72	111.71	109.91
15000	142.23	137.60	133.58	130.07	126.98	124.26	121.84	119.69	117.76
16000	151.71	146.77	142.49	138.74	135.45	132.54	129.96	127.67	125.61
17000	161.19	155.95	151.39	147.41	143.92	140.83	138.09	135.64	133.46
18000	170.67	165.12	160.30	156.08	152.38	149.11	146.21	143.62	141.31
19000	180.15	174.29	169.20	164.76	160.85	157.39	154.33	151.60	149.16
20000	189.64	183.47	178.11	173.43	169.31	165.68	162.45	159.58	157.01
21000	199.12	192.64	187.01	182.10	177.78	173.96	170.57	167.56	164.87
22000	208.60	201.81	195.92	190.77	186.24	182.24	178.70	175.54	172.72
23000	218.08	210.99	204.82	199.44	194.71	190.53	186.82	183.52	180.57
24000	227.56	220.16	213.73	208.11	203.17	198.81	194.94	191.50	188.42
25000	237.04	229.33	222.63	216.78	211.64	207.09	203.06	199.47	196.27
26000	246.52	238.50	231.54	225.45	220.10	215.38	211.19	207.45	204.12
27000	256.01	247.68	240.44	234.12	228.57	223.66	219.31	215.43	211.97
28000	265.49	256.85	249.35	242.79	237.03	231.95	227.43	223.41	219.82
29000	274.97	266.02	258.26	251.47	245.50	240.23	235.55	231.39	227.67
30000	284.45	275.20	267.16	260.14	253.96	248.51	243.68	239.37	235.52
31000	293.93	284.37	276.07	268.81	262.43	256.80	251.80	247.35	243.37
32000	303.41	293.54	284.97	277.48	270.89	265.08	259.92	255.33	251.22
33000	312.90	302.72	293.88	286.15	279.36	273.36	268.04	263.31	259.07
34000	322.38	311.89	302.78	294.82	287.83	281.65	276.17	271.28	266.92
35000	331.86	321.06	311.69	303.49	296.29	289.93	284.29	279.26	274.77
36000	341.34	330.23	320.59	312.16	304.76	298.21	292.41	287.24	282.62
37000	350.82	339.41	329.50	320.83	313.22	306.50	300.53	295.22	290.47
38000	360.30	348.58	338.40	329.51	321.69	314.78	308.65	303.20	298.32
39000	369.78	357.75	347.31	338.18	330.15	323.06	316.78	311.18	306.17
40000	379.27	366.93	356.21	346.85	338.62	331.35	324.90	319.16	314.02
45000	426.67	412.79	400.74	390.20	380.94	372.77	365.51	359.05	353.28
50000	474.08	458.66	445.26	433.56	423.27	414.18	406.12	398.94	392.53
55000	521.49	504.52	489.79	476.91	465.60	455.60	446.73	438.84	431.78
60000	568.90	550.39	534.32	520.27	507.92	497.02	487.35	478.73	471.03
65000	616.30	596.25	578.84	563.62	550.25	538.44	527.96	518.63	510.29
70000	663.71	642.12	623.37	606.98	592.58	579.86	568.57	558.52	549.54
75000	711.12	688.00	667.89	650.33	634.90	621.27	609.18	598.41	588.79
80000	758.53	733.85	712.42	693.69	677.23	662.69	649.79	638.31	628.04
85000	805.94	779.71	756.94	737.05	719.56	704.11	690.41	678.20	667.30
90000	853.34	825.58	801.47	780.40	761.88	745.53	731.02	718.10	706.55
95000	900.75	871.44	846.00	823.76	804.21	786.94	771.63	757.99	745.80
100000	948.16	917.31	890.52	867.11	846.54	828.36	812.24	797.88	785.05

PAIEMENT MENSUEL REQUIS

POUR L'AMORTISSEMENT DU PRÊT

8%

TERMES MONTANT	24 ANS	25 ANS	26 ANS	27 ANS	28 ANS	28 ANS	30 ANS	35 ANS	40 ANS
25	.20	.20	.19	.19	.19	.19	.19	.18	.18
50	.39	.39	.38	.38	.37	.37	.37	.36	.35
75	.59	.58	.57	.56	.56	.55	.55	.53	.52
100	.78	.77	.76	.75	.74	.74	.73	.71	.69
200	1.55	1.53	1.51	1.50	1.48	1.47	1.45	1.41	1.38
300	2.33	2.29	2.27	2.24	2.22	2.20	2.18	2.11	2.06
400	3.10	3.06	3.02	2.99	2.96	2.93	2.90	2.81	2.75
500	3.87	3.82	3.77	3.73	3.69	3.66	3.63	3.51	3.43
600	4.65	4.58	4.53	4.48	4.43	4.39	4.35	4.21	4.12
700	5.42	5.35	5.28	5.22	5.17	5.12	5.08	4.91	4.80
800	6.19	6.11	6.04	5.97	5.91	5.85	5.80	5.61	5.49
900	6.97	6.87	6.79	6.71	6.65	6.58	6.53	6.31	6.18
1000	7.74	7.64	7.54	7.46	7.38	7.31	7.25	7.01	6.86
2000	15.48	15.27	15.08	14.91	14.76	14.62	14.50	14.02	13.72
2500	19.34	19.09	18.85	18.64	18.45	18.28	18.12	17.53	17.14
3000	23.21	22.90	22.62	22.37	22.14	21.93	21.75	21.03	20.57
4000	30.95	30.53	30.16	29.82	29.52	29.24	28.99	28.04	27.43
5000	38.68	38.17	37.70	37.28	36.90	36.55	36.24	35.05	34.28
6000	46.42	45.80	45.24	44.73	44.28	43.86	43.49	42.05	41.14
7000	54.15	53.43	52.78	52.19	51.66	51.17	50.73	49.06	47.99
8000	61.89	61.06	60.32	59.64	59.04	58.48	57.98	56.07	54.85
9000	69.62	68.69	67.86	67.10	66.41	65.79	65.23	63.08	61.71
10000	77.36	76.33	75.39	74.55	73.79	73.10	72.48	70.09	68.56
11000	85.10	83.96	82.93	82.01	81.17	80.41	79.72	77.10	75.42
12000	92.83	91.59	90.47	89.46	88.55	87.72	86.97	84.10	82.27
13000	100.57	99.22	98.01	96.92	95.93	95.03	94.22	91.11	89.13
14000	108.30	106.85	105.55	104.37	103.31	102.34	101.46	98.12	95.98
15000	116.04	114.49	113.09	111.83	110.69	109.65	108.71	105.13	102.84
16000	123.77	122.12	120.63	119.28	118.07	116.96	115.96	112.14	109.69
17000	131.51	129.75	128.17	126.74	125.44	124.27	123.21	119.15	116.55
18000	139.24	137.38	135.71	134.19	132.82	131.58	130.45	126.15	123.41
19000	146.98	145.02	143.25	141.65	140.20	138.89	137.70	133.16	130.26
20000	154.71	152.65	150.78	149.10	147.58	146.20	144.95	140.17	137.12
21000	162.45	160.28	158.32	156.56	154.96	153.51	152.19	147.18	143.97
22000	170.19	167.91	165.86	164.01	162.34	160.82	159.44	154.19	150.83
23000	177.92	175.54	173.40	171.47	169.72	168.13	166.69	161.20	157.68
24000	185.66	183.18	180.94	178.92	177.10	175.44	173.94	168.20	164.54
25000	193.39	190.81	188.48	186.38	184.47	182.75	181.18	175.21	171.40
26000	201.13	198.44	196.02	193.83	191.85	190.06	188.43	182.22	178.25
27000	208.86	206.07	203.56	201.29	199.23	197.37	195.68	189.23	185.11
28000	216.60	213.70	211.10	208.74	206.61	204.68	202.92	196.24	191.96
29000	224.33	221.34	218.64	216.20	213.99	211.99	210.17	203.24	198.82
30000	232.07	228.97	226.17	223.65	221.37	219.30	217.42	210.25	205.67
31000	239.81	236.60	233.71	231.11	228.75	226.61	224.67	217.26	212.53
32000	247.54	244.23	241.25	238.56	236.13	233.92	231.91	224.27	219.38
33000	255.28	251.87	248.79	246.02	243.50	241.23	239.16	231.28	226.24
34000	263.01	259.50	256.33	253.47	250.88	248.54	246.41	238.29	233.10
35000	270.75	267.13	263.87	260.93	258.26	255.85	253.65	245.29	239.95
36000	278.48	274.76	271.41	268.38	265.64	263.16	260.90	252.30	246.81
37000	286.22	282.39	278.95	275.84	273.02	270.47	268.15	259.31	253.66
38000	293.95	290.03	286.49	283.29	280.40	277.78	275.40	266.32	260.52
39000	301.69	297.66	294.03	290.75	287.78	285.09	282.64	273.33	267.37
40000	309.42	305.29	301.56	298.20	295.16	292.40	289.89	280.34	274.23
45000	348.10	343.45	339.26	335.47	332.05	328.94	326.12	315.38	308.51
50000	386.78	381.61	376.95	372.75	368.94	365.49	362.36	350.42	342.79
55000	425.46	419.77	414.65	410.02	405.84	402.04	398.60	385.46	377.06
60000	464.13	457.93	452.34	447.30	442.73	438.59	434.83	420.50	411.34
65000	502.81	496.09	490.04	484.57	479.63	475.14	471.07	455.54	445.62
70000	541.49	534.25	527.73	521.85	516.52	511.69	507.30	490.58	479.90
75000	580.17	572.42	565.43	559.12	553.41	548.24	543.54	525.62	514.18
80000	618.84	610.58	603.12	596.40	590.31	584.79	579.77	560.67	548.45
85000	657.52	648.74	640.82	633.67	627.20	621.34	616.01	595.71	582.73
90000	696.20	686.90	678.51	670.94	664.09	657.88	652.24	630.75	617.01
95000	734.88	725.06	716.21	708.22	700.99	694.43	688.48	665.79	651.29
100000	773.55	763.22	753.90	745.49	737.88	730.98	724.72	700.83	685.57

8¼% PAIEMENT MENSUEL REQUIS
POUR L'AMORTISSEMENT DU PRÊT

TERMES MONTANT	1 AN	1½ AN	2 ANS	2½ ANS	3 ANS	3½ ANS	4 ANS	4½ ANS	5 ANS
25	2.18	1.48	1.14	.93	.79	.69	.62	.56	.51
50	4.36	2.96	2.27	1.85	1.57	1.38	1.23	1.11	1.02
75	6.53	4.44	3.40	2.78	2.36	2.06	1.84	1.67	1.53
100	8.71	5.92	4.53	3.70	3.14	2.75	2.45	2.22	2.04
200	17.41	11.84	9.06	7.39	6.28	5.49	4.90	4.44	4.07
300	26.12	17.76	13.59	11.09	9.42	8.23	7.34	6.65	6.10
400	34.82	23.68	18.12	14.78	12.56	10.98	9.79	8.87	8.14
500	43.53	29.60	22.64	18.47	15.70	13.72	12.24	11.09	10.17
600	52.23	35.52	27.17	22.17	18.84	16.46	14.68	13.30	12.20
700	60.93	41.44	31.70	25.86	21.98	19.21	17.13	15.52	14.24
800	69.64	47.36	36.23	29.56	25.12	21.95	19.58	17.74	16.27
900	78.34	53.28	40.76	33.25	28.25	24.69	22.02	19.95	18.30
1000	87.05	59.20	45.28	36.94	31.39	27.43	24.47	22.17	20.33
2000	174.09	118.39	90.56	73.88	62.78	54.86	48.94	44.34	40.66
2500	217.61	147.98	113.20	92.35	78.47	68.58	61.17	55.42	50.83
3000	261.13	177.58	135.84	110.82	94.17	82.29	73.40	66.50	60.99
4000	348.17	236.77	181.12	147.76	125.56	109.72	97.87	88.67	81.32
5000	435.21	295.96	226.40	184.70	156.94	137.15	122.33	110.83	101.65
6000	522.25	355.15	271.67	221.64	188.33	164.58	146.80	133.00	121.98
7000	609.29	414.34	316.95	258.58	219.72	192.01	171.26	155.16	142.31
8000	696.33	473.54	362.23	295.52	251.11	219.44	195.73	177.33	162.64
9000	783.37	532.73	407.51	332.46	282.50	246.87	220.19	199.49	182.97
10000	870.41	591.92	452.79	369.40	313.88	274.29	244.66	221.66	203.30
11000	957.45	651.11	498.07	406.34	345.27	301.72	269.12	243.82	223.63
12000	1044.49	710.30	543.34	443.28	376.66	329.15	293.59	265.99	243.96
13000	1131.53	769.49	588.62	480.22	408.05	356.58	318.05	288.15	264.29
14000	1218.57	828.68	633.90	517.16	439.44	384.01	342.52	310.32	284.62
15000	1305.61	887.87	679.18	554.10	470.82	411.44	366.99	332.49	304.95
16000	1392.65	947.07	724.46	591.04	502.21	438.87	391.45	354.65	325.28
17000	1479.69	1006.26	769.74	627.98	533.60	466.30	415.92	376.82	345.61
18000	1566.73	1065.45	815.01	664.92	564.99	493.73	440.38	398.98	365.94
19000	1653.77	1124.64	860.29	701.86	596.38	521.16	464.85	421.15	386.27
20000	1740.81	1183.83	905.57	738.80	627.76	548.58	489.31	443.31	406.60
21000	1827.85	1243.02	950.85	775.73	659.15	576.01	513.78	465.48	426.93
22000	1914.89	1302.21	996.13	812.67	690.54	603.44	538.24	487.64	447.26
23000	2001.93	1361.40	1041.40	849.61	721.93	630.87	562.71	509.81	467.59
24000	2088.97	1420.60	1086.68	886.55	753.31	658.30	587.17	531.97	487.92
25000	2176.01	1479.79	1131.96	923.49	784.70	685.73	611.64	554.14	508.25
26000	2263.05	1538.98	1177.24	960.43	816.09	713.16	636.10	576.30	528.58
27000	2350.09	1598.17	1222.52	997.37	847.48	740.59	660.57	598.47	548.91
28000	2437.13	1657.36	1267.80	1034.31	878.87	768.02	685.04	620.64	569.24
29000	2524.17	1716.55	1313.07	1071.25	910.25	795.45	709.50	642.80	589.57
30000	2611.21	1775.74	1358.35	1108.19	941.64	822.87	733.97	664.97	609.90
31000	2698.25	1834.93	1403.63	1145.13	973.03	850.30	758.43	687.13	630.23
32000	2785.29	1894.13	1448.91	1182.07	1004.42	877.73	782.90	709.30	650.56
33000	2872.33	1953.32	1494.19	1219.01	1035.81	905.16	807.36	731.46	670.89
34000	2959.37	2012.51	1539.47	1255.95	1067.19	932.59	831.83	753.63	691.22
35000	3046.41	2071.70	1584.74	1292.89	1098.58	960.02	856.29	775.79	711.55
36000	3133.45	2130.89	1630.02	1329.83	1129.97	987.45	880.76	797.96	731.88
37000	3220.49	2190.08	1675.30	1366.77	1161.36	1014.88	905.22	820.12	752.21
38000	3307.53	2249.27	1720.58	1403.71	1192.75	1042.31	929.69	842.29	772.54
39000	3394.57	2308.46	1765.86	1440.65	1224.13	1069.73	954.15	864.45	792.87
40000	3481.61	2367.66	1811.13	1477.59	1255.52	1097.16	978.62	886.62	813.20
45000	3916.81	2663.61	2037.53	1662.28	1412.46	1234.31	1100.95	997.45	914.85
50000	4352.01	2959.57	2263.92	1846.98	1569.40	1371.45	1223.27	1108.27	1016.50
55000	4787.21	3255.53	2490.31	2031.68	1726.34	1508.60	1345.60	1219.10	1118.15
60000	5222.41	3551.48	2716.70	2216.38	1883.28	1645.74	1467.93	1329.93	1219.80
65000	5657.61	3847.44	2943.09	2401.07	2040.22	1782.89	1590.25	1440.75	1321.45
70000	6092.81	4143.39	3169.48	2585.77	2197.16	1920.03	1712.58	1551.58	1423.10
75000	6528.01	4439.35	3395.87	2770.47	2354.10	2057.18	1834.91	1662.41	1524.75
80000	6963.21	4735.31	3622.26	2955.17	2511.04	2194.32	1957.24	1773.24	1626.40
85000	7398.41	5031.26	3848.66	3139.86	2667.98	2331.47	2079.56	1884.06	1728.05
90000	7833.61	5327.22	4075.05	3324.56	2824.92	2468.61	2201.89	1994.89	1829.69
95000	8268.81	5623.18	4301.44	3509.26	2981.86	2605.76	2324.22	2105.72	1931.34
100000	8704.01	5919.13	4527.83	3693.96	3138.80	2742.90	2446.54	2216.54	2032.99

PAIEMENT MENSUEL REQUIS

POUR L'AMORTISSEMENT DU PRÊT

8¼%

TERMES MONTANT	6 ANS	7 ANS	8 ANS	9 ANS	10 ANS	11 ANS	12 ANS	13 ANS	14 ANS
25	.44	.40	.36	.33	.31	.29	.28	.26	.25
50	.88	.79	.71	.66	.61	.58	.55	.52	.50
75	1.32	1.18	1.07	.99	.92	.87	.82	.78	.75
100	1.76	1.57	1.42	1.31	1.22	1.15	1.09	1.04	1.00
200	3.52	3.13	2.84	2.62	2.44	2.30	2.18	2.08	2.00
300	5.28	4.70	4.26	3.93	3.66	3.45	3.27	3.12	3.00
400	7.04	6.26	5.68	5.24	4.88	4.60	4.36	4.16	4.00
500	8.80	7.83	7.10	6.54	6.10	5.74	5.45	5.20	4.99
600	10.56	9.39	8.52	7.85	7.32	6.89	6.54	6.24	5.99
700	12.32	10.95	9.94	9.16	8.54	8.04	7.63	7.28	6.99
800	14.08	12.52	11.36	10.47	9.76	9.19	8.71	8.32	7.99
900	15.83	14.08	12.78	11.77	10.98	10.33	9.80	9.36	8.98
1000	17.59	15.65	14.20	13.08	12.20	11.48	10.89	10.40	9.98
2000	35.18	31.29	28.39	26.16	24.39	22.96	21.78	20.79	19.96
2500	43.97	39.11	35.49	32.70	30.48	28.69	27.22	25.99	24.95
3000	52.77	46.93	42.59	39.24	36.58	34.43	32.66	31.18	29.94
4000	70.36	62.57	56.78	52.31	48.77	45.91	43.55	41.58	39.91
5000	87.94	78.21	70.97	65.39	60.96	57.38	54.43	51.97	49.89
6000	105.53	93.86	85.17	78.47	73.16	68.86	65.32	62.36	59.87
7000	123.12	109.50	99.36	91.54	85.35	80.33	76.21	72.76	69.84
8000	140.71	125.14	113.55	104.62	97.54	91.81	87.09	83.15	79.82
9000	158.30	140.78	127.75	117.70	109.73	103.29	97.98	93.54	89.80
10000	175.88	156.42	141.94	130.77	121.92	114.76	108.86	103.94	99.77
11000	193.47	172.07	156.13	143.85	134.12	126.24	119.75	114.33	109.75
12000	211.06	187.71	170.33	156.93	146.31	137.71	130.64	124.72	119.73
13000	228.65	203.35	184.52	170.00	158.50	149.19	141.52	135.12	129.70
14000	246.23	218.99	198.71	183.08	170.69	160.66	152.41	145.51	139.68
15000	263.82	234.63	212.91	196.16	182.88	172.14	163.29	155.90	149.66
16000	281.41	250.28	227.10	209.23	195.07	183.62	174.18	166.30	159.63
17000	299.00	265.92	241.29	222.31	207.27	195.09	185.06	176.69	169.61
18000	316.59	281.56	255.49	235.39	219.46	206.57	195.95	187.08	179.59
19000	334.17	297.20	269.68	248.46	231.65	218.04	206.84	197.48	189.56
20000	351.76	312.84	283.88	261.54	243.84	229.52	217.72	207.07	199.54
21000	369.35	328.49	298.07	274.62	256.03	240.99	228.61	218.26	209.52
22000	386.94	344.13	312.26	287.69	268.23	252.47	239.49	228.65	219.49
23000	404.52	359.77	326.46	300.77	280.42	263.95	250.38	239.05	229.47
24000	422.11	375.41	340.65	313.85	292.61	275.42	261.27	249.44	239.45
25000	439.70	391.05	354.84	326.92	304.80	286.90	272.15	259.83	249.42
26000	457.29	406.69	369.04	340.00	316.99	298.37	283.04	270.23	259.40
27000	474.88	422.34	383.23	353.08	329.18	309.85	293.92	280.62	269.38
28000	492.46	437.98	397.42	366.15	341.38	321.32	304.81	291.01	279.35
29000	510.05	453.62	411.62	379.23	353.57	332.80	315.69	301.41	289.33
30000	527.64	469.26	425.81	392.31	365.76	344.27	326.58	311.80	299.31
31000	545.23	484.90	440.00	405.38	377.95	355.75	337.47	322.19	309.28
32000	562.82	500.55	454.20	418.46	390.14	367.23	348.35	332.59	319.26
33000	580.40	516.19	468.39	431.54	402.34	378.70	359.24	342.98	329.24
34000	597.99	531.83	482.58	444.61	414.53	390.18	370.12	353.37	339.21
35000	615.58	547.47	496.78	457.69	426.72	401.65	381.01	363.77	349.19
36000	633.17	563.11	510.97	470.77	438.91	413.13	391.90	374.16	359.17
37000	650.75	578.76	525.16	483.84	451.10	424.60	402.78	384.55	369.14
38000	668.34	594.40	539.36	496.92	463.30	436.08	413.67	394.95	379.12
39000	685.93	610.04	553.55	510.00	475.49	447.56	424.55	405.34	389.10
40000	703.52	625.68	567.75	523.07	487.68	459.03	435.44	415.73	399.07
45000	791.46	703.89	638.71	588.46	548.64	516.41	489.87	467.70	448.96
50000	879.40	782.10	709.68	653.84	609.60	573.79	544.30	519.66	498.84
55000	967.34	860.31	780.65	719.22	670.56	631.17	598.73	571.63	548.72
60000	1055.27	938.52	851.62	784.61	731.52	688.54	653.16	623.59	598.61
65000	1143.21	1016.73	922.58	849.99	792.48	745.92	707.59	675.56	648.49
70000	1231.15	1094.94	993.55	915.37	853.43	803.30	762.01	727.53	698.37
75000	1319.09	1173.15	1064.52	980.76	914.39	860.68	816.44	779.49	748.26
80000	1407.03	1251.36	1135.49	1046.14	975.35	918.06	870.87	831.46	798.14
85000	1494.97	1329.57	1206.45	1111.52	1036.31	975.44	925.30	883.42	848.02
90000	1582.91	1407.78	1277.42	1176.91	1097.27	1032.81	979.73	935.39	897.91
95000	1670.85	1485.99	1348.39	1242.29	1158.23	1090.19	1034.16	987.36	947.79
100000	1758.79	1564.20	1419.36	1307.67	1219.19	1147.57	1088.59	1039.32	997.67

8¼% PAIEMENT MENSUEL REQUIS
POUR L'AMORTISSEMENT DU PRÊT

TERMES MONTANT	15 ANS	16 ANS	17 ANS	18 ANS	19 ANS	20 ANS	21 ANS	22 ANS	23 ANS
25	.25	.24	.23	.23	.22	.22	.21	.21	.21
50	.49	.47	.46	.45	.44	.43	.42	.41	.41
75	.73	.70	.68	.67	.65	.64	.63	.61	.61
100	.97	.94	.91	.89	.87	.85	.83	.82	.81
200	1.93	1.87	1.81	1.77	1.73	1.69	1.66	1.63	1.61
300	2.89	2.80	2.72	2.65	2.59	2.54	2.49	2.44	2.41
400	3.85	3.73	3.63	3.53	3.45	3.38	3.31	3.26	3.21
500	4.82	4.66	4.53	4.41	4.31	4.22	4.14	4.07	4.01
600	5.78	5.59	5.43	5.30	5.17	5.07	4.97	4.88	4.81
700	6.74	6.53	6.34	6.18	6.03	5.91	5.80	5.70	5.61
800	7.70	7.46	7.24	7.06	6.90	6.75	6.62	6.51	6.41
900	8.66	8.39	8.15	7.94	7.76	7.60	7.45	7.32	7.21
1000	9.63	9.32	9.05	8.82	8.62	8.44	8.28	8.14	8.01
2000	19.25	18.63	18.10	17.64	17.23	16.87	16.55	16.27	16.02
2500	24.06	23.29	22.63	22.05	21.54	21.09	20.69	20.34	20.02
3000	28.87	27.95	27.15	26.46	25.85	25.31	24.83	24.40	24.03
4000	38.49	37.26	36.20	35.27	34.46	33.74	33.10	32.54	32.03
5000	48.11	46.58	45.25	44.09	43.07	42.18	41.38	40.67	40.04
6000	57.73	55.89	54.30	52.91	51.69	50.61	49.65	48.80	48.05
7000	67.35	65.21	63.35	61.73	60.30	59.04	57.93	56.94	56.05
8000	76.97	74.52	72.40	70.54	68.91	67.48	66.20	65.07	64.06
9000	86.59	83.84	81.45	79.36	77.53	75.91	74.48	73.20	72.07
10000	96.22	93.15	90.50	88.18	86.14	84.35	82.75	81.34	80.07
11000	105.84	102.47	99.55	97.00	94.76	92.78	91.03	89.47	88.08
12000	115.46	111.78	108.60	105.81	103.37	101.21	99.30	97.60	96.09
13000	125.08	121.10	117.65	114.63	111.98	109.65	107.58	105.74	104.10
14000	134.70	130.41	126.69	123.45	120.60	118.08	115.85	113.87	112.10
15000	144.32	139.73	135.74	132.26	129.21	126.52	124.13	122.00	120.11
16000	153.94	149.04	144.79	141.08	137.82	134.95	132.40	130.14	128.12
17000	163.56	158.36	153.84	149.90	146.44	143.38	140.68	138.27	136.12
18000	173.18	167.67	162.89	158.72	155.05	151.82	148.95	146.40	144.13
19000	182.81	176.99	171.94	167.53	163.66	160.25	157.23	154.54	152.14
20000	192.43	186.30	180.99	176.35	172.28	168.69	165.50	162.67	160.14
21000	202.05	195.62	190.04	185.17	180.89	177.12	173.78	170.80	168.15
22000	211.67	204.93	199.09	193.99	189.51	185.55	182.05	178.94	176.16
23000	221.29	214.25	208.14	202.80	198.12	193.99	190.33	187.07	184.16
24000	230.91	223.56	217.19	211.62	206.73	202.42	198.60	195.20	192.17
25000	240.53	232.88	226.24	220.44	215.35	210.86	206.88	203.34	200.18
26000	250.15	242.19	235.29	229.25	223.96	219.29	215.15	211.47	208.19
27000	259.77	251.51	244.33	238.07	232.57	227.72	223.43	219.60	216.19
28000	269.40	260.82	253.38	246.89	241.19	236.16	231.70	227.74	224.20
29000	279.02	270.14	262.43	255.71	249.80	244.59	239.98	235.87	232.21
30000	288.64	279.45	271.48	264.52	258.42	253.03	248.25	244.00	240.21
31000	298.26	288.77	280.53	273.34	267.03	261.46	256.53	252.14	248.22
32000	307.88	298.08	289.58	282.16	275.64	269.89	264.80	260.27	256.23
33000	317.50	307.40	298.63	290.98	284.26	278.33	273.08	268.40	264.23
34000	327.12	316.71	307.68	299.79	292.87	286.76	281.35	276.54	272.24
35000	336.74	326.03	316.73	308.61	301.49	295.20	289.63	284.67	280.25
36000	346.36	335.34	325.78	317.43	310.10	303.63	297.90	292.80	288.25
37000	355.99	344.66	334.83	326.25	318.71	312.06	306.17	300.94	296.26
38000	365.61	353.97	343.88	335.06	327.32	320.50	314.45	309.07	304.27
39000	375.23	363.29	352.93	343.88	335.94	328.93	322.72	317.20	312.28
40000	384.85	372.60	361.97	352.70	344.55	337.37	331.00	325.34	320.28
45000	432.95	419.17	407.22	396.78	387.62	379.54	372.37	366.00	360.32
50000	481.06	465.75	452.47	440.87	430.69	421.71	413.75	406.67	400.35
55000	529.17	512.32	497.71	484.96	473.76	463.88	455.12	447.34	440.39
60000	577.27	558.90	542.96	529.04	516.83	506.05	496.50	488.00	480.42
65000	625.38	605.47	588.21	573.13	559.89	548.22	537.87	528.67	520.46
70000	673.48	652.05	633.45	617.22	602.96	590.39	579.25	569.33	560.49
75000	721.59	698.62	678.70	661.30	646.03	632.56	620.62	610.00	600.53
80000	769.69	745.20	723.94	705.39	689.10	674.73	661.99	650.67	640.56
85000	817.80	791.77	769.19	749.48	732.17	716.90	703.37	691.33	680.59
90000	865.90	838.34	814.44	793.56	775.24	759.07	744.74	732.00	720.63
95000	914.01	884.92	859.68	837.65	818.30	801.24	786.12	772.67	760.66
100000	962.12	931.49	904.93	881.74	861.37	843.41	827.49	813.33	800.70

PAIEMENT MENSUEL REQUIS
POUR L'AMORTISSEMENT DU PRÊT

8¼%

TERMES MONTANT	24 ANS	25 ANS	26 ANS	27 ANS	28 ANS	28 ANS	30 ANS	35 ANS	40 ANS
25	.20	.20	.20	.20	.19	.19	.19	.18	.18
50	.40	.40	.39	.39	.39	.38	.38	.36	.36
75	.60	.59	.59	.58	.57	.57	.56	.54	.53
100	.79	.78	.78	.77	.76	.76	.75	.72	.71
200	1.58	1.56	1.55	1.53	1.51	1.50	1.49	1.44	1.41
300	2.37	2.34	2.32	2.29	2.27	2.25	2.23	2.16	2.12
400	3.16	3.12	3.09	3.05	3.02	2.99	2.97	2.88	2.82
500	3.95	3.90	3.86	3.81	3.78	3.74	3.71	3.60	3.52
600	4.74	4.68	4.63	4.58	4.53	4.49	4.45	4.32	4.23
700	5.53	5.46	5.40	5.34	5.29	5.24	5.20	5.03	4.93
800	6.32	6.24	6.17	6.10	6.04	5.99	5.94	5.75	5.63
900	7.11	7.02	6.94	6.86	6.79	6.73	6.68	6.47	6.34
1000	7.90	7.80	7.71	7.62	7.55	7.48	7.42	7.19	7.04
2000	15.79	15.59	15.41	15.24	15.09	14.96	14.84	14.37	14.08
2500	19.74	19.49	19.26	19.05	18.87	18.70	18.54	17.96	17.60
3000	22.69	23.38	23.11	22.86	22.64	22.44	22.25	21.56	21.12
4000	31.58	31.17	30.81	30.48	30.18	29.91	29.67	28.74	28.15
5000	37.47	38.97	38.51	38.10	37.73	37.39	37.08	35.92	35.19
6000	47.37	46.76	46.21	45.72	45.27	44.87	44.50	43.11	42.23
7000	55.25	54.55	53.91	53.33	52.81	52.34	51.91	50.29	49.26
8000	63.16	62.34	61.61	60.95	60.36	59.82	59.33	57.48	56.30
9000	71.05	70.14	69.31	68.57	67.90	67.30	66.75	64.66	63.34
10000	78.94	77.93	77.01	76.19	75.45	74.77	74.16	71.84	70.38
11000	86.84	85.72	84.72	83.81	82.99	82.25	81.58	79.03	77.41
12000	94.73	93.51	92.42	91.43	90.53	89.73	88.99	86.21	84.45
13000	102.62	101.30	100.12	99.05	98.08	97.20	96.41	93.40	91.49
14000	110.52	109.10	107.82	106.66	105.62	104.68	103.82	100.58	98.52
15000	118.41	116.89	115.52	114.28	113.17	112.16	111.24	107.76	105.56
16000	126.31	124.68	123.22	121.90	120.71	119.63	118.66	114.95	112.60
17000	134.20	132.47	130.92	129.52	128.25	127.11	126.07	122.13	119.63
18000	142.09	140.27	138.62	137.14	135.80	134.59	133.49	129.31	126.67
19000	149.99	148.06	146.32	144.76	143.34	142.06	140.90	136.50	133.71
20000	157.88	155.85	154.02	152.38	150.89	149.54	148.32	143.68	140.75
21000	165.78	163.64	161.72	159.99	158.43	157.02	155.73	150.87	147.78
22000	173.67	171.44	169.43	167.61	165.98	164.49	163.15	158.05	154.82
23000	181.56	179.23	177.13	175.23	173.52	171.97	170.56	165.23	161.86
24000	189.46	187.02	184.83	182.85	181.06	179.45	177.98	172.42	168.89
25000	197.35	194.81	192.53	190.47	188.61	186.92	185.40	179.60	175.93
26000	205.24	202.60	200.23	198.09	196.15	194.40	192.81	186.79	182.97
27000	213.14	210.40	207.93	205.71	203.70	201.88	200.23	193.97	190.01
28000	221.03	218.19	215.63	213.32	211.24	209.35	207.64	201.15	197.04
29000	228.93	225.98	223.33	220.94	218.78	216.83	215.06	208.34	204.08
30000	236.82	233.77	231.03	228.56	226.33	224.31	222.47	215.52	211.12
31000	244.71	241.57	238.73	236.18	233.87	231.78	229.89	222.70	218.15
32000	252.61	249.36	246.43	243.80	241.42	239.26	237.31	229.89	225.19
33000	260.50	257.15	254.14	251.42	248.96	246.74	244.72	237.07	232.23
34000	268.39	264.94	261.84	259.04	256.50	254.21	252.14	244.26	239.26
35000	276.29	272.74	269.54	266.65	264.05	261.69	259.55	251.44	246.30
36000	284.18	280.53	277.24	274.27	271.59	269.17	266.97	258.62	253.34
37000	292.08	288.32	284.94	281.89	279.14	276.64	274.38	265.81	260.38
38000	299.97	296.11	292.64	289.51	286.68	284.12	281.80	272.99	267.41
39000	307.86	303.90	300.34	297.13	294.23	291.60	289.22	280.18	274.45
40000	315.76	311.70	308.04	304.75	301.77	299.07	296.63	287.36	281.49
45000	355.23	350.66	346.55	342.84	339.49	336.46	333.71	323.28	316.67
50000	394.70	389.62	385.05	380.93	377.21	373.84	370.79	359.20	351.86
55000	434.16	428.58	423.56	419.03	414.93	411.23	407.87	395.12	387.04
60000	473.63	467.54	462.06	457.12	452.65	448.61	444.94	431.04	422.23
65000	513.10	506.50	500.57	495.21	490.37	485.99	482.02	466.96	457.41
70000	552.57	545.47	539.07	533.30	528.09	523.38	519.10	502.88	492.60
75000	572.04	584.43	577.57	571.40	565.81	560.76	556.18	538.80	527.78
80000	631.51	623.39	616.08	609.49	603.53	598.14	593.26	574.71	562.97
85000	670.98	662.35	654.58	647.58	641.25	635.53	630.33	610.63	598.15
90000	710.45	701.31	693.09	685.67	678.98	672.91	667.41	646.55	633.34
95000	749.92	740.27	731.59	723.77	716.70	710.29	704.49	682.47	668.53
100000	789.39	779.23	770.10	761.86	754.42	747.68	741.57	718.39	703.71

11

PAIEMENT MENSUEL REQUIS
POUR L'AMORTISSEMENT DU PRÊT

TERMES MONTANT	1 AN	1½ AN	2 ANS	2½ ANS	3 ANS	3½ ANS	4 ANS	4½ ANS	5 ANS
25	2.18	1.49	1.14	.93	.79	.69	.62	.56	.52
50	4.36	2.97	2.27	1.86	1.58	1.38	1.23	1.12	1.03
75	6.54	4.45	3.41	2.78	2.37	2.07	1.85	1.68	1.54
100	8.72	5.94	4.54	3.71	3.15	2.76	2.46	2.23	2.05
200	17.44	11.87	9.08	7.42	6.30	5.51	4.92	4.46	4.09
300	26.15	17.80	13.62	11.12	9.45	8.27	7.38	6.69	6.14
400	34.87	23.73	18.16	14.83	12.60	11.02	9.84	8.92	8.18
500	43.58	29.66	22.70	18.53	15.75	13.78	12.29	11.15	10.23
600	52.30	35.59	27.24	22.24	18.90	16.53	14.75	13.37	12.27
700	61.01	41.52	31.78	25.94	22.05	19.28	17.21	15.60	14.32
800	69.73	47.45	36.32	29.65	25.20	22.04	19.67	17.83	16.36
900	78.44	53.38	40.85	33.35	28.35	24.79	22.13	20.06	18.41
1000	87.16	59.31	45.39	37.06	31.50	27.55	24.58	22.29	20.45
2000	174.31	118.61	90.78	74.11	63.00	55.09	49.16	44.57	40.90
2500	217.88	148.26	113.48	92.63	78.75	68.86	61.45	55.71	51.12
3000	261.46	177.91	136.17	111.16	94.50	82.63	73.74	66.85	61.34
4000	348.61	237.21	181.56	148.21	126.00	110.17	98.32	89.13	81.79
5000	435.76	296.51	226.95	185.26	157.50	137.71	122.90	111.41	102.23
6000	522.92	355.81	272.34	222.31	189.00	165.25	147.48	133.69	122.68
7000	610.07	415.12	317.73	259.36	220.50	192.80	172.06	155.97	143.13
8000	697.22	474.42	363.11	296.41	252.00	220.34	196.64	178.25	163.57
9000	784.37	533.72	408.50	333.46	283.50	247.88	221.22	200.53	184.02
10000	871.52	593.02	453.89	370.51	315.00	275.42	245.80	222.81	204.46
11000	958.68	652.32	499.28	407.56	346.50	302.96	270.37	245.09	224.91
12000	1045.83	711.62	544.67	444.61	378.00	330.50	294.95	267.37	245.36
13000	1132.98	770.93	590.06	481.66	409.50	358.05	319.53	289.65	265.80
14000	1220.13	830.23	635.45	518.71	441.00	385.59	344.11	311.93	286.25
15000	1307.28	889.53	680.83	555.76	472.50	413.13	368.69	334.21	306.69
16000	1394.43	948.83	726.22	592.81	504.00	440.67	393.27	356.49	327.14
17000	1481.59	1008.13	771.61	629.86	535.50	468.21	417.85	378.77	347.59
18000	1568.74	1067.43	817.00	666.91	567.00	495.75	442.43	401.05	368.03
19000	1655.89	1126.74	862.39	703.96	598.50	523.30	467.01	423.33	388.48
20000	1743.04	1186.04	907.78	741.01	630.00	550.84	491.59	445.61	408.92
21000	1830.19	1245.34	953.17	778.06	661.50	578.38	516.17	467.89	429.37
22000	1917.35	1304.64	998.55	815.11	693.00	605.92	540.74	490.17	449.81
23000	2004.50	1363.94	1043.94	852.16	724.50	633.46	565.32	512.45	470.26
24000	2091.65	1423.24	1089.33	889.21	756.00	661.00	589.90	534.73	490.71
25000	2178.80	1482.55	1134.72	926.26	787.49	688.55	614.48	557.01	511.15
26000	2265.95	1541.85	1180.11	963.31	818.99	716.09	639.06	579.29	531.60
27000	2353.11	1601.15	1225.50	1000.37	850.49	743.63	663.64	601.57	552.04
28000	2440.26	1660.45	1270.89	1037.42	881.99	771.17	688.22	623.85	572.49
29000	2527.41	1719.75	1316.27	1074.47	913.49	798.71	712.80	646.13	592.94
30000	2614.56	1779.05	1361.66	1111.52	944.99	826.25	737.38	668.41	613.38
31000	2701.71	1838.36	1407.05	1148.57	976.49	853.79	761.96	690.69	633.83
32000	2788.86	1897.66	1452.44	1185.62	1007.99	881.34	786.54	712.97	654.27
33000	2876.02	1956.96	1497.83	1222.67	1039.49	908.88	811.11	735.25	674.72
34000	2963.17	2016.26	1543.22	1259.72	1070.99	936.42	835.69	757.53	695.17
35000	3050.32	2075.56	1588.61	1296.77	1102.49	963.96	860.27	779.81	715.61
36000	3137.47	2134.86	1633.99	1333.82	1133.99	991.50	884.85	802.09	736.06
37000	3224.62	2194.17	1679.38	1370.87	1165.49	1019.04	909.43	824.37	756.50
38000	3311.78	2253.47	1724.77	1407.92	1196.99	1046.59	934.01	846.65	776.95
39000	3398.93	2312.77	1770.16	1444.97	1228.49	1074.13	958.59	868.93	797.39
40000	3486.08	2372.07	1815.55	1482.02	1259.99	1101.67	983.17	891.21	817.84
45000	3921.84	2668.58	2042.49	1667.27	1417.49	1239.38	1106.06	1002.61	920.07
50000	4357.60	2965.09	2269.43	1852.52	1574.98	1377.09	1228.96	1114.02	1022.30
55000	4793.36	3261.60	2496.38	2037.78	1732.48	1514.79	1351.85	1225.42	1124.53
60000	5229.12	3558.10	2723.32	2223.03	1889.98	1652.50	1474.75	1336.82	1226.76
65000	5664.88	3854.61	2950.26	2408.28	2047.48	1790.21	1597.65	1448.22	1328.99
70000	6100.63	4151.12	3177.21	2593.53	2204.98	1927.92	1720.54	1559.62	1431.22
75000	6536.39	4447.63	3404.15	2778.78	2362.47	2065.63	1843.44	1671.02	1533.45
80000	6972.15	4744.14	3631.09	2964.04	2519.97	2203.33	1966.33	1782.42	1635.68
85000	7407.91	5040.64	3858.03	3149.29	2677.47	2341.04	2089.23	1893.82	1737.91
90000	7843.67	5337.15	4084.98	3334.54	2834.97	2478.75	2212.12	2005.22	1840.13
95000	8279.43	5633.66	4311.92	3519.79	2992.47	2616.46	2335.02	2116.63	1942.36
100000	8715.19	5930.17	4538.86	3705.04	3149.96	2754.17	2457.91	2228.03	2044.59

PAIEMENT MENSUEL REQUIS

POUR L'AMORTISSEMENT DU PRÊT

8½%

TERMES MONTANT	6 ANS	7 ANS	8 ANS	9 ANS	10 ANS	11 ANS	12 ANS	13 ANS	14 ANS
25	.45	.40	.36	.34	.31	.30	.28	.27	.26
50	.89	.79	.72	.67	.62	.59	.56	.53	.51
75	1.33	1.19	1.08	1.00	.93	.88	.83	.79	.76
100	1.78	1.58	1.44	1.33	1.24	1.17	1.11	1.06	1.02
200	3.55	3.16	2.87	2.65	2.47	2.33	2.21	2.11	2.03
300	5.32	4.73	4.30	3.97	3.70	3.49	3.31	3.16	3.04
400	7.09	6.31	5.73	5.29	4.93	4.65	4.41	4.22	4.05
500	8.86	7.89	7.16	6.61	6.17	5.81	5.51	5.27	5.06
600	10.63	9.46	8.60	7.93	7.40	6.97	6.62	6.32	6.07
700	12.40	11.04	10.03	9.25	8.63	8.13	7.72	7.38	7.09
800	14.17	12.62	11.46	10.57	9.86	9.29	8.82	8.43	8.10
900	15.94	14.19	12.89	11.89	11.09	10.45	9.92	9.48	9.11
1000	17.71	15.77	14.32	13.21	12.33	11.61	11.02	10.53	10.12
2000	35.42	31.53	28.64	26.41	24.65	23.22	22.04	21.06	20.23
2500	44.27	39.41	35.80	33.01	30.81	29.02	27.55	26.33	25.29
3000	53.12	47.29	42.96	39.61	36.97	34.82	33.06	31.59	30.35
4000	70.83	63.06	57.27	52.82	49.29	46.43	44.08	42.12	40.46
5000	88.54	78.82	71.59	66.02	61.61	58.04	55.10	52.65	50.58
6000	106.24	94.58	85.91	79.22	73.93	69.64	66.12	63.18	60.69
7000	123.95	110.34	100.22	92.42	86.25	81.25	77.14	73.71	70.81
8000	141.65	126.11	114.54	105.63	98.57	92.86	88.16	84.24	80.92
9000	159.36	141.87	128.86	118.83	110.89	104.46	99.18	94.77	91.04
10000	177.07	157.63	143.17	132.03	123.21	116.07	110.20	105.29	101.15
11000	194.77	173.40	157.49	145.23	135.53	127.68	121.22	115.82	111.27
12000	212.48	189.16	171.81	158.44	147.85	139.28	132.23	126.35	121.38
13000	230.19	204.92	186.12	171.64	160.17	150.89	143.25	136.88	131.50
14000	247.89	220.68	200.44	184.84	172.49	162.50	154.27	147.41	141.61
15000	265.60	236.45	214.76	198.04	184.81	174.10	165.29	157.94	151.73
16000	283.30	252.21	229.08	211.25	197.13	185.71	176.31	168.47	161.84
17000	301.01	267.97	243.39	224.45	209.45	197.32	187.33	179.00	171.96
18000	318.72	283.74	257.71	237.65	221.77	208.92	198.35	189.53	182.07
19000	336.42	299.50	272.03	250.85	234.09	220.53	209.37	200.05	192.19
20000	354.13	315.26	286.34	264.06	246.41	232.14	220.39	210.58	202.30
21000	371.84	331.02	300.66	277.26	258.73	243.74	231.41	221.11	212.42
22000	389.54	346.79	314.98	290.46	271.05	255.35	242.43	231.64	222.53
23000	407.25	362.55	329.29	303.66	283.37	266.96	253.45	242.17	232.65
24000	424.95	378.31	343.61	316.87	295.69	278.56	264.46	252.70	242.76
25000	442.66	394.08	357.93	330.07	308.01	290.17	275.48	263.23	252.88
26000	460.37	409.84	372.24	343.27	320.33	301.77	286.50	273.76	262.99
27000	478.07	425.60	386.56	356.47	332.65	313.38	297.52	284.29	273.11
28000	495.78	441.36	400.88	369.68	344.97	324.99	308.54	294.81	283.22
29000	513.49	457.13	415.19	382.88	357.29	336.59	319.56	305.34	293.33
30000	531.19	472.89	429.51	396.08	369.61	348.20	330.58	315.87	303.45
31000	548.90	488.65	443.83	409.28	381.93	359.81	341.60	326.40	313.56
32000	566.60	504.41	458.15	422.49	394.25	371.41	352.62	336.93	323.68
33000	584.31	520.18	472.46	435.69	406.57	383.02	363.64	347.46	333.79
34000	602.02	535.94	486.78	448.89	418.89	394.63	374.66	357.99	343.91
35000	619.72	551.70	501.10	462.09	431.21	406.23	385.68	368.52	354.02
36000	637.43	567.47	515.41	475.30	443.53	417.84	396.69	379.05	364.14
37000	655.14	583.23	529.73	488.50	455.85	429.45	407.71	389.58	374.25
38000	672.84	598.99	544.05	501.70	468.17	441.05	418.73	400.10	384.37
39000	690.55	614.75	558.36	514.91	480.49	452.66	429.75	410.63	394.48
40000	708.25	630.52	572.68	528.11	492.81	464.27	440.77	421.16	404.60
45000	796.79	709.33	644.27	594.12	554.42	522.30	495.87	473.81	455.17
50000	885.32	788.15	715.85	660.13	616.02	580.33	550.96	526.45	505.75
55000	973.85	866.96	787.43	726.15	677.62	638.36	606.06	579.09	556.32
60000	1062.38	945.77	859.02	792.16	739.22	696.40	661.15	631.74	606.89
65000	1150.91	1024.59	930.60	858.17	800.82	754.43	716.25	684.38	657.47
70000	1239.44	1103.40	1002.19	924.18	862.42	812.46	771.35	737.03	708.04
75000	1327.97	1182.22	1073.77	990.20	924.02	870.49	826.44	789.67	758.62
80000	1416.50	1261.03	1145.36	1056.21	985.62	928.53	881.54	842.32	809.19
85000	1505.04	1339.84	1216.94	1122.22	1047.22	986.56	936.63	894.96	859.76
90000	1593.57	1418.66	1288.53	1188.24	1108.83	1044.59	991.73	947.61	910.34
95000	1682.10	1497.47	1360.11	1254.25	1170.43	1102.62	1046.83	1000.25	960.91
100000	1770.63	1576.29	1431.69	1320.26	1232.03	1160.66	1101.92	1052.90	1011.49

PAIEMENT MENSUEL REQUIS
POUR L'AMORTISSEMENT DU PRÊT

TERMES MONTANT	15 ANS	16 ANS	17 ANS	18 ANS	19 ANS	20 ANS	21 ANS	22 ANS	23 ANS
25	.25	.24	.23	.23	.22	.22	.22	.21	.21
50	.49	.48	.46	.45	.44	.43	.42	.42	.41
75	.74	.71	.69	.68	.66	.65	.64	.63	.62
100	.98	.95	.92	.90	.88	.86	.85	.83	.82
200	1.96	1.90	1.84	1.80	1.76	1.72	1.69	1.66	1.64
300	2.93	2.84	2.76	2.69	2.63	2.58	2.53	2.49	2.45
400	3.91	3.79	3.68	3.59	3.51	3.44	3.38	3.32	3.27
500	4.89	4.73	4.60	4.49	4.39	4.30	4.22	4.15	4.09
600	5.86	5.68	5.52	5.38	5.26	5.16	5.06	4.98	4.90
700	6.84	6.63	6.44	6.28	6.14	6.01	5.90	5.81	5.72
800	7.81	7.57	7.36	7.18	7.02	6.87	6.75	6.64	6.54
900	8.79	8.52	8.28	8.07	7.89	7.73	7.59	7.47	7.35
1000	9.77	9.46	9.20	8.97	8.77	8.59	8.43	8.29	8.17
2000	19.53	18.92	18.39	17.93	17.53	17.18	16.86	16.58	16.33
2500	24.41	23.65	22.99	22.42	21.91	21.47	21.08	20.73	20.42
3000	29.29	28.38	27.59	26.90	26.29	25.76	25.29	24.87	24.50
4000	39.05	37.84	36.78	35.86	35.06	34.35	33.72	33.16	32.66
5000	48.81	47.29	45.98	44.83	43.82	42.93	42.15	41.45	40.83
6000	58.57	56.75	55.17	53.79	52.58	51.52	50.58	49.74	48.99
7000	68.34	66.21	64.36	62.76	61.35	60.10	59.00	58.03	57.16
8000	78.10	75.67	73.56	71.72	70.11	68.69	67.43	66.32	65.32
9000	87.86	85.12	82.75	80.69	78.87	77.28	75.86	74.61	73.49
10000	97.62	94.58	91.95	89.65	87.64	85.86	84.29	82.89	81.65
11000	107.38	104.04	101.14	98.62	96.40	94.45	92.72	91.18	89.81
12000	117.14	113.50	110.34	107.58	105.16	103.03	101.15	99.47	97.98
13000	126.91	122.95	119.53	116.54	113.93	111.62	109.58	107.76	106.14
14000	136.67	132.41	128.72	125.51	122.69	120.20	118.00	116.05	114.31
15000	146.43	141.87	137.92	134.47	131.45	128.79	126.43	124.34	122.47
16000	156.19	151.33	147.11	143.44	140.21	137.37	134.86	132.63	130.64
17000	165.95	160.79	156.31	152.40	148.98	145.96	143.29	140.92	138.80
18000	175.71	170.24	165.50	161.37	157.74	154.55	151.72	149.21	146.97
19000	185.47	179.70	174.70	170.33	166.50	163.13	160.15	157.49	155.13
20000	195.24	189.16	183.89	179.30	175.27	171.72	168.57	165.78	163.30
21000	205.00	198.62	193.08	188.26	184.03	180.30	177.00	174.07	171.46
22000	214.76	208.07	202.28	197.23	192.79	188.89	185.43	182.36	179.62
23000	224.52	217.53	211.47	206.19	201.56	197.47	193.86	190.65	187.79
24000	234.28	226.99	220.67	215.15	210.32	206.06	202.29	198.94	195.95
25000	244.04	236.45	229.86	224.12	219.08	214.64	210.72	207.23	204.12
26000	253.81	245.90	239.06	233.08	227.85	223.23	219.15	215.52	212.28
27000	263.57	255.36	248.25	242.05	236.61	231.82	227.57	223.81	220.45
28000	273.33	264.82	257.44	251.01	245.37	240.40	236.00	232.09	228.61
29000	283.09	274.28	266.64	259.98	254.14	248.99	244.43	240.38	236.78
30000	292.85	283.74	275.83	268.94	262.90	257.57	252.86	248.67	244.94
31000	302.61	293.19	285.03	277.91	271.66	266.16	261.29	256.96	253.11
32000	312.38	302.65	294.22	286.87	280.42	274.74	269.72	265.25	261.27
33000	322.14	312.11	303.42	295.84	289.19	283.33	278.14	273.54	269.43
34000	331.90	321.57	312.61	304.80	297.95	291.92	286.57	281.83	277.60
35000	341.66	331.02	321.80	313.76	306.71	300.50	295.00	290.12	285.76
36000	351.42	340.48	331.00	322.73	315.48	309.09	303.43	298.41	293.93
37000	361.18	349.94	340.19	331.69	324.24	317.67	311.86	306.69	302.09
38000	370.94	359.40	349.39	340.66	333.00	326.26	320.29	314.98	310.26
39000	380.71	368.85	358.58	349.62	341.77	334.84	328.72	323.27	318.42
40000	390.47	378.31	367.78	358.59	350.53	343.43	337.14	331.56	326.59
45000	439.28	425.60	413.75	403.41	394.35	386.36	379.29	373.01	367.41
50000	488.05	472.89	459.72	448.23	438.16	429.28	421.43	414.45	408.21
55000	536.89	520.18	505.69	493.06	481.98	472.21	463.57	455.90	449.05
60000	585.70	567.47	551.66	537.88	525.79	515.14	505.71	497.34	489.88
65000	634.51	614.75	597.63	582.70	569.61	558.07	547.86	538.78	530.70
70000	683.32	662.04	643.60	627.52	613.42	601.00	590.00	580.23	571.52
75000	732.12	709.33	689.58	672.35	657.24	643.92	632.14	621.67	612.34
80000	780.93	756.62	735.55	717.17	701.05	686.85	674.28	663.12	653.17
85000	829.74	803.91	781.52	761.99	744.87	729.78	716.43	704.56	693.99
90000	878.55	851.20	827.49	806.82	788.69	772.71	758.57	746.01	734.81
95000	927.35	898.48	873.46	851.64	832.50	815.64	800.71	787.45	775.63
100000	976.16	945.77	919.43	896.46	876.32	858.56	842.85	828.90	816.46

TERMES MONTANT	24 ANS	25 ANS	26 ANS	27 ANS	28 ANS	28 ANS	30 ANS	35 ANS	40 ANS
25	.21	.20	.20	.20	.20	.20	.19	.19	.19
50	.41	.40	.40	.39	.39	.39	.38	.37	.37
75	.61	.60	.59	.59	.58	.58	.57	.56	.55
100	.81	.80	.79	.78	.78	.77	.76	.74	.73
200	1.62	1.60	1.58	1.56	1.55	1.53	1.52	1.48	1.45
300	2.42	2.39	2.36	2.34	2.32	2.30	2.28	2.21	2.17
400	3.23	3.19	3.15	3.12	3.09	3.06	3.04	2.95	2.89
500	4.03	3.98	3.94	3.90	3.86	3.83	3.80	3.69	3.61
600	4.84	4.78	4.72	4.68	4.63	4.59	4.56	4.42	4.34
700	5.64	5.57	5.51	5.45	5.40	5.36	5.31	5.16	5.06
800	6.45	6.37	6.30	6.23	6.17	6.12	6.07	5.89	5.78
900	7.25	7.16	7.08	7.01	6.94	6.89	6.83	6.63	6.50
1000	8.06	7.96	7.87	7.79	7.72	7.65	7.59	7.37	7.22
2000	16.11	15.91	15.73	15.57	15.43	15.29	15.18	14.73	14.44
2500	20.14	19.89	19.67	19.46	19.28	19.12	18.97	18.41	18.05
3000	24.16	23.87	23.60	23.36	23.14	22.94	22.76	22.09	21.66
4000	32.22	31.82	31.46	31.14	30.85	30.58	30.35	29.45	28.88
5000	40.27	39.77	39.33	38.92	38.56	38.23	37.93	36.81	36.10
6000	48.32	47.73	47.19	46.71	46.27	45.87	45.52	44.17	43.32
7000	56.38	55.68	55.05	54.49	53.98	53.52	53.10	51.53	50.54
8000	64.43	63.63	62.92	62.27	61.69	61.16	60.69	58.89	57.76
9000	72.48	71.59	70.78	70.06	69.40	68.81	68.27	66.25	64.98
10000	80.54	79.54	78.65	77.84	77.11	76.45	75.86	73.61	72.20
11000	88.59	87.49	86.51	85.62	84.82	84.10	83.44	80.97	79.42
12000	96.64	95.45	94.37	93.41	92.53	91.74	91.03	88.33	86.64
13000	104.70	103.40	102.24	101.19	100.24	99.39	98.62	95.69	93.86
14000	112.75	111.36	110.10	108.97	107.95	107.03	106.20	103.05	101.08
15000	120.80	119.31	117.97	116.76	115.67	114.68	113.79	110.41	108.30
16000	128.86	127.26	125.83	124.54	123.38	122.32	121.37	117.78	115.52
17000	136.91	135.22	133.69	132.32	131.09	129.97	128.96	125.14	122.74
18000	144.96	143.17	141.56	140.11	138.80	137.61	136.54	132.50	129.96
19000	153.02	151.12	149.42	147.89	146.51	145.26	144.13	139.86	137.18
20000	161.07	159.08	157.29	155.67	154.22	152.90	151.71	147.22	144.40
21000	169.12	167.03	165.15	163.46	161.93	160.55	159.30	154.58	151.62
22000	177.18	174.98	173.01	171.24	169.64	168.19	166.88	161.94	158.83
23000	185.23	182.94	180.88	179.02	177.35	175.84	174.47	169.30	166.05
24000	193.28	190.89	188.74	186.81	185.06	183.48	182.05	176.66	173.27
25000	201.34	198.85	196.61	194.59	192.77	191.13	189.64	184.02	180.49
26000	209.39	206.80	204.47	202.37	200.48	198.77	197.23	191.38	187.71
27000	217.44	214.75	212.33	210.16	208.19	206.42	204.81	198.74	194.93
28000	225.50	222.71	220.20	217.94	215.90	214.06	212.40	206.10	202.15
29000	233.55	230.66	228.06	225.72	223.61	221.71	219.98	213.46	209.37
30000	241.60	238.61	235.93	233.51	231.33	229.35	227.57	220.82	216.59
31000	249.66	246.57	243.79	241.29	239.04	237.00	235.15	228.18	223.81
32000	257.71	254.52	251.66	249.07	246.75	244.64	242.74	235.55	231.03
33000	265.76	262.47	259.52	256.86	254.46	252.29	250.32	242.91	238.25
34000	273.82	270.43	267.38	264.64	262.17	259.93	257.91	250.27	245.47
35000	281.87	278.38	275.25	272.42	269.88	267.58	265.49	257.63	252.69
36000	289.92	286.34	283.11	280.21	277.59	275.22	273.08	264.99	259.91
37000	297.98	294.29	290.98	287.99	285.30	282.87	280.66	272.35	267.13
38000	306.03	302.24	298.84	295.78	293.01	290.51	288.25	279.71	274.35
39000	314.08	310.20	306.70	303.56	300.72	298.16	295.84	287.07	281.57
44000	322.14	318.15	314.57	311.34	308.43	305.80	303.42	294.43	288.79
45000	362.40	357.92	353.89	350.26	346.99	344.03	341.35	331.23	324.88
50000	402.67	397.69	393.21	389.18	385.54	382.25	379.27	368.04	360.98
55000	442.94	437.45	432.53	428.09	424.09	420.48	417.20	404.84	397.08
60000	483.20	477.22	471.85	467.01	462.65	458.70	455.13	441.64	433.18
65000	523.47	516.99	511.17	505.93	501.20	496.92	493.06	478.45	469.28
70000	563.74	556.76	550.49	544.84	539.75	535.15	530.98	515.25	505.37
75000	604.00	596.53	589.81	583.76	578.31	573.37	568.91	552.05	541.47
80000	644.27	636.30	629.13	622.68	616.86	611.60	606.84	588.86	577.57
85000	684.54	676.06	668.45	661.60	655.41	649.82	644.76	625.66	613.67
90000	724.80	715.83	707.77	700.51	693.97	688.05	682.69	662.46	649.76
95000	765.07	755.60	747.09	739.43	732.52	726.27	720.62	699.26	685.86
100000	805.34	795.37	786.41	778.35	771.07	764.50	758.54	736.07	721.96

8¾%

PAIEMENT MENSUEL REQUIS

POUR L'AMORTISSEMENT DU PRÊT

TERMES MONTANT	1 AN	1½ AN	2 ANS	2½ ANS	3 ANS	3½ ANS	4 ANS	4½ ANS	5 ANS
25	2.19	1.49	1.14	.93	.80	.70	.62	.56	.52
50	4.37	2.98	2.28	1.86	1.59	1.39	1.24	1.12	1.03
75	6.55	4.46	3.42	2.79	2.38	2.08	1.86	1.68	1.55
100	8.73	5.95	4.55	3.72	3.17	2.77	2.47	2.24	2.06
200	17.46	11.89	9.10	7.44	6.33	5.54	4.94	4.48	4.12
300	26.18	17.83	13.65	11.15	9.49	8.30	7.41	6.72	6.17
400	34.91	23.77	18.20	14.87	12.65	11.07	9.88	8.96	8.23
500	43.64	29.71	22.75	18.59	15.81	13.83	12.35	11.20	10.29
600	52.36	35.65	27.30	22.30	18.97	16.60	14.82	13.44	12.34
700	61.09	41.59	31.85	26.02	22.13	19.36	17.29	15.68	14.40
800	69.82	47.53	36.40	29.73	25.29	22.13	19.76	17.92	16.45
900	78.54	53.48	40.95	33.45	28.46	24.89	22.23	20.16	18.51
1000	87.27	59.42	45.50	37.17	31.62	27.66	24.70	22.40	20.57
2000	174.53	118.83	91.00	74.33	63.23	55.31	49.39	44.80	41.13
2500	218.16	148.54	113.75	92.91	79.03	69.14	61.74	55.99	51.41
3000	261.80	178.24	136.50	111.49	94.84	82.97	74.08	67.19	61.69
4000	349.06	237.65	182.00	148.65	126.45	110.62	98.78	89.59	82.25
5000	436.32	297.07	227.50	185.81	158.06	138.28	123.47	111.98	102.82
6000	523.59	356.48	273.00	222.97	189.67	165.93	148.16	134.38	123.38
7000	610.85	415.89	318.50	260.13	221.28	193.59	172.86	156.77	143.94
8000	698.11	475.30	364.00	297.30	252.90	221.24	197.55	179.17	164.50
9000	785.38	534.71	409.50	334.46	284.51	248.89	222.24	201.56	185.06
10000	872.64	594.13	455.00	371.62	316.12	276.55	246.94	223.96	205.63
11000	959.90	653.54	500.49	408.78	347.73	304.20	271.63	246.35	226.19
12000	1047.17	712.95	545.99	445.94	379.34	331.86	296.32	268.75	246.75
13000	1134.43	772.36	591.49	483.10	410.95	359.51	321.01	291.14	267.31
14000	1221.70	831.77	636.99	520.26	442.56	387.17	345.71	313.54	287.88
15000	1308.96	891.19	682.49	557.43	474.18	414.82	370.40	335.93	308.44
16000	1396.22	950.60	727.99	594.59	505.79	442.48	395.09	358.33	329.00
17000	1483.49	1010.01	773.49	631.75	537.40	470.13	419.79	380.73	349.56
18000	1570.75	1069.42	818.99	668.91	569.01	497.78	444.48	403.12	370.12
19000	1658.01	1128.83	864.49	706.07	600.62	525.44	469.17	425.52	390.69
20000	1745.28	1188.25	909.98	743.23	632.23	553.09	493.87	447.91	411.25
21000	1832.54	1247.66	955.48	780.39	663.84	580.75	518.56	470.31	431.81
22000	1919.80	1307.07	1000.98	817.55	695.46	608.40	543.25	492.70	452.37
23000	2007.07	1366.48	1046.48	854.72	727.07	636.06	567.94	515.10	472.93
24000	2094.33	1425.89	1091.98	891.88	758.68	663.71	592.64	537.49	493.50
25000	2181.60	1485.31	1137.48	929.04	790.29	691.37	617.33	559.89	514.06
26000	2268.86	1544.72	1182.98	966.20	821.90	719.02	642.02	582.28	534.62
27000	2356.12	1604.13	1228.48	1003.36	853.51	746.67	666.72	604.68	555.18
28000	2443.39	1663.54	1273.98	1040.52	885.12	774.33	691.41	627.07	575.75
29000	2530.65	1722.95	1319.48	1077.68	916.74	801.98	716.10	649.47	596.31
30000	2617.91	1782.37	1364.97	1114.85	948.35	829.64	740.80	671.86	616.87
31000	2705.18	1841.78	1410.47	1152.01	979.96	857.29	765.49	694.26	637.43
32000	2792.44	1901.19	1455.97	1189.17	1011.57	884.95	790.18	716.65	657.99
33000	2879.70	1960.60	1501.47	1226.33	1043.18	912.60	814.87	739.05	678.56
34000	2966.97	2020.01	1546.97	1263.49	1074.79	940.26	839.57	761.45	699.12
35000	3054.23	2079.43	1592.47	1300.65	1106.40	967.91	864.26	783.84	719.68
36000	3141.49	2138.84	1637.97	1337.81	1138.02	995.56	888.95	806.24	740.24
37000	3228.76	2198.25	1683.47	1374.97	1169.63	1023.22	913.65	828.63	760.81
38000	3316.02	2257.66	1728.97	1412.14	1201.24	1050.87	938.34	851.03	781.37
39000	3403.29	2317.07	1774.47	1449.30	1232.85	1078.53	963.03	873.42	801.93
40000	3490.55	2376.49	1819.96	1486.46	1264.46	1106.18	987.73	895.82	822.49
45000	3928.87	2673.55	2047.46	1672.27	1422.52	1244.45	1111.19	1007.79	925.30
50000	4363.19	2970.61	2274.95	1858.07	1580.58	1382.73	1234.66	1119.77	1028.11
55000	4799.50	3267.67	2502.45	2043.88	1738.63	1521.00	1358.12	1231.75	1130.92
60000	5235.82	3564.73	2729.94	2229.69	1896.69	1659.27	1481.59	1343.72	1233.74
65000	5672.14	3861.79	2957.44	2415.49	2054.75	1797.54	1605.05	1455.70	1336.55
70000	6108.46	4158.85	3184.93	2601.30	2212.80	1935.81	1728.52	1567.68	1439.36
75000	6544.78	4455.91	3412.43	2787.11	2370.86	2074.09	1851.98	1679.65	1542.17
80000	6981.09	4752.97	3639.92	2972.91	2528.92	2212.36	1975.45	1791.63	1644.98
85000	7417.41	5050.03	3867.42	3158.72	2686.97	2350.63	2098.91	1903.61	1747.79
90000	7853.73	5347.09	4094.91	3344.53	2845.03	2488.90	2222.38	2015.58	1850.60
95000	8290.05	5644.15	4322.41	3530.33	3003.09	2627.17	2345.84	2127.56	1953.41
100000	8726.37	5941.21	4549.90	3716.14	3161.15	2765.45	2469.31	2239.53	2056.22

TERMES MONTANT	6 ANS	7 ANS	8 ANS	9 ANS	10 ANS	11 ANS	12 ANS	13 ANS	14 ANS
25	.45	.40	.37	.34	.32	.30	.28	.27	.26
50	.90	.80	.73	.67	.63	.59	.56	.54	.52
75	1.34	1.20	1.09	1.00	.94	.89	.84	.80	.77
100	1.79	1.59	1.45	1.34	1.25	1.18	1.12	1.07	1.03
200	3.57	3.18	2.89	2.67	2.49	2.35	2.24	2.14	2.06
300	5.35	4.77	4.34	4.00	3.74	3.53	3.35	3.20	3.08
400	7.14	6.36	5.78	5.34	4.98	4.70	4.47	4.27	4.11
500	8.92	7.95	7.23	6.67	6.23	5.87	5.58	5.34	5.13
600	10.70	9.54	8.67	8.00	7.47	7.05	6.70	6.40	6.16
700	12.48	11.12	10.11	9.34	8.72	8.22	7.81	7.47	7.18
800	14.27	12.71	11.56	10.67	9.96	9.40	8.93	8.54	8.21
900	16.05	14.30	13.00	12.00	11.21	10.57	10.04	9.60	9.23
1000	17.83	15.89	14.45	13.33	12.45	11.74	11.16	10.67	10.26
2000	35.66	31.77	28.89	26.66	24.90	23.48	22.31	21.34	20.51
2500	44.57	39.72	36.11	33.33	31.13	29.35	27.89	26.67	25.64
3000	53.48	47.66	43.33	39.99	37.35	35.22	33.46	32.00	30.77
4000	71.31	63.54	57.77	53.32	49.80	46.96	44.62	42.67	41.02
5000	89.13	79.43	72.21	66.65	62.25	58.70	55.77	53.33	51.27
6000	106.96	95.31	86.65	79.98	74.70	70.43	66.92	64.00	61.53
7000	124.78	111.19	101.09	93.31	87.15	82.17	78.08	74.66	71.78
8000	142.61	127.08	115.53	106.64	99.60	93.91	89.23	85.33	82.04
9000	160.43	142.96	129.97	119.97	112.05	105.65	100.38	95.99	92.29
10000	178.26	158.85	144.41	133.30	124.50	117.39	111.54	106.66	102.54
11000	196.08	174.73	158.85	146.62	136.95	129.12	122.69	117.32	112.80
12000	213.91	190.61	173.29	159.95	149.40	140.86	133.84	127.99	123.05
13000	231.73	206.50	187.74	173.28	161.85	152.60	145.00	138.66	133.30
14000	249.56	222.38	202.18	186.61	174.29	164.34	156.15	149.32	143.56
15000	267.38	238.27	216.62	199.94	186.74	176.08	167.30	159.99	153.81
16000	285.21	254.15	231.06	213.27	199.19	187.81	178.46	170.65	164.07
17000	303.03	270.03	245.50	226.60	211.64	199.55	189.61	181.32	174.32
18000	320.86	285.92	259.94	239.93	224.09	211.29	200.76	191.98	184.57
19000	338.68	301.80	274.38	253.26	236.54	223.03	211.92	202.65	194.83
20000	356.51	317.69	288.82	266.59	248.99	234.77	223.07	213.31	205.08
21000	374.33	333.57	303.26	279.91	261.44	246.50	234.22	223.98	215.33
22000	392.16	349.46	317.70	293.24	273.89	258.24	245.38	234.64	225.59
23000	409.98	365.34	332.14	306.57	286.34	269.98	256.53	245.31	235.84
24000	427.81	381.22	346.58	319.90	298.79	281.72	267.68	255.98	246.10
25000	445.63	397.11	361.02	333.23	311.24	293.46	278.84	266.64	256.35
26000	463.46	412.99	375.47	346.56	323.69	305.19	289.99	277.31	266.60
27000	481.28	428.88	389.91	359.89	336.13	316.93	301.14	287.97	276.86
28000	499.11	444.76	404.35	373.22	348.58	328.67	312.30	298.64	287.11
29000	516.93	460.64	418.79	386.55	361.03	340.41	323.45	309.30	297.36
30000	534.76	476.53	433.23	399.88	373.48	352.15	334.60	319.97	307.62
31000	552.58	492.41	447.67	413.20	385.93	363.88	345.75	330.63	317.87
32000	570.41	508.30	462.11	426.53	398.38	375.62	356.91	341.30	328.13
33000	588.23	524.18	476.55	439.86	410.83	387.36	368.06	351.96	338.38
34000	606.06	540.06	490.99	453.19	423.28	399.10	379.21	362.63	348.63
35000	623.88	555.95	505.43	466.52	435.73	410.84	390.37	373.30	358.89
36000	641.71	571.83	519.87	479.85	448.18	422.58	401.52	383.96	369.14
37000	659.53	587.72	534.31	493.18	460.63	434.31	412.67	394.63	379.40
38000	677.36	603.60	548.75	506.51	473.08	446.05	423.83	405.29	389.65
39000	695.18	619.49	563.20	519.84	485.53	457.79	434.98	415.96	399.90
40000	713.01	635.37	577.64	533.17	497.97	469.53	446.13	426.62	410.16
43000	802.13	714.79	649.84	599.81	560.22	528.22	501.90	479.95	461.43
50000	891.26	794.21	722.04	666.46	622.47	586.91	557.67	533.28	512.69
55000	980.38	873.63	794.25	733.10	684.71	645.60	613.43	586.60	563.96
60000	1069.51	953.05	866.45	799.75	746.96	704.29	669.20	639.93	615.23
65000	1158.63	1032.47	938.66	866.39	809.21	762.98	724.96	693.26	666.50
70000	1247.76	1111.89	1010.86	933.04	871.45	821.67	780.73	746.59	717.77
75000	1336.88	1191.31	1083.06	999.68	933.70	880.36	836.50	799.91	769.04
80000	1426.01	1270.73	1155.27	1066.33	995.94	939.05	892.26	853.24	820.31
85000	1515.13	1350.15	1227.47	1132.97	1058.19	997.74	948.03	906.57	871.58
90000	1604.26	1429.58	1299.67	1199.62	1120.44	1056.43	1003.79	959.89	922.85
95000	1693.38	1509.00	1371.88	1266.26	1182.68	1115.12	1059.56	1013.22	974.11
100000	1782.51	1588.42	1444.08	1332.91	1244.93	1173.81	1115.33	1066.55	1025.38

PAIEMENT MENSUEL REQUIS
POUR L'AMORTISSEMENT DU PRÊT

TERMES MONTANT	15 ANS	16 ANS	17 ANS	18 ANS	19 ANS	20 ANS	21 ANS	22 ANS	23 ANS
25	.25	.25	.24	.23	.23	.22	.22	.22	.21
50	.50	.49	.47	.46	.45	.44	.43	.43	.42
75	.75	.73	.71	.69	.67	.66	.65	.64	.63
100	1.00	.97	.94	.92	.90	.88	.86	.85	.84
200	1.99	1.93	1.87	1.83	1.79	1.75	1.72	1.69	1.67
300	2.98	2.89	2.81	2.74	2.68	2.63	2.58	2.54	2.50
400	3.97	3.85	3.74	3.65	3.57	3.50	3.44	3.38	3.33
500	4.96	4.81	4.68	4.56	4.46	4.37	4.30	4.23	4.17
600	5.95	5.77	5.61	5.47	5.35	5.25	5.15	5.07	5.00
700	6.94	6.73	6.54	6.38	6.24	6.12	6.01	5.92	5.83
800	7.93	7.69	7.48	7.30	7.14	7.00	6.87	6.76	6.66
900	8.92	8.65	8.41	8.21	8.03	7.87	7.73	7.61	7.50
1000	9.91	9.61	9.35	9.12	8.92	8.74	8.59	8.45	8.33
2000	19.81	19.21	18.69	18.23	17.83	17.48	17.17	16.90	16.65
2500	24.76	24.01	23.36	22.79	22.29	21.85	21.46	21.12	20.81
3000	29.71	28.81	28.03	27.34	26.75	26.22	25.75	25.34	24.97
4000	39.62	38.41	37.37	36.46	35.66	34.96	34.34	33.79	33.30
5000	49.52	48.01	46.71	45.57	44.57	43.70	42.92	42.23	41.62
6000	59.42	57.61	56.05	54.68	53.49	52.43	51.50	50.68	49.94
7000	69.33	67.21	65.39	63.79	62.40	61.17	60.09	59.12	58.27
8000	79.23	76.82	74.73	72.91	71.31	69.91	68.67	67.57	66.59
9000	89.13	86.42	84.07	82.02	80.23	78.65	77.25	76.02	74.91
10000	99.03	96.02	93.41	91.13	89.14	87.39	85.84	84.46	83.24
11000	108.94	105.62	102.75	100.25	98.05	96.13	94.42	92.91	91.56
12000	118.84	115.22	112.09	109.36	106.97	104.86	103.00	101.35	99.88
13000	128.74	124.82	121.43	118.47	115.88	113.60	111.59	109.80	108.21
14000	138.65	134.42	130.77	127.58	124.80	122.34	120.17	118.24	116.53
15000	148.55	144.03	140.11	136.70	133.71	131.08	128.75	126.69	124.85
16000	158.45	153.63	149.45	145.81	142.62	139.82	137.34	135.14	133.18
17000	168.36	163.23	158.79	154.92	151.54	148.55	145.92	143.58	141.50
18000	178.26	172.83	168.13	164.04	160.45	157.29	154.50	152.03	149.82
19000	188.16	182.43	177.47	173.15	169.36	166.03	163.09	160.47	158.15
20000	198.06	192.03	186.81	182.26	178.28	174.77	171.67	168.92	166.47
21000	207.97	201.63	196.15	191.37	187.19	183.51	180.25	177.36	174.79
22000	217.87	211.24	205.49	200.49	196.10	192.25	188.84	185.81	183.12
23000	227.77	220.84	214.83	209.60	205.02	200.98	197.42	194.26	191.44
24000	237.68	230.44	224.17	218.71	213.93	209.72	206.00	202.70	199.76
25000	247.58	240.04	233.51	227.83	222.84	218.46	214.59	211.15	208.09
26000	257.48	249.64	242.85	236.94	231.76	227.20	223.17	219.59	216.41
27000	267.38	259.24	252.19	246.05	240.67	235.94	231.75	228.04	224.73
28000	277.29	268.84	261.53	255.16	249.59	244.68	240.33	236.48	233.06
29000	287.19	278.45	270.87	264.28	258.50	253.41	248.92	244.93	241.38
30000	297.09	288.05	280.21	273.39	267.41	262.15	257.50	253.38	249.70
31000	307.00	297.65	289.55	282.50	276.33	270.89	266.08	261.82	258.03
32000	316.90	307.25	298.89	291.62	285.24	279.63	274.67	270.27	266.35
33000	326.80	316.85	308.24	300.73	294.15	288.37	283.25	278.71	274.67
34000	336.71	326.45	317.58	309.84	303.07	297.10	291.83	287.16	283.00
35000	346.61	336.05	326.92	318.95	311.98	305.84	300.42	295.60	291.32
36000	356.51	345.65	336.26	328.07	320.89	314.58	309.00	304.05	299.64
37000	366.41	355.26	345.60	337.18	329.81	323.32	317.58	312.49	307.97
38000	376.32	364.86	354.94	346.29	338.72	332.06	326.17	320.94	316.29
39000	386.22	374.46	364.28	355.41	347.64	340.80	334.75	329.39	324.61
40000	396.12	384.06	373.62	364.52	356.55	349.53	343.33	337.83	332.94
45000	445.64	432.07	420.32	410.08	401.12	393.22	386.25	380.06	374.55
50000	495.15	480.07	467.02	455.65	445.68	436.92	429.17	422.29	416.17
55000	544.67	528.08	513.72	501.21	490.25	480.61	472.08	464.52	457.78
60000	594.18	576.09	560.42	546.78	534.82	524.30	515.00	506.75	499.40
65000	643.70	624.10	607.12	592.34	579.39	567.99	557.91	548.97	541.02
70000	693.21	672.10	653.83	637.90	623.96	611.68	600.83	591.20	582.63
75000	742.73	720.11	700.53	683.47	668.52	655.37	643.75	633.43	624.25
80000	792.24	768.12	747.23	729.03	713.09	699.06	686.66	675.66	665.87
85000	841.76	816.12	793.93	774.60	757.66	742.75	729.58	717.89	707.48
90000	891.27	864.13	840.63	820.16	802.23	786.44	772.49	760.12	749.10
95000	940.78	912.14	887.33	865.73	846.80	830.14	815.41	802.34	790.71
100000	990.30	960.14	934.04	911.29	891.36	873.83	858.33	844.57	832.33

TERMES MONTANT	24 ANS	25 ANS	26 ANS	27 ANS	28 ANS	28 ANS	30 ANS	35 ANS	40 ANS
25	.21	.21	.21	.20	.20	.20	.20	.19	.19
50	.42	.41	.41	.40	.40	.40	.39	.38	.38
75	.62	.61	.61	.60	.60	.59	.59	.57	.56
100	.83	.82	.81	.80	.79	.79	.78	.76	.75
200	1.65	1.63	1.61	1.59	1.58	1.57	1.56	1.51	1.49
300	2.47	2.44	2.41	2.39	2.37	2.35	2.33	2.27	2.23
400	3.29	3.25	3.22	3.18	3.16	3.13	3.11	3.02	2.97
500	4.11	4.06	4.02	3.98	3.94	3.91	3.88	3.77	3.71
600	4.93	4.87	4.82	4.77	4.73	4.69	4.66	4.53	4.45
700	5.75	5.69	5.62	5.57	5.52	5.47	5.43	5.28	5.19
800	6.58	6.50	6.43	6.36	6.31	6.26	6.21	6.04	5.93
900	7.40	7.31	7.23	7.16	7.10	7.04	6.99	6.79	6.67
1000	8.22	8.12	8.03	7.95	7.88	7.82	7.76	7.54	7.41
2000	16.43	16.24	16.06	15.90	15.76	15.63	15.52	15.08	14.81
2500	20.54	20.30	20.08	19.88	19.70	19.54	19.40	18.85	18.51
3000	24.65	24.35	24.09	23.85	23.64	23.45	23.27	22.62	22.21
4000	32.86	32.47	32.12	31.80	31.52	31.26	31.03	30.16	29.62
5000	41.07	40.59	40.15	39.75	39.40	39.08	38.79	37.70	37.02
6000	49.29	48.70	48.18	47.70	47.28	46.89	46.54	45.24	44.42
7000	57.50	56.82	56.20	55.65	55.15	54.70	54.30	52.77	51.83
8000	65.72	64.93	64.23	63.60	63.03	62.52	62.06	60.31	59.23
9000	73.93	73.05	72.26	71.55	70.91	70.33	69.81	67.85	66.63
10000	82.14	81.17	80.29	79.50	78.79	78.15	77.57	75.39	74.04
11000	90.36	89.28	88.32	87.45	86.67	85.96	85.32	82.93	81.44
12000	98.57	97.40	96.35	95.40	94.55	93.78	93.08	90.47	88.84
13000	106.79	105.51	104.37	103.35	102.42	101.59	100.84	98.01	96.24
14000	115.00	113.63	112.40	111.30	110.30	109.40	108.59	105.54	103.65
15000	123.21	121.75	120.43	119.25	118.18	117.22	116.35	113.08	111.05
16000	131.43	129.86	128.46	127.20	126.06	125.03	124.11	120.62	118.45
17000	139.64	137.98	136.49	135.15	133.94	132.85	131.86	128.16	125.86
18000	147.86	146.10	144.52	143.10	141.82	140.66	139.62	135.70	133.26
19000	156.07	154.21	152.54	151.04	149.69	148.48	147.37	143.24	140.66
20000	164.28	162.33	160.57	158.99	157.57	156.29	155.13	150.77	148.07
21000	172.50	170.44	168.60	166.94	165.45	166.10	162.89	158.31	155.47
22000	180.71	178.56	176.63	174.89	173.33	171.92	170.64	165.85	162.87
23000	188.93	186.68	184.66	182.84	181.21	179.73	178.40	173.39	170.27
24000	197.14	194.79	192.69	190.79	189.09	187.55	186.16	180.93	177.68
25000	205.35	202.91	200.71	198.74	196.96	195.36	193.91	188.47	185.08
26000	213.57	211.02	208.74	206.69	204.84	203.18	201.67	196.01	192.48
27000	221.78	219.14	216.77	214.64	212.72	210.99	209.43	203.54	199.89
28000	230.00	227.26	224.80	222.59	220.60	218.80	217.18	211.08	207.29
29000	238.21	235.37	232.83	230.54	228.48	226.62	224.94	218.62	214.69
30000	246.42	243.49	240.86	238.49	236.36	234.43	232.69	226.16	222.10
31000	254.64	251.61	248.88	246.44	244.24	242.25	240.45	233.70	229.50
32000	262.85	259.72	256.91	254.39	252.11	250.06	248.21	241.24	236.90
33000	271.07	267.84	264.94	262.34	259.99	257.88	255.96	248.78	244.30
34000	279.28	275.95	272.97	270.29	267.87	265.69	263.72	256.31	251.71
35000	287.49	284.07	281.00	278.24	275.75	273.50	271.48	263.85	259.11
36000	295.71	292.19	289.03	286.19	283.63	281.32	279.23	271.39	266.51
37000	303.92	300.30	297.05	294.14	291.51	289.13	286.99	278.93	273.92
38000	312.14	308.42	305.08	302.08	299.38	296.95	294.74	286.47	281.32
39000	320.35	316.53	313.11	310.03	307.26	304.76	302.50	294.01	288.72
40000	328.56	324.65	321.14	317.98	315.14	312.58	310.26	301.54	296.13
45000	369.63	365.23	361.28	357.73	354.53	351.65	349.04	339.24	333.14
50000	410.70	405.81	401.42	397.48	393.92	390.72	387.82	376.93	370.16
55000	451.77	446.39	441.57	437.23	433.32	429.79	426.60	414.62	407.17
60000	492.84	486.97	481.71	476.97	472.71	468.86	465.38	452.31	444.19
65000	533.91	527.55	521.85	516.72	512.10	507.93	504.16	490.01	481.20
70000	574.98	568.13	561.99	556.47	551.49	547.00	542.95	527.70	518.22
75000	616.05	608.72	602.13	596.22	590.88	586.07	581.73	565.39	555.23
80000	657.12	649.30	642.28	635.96	630.28	625.15	620.51	603.08	592.25
85000	698.19	689.88	682.42	675.71	669.67	664.22	659.29	640.78	629.26
90000	739.26	730.46	722.56	715.46	709.06	703.29	698.07	678.47	666.28
95000	780.33	771.04	762.70	755.20	748.45	742.36	736.85	716.16	703.29
100000	821.40	811.62	802.84	794.95	787.84	781.43	775.64	753.85	740.31

PAIEMENT MENSUEL REQUIS
POUR L'AMORTISSEMENT DU PRÊT

TERMES MONTANT	1 AN	1½ AN	2 ANS	2½ ANS	3 ANS	3½ ANS	4 ANS	4½ ANS	5 ANS
25	2.19	1.49	1.15	.94	.80	.70	.63	.57	.52
50	4.37	2.98	2.29	1.87	1.59	1.39	1.25	1.13	1.04
75	6.56	4.47	3.43	2.80	2.38	2.09	1.87	1.69	1.56
100	8.74	5.96	4.57	3.73	3.18	2.78	2.49	2.26	2.07
200	17.48	11.91	9.13	7.46	6.35	5.56	4.97	4.51	4.14
300	26.22	17.86	13.69	11.19	9.52	8.34	7.45	6.76	6.21
400	34.96	23.81	18.25	14.91	12.69	11.11	9.93	9.01	8.28
500	43.69	29.77	22.81	18.64	15.87	13.89	12.41	11.26	10.34
600	52.43	35.72	27.37	22.37	19.04	16.67	14.89	13.51	12.41
700	61.17	41.67	31.93	26.10	22.21	19.44	17.37	15.76	14.48
800	69.91	47.62	36.49	29.82	25.38	22.22	19.85	18.01	16.55
900	78.64	53.58	41.05	33.55	28.56	25.00	22.33	20.26	18.62
1000	87.38	59.53	45.61	37.28	31.73	27.77	24.81	22.52	20.68
2000	174.76	119.05	91.22	74.55	63.45	55.54	49.62	45.03	41.36
2500	218.44	148.81	114.03	93.19	79.31	69.42	62.02	56.28	51.70
3000	262.13	178.57	136.83	111.82	95.18	83.31	74.43	67.54	62.04
4000	349.51	238.09	182.44	149.09	126.90	111.07	99.23	90.05	82.72
5000	436.88	297.62	228.05	186.37	158.62	138.84	124.04	112.56	103.40
6000	524.26	357.14	273.66	223.64	190.35	166.61	148.85	135.07	124.08
7000	611.63	416.66	319.27	260.91	222.07	194.38	173.65	157.58	144.76
8000	699.01	476.18	364.88	298.18	253.79	222.14	198.46	180.09	165.43
9000	786.38	535.71	410.49	335.46	285.52	249.91	223.27	202.60	186.11
10000	873.76	595.23	456.10	372.73	317.24	277.68	248.08	225.11	206.79
11000	961.13	654.75	501.71	410.00	348.96	305.45	272.88	247.62	227.47
12000	1048.51	714.27	547.32	447.27	380.69	333.21	297.69	270.13	248.15
13000	1135.88	773.80	592.93	484.55	412.41	360.98	322.50	292.64	268.83
14000	1223.26	833.32	638.54	521.82	444.13	388.75	347.30	315.15	289.51
15000	1310.63	892.84	684.15	559.09	475.86	416.52	372.11	337.66	310.19
16000	1398.01	952.36	729.76	596.36	507.58	444.28	396.92	360.17	330.86
17000	1485.39	1011.89	775.37	633.64	539.30	472.05	421.73	382.69	351.54
18000	1572.76	1071.41	820.97	670.91	571.03	499.82	446.53	405.20	372.22
19000	1660.14	1130.93	866.58	708.18	602.75	527.59	471.34	427.71	392.90
20000	1747.51	1190.45	912.19	745.45	634.47	555.35	496.15	450.22	413.58
21000	1834.89	1249.98	957.80	782.73	666.20	583.12	520.95	472.73	434.26
22000	1922.26	1309.50	1003.41	820.00	697.92	610.89	545.76	495.24	454.94
23000	2009.64	1369.02	1049.02	857.27	729.64	638.66	570.57	517.75	475.62
24000	2097.01	1428.54	1094.63	894.54	761.37	666.42	595.38	540.26	496.29
25000	2184.39	1488.07	1140.24	931.81	793.09	694.19	620.18	562.77	516.97
26000	2271.76	1547.59	1185.85	969.09	824.81	721.96	644.99	585.28	537.65
27000	2359.14	1607.11	1231.46	1006.36	856.54	749.72	669.80	607.79	558.33
28000	2446.51	1666.63	1277.07	1043.63	888.26	777.49	694.60	630.30	579.01
29000	2533.89	1726.15	1322.68	1080.90	919.98	805.26	719.41	652.81	599.69
30000	2621.26	1785.68	1368.29	1118.18	951.71	833.03	744.22	675.32	620.37
31000	2708.64	1845.20	1413.90	1155.45	983.43	860.79	769.03	697.83	641.05
32000	2796.02	1904.72	1459.51	1192.72	1015.15	888.56	793.83	720.34	661.72
33000	2883.39	1964.24	1505.12	1229.99	1046.88	916.33	818.64	742.86	682.40
34000	2970.77	2023.77	1550.73	1267.27	1078.60	944.10	843.45	765.37	703.08
35000	3058.14	2083.29	1596.33	1304.54	1110.32	971.86	868.25	787.88	723.76
36000	3145.52	2142.81	1641.94	1341.81	1142.05	999.63	893.06	810.39	744.44
37000	3232.89	2202.33	1687.55	1379.08	1173.77	1027.40	917.87	832.90	765.12
38000	3320.27	2261.86	1733.16	1416.36	1205.49	1055.17	942.68	855.41	785.80
39000	3407.64	2321.38	1778.77	1453.63	1237.22	1082.93	967.48	877.92	806.48
40000	3495.02	2380.90	1824.38	1490.90	1268.94	1110.70	992.29	900.43	827.15
45000	3931.89	2678.51	2052.43	1677.26	1427.56	1249.54	1116.33	1012.98	930.55
50000	4368.77	2976.13	2280.48	1863.62	1586.17	1388.37	1240.36	1125.54	1033.94
55000	4805.65	3273.74	2508.52	2049.99	1744.79	1527.21	1364.40	1238.09	1137.34
60000	5242.52	3571.35	2736.57	2236.35	1903.41	1666.05	1488.43	1350.64	1240.72
65000	5679.40	3868.96	2964.62	2422.71	2062.02	1804.89	1612.47	1463.20	1344.12
70000	6116.28	4166.57	3192.66	2609.07	2220.64	1943.72	1736.50	1575.75	1447.52
75000	6553.15	4464.19	3420.71	2795.43	2379.26	2082.56	1860.54	1688.30	1550.91
80000	6990.03	4761.80	3648.76	2981.80	2537.87	2221.40	1984.57	1800.85	1654.30
85000	7426.91	5059.41	3876.81	3168.16	2696.49	2360.23	2108.61	1913.41	1757.70
90000	7863.78	5357.02	4104.85	3354.52	2855.11	2499.07	2232.65	2025.96	1861.09
95000	8300.66	5654.63	4332.90	3540.88	3013.72	2637.91	2356.68	2138.51	1964.48
100000	8737.54	5952.25	4560.95	3727.24	3172.34	2776.74	2480.72	2251.07	2067.88

PAIEMENT MENSUEL REQUIS

POUR L'AMORTISSEMENT DU PRÊT

9%

TERMES MONTANT	6 ANS	7 ANS	8 ANS	9 ANS	10 ANS	11 ANS	12 ANS	13 ANS	14 ANS
25	.45	.41	.37	.34	.32	.30	.29	.28	.26
50	.90	.81	.73	.68	.63	.60	.57	.55	.52
75	1.35	1.21	1.10	1.01	.95	.90	.85	.82	.78
100	1.80	1.61	1.46	1.35	1.26	1.19	1.13	1.09	1.04
200	3.59	3.21	2.92	2.70	2.52	2.38	2.26	2.17	2.08
300	5.39	4.81	4.37	4.04	3.78	3.57	3.39	3.25	3.12
400	7.18	6.41	5.83	5.39	5.04	4.75	4.52	4.33	4.16
500	8.98	8.01	7.29	6.73	6.29	5.94	5.65	5.41	5.20
600	10.77	9.61	8.74	8.08	7.55	7.13	6.78	6.49	6.24
700	12.57	11.21	10.20	9.42	8.81	8.31	7.91	7.57	7.28
800	14.36	12.81	11.66	10.77	10.07	9.50	9.04	8.65	8.32
900	16.15	14.41	13.11	12.12	11.33	10.69	10.16	9.73	9.36
1000	17.95	16.01	14.57	13.46	12.58	11.88	11.29	10.81	10.40
2000	35.89	32.02	29.14	26.92	25.16	23.75	22.58	21.61	20.79
2500	44.87	40.02	36.42	33.65	31.45	29.68	28.22	27.01	25.99
3000	53.84	48.02	43.70	40.37	37.74	35.62	33.87	32.41	31.19
4000	71.78	64.03	58.27	53.83	50.32	47.49	45.16	43.22	41.58
5000	89.73	80.03	72.83	67.29	62.90	59.36	56.44	54.02	51.97
6000	107.67	96.04	87.40	80.74	75.48	71.23	67.73	64.82	62.37
7000	125.61	112.05	101.96	94.20	88.06	83.10	79.02	75.62	72.76
8000	143.56	128.05	116.53	107.65	100.64	94.97	90.31	86.43	83.15
9000	161.50	144.06	131.09	121.11	113.21	106.84	101.60	97.23	93.55
10000	179.45	160.06	145.66	134.57	125.79	118.71	112.88	108.03	103.94
11000	197.39	176.07	160.22	148.02	138.37	130.58	124.17	118.84	114.33
12000	215.33	192.08	174.79	161.48	150.95	142.45	135.46	129.64	124.73
13000	233.28	208.08	189.35	174.93	163.53	154.32	146.75	140.44	135.12
14000	251.22	224.09	203.92	188.39	176.11	166.19	158.04	151.24	145.52
15000	269.17	240.09	218.48	201.85	188.69	178.06	169.32	162.05	155.91
16000	287.11	256.10	233.05	215.30	201.27	189.93	180.61	172.85	166.30
17000	305.06	272.10	247.61	228.76	213.85	201.80	191.90	183.65	176.70
18000	323.00	288.11	262.18	242.21	226.42	213.67	203.19	194.45	187.09
19000	340.94	304.12	276.74	255.67	239.00	225.54	214.48	205.26	197.48
20000	358.89	320.12	291.31	269.13	251.58	237.41	225.76	216.06	207.88
21000	376.83	336.13	305.87	282.58	264.16	249.28	237.05	226.86	218.27
22000	394.78	352.13	320.44	296.04	276.74	261.15	248.34	237.67	228.66
23000	412.72	368.14	335.00	309.49	289.32	273.02	259.63	248.47	239.06
24000	430.66	384.15	349.57	322.95	301.90	284.89	270.92	259.27	249.45
25000	448.61	400.15	364.13	336.41	314.48	296.76	282.20	270.07	259.84
26000	466.55	416.16	378.70	349.86	327.06	308.63	293.49	280.88	270.24
27000	484.50	432.16	393.26	363.32	339.63	320.50	304.78	291.68	280.63
28000	502.44	448.17	407.83	376.77	352.21	332.37	316.07	302.48	291.03
29000	520.38	464.17	422.39	390.23	364.79	344.24	327.36	313.28	301.42
30000	538.33	480.18	436.96	403.69	377.37	356.11	338.64	324.09	311.81
31000	556.27	496.19	451.52	417.14	389.95	367.98	349.93	334.89	322.21
32000	574.22	512.19	466.09	430.60	402.53	379.85	361.22	345.69	332.60
33000	592.16	528.20	480.65	444.05	415.11	391.72	372.51	356.50	342.99
34000	610.11	544.20	495.22	457.51	427.69	403.59	383.80	367.30	353.39
35000	628.05	560.21	509.78	470.97	440.26	415.46	395.08	378.10	363.78
36000	645.99	576.22	524.35	484.42	452.84	427.34	406.37	388.90	374.17
37000	663.94	592.22	538.92	497.88	465.42	439.21	417.66	399.71	384.57
38000	681.88	608.23	553.48	511.33	478.00	451.08	428.95	410.51	394.96
39000	699.83	624.23	568.05	524.79	490.58	462.95	440.24	421.31	405.35
40000	717.77	640.24	582.61	538.25	503.16	474.82	451.52	432.11	415.75
45000	807.49	720.27	655.44	605.53	566.05	534.17	507.96	486.13	467.72
50000	897.21	800.30	728.26	672.81	628.95	593.52	564.40	540.14	519.68
55000	986.93	880.33	801.09	740.09	691.84	652.87	620.84	594.16	571.65
60000	1076.65	960.36	873.91	807.37	754.74	712.22	677.28	648.17	623.62
65000	1166.37	1040.38	946.74	874.65	817.63	771.57	733.72	702.18	675.59
70000	1256.09	1120.41	1019.56	941.93	880.52	830.92	790.16	756.20	727.56
75000	1345.81	1200.44	1092.39	1009.21	943.42	890.28	846.60	810.21	779.52
80000	1435.54	1280.47	1165.22	1076.49	1006.31	949.63	903.04	864.22	831.49
85000	1525.26	1360.50	1238.04	1143.77	1069.21	1008.98	959.48	918.24	883.46
90000	1614.98	1440.53	1310.87	1211.05	1132.10	1068.33	1015.92	972.25	935.43
95000	1704.70	1520.56	1383.69	1278.33	1195.00	1127.68	1072.36	1026.27	987.40
100000	1794.42	1600.59	1456.52	1345.61	1257.89	1187.03	1128.80	1080.28	1039.36

PAIEMENT MENSUEL REQUIS

POUR L'AMORTISSEMENT DU PRÊT

TERMES MONTANT	15 ANS	16 ANS	17 ANS	18 ANS	19 ANS	20 ANS	21 ANS	22 ANS	23 ANS
25	.26	.25	.24	.24	.23	.23	.22	.22	.22
50	.51	.49	.48	.47	.46	.45	.44	.44	.43
75	.76	.74	.72	.70	.68	.67	.66	.65	.64
100	1.01	.98	.95	.93	.91	.89	.88	.87	.85
200	2.01	1.95	1.90	1.86	1.82	1.78	1.75	1.73	1.70
300	3.02	2.93	2.85	2.78	2.72	2.67	2.63	2.59	2.55
400	4.02	3.90	3.80	3.71	3.63	3.56	3.50	3.45	3.40
500	5.03	4.88	4.75	4.64	4.54	4.45	4.37	4.31	4.25
600	6.03	5.85	5.70	5.56	5.44	5.34	5.25	5.17	5.09
700	7.04	6.83	6.65	6.49	6.35	6.23	6.12	6.03	5.94
800	8.04	7.80	7.59	7.41	7.26	7.12	7.00	6.89	6.79
900	9.05	8.78	8.54	8.34	8.16	8.01	7.87	7.75	7.64
1000	10.05	9.75	9.49	9.27	9.07	8.90	8.74	8.61	8.49
2000	20.10	19.50	18.98	18.53	18.14	17.79	17.48	17.21	16.97
2500	25.12	24.37	23.72	23.16	22.67	22.23	21.85	21.51	21.21
3000	30.14	29.24	28.47	27.79	27.20	26.68	26.22	25.82	25.45
4000	40.19	38.99	37.95	37.05	36.27	35.57	34.96	34.42	33.94
5000	50.23	48.74	47.44	46.32	45.33	44.46	43.70	43.02	42.42
6000	60.28	58.48	56.93	55.58	54.40	53.36	52.44	51.63	50.90
7000	70.32	68.23	66.42	64.84	63.46	62.25	61.18	60.23	59.39
8000	80.37	77.97	75.90	74.10	72.53	71.14	69.92	68.83	67.87
9000	90.41	87.72	85.39	83.36	81.59	80.03	78.66	77.44	76.35
10000	100.46	97.47	94.88	92.63	90.66	88.92	87.39	86.04	84.84
11000	110.50	107.21	104.37	101.89	99.72	97.82	96.13	94.64	93.32
12000	120.55	116.96	113.85	111.15	108.79	106.71	104.87	103.25	101.80
13000	130.59	126.70	123.34	120.41	117.85	115.60	113.61	111.85	110.29
14000	140.64	136.45	132.83	129.67	126.92	124.49	122.35	120.45	118.77
15000	150.68	146.20	142.31	138.94	135.98	133.38	131.09	129.06	127.25
16000	160.73	155.94	151.80	148.20	145.05	142.28	139.83	137.66	135.73
17000	170.77	165.69	161.29	157.46	154.11	151.17	148.57	146.26	144.21
18000	180.82	175.43	170.78	166.72	163.18	160.06	157.31	154.87	152.70
19000	190.86	185.18	180.26	175.99	172.24	168.95	166.05	163.47	161.18
20000	200.91	194.93	189.75	185.25	181.31	177.84	174.78	172.08	169.67
21000	210.95	204.67	199.24	194.51	190.37	186.73	183.52	180.68	178.15
22000	221.00	214.42	208.73	203.77	199.44	195.63	192.26	189.28	186.63
23000	231.04	224.16	218.21	213.03	208.50	204.52	201.00	197.89	195.12
24000	241.09	233.91	227.70	222.30	217.57	213.41	209.74	206.49	203.60
25000	251.13	243.66	237.19	231.56	226.63	222.30	218.48	215.09	212.08
26000	261.18	253.40	246.67	240.82	235.70	231.19	227.22	223.70	220.57
27000	271.23	263.15	256.16	250.08	244.76	240.09	235.96	232.30	229.05
28000	281.27	272.89	265.65	259.34	253.83	248.98	244.70	240.90	237.53
29000	291.32	282.64	275.14	268.61	262.89	257.87	253.44	249.51	246.01
30000	301.36	292.39	284.62	277.87	271.96	266.76	262.17	258.11	254.50
31000	311.41	302.13	294.11	287.13	281.02	275.65	270.91	266.71	262.98
32000	321.45	311.88	303.60	296.39	290.09	284.55	279.65	275.32	271.46
33000	331.50	321.62	313.09	305.65	299.15	293.44	288.39	283.92	279.95
34000	341.54	331.37	322.57	314.92	308.22	302.33	297.13	292.52	288.43
35000	351.59	341.12	332.06	324.18	317.28	311.22	305.87	301.13	296.91
36000	361.63	350.86	341.55	333.44	326.35	320.11	314.61	309.73	305.40
37000	371.68	360.61	351.03	342.70	335.41	329.01	323.35	318.34	313.88
38000	381.72	370.35	360.52	351.97	344.48	337.90	332.09	326.94	322.36
39000	391.77	380.10	370.01	361.23	353.54	346.79	340.83	335.54	330.85
40000	401.81	389.85	379.50	370.49	362.61	355.68	349.56	344.15	339.33
45000	452.04	438.58	426.93	416.80	407.93	400.14	393.26	387.16	381.74
50000	502.26	487.31	474.37	463.11	453.26	444.60	436.95	430.18	424.16
55000	552.49	536.04	521.81	509.42	498.59	489.06	480.65	473.20	466.57
60000	602.72	584.77	569.24	555.73	543.91	533.52	524.34	516.22	508.99
65000	652.94	633.50	616.68	602.04	589.24	577.98	568.04	559.23	551.41
70000	703.17	682.23	664.12	648.35	634.56	622.44	611.73	602.25	593.82
75000	753.39	730.96	711.55	694.66	679.89	666.90	655.43	645.27	636.24
80000	803.62	779.69	758.99	740.97	725.21	711.36	699.12	688.29	678.65
85000	853.85	828.42	806.42	787.29	770.54	755.82	742.82	731.30	721.07
90000	904.07	877.15	853.86	833.60	815.86	800.28	786.51	774.32	763.48
95000	954.30	925.88	901.30	879.91	861.19	844.74	830.21	817.34	805.90
100000	1004.52	974.61	948.73	926.22	906.51	889.19	873.90	860.36	848.31

PAIEMENT MENSUEL REQUIS

POUR L'AMORTISSEMENT DU PRÊT

9%

TERMES MONTANT	24 ANS	25 ANS	26 ANS	27 ANS	28 ANS	29 ANS	30 ANS	35 ANS	40 ANS
25	.21	.21	.21	.21	.21	.20	.20	.20	.19
50	.42	.42	.41	.41	.41	.40	.40	.39	.38
75	.63	.63	.62	.61	.61	.60	.60	.58	.57
100	.84	.83	.82	.82	.81	.80	.80	.78	.76
200	1.68	1.66	1.64	1.63	1.61	1.60	1.59	1.55	1.52
300	2.52	2.49	2.46	2.44	2.42	2.40	2.38	2.32	2.28
400	3.36	3.32	3.28	3.25	3.22	3.20	3.18	3.09	3.04
500	4.19	4.14	4.10	4.06	4.03	4.00	3.97	3.86	3.80
600	5.03	4.97	4.92	4.87	4.83	4.80	4.76	4.64	4.56
700	5.87	5.80	5.74	5.69	5.64	5.59	5.55	5.41	5.32
800	6.71	6.63	6.56	6.50	6.44	6.39	6.35	6.18	6.07
900	7.54	7.46	7.38	7.31	7.25	7.19	7.14	6.95	6.83
1000	8.38	8.28	8.20	8.12	8.05	7.99	7.93	7.72	7.59
2000	16.76	16.56	16.39	16.24	16.10	15.97	15.86	15.44	15.18
2500	20.94	20.70	20.49	20.30	20.12	19.97	19.83	19.30	18.97
3000	25.13	24.84	24.59	24.35	24.15	23.96	23.79	23.16	22.77
4000	33.51	33.12	32.78	32.47	32.19	31.94	31.72	30.87	30.35
5000	41.88	41.40	40.97	40.59	40.24	39.93	39.65	38.59	37.94
6000	50.26	49.68	49.17	48.70	48.29	47.91	47.57	46.31	45.53
7000	58.64	57.96	57.36	56.82	56.34	55.90	55.50	54.03	53.12
8000	67.01	66.24	65.56	64.94	64.38	63.88	63.43	61.74	60.70
9000	75.39	74.52	73.75	73.05	72.43	71.87	71.36	69.46	68.29
10000	83.76	82.80	81.94	81.17	80.48	79.85	79.29	77.18	75.88
11000	92.14	91.08	90.14	89.29	88.52	87.84	87.22	84.90	83.47
12000	100.51	99.36	98.33	97.40	96.57	95.82	95.14	92.61	91.05
13000	108.89	107.64	106.52	105.52	104.62	103.81	103.07	100.33	98.64
14000	117.27	115.92	114.72	113.64	112.67	111.79	111.00	108.05	106.23
15000	125.64	124.20	122.91	121.75	120.71	119.78	118.93	115.77	113.82
16000	134.02	132.48	131.11	129.87	128.76	127.76	126.86	123.48	121.40
17000	142.39	140.76	139.30	137.99	136.81	135.75	134.79	131.20	128.99
18000	150.77	149.04	147.49	146.10	144.86	143.73	142.71	138.92	136.58
19000	159.14	157.32	155.69	154.22	152.90	151.71	150.64	146.64	144.17
20000	167.52	165.60	163.88	162.34	160.95	159.70	158.57	154.35	151.75
21000	175.90	173.88	172.08	170.45	169.00	167.68	166.50	162.07	159.34
22000	184.27	182.16	180.27	178.57	177.04	175.67	174.43	169.79	166.93
23000	192.65	190.44	188.46	186.69	185.09	183.65	182.36	177.50	174.52
24000	201.02	198.72	196.66	194.80	193.14	191.64	190.28	185.22	182.10
25000	209.40	207.00	204.85	202.92	201.19	199.62	198.21	192.94	189.69
26000	217.77	215.28	213.04	211.04	209.23	207.61	206.14	200.66	197.28
27000	226.15	223.56	221.24	219.15	217.28	215.59	214.07	208.37	204.86
28000	234.53	231.84	229.43	227.27	225.33	223.58	222.00	216.09	212.45
29000	242.90	240.12	237.63	235.39	233.38	231.56	229.93	223.81	220.04
30000	251.28	248.40	245.82	243.50	241.42	239.55	237.85	231.53	227.63
31000	259.65	256.68	254.01	251.62	249.47	247.53	245.78	239.24	235.21
32000	268.03	264.96	262.21	259.74	257.52	255.52	253.71	246.96	242.80
33000	276.40	273.24	270.40	267.85	265.56	263.50	261.64	254.68	250.39
34000	284.78	281.52	278.59	275.97	273.61	271.49	269.57	262.40	257.98
35000	293.16	289.80	286.79	284.09	281.66	279.47	277.50	270.11	265.56
36000	301.53	298.08	294.98	292.20	289.71	287.46	285.42	277.83	273.15
37000	309.91	306.36	303.18	300.32	297.75	295.44	293.35	285.55	280.74
38000	318.28	314.64	311.37	308.44	305.80	303.42	301.28	293.27	288.33
39000	326.66	322.92	319.56	316.55	313.85	311.41	309.21	300.98	295.91
40000	335.03	331.20	327.76	324.67	321.89	319.39	317.14	308.70	303.50
45000	376.91	372.59	368.73	365.25	362.13	359.32	356.78	347.29	341.44
50000	418.79	413.99	409.70	405.84	402.37	399.24	396.42	385.87	379.38
55000	460.67	455.39	450.66	446.42	442.60	439.17	436.06	424.46	417.31
60000	502.55	496.79	491.63	487.00	482.84	479.09	475.70	463.05	455.25
65000	544.43	538.19	532.60	527.59	523.08	519.01	515.35	501.64	493.19
70000	586.31	579.59	573.57	568.17	563.31	558.94	554.99	540.22	531.12
75000	628.18	620.99	614.54	608.75	603.55	598.86	594.63	578.81	569.06
80000	670.06	662.39	655.51	649.34	643.78	638.78	634.27	617.40	607.00
85000	711.94	703.79	696.48	689.92	684.02	678.71	673.91	655.98	644.93
90000	753.82	745.18	737.45	730.50	724.26	718.63	713.55	694.57	682.87
95000	795.70	786.58	778.42	771.09	764.49	758.55	753.20	733.16	720.81
100000	837.58	827.98	819.39	811.67	804.73	798.48	792.84	771.74	758.75

PAIEMENT MENSUEL REQUIS
POUR L'AMORTISSEMENT DU PRÊT

TERMES MONTANT	1 AN	1½ AN	2 ANS	2½ ANS	3 ANS	3½ ANS	4 ANS	4½ ANS	5 ANS
25	2.19	1.50	1.15	.94	.80	.70	.63	.57	.52
50	4.38	2.99	2.29	1.87	1.60	1.40	1.25	1.14	1.04
75	6.57	4.48	3.43	2.81	2.39	2.10	1.87	1.70	1.56
100	8.75	5.97	4.58	3.74	3.19	2.79	2.50	2.27	2.08
200	17.50	11.93	9.15	7.48	6.37	5.58	4.99	4.53	4.16
300	26.25	17.89	13.72	11.22	9.56	8.37	7.48	6.79	6.24
400	35.00	23.86	18.29	14.96	12.74	11.16	9.97	9.06	8.32
500	43.75	29.82	22.86	18.70	15.92	13.95	12.47	11.32	10.40
600	52.50	35.78	27.44	22.44	19.11	16.73	14.96	13.58	12.48
700	61.25	41.75	32.01	26.17	22.29	19.52	17.45	15.84	14.56
800	69.99	47.71	36.58	29.91	25.47	22.31	19.94	18.11	16.64
900	78.74	53.67	41.15	33.65	28.66	25.10	22.43	20.37	18.72
1000	87.49	59.64	45.72	37.39	31.84	27.89	24.93	22.63	20.80
2000	174.98	119.27	91.44	74.77	63.68	55.77	49.85	45.26	41.60
2500	218.72	149.09	114.30	93.46	79.59	69.71	62.31	56.57	51.99
3000	262.47	178.90	137.16	112.16	95.51	83.65	74.77	67.88	62.39
4000	349.95	238.54	182.88	149.54	127.35	111.53	99.69	90.51	83.19
5000	437.44	298.17	228.60	186.92	159.18	139.41	124.61	113.14	103.98
6000	524.93	357.80	274.32	224.31	191.02	167.29	149.53	135.76	124.78
7000	612.41	417.43	320.04	261.69	222.85	195.17	174.46	158.39	145.57
8000	699.90	477.07	365.76	299.07	254.69	223.05	199.38	181.01	166.37
9000	787.39	536.70	411.48	336.46	286.53	250.93	224.30	203.64	187.17
10000	874.88	596.33	457.20	373.84	318.36	278.81	249.22	226.27	207.96
11000	962.36	655.97	502.92	411.22	350.19	306.69	274.14	248.89	228.76
12000	1049.85	715.60	548.64	448.61	382.03	334.57	299.06	271.52	249.55
13000	1137.34	775.23	594.36	485.99	413.87	362.45	323.98	294.15	270.35
14000	1224.82	834.86	640.08	523.37	445.70	390.33	348.91	316.77	291.14
15000	1312.31	894.50	685.80	560.76	477.54	418.21	373.83	339.40	311.94
16000	1399.80	954.13	731.52	598.14	509.37	446.09	398.75	362.02	332.73
17000	1487.28	1013.76	777.24	635.53	541.21	473.97	423.67	384.65	353.53
18000	1574.77	1073.40	822.96	672.91	573.04	501.85	448.59	407.28	374.33
19000	1662.26	1133.03	868.68	710.29	604.88	529.74	473.51	429.90	395.12
20000	1749.75	1192.66	914.40	747.68	636.71	557.62	498.43	452.53	415.92
21000	1837.23	1252.29	960.12	785.06	668.55	585.50	523.36	475.15	436.71
22000	1924.72	1311.93	1005.84	822.44	700.38	613.38	548.28	497.78	457.51
23000	2012.21	1371.56	1051.56	859.83	732.22	641.26	573.20	520.40	478.30
24000	2099.69	1431.19	1097.28	897.21	764.05	669.14	598.12	543.03	499.10
25000	2187.18	1490.82	1143.00	934.59	795.89	697.02	623.04	565.66	519.89
26000	2274.67	1550.46	1188.72	971.98	827.73	724.90	647.96	588.29	540.69
27000	2362.15	1610.09	1234.44	1009.36	859.56	752.78	672.88	610.91	561.49
28000	2449.64	1669.72	1280.16	1046.74	891.40	780.66	697.81	633.54	582.28
29000	2537.13	1729.36	1325.88	1084.13	923.23	808.54	722.73	656.16	603.08
30000	2624.62	1788.99	1371.60	1121.51	955.07	836.42	747.65	678.79	623.87
31000	2712.10	1848.62	1417.32	1158.89	986.90	864.30	772.57	701.42	644.67
32000	2799.59	1908.25	1463.04	1196.28	1018.74	892.18	797.49	724.04	665.46
33000	2887.08	1967.89	1508.76	1233.66	1050.57	920.06	822.41	746.67	686.26
34000	2974.56	2027.52	1554.48	1271.05	1082.41	947.94	847.33	769.29	707.05
35000	3062.05	2087.15	1600.20	1308.43	1114.24	975.82	872.26	791.92	727.85
36000	3149.54	2146.79	1645.92	1345.81	1146.08	1003.70	897.18	814.55	748.65
37000	3237.02	2206.42	1691.64	1383.20	1177.92	1031.58	922.10	837.17	769.44
38000	3324.51	2266.05	1737.36	1420.58	1209.75	1059.47	947.02	859.80	790.24
39000	3412.00	2325.68	1783.08	1457.96	1241.59	1087.35	971.94	882.43	811.03
40000	3499.49	2385.32	1828.80	1495.35	1273.42	1115.23	996.86	905.05	831.83
45000	3936.92	2683.48	2057.40	1682.26	1432.60	1254.63	1121.47	1018.18	935.81
50000	4374.36	2981.64	2286.00	1869.18	1591.78	1394.03	1246.08	1131.31	1039.78
55000	4811.79	3279.81	2514.60	2056.10	1750.95	1533.43	1370.68	1244.44	1143.76
60000	5249.23	3577.97	2743.20	2243.02	1910.13	1672.84	1495.29	1357.58	1247.74
65000	5686.66	3876.14	2971.80	2429.93	2069.31	1812.24	1619.90	1470.71	1351.72
70000	6124.10	4174.30	3200.40	2616.85	2228.48	1951.64	1744.51	1583.84	1455.69
75000	6561.53	4472.46	3429.00	2803.77	2387.66	2091.05	1869.11	1696.97	1559.67
80000	6998.97	4770.63	3657.60	2990.69	2546.84	2230.45	1993.72	1810.10	1663.65
85000	7436.40	5068.79	3886.20	3177.61	2706.01	2369.85	2118.33	1923.23	1767.63
90000	7873.84	5366.96	4114.80	3364.52	2865.19	2509.25	2242.93	2036.36	1871.61
95000	8311.27	5665.12	4343.40	3551.44	3024.37	2648.66	2367.54	2149.49	1975.58
100000	8748.71	5963.28	4572.00	3738.36	3183.55	2788.06	2492.15	2262.62	2079.56

POUR L'AMORTISSEMENT DU PRÊT

TERMES MONTANT	6 ANS	7 ANS	8 ANS	9 ANS	10 ANS	11 ANS	12 ANS	13 ANS	14 ANS
25	.46	.41	.37	.34	.32	.31	.29	.28	.27
50	.91	.81	.74	.68	.64	.61	.58	.55	.53
75	1.36	1.21	1.11	1.02	.96	.91	.86	.83	.80
100	1.81	1.62	1.47	1.36	1.28	1.21	1.15	1.10	1.06
200	3.62	3.23	2.94	2.72	2.55	2.41	2.29	2.19	2.11
300	5.42	4.84	4.41	4.08	3.82	3.61	3.43	3.29	3.17
400	7.23	6.46	5.88	5.44	5.09	4.81	4.57	4.38	4.22
500	9.04	8.07	7.35	6.80	6.36	6.01	5.72	5.48	5.27
600	10.84	9.68	8.82	8.16	7.63	7.21	6.86	6.57	6.33
700	12.65	11.29	10.29	9.51	8.90	8.41	8.00	7.66	7.38
800	14.46	12.91	11.76	10.87	10.17	9.61	9.14	8.76	8.43
900	16.26	14.52	13.23	12.23	11.44	10.81	10.29	9.85	9.49
1000	18.07	16.13	14.69	13.59	12.71	12.01	11.43	10.95	10.54
2000	36.13	32.26	29.38	27.17	25.42	24.01	22.85	21.89	21.07
2500	45.16	40.32	36.73	33.96	31.78	30.01	28.56	27.36	26.34
3000	54.20	48.39	44.07	40.76	38.13	36.01	34.28	32.83	31.61
4000	72.26	64.52	58.76	54.34	50.84	48.02	45.70	43.77	42.14
5000	90.32	80.64	73.45	67.92	63.55	60.02	57.12	54.71	52.68
6000	108.39	96.77	88.14	81.51	76.26	72.02	68.55	65.65	63.21
7000	126.45	112.90	102.83	95.09	88.97	84.03	79.97	76.59	73.74
8000	144.51	129.03	117.52	108.67	101.68	96.03	91.39	87.53	84.28
9000	162.58	145.16	132.21	122.26	114.39	108.03	102.82	98.47	94.81
10000	180.64	161.28	146.90	135.84	127.10	120.04	114.24	109.41	105.35
11000	198.70	177.41	161.59	149.42	139.80	132.04	125.66	120.35	115.88
12000	216.77	193.54	176.28	163.01	152.51	144.04	137.09	131.29	126.42
13000	234.83	209.67	190.97	176.59	165.22	156.05	148.51	142.24	136.95
14000	252.90	225.80	205.66	190.17	177.93	168.05	159.93	153.18	147.48
15000	270.96	241.92	220.35	203.76	190.64	180.05	171.36	164.12	158.02
16000	289.02	258.05	235.04	217.34	203.35	192.06	182.78	175.06	168.55
17000	307.09	274.18	249.73	230.93	216.06	204.06	194.20	186.00	179.09
18000	325.15	290.31	264.42	244.51	228.77	216.06	205.63	196.94	189.62
19000	343.21	306.44	279.11	258.09	241.48	228.07	217.05	207.88	200.16
20000	361.28	322.56	293.80	271.68	254.19	240.07	228.48	218.82	210.69
21000	379.34	338.69	308.49	285.26	266.90	252.07	239.90	229.76	221.22
22000	397.40	354.82	323.18	298.84	279.60	264.07	251.32	240.70	231.76
23000	415.47	370.95	337.87	312.43	292.31	276.08	262.75	251.64	242.29
24000	433.53	387.08	352.56	326.01	305.02	288.08	274.17	262.58	252.83
25000	451.59	403.20	367.25	339.59	317.73	300.08	285.59	273.53	263.36
26000	469.66	419.33	381.94	353.18	330.44	312.09	297.02	284.47	273.89
27000	487.72	435.46	396.63	366.76	343.15	324.09	308.44	295.41	284.43
28000	505.79	451.59	411.32	380.34	355.86	336.09	319.86	306.35	294.96
29000	523.85	467.72	426.01	393.93	368.57	348.10	331.29	317.29	305.50
30000	541.91	483.84	440.70	407.51	381.28	360.10	342.71	328.23	316.03
31000	559.98	499.97	455.39	421.10	393.99	372.10	354.13	339.17	326.57
32000	578.04	516.10	470.08	434.68	406.70	384.11	365.56	350.11	337.10
33000	596.10	532.23	484.77	448.26	419.40	396.11	376.98	361.05	347.63
34000	614.17	548.36	499.46	461.85	432.11	408.11	388.40	371.99	358.17
35000	632.23	564.48	514.15	475.43	444.82	420.12	399.83	382.93	368.70
36000	650.29	580.61	528.84	489.01	457.53	432.12	411.25	393.87	379.24
37000	668.36	596.74	543.53	502.60	470.24	444.12	422.67	404.82	389.77
38000	686.42	612.87	558.22	516.18	482.95	456.13	434.10	415.76	400.31
39000	704.48	629.00	572.91	529.76	495.66	468.13	445.52	426.70	410.84
40000	722.55	645.12	587.60	543.35	508.37	480.13	456.95	437.64	421.37
45000	812.87	725.76	661.05	611.26	571.91	540.15	514.06	492.34	474.04
50000	903.18	806.40	734.50	679.18	635.46	600.16	571.18	547.05	526.72
55000	993.50	887.04	807.95	747.10	699.00	660.18	628.30	601.75	579.39
60000	1083.82	967.68	881.40	815.02	762.55	720.19	685.42	656.45	632.06
63000	1174.14	1048.32	954.85	882.94	826.10	780.21	742.53	711.16	684.73
70000	1264.46	1128.96	1028.30	950.85	889.64	840.23	799.65	765.86	737.40
75000	1354.77	1209.60	1101.75	1018.77	953.19	900.24	856.77	820.57	790.07
80000	1445.09	1290.24	1175.20	1086.69	1016.73	960.26	913.89	875.27	842.74
85000	1535.41	1370.88	1248.65	1154.61	1080.28	1020.27	971.00	929.98	895.41
90000	1625.73	1451.52	1322.10	1222.52	1143.82	1080.29	1028.12	984.68	948.08
95000	1716.05	1532.16	1395.55	1290.44	1207.37	1140.31	1085.24	1039.38	1000.76
100000	1806.36	1612.80	1469.00	1358.36	1270.91	1200.32	1142.36	1094.09	1053.43

PAIEMENT MENSUEL REQUIS
POUR L'AMORTISSEMENT DU PRÊT

TERMES MONTANT	15 ANS	16 ANS	17 ANS	18 ANS	19 ANS	20 ANS	21 ANS	22 ANS	23 ANS
25	.26	.25	.25	.24	.24	.23	.23	.22	.22
50	.51	.50	.49	.48	.47	.46	.45	.44	.44
75	.77	.75	.73	.71	.70	.68	.67	.66	.65
100	1.02	.99	.97	.95	.93	.91	.89	.88	.87
200	2.04	1.98	1.93	1.89	1.85	1.81	1.78	1.76	1.73
300	3.06	2.97	2.90	2.83	2.77	2.72	2.67	2.63	2.60
400	4.08	3.96	3.86	3.77	3.69	3.62	3.56	3.51	3.46
500	5.10	4.95	4.82	4.71	4.61	4.53	4.45	4.39	4.33
600	6.12	5.94	5.79	5.65	5.54	5.43	5.34	5.26	5.19
700	7.14	6.93	6.75	6.59	6.46	6.34	6.23	6.14	6.06
800	8.16	7.92	7.71	7.53	7.38	7.24	7.12	7.01	6.92
900	9.17	8.91	8.68	8.48	8.30	8.15	8.01	7.89	7.78
1000	10.19	9.90	9.64	9.42	9.22	9.05	8.90	8.77	8.65
2000	20.38	19.79	19.28	18.83	18.44	18.10	17.80	17.53	17.29
2500	25.48	24.73	24.09	23.54	23.05	22.62	22.24	21.91	21.62
3000	30.57	29.68	28.91	28.24	27.66	27.14	26.69	26.29	25.94
4000	40.76	39.57	38.55	37.65	36.88	36.19	35.59	35.05	34.58
5000	50.95	49.46	48.18	47.07	46.09	45.24	44.48	43.82	43.23
6000	61.13	59.35	57.82	56.48	55.31	54.28	53.38	52.58	51.87
7000	71.32	69.25	67.45	65.89	64.53	63.33	62.28	61.34	60.51
8000	81.51	79.14	77.09	75.30	73.75	72.38	71.17	70.10	69.16
9000	91.70	89.03	86.72	84.72	82.96	81.42	80.07	78.87	77.80
10000	101.89	98.92	96.36	94.13	92.18	90.47	88.96	87.63	86.45
11000	112.08	108.81	105.99	103.54	101.40	99.52	97.86	96.39	95.09
12000	122.26	118.70	115.63	112.95	110.62	108.56	106.75	105.15	103.73
13000	132.45	128.60	125.26	122.37	119.83	117.61	115.65	113.92	112.38
14000	142.64	138.49	134.90	131.78	129.05	126.66	124.55	122.68	121.02
15000	152.83	148.38	144.53	141.19	138.27	135.70	133.44	131.44	129.67
16000	163.02	158.27	154.17	150.60	147.49	144.75	142.34	140.20	138.31
17000	173.21	168.16	163.80	160.02	156.70	153.80	151.23	148.97	146.95
18000	183.39	178.05	173.44	169.43	165.92	162.84	160.13	157.73	155.60
19000	193.58	187.94	183.07	178.84	175.14	171.89	169.03	166.49	164.24
20000	203.77	197.84	192.71	188.25	184.36	180.94	177.92	175.25	172.89
21000	213.96	207.73	202.34	197.66	193.57	189.98	186.82	184.02	181.53
22000	224.15	217.62	211.98	207.08	202.79	199.03	195.71	192.78	190.17
23000	234.34	227.51	221.61	216.49	212.01	208.08	204.61	201.54	198.82
24000	244.52	237.40	231.25	225.90	221.23	217.12	213.50	210.30	207.46
25000	254.71	247.29	240.89	235.31	230.45	226.17	222.40	219.07	216.11
26000	264.90	257.19	250.52	244.73	239.66	235.22	231.30	227.83	224.75
27000	275.09	267.08	260.16	254.14	248.88	244.26	240.19	236.59	233.39
28000	285.28	276.97	269.79	263.55	258.10	253.31	249.09	245.35	242.04
29000	295.47	286.86	279.43	272.96	267.32	262.36	257.98	254.12	250.68
30000	305.65	296.75	289.06	282.38	276.53	271.40	266.88	262.88	259.33
31000	315.84	306.64	298.70	291.79	285.75	280.45	275.78	271.64	267.97
32000	326.03	316.54	308.33	301.20	294.97	289.50	284.67	280.40	276.61
33000	336.22	326.43	317.97	310.61	304.19	298.54	293.57	289.16	285.26
34000	346.41	336.32	327.60	320.03	313.40	307.59	302.46	297.93	293.90
35000	356.60	346.21	337.24	329.44	322.62	316.64	311.36	306.69	302.55
36000	366.78	356.10	346.87	338.85	331.84	325.68	320.25	315.45	311.19
37000	376.97	365.99	356.51	348.26	341.06	334.73	329.15	324.21	319.83
38000	387.16	375.88	366.14	357.67	350.27	343.78	338.05	332.98	328.48
39000	397.35	385.78	375.78	367.09	359.49	352.82	346.94	341.74	337.12
40000	407.54	395.67	385.41	376.50	368.71	361.87	355.84	350.50	345.77
45000	458.48	445.13	433.59	423.56	414.80	407.10	400.32	394.31	388.99
50000	509.42	494.58	481.77	470.62	460.89	452.33	444.80	438.13	432.21
55000	560.36	544.04	529.94	517.68	506.97	497.57	489.28	481.94	475.43
60000	611.30	593.50	578.12	564.75	553.06	542.80	533.75	525.75	518.65
65000	662.24	642.96	626.29	611.81	599.15	588.03	578.23	569.56	561.87
70000	713.19	692.41	674.47	658.87	645.24	633.27	622.71	613.37	605.09
75000	764.13	741.87	722.65	705.93	691.33	678.50	667.19	657.19	648.31
80000	815.07	791.33	770.82	752.99	737.41	723.73	711.67	701.00	691.53
85000	866.01	840.79	819.00	800.06	783.50	768.97	756.15	744.81	734.75
90000	916.95	890.25	867.17	847.12	829.59	814.20	800.63	788.62	777.97
95000	967.89	939.70	915.35	894.18	875.68	859.43	845.11	832.44	821.19
100000	1018.83	989.16	963.53	941.24	921.77	904.66	889.59	876.25	864.41

PAIEMENT MENSUEL REQUIS

POUR L'AMORTISSEMENT DU PRÊT

9¼%

TERMES MONTANT	24 ANS	25 ANS	26 ANS	27 ANS	28 ANS	29 ANS	30 ANS	35 ANS	40 ANS
25	.22	.22	.21	.21	.21	.21	.21	.20	.20
50	.43	.43	.42	.42	.42	.41	.41	.40	.39
75	.65	.64	.63	.63	.62	.62	.61	.60	.59
100	.86	.85	.84	.83	.83	.82	.82	.79	.78
200	1.71	1.69	1.68	1.66	1.65	1.64	1.63	1.58	1.56
300	2.57	2.54	2.51	2.49	2.47	2.45	2.44	2.37	2.34
400	3.42	3.38	3.35	3.32	3.29	3.27	3.25	3.16	3.11
500	4.27	4.23	4.19	4.15	4.11	4.08	4.06	3.95	3.89
600	5.13	5.07	5.02	4.98	4.94	4.90	4.87	4.74	4.67
700	5.98	5.92	5.86	5.80	5.76	5.71	5.68	5.53	5.45
800	6.84	6.76	6.69	6.63	6.58	6.53	6.49	6.32	6.23
900	7.69	7.61	7.53	7.46	7.40	7.35	7.30	7.11	7.00
1000	8.54	8.45	8.37	8.29	8.22	8.16	8.11	7.90	7.78
2000	17.08	16.89	16.73	16.57	16.44	16.32	16.21	15.80	15.55
2500	21.35	21.12	20.91	20.72	20.55	20.40	20.26	19.75	19.44
3000	25.62	25.34	25.09	24.86	24.66	24.47	24.31	23.70	23.32
4000	34.16	33.78	33.45	33.14	32.87	32.63	32.41	31.59	31.10
5000	42.70	42.23	41.81	41.43	41.09	40.79	40.51	39.49	38.87
6000	51.24	50.67	50.17	49.71	49.31	48.94	48.61	47.39	46.64
7000	59.78	59.12	58.53	58.00	57.53	57.10	56.71	55.29	54.41
8000	68.31	67.56	66.89	66.28	65.74	65.26	64.82	63.18	62.19
9000	76.85	76.01	75.25	74.57	73.96	73.41	72.92	71.08	69.96
10000	85.39	84.45	83.61	82.85	82.18	81.57	81.02	78.98	77.73
11000	93.93	92.89	91.97	91.14	90.39	89.72	89.12	86.88	85.50
12000	102.47	101.34	100.33	99.42	98.61	97.88	97.22	94.77	93.28
13000	111.01	109.78	108.69	107.71	106.83	106.04	105.32	102.67	101.05
14000	119.55	118.23	117.05	115.99	115.05	114.19	113.42	110.57	108.82
15000	128.08	126.67	125.41	124.28	123.26	122.35	121.53	118.46	116.59
16000	136.62	135.12	133.77	132.56	131.48	130.51	129.63	126.36	124.37
17000	145.16	143.56	142.13	140.85	139.70	138.66	137.73	134.26	132.14
18000	153.70	152.01	150.49	149.13	147.91	146.82	145.83	142.16	139.91
19000	162.24	160.45	158.85	157.42	156.13	154.97	153.93	150.05	147.69
20000	170.78	168.89	167.21	165.70	164.35	163.13	162.03	157.95	155.46
21000	179.32	177.34	175.57	173.99	172.57	171.29	170.13	165.85	163.23
22000	187.85	185.78	183.93	182.27	180.78	179.44	178.24	173.75	171.00
23000	196.39	194.23	192.29	190.56	189.00	187.60	186.34	181.64	178.78
24000	204.93	202.67	200.65	198.84	197.22	195.76	194.44	189.54	186.55
25000	213.47	211.12	209.01	207.13	205.43	203.91	202.54	197.44	194.32
26000	222.01	219.56	217.37	215.41	213.65	212.07	210.64	205.33	202.09
27000	230.55	228.01	225.73	223.70	221.87	220.22	218.74	213.23	209.87
28000	239.09	236.45	234.09	231.98	230.09	228.38	226.84	221.13	217.64
29000	247.62	244.90	242.45	240.27	238.30	236.54	234.95	229.03	225.41
30000	256.16	253.34	250.82	248.55	246.52	244.69	243.05	236.92	233.18
31000	264.70	261.78	259.18	256.84	254.74	252.85	251.15	244.82	240.96
32000	273.24	270.23	267.54	265.12	262.96	261.01	259.25	252.72	248.73
33000	281.78	278.67	275.90	273.41	271.17	269.16	267.35	260.62	256.50
34000	290.32	287.12	284.26	281.69	279.39	277.32	275.45	268.51	264.28
35000	298.86	295.56	292.62	289.98	287.61	285.47	283.55	276.41	272.05
36000	307.39	304.01	300.98	298.26	295.82	293.63	291.66	284.31	279.82
37000	315.93	312.45	309.34	306.55	304.04	301.79	299.76	292.20	287.59
38000	324.47	320.90	317.70	314.83	312.26	309.94	307.86	300.10	295.37
39000	333.01	329.34	326.06	323.12	320.48	318.10	315.96	308.00	303.14
40000	341.55	337.78	334.42	331.40	328.69	326.26	324.06	315.90	310.91
45000	384.24	380.01	376.22	372.83	369.78	367.04	364.57	355.38	349.77
50000	426.93	422.23	418.02	414.25	410.86	407.82	405.08	394.87	388.64
55000	469.63	464.45	459.82	455.68	451.95	448.60	445.58	434.36	427.50
60000	512.32	506.67	501.63	497.10	493.04	489.38	486.09	473.84	466.36
65000	555.01	548.90	543.43	538.52	534.12	530.16	526.60	513.33	505.23
70000	597.71	591.12	585.23	579.95	575.21	570.94	567.10	552.81	544.09
75000	640.40	633.34	627.03	621.37	616.29	611.73	607.61	592.30	582.95
80000	683.09	675.56	668.83	662.80	657.38	652.51	648.12	631.79	621.82
85000	725.78	717.79	710.63	704.22	698.47	693.29	688.63	671.27	660.68
90000	768.48	760.01	752.44	745.65	739.55	734.07	729.13	710.76	699.54
95000	811.17	802.23	794.24	787.07	780.64	774.85	769.64	750.25	738.41
100000	853.86	844.45	836.04	828.50	821.72	815.63	810.15	789.73	777.27

PAIEMENT MENSUEL REQUIS
POUR L'AMORTISSEMENT DU PRÊT

TERMES MONTANT	1 AN	1½ AN	2 ANS	2½ ANS	3 ANS	3½ ANS	4 ANS	4½ ANS	5 ANS
25	2.19	1.50	1.15	.94	.80	.70	.63	.57	.53
50	4.38	2.99	2.30	1.88	1.60	1.40	1.26	1.14	1.05
75	6.57	4.49	3.44	2.82	2.40	2.10	1.88	1.71	1.57
100	8.76	5.98	4.59	3.75	3.20	2.80	2.51	2.28	2.10
200	17.52	11.95	9.17	7.50	6.39	5.60	5.01	4.55	4.19
300	26.28	17.93	13.75	11.25	9.59	8.40	7.52	6.83	6.28
400	35.04	23.90	18.34	15.00	12.78	11.20	10.02	9.10	8.37
500	43.80	29.88	22.92	18.75	15.98	14.00	12.52	11.38	10.46
600	52.56	35.85	27.50	22.50	19.17	16.80	15.03	13.65	12.55
700	61.32	41.83	32.09	26.25	22.37	19.60	17.53	15.92	14.64
800	70.08	47.80	36.67	30.00	25.56	22.40	20.03	18.20	16.74
900	78.84	53.77	41.25	33.75	28.76	25.20	22.54	20.47	18.83
1000	87.60	59.75	45.84	37.50	31.95	28.00	25.04	22.75	20.92
2000	175.20	119.49	91.67	74.99	63.90	55.99	50.08	45.49	41.83
2500	219.00	149.36	114.58	93.74	79.87	69.99	62.59	56.86	52.29
3000	262.80	179.23	137.50	112.49	95.85	83.99	75.11	68.23	62.74
4000	350.40	238.98	183.33	149.98	127.80	111.98	100.15	90.97	83.66
5000	438.00	298.72	229.16	187.48	159.74	139.97	125.18	113.71	104.57
6000	525.60	358.46	274.99	224.97	191.69	167.97	150.22	136.46	125.48
7000	613.20	418.21	320.82	262.47	223.64	195.96	175.26	159.20	146.39
8000	700.79	477.95	366.65	299.96	255.59	223.96	200.29	181.94	167.31
9000	788.39	537.69	412.48	337.46	287.53	251.95	225.33	204.68	188.22
10000	875.99	597.44	458.31	374.95	319.48	279.94	250.36	227.42	209.13
11000	963.59	657.18	504.14	412.45	351.43	307.94	275.40	250.17	230.04
12000	1051.19	716.92	549.97	449.94	383.38	335.93	300.44	272.91	250.96
13000	1138.79	776.67	595.80	487.44	415.32	363.92	325.47	295.65	271.87
14000	1226.39	836.41	641.63	524.93	447.27	391.92	350.51	318.39	292.78
15000	1313.99	896.15	687.46	562.43	479.22	419.91	375.54	341.13	313.70
16000	1401.58	955.90	733.29	599.92	511.17	447.91	400.58	363.88	334.61
17000	1489.18	1015.64	779.12	637.42	543.11	475.90	425.62	386.62	355.52
18000	1576.78	1075.38	824.95	674.91	575.06	503.89	450.65	409.36	376.43
19000	1664.38	1135.13	870.78	712.41	607.01	531.89	475.69	432.10	397.35
20000	1751.98	1194.87	916.61	749.90	638.96	559.88	500.72	454.84	418.26
21000	1839.58	1254.61	962.44	787.40	670.90	587.88	525.76	477.59	439.17
22000	1927.18	1314.36	1008.27	824.89	702.85	615.87	550.80	500.33	460.08
23000	2014.77	1374.10	1054.11	862.38	734.80	643.86	575.83	523.07	481.00
24000	2102.37	1433.84	1099.94	899.88	766.75	671.86	600.87	545.81	501.91
25000	2189.97	1493.58	1145.77	937.37	798.69	699.85	625.90	568.55	522.82
26000	2277.57	1553.33	1191.60	974.87	830.64	727.84	650.94	591.30	543.73
27000	2365.17	1613.07	1237.43	1012.36	862.59	755.84	675.98	614.04	564.65
28000	2452.77	1672.81	1283.26	1049.86	894.54	783.83	701.01	636.78	585.56
29000	2540.37	1732.56	1329.09	1087.35	926.49	811.83	726.05	659.52	606.47
30000	2627.97	1792.30	1374.92	1124.85	958.43	839.82	751.08	682.26	627.39
31000	2715.56	1852.04	1420.75	1162.34	990.38	867.81	776.12	705.01	648.30
32000	2803.16	1911.79	1466.58	1199.84	1022.33	895.81	801.16	727.75	669.21
33000	2890.76	1971.53	1512.41	1237.33	1054.28	923.80	826.19	750.49	690.12
34000	2978.36	2031.27	1558.24	1274.83	1086.22	951.80	851.23	773.23	711.04
35000	3065.96	2091.02	1604.07	1312.32	1118.17	979.79	876.26	795.97	731.95
36000	3153.56	2150.76	1649.90	1349.82	1150.12	1007.78	901.30	818.72	752.86
37000	3241.16	2210.50	1695.73	1387.31	1182.07	1035.78	926.34	841.46	773.77
38000	3328.75	2270.25	1741.56	1424.81	1214.01	1063.77	951.37	864.20	794.69
39000	3416.35	2329.99	1787.39	1462.30	1245.96	1091.76	976.41	886.94	815.60
40000	3503.95	2389.73	1833.22	1499.80	1277.91	1119.76	1001.44	909.68	836.51
45000	3941.95	2688.45	2062.37	1687.27	1437.65	1259.73	1126.62	1023.39	941.08
50000	4379.94	2987.16	2291.53	1874.74	1597.38	1399.70	1251.80	1137.10	1045.64
55000	4817.93	3285.88	2520.68	2062.22	1757.12	1539.67	1376.98	1250.81	1150.20
60000	5255.93	3584.60	2749.84	2249.69	1916.86	1679.64	1502.16	1364.52	1254.77
65000	5693.92	3883.31	2978.99	2437.16	2076.60	1819.60	1627.34	1478.23	1359.33
70000	6131.91	4182.03	3208.14	2624.64	2236.34	1959.57	1752.52	1591.94	1463.89
75000	6569.91	4480.74	3437.29	2812.11	2396.07	2099.54	1877.70	1705.65	1568.46
80000	7007.90	4779.46	3666.44	2999.59	2555.81	2239.51	2002.88	1819.36	1673.02
85000	7445.89	5078.18	3895.59	3187.06	2715.55	2379.48	2128.06	1933.07	1777.58
90000	7883.89	5376.89	4124.74	3374.53	2875.29	2519.45	2253.24	2046.78	1882.15
95000	8321.88	5675.61	4353.90	3562.01	3035.03	2659.42	2378.42	2160.49	1986.71
100000	8759.87	5974.32	4583.05	3749.48	3194.76	2799.39	2503.60	2274.20	2091.27

TERMES MONTANT	6 ANS	7 ANS	8 ANS	9 ANS	10 ANS	11 ANS	12 ANS	13 ANS	14 ANS
25	.46	.41	.38	.35	.33	.31	.29	.28	.27
50	.91	.82	.75	.69	.65	.61	.58	.56	.54
75	1.37	1.22	1.12	1.03	.97	.92	.87	.84	.81
100	1.82	1.63	1.49	1.38	1.29	1.22	1.16	1.11	1.07
200	3.64	3.26	2.97	2.75	2.57	2.43	2.32	2.22	2.14
300	5.46	4.88	4.45	4.12	3.86	3.65	3.47	3.33	3.21
400	7.28	6.51	5.93	5.49	5.14	4.86	4.63	4.44	4.28
500	9.10	8.13	7.41	6.86	6.42	6.07	5.78	5.54	5.34
600	10.92	9.76	8.89	8.23	7.71	7.29	6.94	6.65	6.41
700	12.73	11.38	10.38	9.60	8.99	8.50	8.10	7.76	7.48
800	14.55	13.01	11.86	10.97	10.28	9.71	9.25	8.87	8.55
900	16.37	14.63	13.34	12.35	11.56	10.93	10.41	9.98	9.61
1000	18.19	16.26	14.82	13.72	12.84	12.14	11.56	11.08	10.68
2000	36.37	32.51	29.64	27.43	25.68	24.28	23.12	22.16	21.36
2500	45.46	40.63	37.04	34.28	32.10	30.35	28.90	27.70	26.69
3000	54.56	48.76	44.45	41.14	38.52	36.42	34.68	33.24	32.03
4000	72.74	65.01	59.27	54.85	51.36	48.55	46.24	44.32	42.71
5000	90.92	81.26	74.08	68.56	64.20	60.69	57.80	55.40	53.38
6000	109.11	97.51	88.90	82.27	77.04	72.83	69.36	66.48	64.06
7000	127.29	113.76	103.71	95.99	89.88	84.96	80.92	77.56	74.73
8000	145.47	130.01	118.53	109.70	102.72	97.10	92.48	88.64	85.41
9000	163.66	146.26	133.34	123.41	115.56	109.24	104.04	99.72	96.09
10000	181.84	162.51	148.16	137.12	128.40	121.37	115.60	110.80	106.76
11000	200.02	178.76	162.97	150.83	141.24	133.51	127.16	121.88	117.44
12000	218.21	195.01	177.79	164.54	154.08	145.65	138.72	132.96	128.11
13000	236.39	211.26	192.60	178.26	166.92	157.78	150.28	144.04	138.79
14000	254.57	227.51	207.42	191.97	179.76	169.92	161.84	155.12	149.46
15000	272.76	243.76	222.23	205.68	192.60	182.06	173.40	166.20	160.14
16000	290.94	260.01	237.05	219.39	205.44	194.19	184.96	177.28	170.82
17000	309.12	276.26	251.87	233.10	218.28	206.33	196.52	188.36	181.49
18000	327.31	292.51	266.68	246.81	231.12	218.47	208.08	199.44	192.17
19000	345.49	308.77	281.50	260.53	243.96	230.60	219.64	210.52	202.84
20000	363.67	325.02	296.31	274.24	256.80	242.74	231.20	221.60	213.52
21000	381.86	341.27	311.13	287.95	269.64	254.88	242.76	232.68	224.19
22000	400.04	357.52	325.94	301.66	282.48	267.01	254.32	243.76	234.87
23000	418.22	373.77	340.76	315.37	295.32	279.15	265.88	254.84	245.54
24000	436.41	390.02	355.57	329.08	308.16	291.29	277.44	265.92	256.22
25000	454.59	406.27	370.39	342.80	321.00	303.42	289.00	277.00	266.90
26000	472.77	422.52	385.20	356.51	333.84	315.56	300.56	288.08	277.57
27000	490.96	438.77	400.02	370.22	346.68	327.70	312.12	299.16	288.25
28000	509.14	455.02	414.83	383.93	359.52	339.83	323.68	310.24	298.92
29000	527.32	471.27	429.65	397.64	372.36	351.97	335.24	321.32	309.60
30000	545.51	487.52	444.46	411.35	385.20	364.11	346.80	332.40	320.27
31000	563.69	503.77	459.28	425.07	398.04	376.24	358.36	343.48	330.95
32000	581.87	520.02	474.09	438.78	410.88	388.38	369.92	354.55	341.63
33000	600.06	536.27	488.91	452.49	423.72	400.52	381.48	365.63	352.30
34000	618.24	552.52	503.73	466.20	436.56	412.65	393.04	376.71	362.98
35000	636.42	568.77	518.54	479.91	449.40	424.79	404.60	387.79	373.65
36000	654.61	585.02	533.36	493.62	462.24	436.93	416.16	398.87	384.33
37000	672.79	601.28	548.17	507.34	475.08	449.06	427.71	409.95	395.00
38000	690.97	617.53	562.99	521.05	487.92	461.20	439.27	421.03	405.68
39000	709.16	633.78	577.80	534.76	500.76	473.34	450.83	432.11	416.36
40000	727.34	650.03	592.62	548.47	513.60	485.47	462.39	443.19	427.03
45000	818.26	731.28	666.69	617.03	577.80	546.16	520.19	498.59	480.41
50000	909.17	812.53	740.77	685.59	642.00	606.84	577.99	553.99	533.79
55000	1000.09	893.79	814.85	754.15	706.20	667.52	635.79	609.39	587.17
60000	1091.01	975.04	888.92	822.70	770.40	728.21	693.59	664.79	640.54
65000	1181.93	1056.29	963.00	891.26	834.60	788.89	751.39	720.18	693.92
70000	1272.84	1137.54	1037.08	959.82	898.80	849.57	809.19	775.58	747.30
75000	1363.76	1218.80	1111.15	1028.38	963.00	910.26	866.98	830.98	800.68
80000	1454.68	1300.05	1185.23	1096.94	1027.20	970.94	924.78	886.38	854.06
85000	1545.59	1381.30	1259.31	1165.49	1091.40	1031.62	982.58	941.78	907.43
90000	1636.51	1462.55	1333.38	1234.05	1155.60	1092.31	1040.38	997.18	960.81
95000	1727.43	1543.81	1407.46	1302.61	1219.80	1152.99	1098.18	1052.57	1014.19
100000	1818.34	1625.06	1481.54	1371.17	1284.00	1213.68	1155.98	1107.97	1067.57

PAIEMENT MENSUEL REQUIS

POUR L'AMORTISSEMENT DU PRÊT

TERMES MONTANT	15 ANS	16 ANS	17 ANS	18 ANS	19 ANS	20 ANS	21 ANS	22 ANS	23 ANS
25	.26	.26	.25	.24	.24	.24	.23	.23	.23
50	.52	.51	.49	.48	.47	.46	.45	.45	.45
75	.78	.76	.74	.72	.71	.70	.68	.67	.67
100	1.04	1.01	.98	.96	.94	.93	.91	.90	.89
200	2.07	2.01	1.96	1.92	1.88	1.85	1.82	1.79	1.77
300	3.10	3.02	2.94	2.87	2.82	2.77	2.72	2.68	2.65
400	4.14	4.02	3.92	3.83	3.75	3.69	3.63	3.57	3.53
500	5.17	5.02	4.90	4.79	4.69	4.61	4.53	4.47	4.41
600	6.20	6.03	5.88	5.74	5.63	5.53	5.44	5.36	5.29
700	7.24	7.03	6.85	6.70	6.56	6.45	6.34	6.25	6.17
800	8.27	8.04	7.83	7.66	7.50	7.37	7.25	7.14	7.05
900	9.30	9.04	8.81	8.61	8.44	8.29	8.15	8.04	7.93
1000	10.34	10.04	9.79	9.57	9.38	9.21	9.06	8.93	8.81
2000	20.67	20.08	19.57	19.13	18.75	18.41	18.11	17.85	17.62
2500	25.84	25.10	24.47	23.91	23.43	23.01	22.64	22.31	22.02
3000	31.00	30.12	29.36	28.70	28.12	27.61	27.17	26.77	26.42
4000	41.33	40.16	39.14	38.26	37.49	36.81	36.22	35.69	35.23
5000	51.67	50.20	48.93	47.82	46.86	46.02	45.27	44.62	44.03
6000	62.00	60.23	58.71	57.39	56.23	55.22	54.33	53.54	52.84
7000	72.33	70.27	68.49	66.95	65.60	64.42	63.38	62.46	61.65
8000	82.66	80.31	78.28	76.51	74.97	73.62	72.43	71.38	70.45
9000	93.00	90.35	88.06	86.08	84.34	82.83	81.49	80.31	79.26
10000	103.33	100.39	97.85	95.64	93.72	92.03	90.54	89.23	88.06
11000	113.66	110.42	107.63	105.20	103.09	101.23	99.60	98.15	96.87
12000	123.99	120.46	117.41	114.77	112.46	110.43	108.65	107.07	105.68
13000	134.32	130.50	127.20	124.33	121.83	119.63	117.70	116.00	114.48
14000	144.66	140.54	136.98	133.89	131.20	128.84	126.76	124.92	123.29
15000	154.99	150.58	146.77	143.46	140.57	138.04	135.81	133.84	132.09
16000	165.32	160.61	156.55	153.02	149.94	147.24	144.86	142.76	140.90
17000	175.65	170.65	166.33	162.59	159.31	156.44	153.92	151.69	149.71
18000	185.99	180.69	176.12	172.15	168.68	165.65	162.97	160.61	158.51
19000	196.32	190.73	185.90	181.71	178.06	174.85	172.03	169.53	167.32
20000	206.65	200.77	195.69	191.28	187.43	184.05	181.08	178.45	176.12
21000	216.98	210.80	205.47	200.84	196.80	193.25	190.13	187.37	184.93
22000	227.31	220.84	215.25	210.40	206.17	202.46	199.19	196.30	193.74
23000	237.65	230.88	225.04	219.97	215.54	211.66	208.24	205.22	202.54
24000	247.98	240.92	234.82	229.53	224.91	220.86	217.29	214.14	211.35
25000	258.31	250.96	244.61	239.09	234.28	230.06	226.35	223.06	220.15
26000	268.64	260.99	254.39	248.66	243.65	239.26	235.40	231.99	228.96
27000	278.98	271.03	264.17	258.22	253.02	248.47	244.45	240.91	237.77
28000	289.31	281.07	273.96	267.78	262.40	257.67	253.51	249.83	246.57
29000	299.64	291.11	283.74	277.35	271.77	266.87	262.56	258.75	255.38
30000	309.97	301.15	293.53	286.91	281.14	276.07	271.62	267.68	264.18
31000	320.31	311.18	303.31	296.47	290.51	285.28	280.67	276.60	272.99
32000	330.64	321.22	313.09	306.04	299.88	294.48	289.72	285.52	281.80
33000	340.97	331.26	322.88	315.60	309.25	303.68	298.78	294.44	290.60
34000	351.30	341.30	332.66	325.17	318.62	312.88	307.83	303.37	299.41
35000	361.63	351.34	342.45	334.73	327.99	322.09	316.88	312.29	308.21
36000	371.97	361.37	352.23	344.29	337.36	331.29	325.94	321.21	317.02
37000	382.30	371.41	362.02	353.86	346.74	340.49	334.99	330.13	325.83
38000	392.63	381.45	371.80	363.42	356.11	349.69	344.05	339.05	334.63
39000	402.96	391.49	381.58	372.98	365.48	358.89	353.10	347.98	343.44
40000	413.30	401.53	391.37	382.55	374.85	368.10	362.15	356.90	352.24
45000	464.96	451.72	440.29	430.37	421.70	414.11	407.42	401.51	396.27
50000	516.62	501.91	489.21	478.18	468.56	460.12	452.69	446.12	440.30
55000	568.28	552.10	538.13	526.00	515.42	506.13	497.96	490.74	484.33
60000	619.94	602.29	587.05	573.82	562.27	552.14	543.23	535.35	528.36
65000	671.60	652.48	635.97	621.64	609.13	598.15	588.49	579.96	572.39
70000	723.26	702.67	684.89	669.45	655.98	644.17	633.76	624.57	616.42
75000	774.92	752.86	733.81	717.27	702.84	690.18	679.03	669.18	660.45
80000	826.59	803.05	782.73	765.09	749.69	736.19	724.30	713.79	704.48
85000	878.25	853.24	831.65	812.91	796.55	782.20	769.57	758.41	748.51
90000	929.91	903.43	880.57	860.73	843.40	828.21	814.84	803.02	792.54
95000	981.57	953.62	929.49	908.54	890.26	874.22	860.11	847.63	836.57
100000	1033.23	1003.81	978.41	956.36	937.11	920.24	905.37	892.24	880.60

PAIEMENT MENSUEL REQUIS
POUR L'AMORTISSEMENT DU PRÊT

9½%

TERMES MONTANT	24 ANS	25 ANS	26 ANS	27 ANS	28 ANS	28 ANS	30 ANS	35 ANS	40 ANS
25	.22	.22	.22	.22	.21	.21	.21	.21	.20
50	.44	.44	.43	.43	.42	.42	.42	.41	.40
75	.66	.65	.64	.64	.63	.63	.63	.61	.60
100	.88	.87	.86	.85	.84	.84	.83	.81	.80
200	1.75	1.73	1.71	1.70	1.68	1.67	1.66	1.62	1.60
300	2.62	2.59	2.56	2.54	2.52	2.50	2.49	2.43	2.39
400	3.49	3.45	3.42	3.39	3.36	3.34	3.32	3.24	3.19
500	4.36	4.31	4.27	4.23	4.20	4.17	4.14	4.04	3.98
600	5.23	5.17	5.12	5.08	5.04	5.00	4.97	4.85	4.78
700	6.10	6.03	5.97	5.92	5.88	5.84	5.80	5.66	5.58
800	6.97	6.89	6.83	6.77	6.72	6.67	6.63	6.47	6.37
900	7.84	7.75	7.68	7.61	7.55	7.50	7.45	7.28	7.17
1000	8.71	8.62	8.53	8.46	8.39	8.33	8.28	8.08	7.96
2000	17.41	17.23	17.06	16.91	16.78	16.66	16.56	16.16	15.92
2500	21.76	21.53	21.32	21.14	20.98	20.83	20.69	20.20	19.90
3000	26.11	25.84	25.59	25.37	25.17	24.99	24.83	24.24	23.88
4000	34.81	34.45	34.12	33.82	33.56	33.32	33.11	32.32	31.84
5000	43.52	43.06	42.64	42.28	41.95	41.65	41.38	40.40	39.80
6000	52.22	51.67	51.17	50.73	50.33	49.98	49.66	48.47	47.76
7000	60.92	60.28	59.70	59.18	58.72	58.31	57.93	56.55	55.72
8000	69.62	68.89	68.23	67.64	67.11	66.64	66.21	64.63	63.67
9000	78.33	77.50	76.76	76.09	75.50	74.96	74.48	72.71	71.63
10000	87.03	86.11	85.28	84.55	83.89	83.29	82.76	80.79	79.59
11000	95.73	94.72	93.81	93.00	92.27	91.62	91.04	88.86	87.55
12000	104.43	103.33	102.34	101.46	100.66	99.95	99.31	96.94	95.51
13000	113.14	111.94	110.87	109.91	109.05	108.28	107.59	105.02	103.47
14000	121.84	120.55	119.40	118.36	117.44	116.61	115.86	113.10	111.43
15000	130.54	129.16	127.92	126.82	125.83	124.94	124.14	121.18	119.39
16000	139.24	137.77	136.45	135.27	134.22	133.27	132.41	129.25	127.34
17000	147.95	146.38	144.98	143.73	142.60	141.60	140.69	137.33	135.30
18000	156.65	154.99	153.51	152.18	150.99	149.92	148.96	145.41	143.26
19000	165.35	163.60	162.04	160.64	159.38	158.25	157.24	153.49	151.22
20000	174.05	172.21	170.56	169.09	167.77	166.58	165.52	161.57	159.18
21000	182.76	180.82	179.09	177.54	176.16	174.91	173.79	169.64	167.14
22000	191.46	189.43	187.62	186.00	184.54	183.24	182.07	177.72	175.10
23000	200.16	198.04	196.15	194.45	192.93	191.57	190.34	185.80	183.06
24000	208.86	206.65	204.68	202.91	201.32	199.90	198.62	193.88	191.01
25000	217.57	215.26	213.20	211.36	209.71	208.23	206.89	201.96	198.97
26000	226.27	223.87	221.73	219.82	218.10	216.56	215.17	210.04	206.93
27000	234.97	232.48	230.26	228.27	226.49	224.88	223.44	218.11	214.89
28000	243.67	241.09	238.79	236.72	234.87	233.21	231.72	226.19	222.85
29000	252.38	249.70	247.31	245.18	243.26	241.54	240.00	234.27	230.81
30000	261.08	258.31	255.84	253.63	251.65	249.87	248.27	242.35	238.77
31000	269.78	266.92	264.37	262.09	260.04	258.20	256.55	250.43	246.72
32000	278.48	275.53	272.90	270.54	268.43	266.53	264.82	258.50	254.68
33000	287.19	284.14	281.43	278.99	276.81	274.86	273.10	266.58	262.64
34000	295.89	292.75	289.95	287.45	285.20	283.19	281.37	274.66	270.60
35000	304.59	301.36	298.48	295.90	293.59	291.52	289.65	282.74	278.56
36000	313.29	309.97	307.01	304.36	301.98	299.84	297.92	290.82	286.52
37000	322.00	318.59	315.54	312.81	310.37	308.17	306.20	298.89	294.48
38000	330.70	327.20	324.07	321.27	318.76	316.50	314.48	306.97	302.44
39000	339.40	335.81	332.59	329.72	327.14	324.83	322.75	315.05	310.39
40000	348.10	344.42	341.12	338.17	335.53	333.16	331.03	323.13	318.35
45000	391.62	387.47	383.76	380.45	377.47	374.80	372.40	363.52	358.15
50000	435.13	430.52	426.40	422.72	419.41	416.45	413.78	403.91	397.94
55000	478.64	473.57	469.04	464.99	461.35	458.09	455.16	444.30	437.73
60000	522.15	516.62	511.68	507.26	503.30	499.74	496.54	484.69	477.53
65000	565.67	559.67	554.32	549.53	545.24	541.38	537.92	525.08	517.32
70000	609.18	602.72	596.96	591.80	587.18	583.03	579.29	565.47	557.11
75000	652.69	645.78	639.60	634.07	629.12	624.67	620.67	605.86	596.91
80000	696.20	688.83	682.24	676.34	671.06	666.31	662.05	646.25	636.70
85000	739.72	731.88	724.88	718.62	713.00	707.96	703.43	686.64	676.49
90000	783.23	774.93	767.52	760.89	754.94	749.60	744.80	727.03	716.29
95000	826.74	817.98	810.16	803.16	796.88	791.25	786.18	767.42	756.08
100000	870.25	861.03	852.80	845.43	838.82	832.89	827.56	807.81	795.88

9¾% PAIEMENT MENSUEL REQUIS
POUR L'AMORTISSEMENT DU PRÊT

TERMES MONTANT	1 AN	1½ AN	2 ANS	2½ ANS	3 ANS	3½ ANS	4 ANS	4½ ANS	5 ANS
25	2.20	1.50	1.15	.95	.81	.71	.63	.58	.53
50	4.39	3.00	2.30	1.89	1.61	1.41	1.26	1.15	1.06
75	6.58	4.49	3.45	2.83	2.41	2.11	1.89	1.72	1.58
100	8.78	5.99	4.60	3.77	3.21	2.82	2.52	2.29	2.11
200	17.55	11.98	9.19	7.53	6.42	5.63	5.04	4.58	4.21
300	26.32	17.96	13.79	11.29	9.62	8.44	7.55	6.86	6.31
400	35.09	23.95	18.38	15.05	12.83	11.25	10.07	9.15	8.42
500	43.86	29.93	22.98	18.81	16.03	14.06	12.58	11.43	10.52
600	52.63	35.92	27.57	22.57	19.24	16.87	15.10	13.72	12.62
700	61.40	41.90	32.16	26.33	22.45	19.68	17.61	16.01	14.73
800	70.17	47.89	36.76	30.09	25.65	22.49	20.13	18.29	16.83
900	78.94	53.87	41.35	33.85	28.86	25.30	22.64	20.58	18.93
1000	87.72	59.86	45.95	37.61	32.06	28.11	25.16	22.86	21.04
2000	175.43	119.71	91.89	75.22	64.12	56.22	50.31	45.72	42.07
2500	219.28	149.64	114.86	94.02	80.15	70.27	62.88	57.15	52.59
3000	263.14	179.57	137.83	112.82	96.18	84.33	75.46	68.58	63.10
4000	350.85	239.42	183.77	150.43	128.24	112.43	100.61	91.44	84.13
5000	438.56	299.27	229.71	188.04	160.30	140.54	125.76	114.29	105.16
6000	526.27	359.13	275.65	225.64	192.36	168.65	150.91	137.15	126.19
7000	613.98	418.98	321.59	263.25	224.42	196.76	176.06	160.01	147.22
8000	701.69	478.83	367.53	300.85	256.48	224.86	201.21	182.87	168.25
9000	789.40	538.69	413.47	338.46	288.54	252.97	226.36	205.73	189.28
10000	877.11	598.54	459.42	376.07	320.60	281.08	251.51	228.58	210.31
11000	964.82	658.39	505.36	413.67	352.66	309.19	276.66	251.44	231.34
12000	1052.53	718.25	551.30	451.28	384.72	337.29	301.81	274.30	252.37
13000	1140.24	778.10	597.24	488.88	416.78	365.40	326.96	297.16	273.40
14000	1227.95	837.96	643.18	526.49	448.84	393.51	352.11	320.02	294.43
15000	1315.66	897.81	689.12	564.10	480.90	421.61	377.27	342.87	315.46
16000	1403.37	957.66	735.06	601.70	512.96	449.72	402.42	365.73	336.49
17000	1491.08	1017.52	781.00	639.31	545.02	477.83	427.57	388.59	357.52
18000	1578.79	1077.37	826.94	676.91	577.08	505.94	452.72	411.45	378.55
19000	1666.50	1137.22	872.88	714.52	609.14	534.04	477.88	434.31	399.58
20000	1754.21	1197.08	918.83	752.13	641.20	562.15	503.03	457.16	420.61
21000	1841.92	1256.93	964.77	789.73	673.26	590.26	528.17	480.02	441.64
22000	1929.63	1316.78	1010.71	827.34	705.32	618.37	553.32	502.88	462.67
23000	2017.34	1376.64	1056.65	864.94	737.38	646.47	578.47	525.74	483.70
24000	2105.05	1436.49	1102.59	902.55	769.44	674.58	603.62	548.60	504.73
25000	2192.76	1496.35	1148.53	940.16	801.50	702.69	628.77	571.45	525.76
26000	2280.47	1556.20	1194.47	977.76	833.56	730.80	653.92	594.31	546.79
27000	2368.18	1616.05	1240.41	1015.37	865.62	758.90	679.07	617.17	567.82
28000	2455.89	1675.91	1286.35	1052.98	897.68	787.01	704.22	640.03	588.85
29000	2543.60	1735.76	1332.29	1090.58	929.74	815.12	729.37	662.89	609.88
30000	2631.31	1795.61	1378.24	1128.19	961.80	843.22	754.53	685.74	630.91
31000	2719.02	1855.47	1424.18	1165.79	993.86	871.33	779.68	708.60	651.94
32000	2806.73	1915.32	1470.12	1203.40	1025.92	899.44	804.83	731.46	672.97
33000	2894.44	1975.17	1516.06	1241.01	1057.98	927.55	829.98	754.32	694.00
34000	2982.15	2035.03	1562.00	1278.61	1090.04	955.65	855.13	777.18	715.03
35000	3069.87	2094.88	1607.94	1316.22	1122.10	983.76	880.28	800.03	736.06
36000	3157.58	2154.73	1653.88	1353.82	1154.16	1011.87	905.43	822.89	757.09
37000	3245.29	2214.59	1699.82	1391.43	1186.22	1039.98	930.58	845.75	778.12
38000	3333.00	2274.44	1745.76	1429.04	1218.28	1068.08	955.73	868.61	799.15
39000	3420.71	2334.30	1791.71	1466.64	1250.34	1096.19	980.88	891.47	820.18
40000	3508.42	2394.15	1837.65	1504.25	1282.40	1124.30	1006.03	914.32	841.21
45000	3946.97	2693.42	2067.35	1692.28	1442.70	1264.83	1131.79	1028.61	946.36
50000	4385.52	2992.69	2297.06	1880.31	1603.00	1405.37	1257.54	1142.90	1051.51
55000	4824.07	3291.95	2526.76	2068.34	1763.30	1545.91	1383.29	1257.19	1156.66
60000	5262.62	3591.22	2756.47	2256.37	1923.60	1686.44	1509.05	1371.48	1261.81
65000	5701.17	3890.49	2986.17	2444.40	2083.90	1826.98	1634.80	1485.77	1366.96
70000	6139.73	4189.76	3215.88	2632.43	2244.20	1967.52	1760.55	1600.06	1472.11
75000	6578.28	4489.03	3445.58	2820.46	2404.50	2108.05	1886.31	1714.35	1577.26
80000	7016.83	4788.29	3675.29	3008.49	2564.80	2248.59	2012.06	1828.64	1682.41
85000	7455.38	5087.56	3904.99	3196.52	2725.10	2389.13	2137.81	1942.93	1787.56
90000	7893.93	5386.83	4134.70	3384.55	2885.40	2529.66	2263.57	2057.22	1892.71
95000	8332.48	5686.10	4364.40	3572.58	3045.70	2670.20	2389.32	2171.51	1997.86
100000	8771.03	5985.37	4594.11	3760.61	3206.00	2810.74	2515.07	2285.80	2103.01

PAIEMENT MENSUEL REQUIS
POUR L'AMORTISSEMENT DU PRÊT

TERMES MONTANT	6 ANS	7 ANS	8 ANS	9 ANS	10 ANS	11 ANS	12 ANS	13 ANS	14 ANS
25	.46	.41	.38	.35	.33	.31	.30	.29	.28
50	.92	.82	.75	.70	.65	.62	.59	.57	.55
75	1.38	1.23	1.13	1.04	.98	.93	.88	.85	.82
100	1.84	1.64	1.50	1.39	1.30	1.23	1.17	1.13	1.09
200	3.67	3.28	2.99	2.77	2.60	2.46	2.34	2.25	2.17
300	5.50	4.92	4.49	4.16	3.90	3.69	3.51	3.37	3.25
400	7.33	6.55	5.98	5.54	5.19	4.91	4.68	4.49	4.33
500	9.16	8.19	7.48	6.93	6.49	6.14	5.85	5.61	5.41
600	10.99	9.83	8.97	8.31	7.79	7.37	7.02	6.74	6.50
700	12.82	11.47	10.46	9.69	9.08	8.59	8.19	7.86	7.58
800	14.65	13.10	11.96	11.08	10.38	9.82	9.36	8.98	8.66
900	16.48	14.74	13.45	12.46	11.68	11.05	10.53	10.10	9.74
1000	18.31	16.38	14.95	13.85	12.98	12.28	11.70	11.22	10.82
2000	36.61	32.75	29.89	27.69	25.95	24.55	23.40	22.44	21.64
2500	45.76	40.94	37.36	34.61	32.43	30.68	29.25	28.05	27.05
3000	54.92	49.13	44.83	41.53	38.92	36.82	35.09	33.66	32.46
4000	73.22	65.50	59.77	55.37	51.89	49.09	46.79	44.88	43.28
5000	91.52	81.87	74.71	69.21	64.86	61.36	58.49	56.10	54.09
6000	109.83	98.25	89.65	83.05	77.83	73.63	70.18	67.32	64.91
7000	128.13	114.62	104.59	96.89	90.80	85.90	81.88	78.54	75.73
8000	146.43	130.99	119.53	110.73	103.78	98.17	93.58	89.76	86.55
9000	164.74	147.37	134.48	124.57	116.75	110.44	105.27	100.98	97.37
10000	183.04	163.74	149.42	138.41	129.72	122.71	116.97	112.20	108.18
11000	201.34	180.11	164.36	152.25	142.69	134.98	128.67	123.42	119.00
12000	219.65	196.49	179.30	166.09	155.66	147.26	140.36	134.64	129.82
13000	237.95	212.86	194.24	179.93	168.63	159.53	152.06	145.86	140.64
14000	256.25	229.23	209.18	193.77	181.60	171.80	163.76	157.08	151.46
15000	274.56	245.61	224.12	207.61	194.58	184.07	175.45	168.29	162.27
16000	292.86	261.98	239.06	221.45	207.55	196.34	187.15	179.51	173.09
17000	311.17	278.35	254.00	235.29	220.52	208.61	198.85	190.73	183.91
18000	329.47	294.73	268.95	249.13	233.49	220.88	210.54	201.95	194.73
19000	347.77	311.10	283.89	262.97	246.46	233.15	222.24	213.17	205.54
20000	366.08	327.48	298.83	276.81	259.43	245.42	233.94	224.39	216.36
21000	384.38	343.85	313.77	290.65	272.40	257.69	245.63	235.61	227.18
22000	402.68	360.22	328.71	304.49	285.37	269.96	257.33	246.83	238.00
23000	420.99	376.60	343.65	318.33	298.35	282.24	269.03	258.05	248.82
24000	439.29	392.97	358.59	332.17	311.32	294.51	280.72	269.27	259.63
25000	457.59	409.34	373.53	346.01	324.29	306.78	292.42	280.49	270.45
26000	475.90	425.72	388.47	359.85	337.26	319.05	304.12	291.71	281.27
27000	494.20	442.09	403.42	373.69	350.23	331.32	315.81	302.93	292.09
28000	512.50	458.46	418.36	387.53	363.20	343.59	327.51	314.15	302.91
29000	530.81	474.84	433.30	401.37	376.17	355.86	339.21	325.36	313.72
30000	549.11	491.21	448.24	415.21	389.15	358.13	350.90	336.58	324.54
31000	567.42	507.58	463.18	429.05	402.12	380.40	362.60	347.80	335.36
32000	585.72	523.96	478.12	442.89	415.09	392.67	374.30	359.02	346.18
33000	604.02	540.33	493.06	456.73	428.06	404.94	385.99	370.24	356.99
34000	622.33	556.70	508.00	470.57	441.03	417.22	397.69	381.46	367.81
35000	640.63	573.08	522.94	484.41	454.00	429.49	409.39	392.68	378.63
36000	658.93	589.45	537.89	498.25	466.97	441.76	421.08	403.90	389.45
37000	677.24	605.83	552.83	512.10	479.94	454.03	432.78	415.12	400.27
38000	695.54	622.20	567.77	525.94	492.92	466.30	444.48	426.34	411.08
39000	713.84	638.57	582.71	539.78	505.89	478.57	456.17	437.56	421.90
40000	732.15	654.95	597.65	553.62	518.86	490.84	467.87	448.78	432.72
45000	823.66	736.81	672.36	622.82	583.72	552.20	526.35	504.87	486.81
50000	915.18	818.68	747.06	692.02	648.57	613.55	584.84	560.97	540.90
55000	1006.70	900.55	821.77	761.22	713.43	674.90	643.32	617.07	594.99
60000	1098.22	982.42	896.47	830.42	778.29	736.26	701.80	673.16	649.08
65000	1189.74	1064.28	971.18	899.62	843.14	797.61	760.29	729.26	703.17
70000	1281.25	1146.15	1045.88	968.82	908.00	858.97	818.77	785.36	757.26
75000	1372.77	1228.02	1120.59	1038.03	972.86	920.32	877.25	841.45	811.35
80000	1464.29	1309.89	1195.29	1107.23	1037.71	981.68	935.74	897.55	865.44
85000	1555.81	1391.75	1270.00	1176.43	1102.57	1043.03	994.22	953.64	919.52
90000	1647.32	1473.62	1344.71	1245.63	1167.43	1104.39	1052.70	1009.74	973.61
95000	1738.84	1555.49	1419.41	1314.83	1232.28	1165.74	1111.19	1065.84	1027.70
100000	1830.36	1637.36	1494.12	1384.03	1297.14	1227.10	1169.67	1121.93	1081.79

9¾% PAIEMENT MENSUEL REQUIS
POUR L'AMORTISSEMENT DU PRÊT

TERMES MONTANT	15 ANS	16 ANS	17 ANS	18 ANS	19 ANS	20 ANS	21 ANS	22 ANS	23 ANS
25	.27	.26	.25	.25	.24	.24	.24	.23	.23
50	.53	.51	.50	.49	.48	.47	.47	.46	.45
75	.79	.77	.75	.73	.72	.71	.70	.69	.68
100	1.05	1.02	1.00	.98	.96	.94	.93	.91	.90
200	2.10	2.04	1.99	1.95	1.91	1.88	1.85	1.82	1.80
300	3.15	3.06	2.99	2.92	2.86	2.81	2.77	2.73	2.70
400	4.20	4.08	3.98	3.89	3.82	3.75	3.69	3.64	3.59
500	5.24	5.10	4.97	4.86	4.77	4.68	4.61	4.55	4.49
600	6.29	6.12	5.97	5.83	5.72	5.62	5.53	5.45	5.39
700	7.34	7.13	6.96	6.81	6.67	6.56	6.45	6.36	6.28
800	8.39	8.15	7.95	7.78	7.63	7.49	7.38	7.27	7.18
900	9.43	9.17	8.95	8.75	8.58	8.43	8.30	8.18	8.08
1000	10.48	10.19	9.94	9.72	9.53	9.36	9.22	9.09	8.97
2000	20.96	20.38	19.87	19.44	19.06	18.72	18.43	18.17	17.94
2500	26.20	25.47	24.84	24.29	23.82	23.40	23.04	22.71	22.43
3000	31.44	30.56	29.81	29.15	28.58	28.08	27.64	27.25	26.91
4000	41.91	40.75	39.74	38.87	38.11	37.44	36.86	36.34	35.88
5000	52.39	50.93	49.67	48.58	47.63	46.80	46.07	45.42	44.85
6000	62.87	61.12	59.61	58.30	57.16	56.16	55.28	54.50	53.82
7000	73.34	71.30	69.54	68.01	66.68	65.52	64.49	63.59	62.79
8000	83.82	81.49	79.48	77.73	76.21	74.88	73.71	72.67	71.76
9000	94.30	91.67	89.41	87.45	85.73	84.24	82.92	81.75	80.73
10000	104.78	101.86	99.34	97.16	95.26	93.59	92.13	90.84	89.69
11000	115.25	112.04	109.28	106.88	104.79	102.95	101.34	99.92	98.66
12000	125.73	122.23	119.21	116.59	114.31	112.31	110.56	109.00	107.63
13000	136.21	132.41	129.14	126.31	123.84	121.67	119.77	118.09	116.60
14000	146.68	142.60	139.08	136.02	133.36	131.03	128.98	127.17	125.57
15000	157.16	152.78	149.01	145.74	142.89	140.39	138.19	136.25	134.54
16000	167.64	162.97	158.95	155.45	152.41	149.75	147.41	145.34	143.51
17000	178.12	173.16	168.88	165.17	161.94	159.11	156.62	154.42	152.48
18000	188.59	183.34	178.81	174.89	171.46	168.47	165.83	163.50	161.45
19000	199.07	193.53	188.75	184.60	180.99	177.83	175.04	172.59	170.41
20000	209.55	203.71	198.68	194.32	190.52	187.18	184.26	181.67	179.38
21000	220.02	213.90	208.62	204.03	200.04	196.54	193.47	190.75	188.35
22000	230.50	224.08	218.55	213.75	209.57	205.90	202.68	199.84	197.32
23000	240.98	234.27	228.48	223.47	219.09	215.26	211.89	208.92	206.29
24000	251.45	244.45	238.42	233.18	228.62	224.62	221.11	218.00	215.26
25000	261.93	254.64	248.35	242.90	238.14	233.98	230.32	227.09	224.23
26000	272.41	264.82	258.28	252.61	247.67	243.34	239.53	236.17	233.20
27000	282.89	275.01	268.22	262.33	257.19	252.70	248.74	245.25	242.17
28000	293.36	285.19	278.15	272.04	266.72	262.06	257.96	254.34	251.14
29000	303.84	295.38	288.09	281.76	276.25	271.42	267.17	263.42	260.10
30000	314.32	305.56	298.02	291.48	285.77	280.77	276.38	272.50	269.07
31000	324.79	315.75	307.95	301.19	295.30	290.13	285.59	281.59	278.04
32000	335.27	325.94	317.89	310.91	304.82	299.49	294.81	290.67	287.01
33000	345.75	336.12	327.82	320.62	314.35	308.85	304.02	299.75	295.98
34000	356.23	346.31	337.75	330.34	323.87	318.21	313.23	308.84	304.95
35000	366.70	356.49	347.69	340.05	333.40	327.57	322.44	317.92	313.92
36000	377.18	366.68	357.62	349.77	342.92	336.93	331.66	327.00	322.89
37000	387.66	376.86	367.56	359.49	352.45	346.29	340.87	336.09	331.86
38000	398.13	387.05	377.49	369.20	361.98	355.65	350.08	345.17	340.82
39000	408.61	397.23	387.42	378.92	371.50	365.01	359.29	354.25	349.79
40000	419.09	407.42	397.36	388.63	381.03	374.36	368.51	363.34	358.76
45000	471.47	458.34	447.03	437.21	428.65	421.16	414.57	408.75	403.61
50000	523.86	509.27	496.70	485.79	476.28	467.95	460.63	454.17	448.45
55000	576.24	560.20	546.37	534.37	523.91	514.75	506.70	499.59	493.30
60000	628.63	611.12	596.03	582.95	571.54	561.54	552.76	545.00	538.14
65000	681.01	662.05	645.70	631.53	619.17	608.34	598.82	590.42	582.99
70000	733.40	712.98	695.37	680.10	666.79	655.13	644.88	635.84	627.83
75000	785.78	763.90	745.04	728.68	714.42	701.93	690.95	681.25	672.68
80000	838.17	814.83	794.71	777.26	762.05	748.72	737.01	726.67	717.52
85000	890.56	865.76	844.38	825.84	809.68	795.52	783.07	772.09	762.36
90000	942.94	916.68	894.05	874.42	857.30	842.31	829.13	817.50	807.21
95000	995.33	967.61	943.72	923.00	904.93	889.11	875.20	862.92	852.05
100000	1047.71	1018.54	993.39	971.58	952.56	935.90	921.26	908.34	896.90

34

TERMES MONTANT	24 ANS	25 ANS	26 ANS	27 ANS	28 ANS	28 ANS	30 ANS	35 ANS	40 ANS
25	.23	.22	.22	.22	.22	.22	.22	.21	.21
50	.45	.44	.44	.44	.43	.43	.43	.42	.41
75	.67	.66	.66	.65	.65	.64	.64	.63	.62
100	.89	.88	.87	.87	.86	.86	.85	.83	.82
200	1.78	1.76	1.74	1.73	1.72	1.71	1.70	1.66	1.63
300	2.67	2.64	2.61	2.59	2.57	2.56	2.54	2.48	2.45
400	3.55	3.52	3.48	3.45	3.43	3.41	3.39	3.31	3.26
500	4.44	4.39	4.35	4.32	4.29	4.26	4.23	4.13	4.08
600	5.33	5.27	5.22	5.18	5.14	5.11	5.08	4.96	4.89
700	6.21	6.15	6.09	6.04	6.00	5.96	5.92	5.79	5.71
800	7.10	7.03	6.96	6.90	6.85	6.81	6.77	6.61	6.52
900	7.99	7.90	7.83	7.77	7.71	7.66	7.61	7.44	7.34
1000	8.87	8.78	8.70	8.63	8.57	8.51	8.46	8.26	8.15
2000	17.74	17.56	17.40	17.25	17.13	17.01	16.91	16.52	16.30
2500	22.17	21.95	21.75	21.57	21.41	21.26	21.13	20.65	20.37
3000	26.61	26.34	26.09	25.88	25.69	25.51	25.36	24.78	24.44
4000	35.47	35.11	34.79	34.50	34.25	34.01	33.81	33.04	32.59
5000	44.34	43.89	43.49	43.13	42.81	42.52	42.26	41.30	40.73
6000	53.21	52.67	52.18	51.75	51.37	51.02	50.71	49.56	48.88
7000	62.08	61.44	60.88	60.38	59.93	59.52	59.16	57.82	57.02
8000	70.94	70.22	69.58	69.00	68.49	68.02	67.61	66.08	65.17
9000	79.81	79.00	78.27	77.63	77.05	76.53	76.06	74.34	73.31
10000	88.68	87.78	86.97	86.25	85.61	85.03	84.51	82.60	81.46
11000	97.55	96.55	95.67	94.88	94.17	93.53	92.96	90.86	89.61
12000	106.41	105.33	104.36	103.50	102.73	102.03	101.41	99.12	97.75
13000	115.28	114.11	113.06	112.12	111.29	110.54	109.86	107.38	105.90
14000	124.15	122.88	121.76	120.75	119.85	119.04	118.31	115.64	114.04
15000	133.02	131.66	130.45	129.37	128.41	127.54	126.76	123.90	122.19
16000	141.88	140.44	139.15	138.00	136.97	136.04	135.22	132.16	130.33
17000	150.75	149.22	147.85	146.62	145.53	144.55	143.67	140.42	138.48
18000	159.62	157.99	156.54	155.25	154.09	153.05	152.12	148.68	146.62
19000	168.49	166.77	165.24	163.87	162.65	161.55	160.57	156.94	154.77
20000	177.35	175.55	173.94	172.50	171.21	170.05	169.02	165.20	162.91
21000	186.22	184.32	182.63	181.12	179.77	178.56	177.47	173.46	171.06
22000	195.09	193.10	191.33	189.75	188.33	187.06	185.92	181.72	179.21
23000	203.96	201.88	200.03	198.37	196.89	195.56	194.37	189.98	187.35
24000	212.82	210.65	208.72	206.99	205.45	204.06	202.82	198.24	195.50
25000	221.69	219.43	217.42	215.62	214.01	212.57	211.27	206.50	203.64
26000	230.56	228.21	226.11	224.24	222.57	221.07	219.72	214.76	211.79
27000	239.43	236.99	234.81	232.87	231.13	229.57	228.17	223.02	219.93
28000	248.29	245.76	243.51	241.49	239.69	238.07	236.62	231.28	228.08
29000	257.16	254.54	252.20	250.12	248.25	246.58	245.07	239.54	236.22
30000	266.03	263.32	260.90	258.74	256.81	255.08	253.52	247.80	244.37
31000	274.89	272.09	269.60	267.37	265.37	263.58	261.97	256.06	252.52
32000	283.76	280.87	278.29	275.99	273.93	272.08	270.43	264.32	260.66
33000	292.63	289.65	286.99	284.62	282.49	280.59	278.88	272.58	268.81
34000	301.50	298.43	295.69	293.24	291.05	289.09	287.33	280.84	276.95
35000	310.36	307.20	304.38	301.87	299.61	297.59	295.78	289.10	285.10
36000	319.23	315.98	313.08	310.49	308.17	306.09	304.23	297.36	293.24
37000	328.10	324.76	321.78	319.11	316.73	314.60	312.68	305.62	301.39
38000	336.97	333.53	330.47	327.74	325.29	323.10	321.13	313.88	309.53
39000	345.83	342.31	339.17	336.36	333.85	331.60	329.58	322.14	317.68
40000	354.70	351.09	347.87	344.99	342.41	340.10	338.03	330.40	325.82
45000	399.04	394.97	391.35	388.11	385.21	382.62	380.28	371.70	366.55
50000	443.38	438.86	434.83	431.23	428.01	425.13	422.54	412.99	407.28
55000	487.71	482.74	478.31	474.36	470.81	467.64	464.79	454.29	448.01
60000	532.05	526.63	521.80	517.48	513.62	510.15	507.04	495.59	488.73
65000	576.39	570.52	565.28	560.60	556.42	552.66	549.30	536.89	529.46
70000	620.72	614.40	608.76	603.73	599.22	595.18	591.55	578.19	570.19
75000	665.06	658.29	652.24	646.85	642.02	637.69	633.80	619.49	610.92
80000	709.40	702.17	695.73	689.97	684.82	680.20	676.06	660.79	651.64
85000	753.73	746.06	739.21	733.09	727.62	722.71	718.31	702.09	692.37
90000	798.07	789.94	782.69	776.22	770.42	765.23	760.56	743.39	733.10
95000	842.41	833.83	826.18	819.34	813.22	807.74	802.82	784.68	773.83
100000	886.75	877.71	869.66	862.46	856.02	850.25	845.07	825.98	814.55

10%

PAIEMENT MENSUEL REQUIS
POUR L'AMORTISSEMENT DU PRÊT

TERMES MONTANT	1 AN	1½ AN	2 ANS	2½ ANS	3 ANS	3½ ANS	4 ANS	4½ ANS	5 ANS
25	2.20	1.50	1.16	.95	.81	.71	.64	.58	.53
50	4.40	3.00	2.31	1.89	1.61	1.42	1.27	1.15	1.06
75	6.59	4.50	3.46	2.83	2.42	2.12	1.90	1.73	1.59
100	8.79	6.00	4.61	3.78	3.22	2.83	2.53	2.30	2.12
200	17.57	12.00	9.22	7.55	6.44	5.65	5.06	4.60	4.23
300	26.35	17.99	13.82	11.32	9.66	8.47	7.58	6.90	6.35
400	35.13	23.99	18.43	15.09	12.87	11.29	10.11	9.19	8.46
500	43.92	29.99	23.03	18.86	16.09	14.12	12.64	11.49	10.58
600	52.70	35.98	27.64	22.64	19.31	16.94	15.16	13.79	12.69
700	61.48	41.98	32.24	26.41	22.53	19.76	17.69	16.09	14.81
800	70.26	47.98	36.85	30.18	25.74	22.58	20.22	18.38	16.92
900	79.04	53.97	41.45	33.95	28.96	25.40	22.74	20.68	19.04
1000	87.83	59.97	46.06	37.72	32.18	28.23	25.27	22.98	21.15
2000	175.65	119.93	92.11	75.44	64.35	56.45	50.54	45.95	42.30
2500	219.56	149.92	115.13	94.30	80.44	70.56	63.17	57.44	52.87
3000	263.47	179.90	138.16	113.16	96.52	84.67	75.80	68.93	63.45
4000	351.29	239.86	184.21	150.87	128.69	112.89	101.07	91.90	84.60
5000	439.11	299.83	230.26	188.59	160.87	141.12	126.33	114.88	105.74
6000	526.94	359.79	276.31	226.31	193.04	169.33	151.60	137.85	126.89
7000	614.76	419.75	322.37	264.03	225.21	197.55	176.86	160.82	148.04
8000	702.58	479.72	368.42	301.74	257.38	225.77	202.13	183.80	169.19
9000	790.40	539.68	414.47	339.46	289.56	253.99	227.40	206.77	190.33
10000	878.22	599.65	460.52	377.18	321.73	282.21	252.66	229.75	211.48
11000	966.05	659.61	506.57	414.90	353.90	310.44	277.93	252.72	232.63
12000	1053.87	719.57	552.62	452.61	386.07	338.66	303.19	275.70	253.78
13000	1141.69	779.54	598.68	490.33	418.25	366.88	328.46	298.67	274.93
14000	1229.51	839.50	644.73	528.05	450.42	395.10	353.72	321.64	296.07
15000	1317.33	899.47	690.78	565.77	482.59	423.32	378.99	344.62	317.22
16000	1405.16	959.43	736.83	603.48	514.76	451.54	404.25	367.59	338.37
17000	1492.98	1019.39	782.88	641.20	546.93	479.76	429.52	390.57	359.52
18000	1580.80	1079.36	828.93	678.92	579.11	507.98	454.79	413.54	380.66
19000	1668.62	1139.32	874.99	716.64	611.28	536.20	480.05	436.52	401.81
20000	1756.44	1199.29	921.04	754.35	643.45	564.42	505.32	459.49	422.96
21000	1844.26	1259.25	967.09	792.07	675.62	592.64	530.58	482.46	444.11
22000	1932.09	1319.21	1013.14	829.79	707.80	620.87	555.85	505.44	465.25
23000	2019.91	1379.18	1059.19	867.51	739.97	649.09	581.11	528.41	486.40
24000	2107.73	1439.14	1105.24	905.22	772.14	677.31	606.38	551.39	507.55
25000	2195.55	1499.11	1151.30	942.94	804.31	705.53	631.64	574.36	528.70
26000	2283.37	1559.07	1197.35	980.66	836.49	733.75	656.91	597.34	549.85
27000	2371.20	1619.03	1243.40	1018.38	868.66	761.97	682.18	620.31	570.99
28000	2459.02	1679.00	1289.45	1056.09	900.83	790.19	707.44	643.28	592.14
29000	2546.84	1738.96	1335.50	1093.81	933.00	818.41	732.71	666.26	613.29
30000	2634.66	1798.93	1381.55	1131.53	965.18	846.63	757.97	689.23	634.44
31000	2722.48	1858.89	1427.61	1169.25	997.35	874.85	783.24	712.21	655.58
32000	2810.31	1918.85	1473.66	1206.96	1029.52	903.08	808.50	735.18	676.73
33000	2898.13	1978.82	1519.71	1244.68	1061.69	931.30	833.77	758.16	697.88
34000	2985.95	2038.78	1565.76	1282.40	1093.86	959.52	859.04	781.13	719.03
35000	3073.77	2098.75	1611.81	1320.12	1126.04	987.74	884.30	804.10	740.17
36000	3161.59	2158.71	1657.86	1357.83	1158.21	1015.96	909.57	827.08	761.32
37000	3249.41	2218.67	1703.92	1395.55	1190.38	1044.18	934.83	850.05	782.47
38000	3337.24	2278.64	1749.97	1433.27	1222.55	1072.40	960.10	873.03	803.62
39000	3425.06	2338.60	1796.02	1470.99	1254.73	1100.62	985.36	896.00	824.77
40000	3512.88	2398.57	1842.07	1508.70	1286.90	1128.84	1010.63	918.98	845.91
45000	3951.99	2698.39	2072.33	1697.29	1447.76	1269.95	1136.96	1033.85	951.65
50000	4391.10	2998.21	2302.59	1885.88	1608.62	1411.05	1263.28	1148.72	1057.39
55000	4830.21	3298.03	2532.85	2074.47	1769.48	1552.16	1389.61	1263.59	1163.13
60000	5269.32	3597.85	2763.10	2263.05	1930.35	1693.26	1515.94	1378.46	1268.87
65000	5708.43	3897.67	2993.36	2451.64	2091.21	1834.37	1642.27	1493.33	1374.61
70000	6147.54	4197.49	3223.62	2640.23	2252.07	1975.47	1768.60	1608.20	1480.34
75000	6586.65	4497.31	3453.88	2828.82	2412.93	2116.58	1894.92	1723.07	1586.08
80000	7025.76	4797.13	3684.14	3017.40	2573.79	2257.68	2021.25	1837.95	1691.82
85000	7464.86	5096.95	3914.40	3205.99	2734.65	2398.79	2147.58	1952.82	1797.56
90000	7903.97	5396.77	4144.65	3394.58	2895.52	2539.89	2273.91	2067.69	1903.30
93000	8343.08	5696.59	4374.91	3583.16	3056.38	2680.99	2400.24	2182.56	2009.04
100000	8782.19	5996.41	4605.17	3771.75	3217.24	2822.10	2526.56	2297.43	2114.77

PAIEMENT MENSUEL REQUIS

POUR L'AMORTISSEMENT DU PRÊT

10%

TERMES MONTANT	6 ANS	7 ANS	8 ANS	9 ANS	10 ANS	11 ANS	12 ANS	13 ANS	14 ANS
25	.47	.42	.38	.35	.33	.32	.30	.29	.28
50	.93	.83	.76	.70	.66	.63	.60	.57	.55
75	1.39	1.24	1.14	1.05	.99	.94	.89	.86	.83
100	1.85	1.65	1.51	1.40	1.32	1.25	1.19	1.14	1.10
200	3.69	3.30	3.02	2.80	2.63	2.49	2.37	2.28	2.20
300	5.53	4.95	4.53	4.20	3.94	3.73	3.56	3.41	3.29
400	7.37	6.60	6.03	5.59	5.25	4.97	4.74	4.55	4.39
500	9.22	8.25	7.54	6.99	6.56	6.21	5.92	5.68	5.49
600	11.06	9.90	9.05	8.39	7.87	7.45	7.11	6.82	6.58
700	12.90	11.55	10.55	9.78	9.18	8.69	8.29	7.96	7.68
800	14.74	13.20	12.06	11.18	10.49	9.93	9.47	9.09	8.77
900	16.59	14.85	13.57	12.58	11.80	11.17	10.66	10.23	9.87
1000	18.43	16.50	15.07	13.97	13.11	12.41	11.84	11.36	10.97
2000	36.85	33.00	30.14	27.94	26.21	24.82	23.67	22.72	21.93
2500	46.07	41.25	37.67	34.93	32.76	31.02	29.59	28.40	27.41
3000	55.28	49.50	45.21	41.91	39.32	37.22	35.51	34.08	32.89
4000	73.70	65.99	60.27	55.88	52.42	49.63	47.34	45.44	43.85
5000	92.13	82.49	75.34	69.85	65.52	62.03	59.18	56.80	54.81
6000	110.55	98.99	90.41	83.82	78.63	74.44	71.01	68.16	65.77
7000	128.97	115.48	105.48	97.79	91.73	86.85	82.84	79.52	76.73
8000	147.40	131.98	120.54	111.76	104.83	99.25	94.68	90.88	87.69
9000	165.82	148.48	135.61	125.73	117.94	111.66	106.51	102.24	98.65
10000	184.25	164.97	150.68	139.70	131.04	124.06	118.35	113.60	109.57
11000	202.67	181.47	165.75	153.67	144.14	136.47	130.18	124.96	120.49
12000	221.09	197.97	180.81	167.64	157.25	148.87	142.02	136.32	131.54
13000	239.52	214.46	195.88	181.61	170.35	161.28	153.85	147.68	142.50
14000	257.94	230.96	210.95	195.58	183.45	173.69	165.68	159.04	153.46
15000	276.37	247.46	226.02	209.55	196.56	186.09	177.52	170.40	164.42
16000	294.79	263.96	241.08	223.52	209.66	198.50	189.35	181.76	175.38
17000	313.21	280.45	256.15	237.49	222.76	210.90	201.19	193.12	186.34
18000	331.64	296.95	271.22	251.45	235.87	223.31	213.02	204.48	197.30
19000	350.06	313.45	286.29	265.42	248.97	235.71	224.86	215.84	208.26
20000	368.49	329.94	301.35	279.39	262.07	248.12	236.69	227.20	219.22
21000	386.91	346.44	316.42	293.36	275.18	260.53	248.52	238.56	230.18
22000	405.33	362.94	331.49	307.33	288.28	272.93	260.36	249.92	241.14
23000	423.76	379.43	346.56	321.30	301.38	285.34	272.19	261.28	252.11
24000	442.18	395.93	361.62	335.27	314.49	297.74	284.03	272.64	263.07
25000	460.61	412.43	376.69	349.24	327.59	310.15	295.86	284.00	274.03
26000	479.03	428.92	391.76	363.21	340.69	322.55	307.70	295.36	284.99
27000	497.45	445.42	406.82	377.18	353.80	334.96	319.53	306.72	295.95
28000	515.88	461.92	421.89	391.15	366.90	347.37	331.36	318.07	306.91
29000	534.30	478.42	436.96	405.12	380.00	359.77	343.20	329.43	317.87
30000	552.73	494.91	452.03	419.09	393.11	372.18	355.03	340.79	328.83
31000	571.15	511.41	467.09	433.06	406.21	384.58	366.87	352.15	339.79
32000	589.57	527.91	482.16	447.03	419.31	396.99	378.70	363.51	350.75
33000	608.00	544.40	497.23	461.00	432.42	409.39	390.54	374.87	361.71
34000	626.42	560.90	512.30	474.97	445.52	421.80	402.37	386.23	372.68
35000	644.85	577.40	527.36	488.94	458.62	434.21	414.20	397.59	383.64
36000	663.27	593.89	542.43	502.90	471.73	446.61	426.04	408.95	394.60
37000	681.69	610.39	557.50	516.87	484.83	459.02	437.87	420.31	405.56
38000	700.12	626.89	572.57	530.84	497.93	471.42	449.71	431.67	416.52
39000	718.54	643.38	587.63	544.81	511.04	483.83	461.54	443.03	427.48
40000	736.97	659.88	602.70	558.78	524.14	496.24	473.38	454.39	438.44
45000	829.09	742.37	678.04	628.63	589.66	558.26	532.55	511.19	493.25
50000	921.21	824.85	753.37	698.48	655.17	620.29	591.72	567.99	548.05
55000	1013.33	907.33	828.71	768.32	720.69	682.32	650.89	624.79	602.85
60000	1105.45	989.82	904.05	838.17	786.21	744.35	710.06	681.58	657.66
65000	1197.57	1072.30	979.39	908.02	851.72	806.38	769.23	738.38	712.46
70000	1289.69	1154.79	1054.72	977.87	917.24	868.41	828.40	795.18	767.27
75000	1381.81	1237.27	1130.06	1047.71	982.76	930.44	887.58	851.98	822.07
80000	1473.93	1319.76	1205.40	1117.56	1048.27	992.47	946.75	908.78	876.88
85000	1566.05	1402.24	1280.73	1187.41	1113.79	1054.49	1005.92	965.57	931.68
90000	1658.17	1484.73	1356.07	1257.25	1179.31	1116.52	1065.09	1022.37	986.49
95000	1750.29	1567.21	1431.41	1327.10	1244.82	1178.55	1124.26	1079.17	1041.29
100000	1842.41	1649.70	1506.74	1396.95	1310.34	1240.58	1183.43	1135.97	1096.10

TERMES MONTANT	15 ANS	16 ANS	17 ANS	18 ANS	19 ANS	20 ANS	21 ANS	22 ANS	23 ANS
25	.27	.26	.26	.25	.25	.24	.24	.24	.23
50	.54	.52	.51	.50	.49	.48	.47	.47	.46
75	.80	.78	.76	.75	.73	.72	.71	.70	.69
100	1.07	1.04	1.01	.99	.97	.96	.94	.93	.92
200	2.13	2.07	2.02	1.98	1.94	1.91	1.88	1.85	1.83
300	3.19	3.11	3.03	2.97	2.91	2.86	2.82	2.78	2.74
400	4.25	4.14	4.04	3.95	3.88	3.81	3.75	3.70	3.66
500	5.32	5.17	5.05	4.94	4.85	4.76	4.69	4.63	4.57
600	6.38	6.21	6.06	5.93	5.81	5.71	5.63	5.55	5.48
700	7.44	7.24	7.06	6.91	6.78	6.67	6.57	6.48	6.40
800	8.50	8.27	8.07	7.90	7.75	7.62	7.50	7.40	7.31
900	9.57	9.31	9.08	8.89	8.72	8.57	8.44	8.33	8.22
1000	10.63	10.34	10.09	9.87	9.69	9.52	9.38	9.25	9.14
2000	21.25	20.67	20.17	19.74	19.37	19.04	18.75	18.50	18.27
2500	26.56	25.84	25.22	24.68	24.21	23.80	23.44	23.12	22.84
3000	31.87	31.01	30.26	29.61	29.05	28.55	28.12	27.74	27.40
4000	42.50	41.34	40.34	39.48	38.73	38.07	37.49	36.99	36.54
5000	53.12	51.67	50.43	49.35	48.41	47.59	46.87	46.23	45.67
6000	63.74	62.01	60.51	59.22	58.09	57.10	56.24	55.48	54.80
7000	74.36	72.34	70.60	69.09	67.77	66.62	65.61	64.72	63.94
8000	84.99	82.67	80.68	78.96	77.45	76.14	74.98	73.97	73.07
9000	95.61	93.01	90.77	88.82	87.13	85.65	84.36	83.21	82.20
10000	106.23	103.34	100.85	98.69	96.81	95.17	93.73	92.46	91.33
11000	116.85	113.67	110.93	108.56	106.50	104.69	103.10	101.70	100.47
12000	127.48	124.01	121.02	118.43	116.18	114.20	112.47	110.95	109.60
13000	138.10	134.34	131.10	128.30	125.86	123.72	121.85	120.19	118.73
14000	148.72	144.67	141.19	138.17	135.54	133.24	131.22	129.44	127.87
15000	159.35	155.01	151.27	148.04	145.22	142.75	140.59	138.68	137.00
16000	169.97	165.34	161.36	157.91	154.90	152.27	149.96	147.93	146.13
17000	180.59	175.67	171.44	167.78	164.58	161.79	159.34	157.17	155.26
18000	191.21	186.01	181.53	177.64	174.26	171.30	168.71	166.42	164.40
19000	201.84	196.34	191.61	187.51	183.94	180.82	178.08	175.66	173.53
20000	212.46	206.67	201.69	197.38	193.62	190.34	187.45	184.91	182.66
21000	223.08	217.01	211.78	207.25	203.30	199.85	196.82	194.16	191.80
22000	233.70	227.34	221.86	217.12	212.99	209.37	206.20	203.40	200.93
23000	244.33	237.68	231.95	226.99	222.67	218.89	215.57	212.65	210.06
24000	254.95	248.01	242.03	236.86	232.35	228.40	224.94	221.89	219.19
25000	265.57	258.34	252.12	246.72	242.03	237.92	234.31	231.14	228.33
26000	276.20	268.68	262.20	256.59	251.71	247.44	243.69	240.38	237.46
27000	286.82	279.01	272.29	266.46	261.39	256.95	253.06	249.63	246.59
28000	297.44	289.34	282.37	276.33	271.07	266.47	262.43	258.87	255.73
29000	308.06	299.68	292.45	286.20	280.75	275.99	271.80	268.12	264.86
30000	318.69	310.01	302.54	296.07	290.43	285.50	281.18	277.36	273.99
31000	329.31	320.34	312.62	305.94	300.11	295.02	290.55	286.61	283.13
32000	339.93	330.68	322.71	315.81	309.79	304.54	299.92	295.85	292.26
33000	350.55	341.01	332.79	325.67	319.48	314.05	309.29	305.10	301.39
34000	361.18	351.34	342.88	335.54	329.16	323.57	318.67	314.34	310.52
35000	371.80	361.68	352.96	345.41	338.84	333.09	328.04	323.59	319.66
36000	382.42	372.01	363.05	355.28	348.52	342.60	337.41	332.83	328.79
37000	393.04	382.34	373.13	365.15	358.20	352.12	346.78	342.08	337.92
38000	403.67	392.68	383.22	375.02	367.88	361.64	356.16	351.32	347.06
39000	414.29	403.01	393.30	384.89	377.56	371.15	365.53	360.57	356.19
40000	424.91	413.34	403.38	394.76	387.24	380.67	374.90	369.82	365.32
43000	478.03	465.01	453.81	444.10	435.65	428.25	421.76	416.04	410.99
50000	531.14	516.68	504.23	493.44	484.05	475.84	468.62	462.27	456.65
55000	584.25	568.35	554.65	542.79	532.46	523.42	515.49	508.49	502.31
60000	637.37	620.01	605.07	592.13	580.86	571.00	562.35	554.72	547.98
65000	690.48	671.68	655.50	641.47	629.27	618.59	609.21	600.95	593.64
70000	743.59	723.35	705.92	690.82	677.66	666.17	656.07	647.17	639.31
75000	796.71	775.02	756.34	740.16	726.07	713.75	702.93	693.40	684.97
80000	849.82	826.68	806.76	789.51	774.48	761.34	749.80	739.63	730.64
85000	902.93	878.35	857.19	838.85	822.88	808.92	796.66	785.85	776.30
90000	956.05	930.02	907.61	888.19	871.29	856.50	843.52	832.08	821.97
95000	1009.16	981.69	958.03	937.54	919.69	904.09	890.38	878.30	867.63
100000	1062.27	1033.35	1008.45	986.88	968.10	951.67	937.24	924.53	913.30

PAIEMENT MENSUEL REQUIS

POUR L'AMORTISSEMENT DU PRÊT

10%

TERMES MONTANT	24 ANS	25 ANS	26 ANS	27 ANS	28 ANS	28 ANS	30 ANS	35 ANS	40 ANS
25	.23	.23	.23	.22	.22	.22	.22	.22	.21
50	.46	.45	.45	.44	.44	.44	.44	.43	.42
75	.68	.68	.67	.66	.66	.65	.65	.64	.63
100	.91	.90	.89	.88	.88	.87	.87	.85	.84
200	1.81	1.79	1.78	1.76	1.75	1.74	1.73	1.69	1.67
300	2.71	2.69	2.66	2.64	2.62	2.61	2.59	2.54	2.50
400	3.62	3.58	3.55	3.52	3.50	3.48	3.46	3.38	3.34
500	4.52	4.48	4.44	4.40	4.37	4.34	4.32	4.23	4.17
600	5.42	5.37	5.32	5.28	5.24	5.21	5.18	5.07	5.00
700	6.33	6.27	6.21	6.16	6.12	6.08	6.04	5.91	5.84
800	7.23	7.16	7.10	7.04	6.99	6.95	6.91	6.76	6.67
900	8.13	8.06	7.98	7.92	7.86	7.81	7.77	7.60	7.50
1000	9.04	8.95	8.87	8.80	8.74	8.68	8.63	8.45	8.34
2000	18.07	17.89	17.74	17.60	17.47	17.36	17.26	16.89	16.67
2500	22.59	22.37	22.17	21.99	21.84	21.70	21.57	21.11	20.84
3000	27.10	26.84	26.60	26.39	26.20	26.04	25.89	25.33	25.00
4000	36.14	35.78	35.47	35.19	34.94	34.71	34.51	33.77	33.34
5000	45.17	44.73	44.34	43.98	43.67	43.39	43.14	42.22	41.67
6000	54.20	53.67	53.20	52.78	52.40	52.07	51.77	50.66	50.00
7000	63.24	62.62	62.07	61.58	61.14	60.74	60.39	59.10	58.34
8000	72.27	71.56	70.93	70.37	69.87	69.42	69.02	67.54	66.67
9000	81.30	80.51	79.80	79.17	78.60	78.10	77.65	75.99	75.00
10000	90.34	89.45	88.67	87.96	87.34	86.77	86.27	84.43	83.33
11000	99.37	98.40	97.53	96.76	96.07	95.45	94.90	92.87	91.67
12000	108.40	107.34	106.40	105.56	104.80	104.13	103.53	101.31	100.00
13000	117.44	116.29	115.26	114.35	113.54	112.81	112.15	109.76	108.33
14000	126.47	125.23	124.13	123.15	122.27	121.48	120.78	118.20	116.67
15000	135.50	134.18	133.00	131.94	131.00	130.16	129.41	126.64	125.00
16000	144.54	143.12	141.86	140.74	139.74	138.84	138.03	135.08	133.33
17000	153.57	152.07	150.73	149.54	148.47	147.51	146.66	143.52	141.67
18000	162.60	161.01	159.60	158.33	157.20	156.19	155.29	151.97	150.00
19000	171.64	169.96	168.46	167.13	165.93	164.87	163.91	160.41	158.33
20000	180.67	178.90	177.33	175.92	174.67	173.54	172.54	168.85	166.66
21000	189.70	187.85	186.19	184.72	183.40	182.22	181.17	177.29	175.00
22000	198.74	196.79	195.06	193.51	192.13	190.90	189.79	185.74	183.33
23000	207.77	205.74	203.93	202.31	200.87	199.58	198.42	194.18	191.66
24000	216.80	214.68	212.79	211.11	209.60	208.25	207.05	202.62	200.00
25000	225.84	223.63	221.66	219.90	218.33	216.93	215.67	211.06	208.33
26000	234.87	232.57	230.52	228.70	227.07	225.61	224.30	219.51	216.66
27000	243.90	241.52	239.39	237.49	235.80	234.28	232.93	227.95	225.00
28000	252.94	250.46	248.26	246.29	244.53	242.96	241.55	236.39	233.33
29000	261.97	259.41	257.12	255.09	253.27	251.64	250.18	244.83	241.66
30000	271.00	268.35	265.99	263.88	262.00	260.31	258.81	253.27	249.99
31000	280.04	277.30	274.85	272.68	270.73	268.99	267.43	261.72	258.33
32000	289.07	286.24	283.72	281.47	279.47	277.67	276.06	270.16	266.66
33000	298.10	295.19	292.59	290.27	288.20	286.35	284.69	278.60	274.99
34000	307.14	304.13	301.45	299.07	296.93	295.02	293.31	287.04	283.33
35000	316.17	313.08	310.32	307.86	305.66	303.70	301.94	295.49	291.66
36000	325.20	322.02	319.19	316.66	314.40	312.38	310.57	303.93	299.99
37000	334.24	330.97	328.05	325.45	323.13	321.05	319.19	312.37	308.33
38000	343.27	339.91	336.92	334.25	331.86	329.73	327.82	320.81	316.66
39000	352.30	348.86	345.78	343.04	340.60	338.41	336.45	329.26	324.99
40000	361.34	357.80	354.65	351.84	349.33	347.08	345.07	337.70	333.32
45000	406.50	402.52	398.98	395.82	393.00	390.47	388.21	379.91	374.99
50000	451.67	447.25	443.31	439.80	436.66	433.85	431.34	422.12	416.65
55000	496.84	491.97	487.64	483.78	480.33	477.24	474.47	464.33	458.32
60000	542.00	536.70	531.97	527.76	523.99	520.62	517.61	506.54	499.98
65000	587.17	581.42	576.30	571.74	567.66	564.01	560.74	548.76	541.65
70000	632.34	626.15	620.63	615.72	611.32	607.39	603.87	590.97	583.31
75000	677.50	670.87	664.96	659.70	654.99	650.78	647.01	633.18	624.98
80000	722.67	715.59	709.29	703.68	698.66	694.16	690.14	675.39	666.64
85000	767.84	760.32	753.63	747.66	742.32	737.55	733.27	717.60	708.31
90000	813.00	805.04	797.96	791.63	785.99	780.93	776.41	759.81	749.97
95000	858.17	849.77	842.29	835.61	829.65	824.32	819.54	802.02	791.64
100000	903.34	894.49	886.62	879.59	873.32	867.70	862.67	844.24	833.30

10¼%

TERMES MONTANT	1 AN	1½ AN	2 ANS	2½ ANS	3 ANS	3½ ANS	4 ANS	4½ ANS	5 ANS
25	2.20	1.51	1.16	.95	.81	.71	.64	.58	.54
50	4.40	3.01	2.31	1.90	1.62	1.42	1.27	1.16	1.07
75	6.60	4.51	3.47	2.84	2.43	2.13	1.91	1.74	1.60
100	8.80	6.01	4.62	3.79	3.23	2.84	2.54	2.31	2.13
200	17.59	12.02	9.24	7.57	6.46	5.67	5.08	4.62	4.26
300	26.39	18.03	13.85	11.35	9.69	8.51	7.62	6.93	6.38
400	35.18	24.03	18.47	15.14	12.92	11.34	10.16	9.24	8.51
500	43.97	30.04	23.09	18.92	16.15	14.17	12.70	11.55	10.64
600	52.77	36.05	27.70	22.70	19.38	17.01	15.23	13.86	12.76
700	61.56	42.06	32.32	26.49	22.60	19.84	17.77	16.17	14.89
800	70.35	48.06	36.93	30.27	25.83	22.67	20.31	18.48	17.02
900	79.15	54.07	41.55	34.05	29.06	25.51	22.85	20.79	19.14
1000	87.94	60.08	46.17	37.83	32.29	28.34	25.39	23.10	21.27
2000	175.87	120.15	92.33	75.66	64.57	56.67	50.77	46.19	42.54
2500	219.84	150.19	115.41	94.58	80.72	70.84	63.46	57.73	53.17
3000	263.81	180.23	138.49	113.49	96.86	85.01	76.15	69.28	63.80
4000	351.74	240.30	184.65	151.32	129.14	113.34	101.53	92.37	85.07
5000	439.67	300.38	230.82	189.15	161.43	141.68	126.91	115.46	106.33
6000	527.61	360.45	276.98	226.98	193.71	170.01	152.29	138.55	127.60
7000	615.54	420.53	323.14	264.81	226.00	198.35	177.67	161.64	148.86
8000	703.47	480.60	369.30	302.64	258.28	226.68	203.05	184.73	170.13
9000	791.41	540.68	415.47	340.47	290.57	255.02	228.43	207.82	191.40
10000	879.34	600.75	461.63	378.29	322.85	283.35	253.81	230.91	212.66
11000	967.27	660.82	507.79	416.12	355.14	311.69	279.19	254.00	233.93
12000	1055.21	720.90	553.95	453.95	387.42	340.02	304.57	277.09	255.19
13000	1143.14	780.97	600.12	491.78	419.71	368.36	329.95	300.18	276.46
14000	1231.07	841.05	646.28	529.61	451.99	396.69	355.33	323.28	297.72
15000	1319.01	901.12	692.44	567.44	484.28	425.03	380.72	346.37	318.99
16000	1406.94	961.20	738.60	605.27	516.56	453.36	406.10	369.46	340.25
17000	1494.87	1021.27	784.76	643.10	548.85	481.70	431.48	392.55	361.52
18000	1582.81	1081.35	830.93	680.93	581.13	510.03	456.86	415.64	382.79
19000	1670.74	1141.42	877.09	718.76	613.42	538.36	482.24	438.73	404.05
20000	1758.67	1201.49	923.25	756.58	645.70	566.70	507.62	461.82	425.32
21000	1846.61	1261.57	969.41	794.41	677.99	595.03	533.00	484.91	446.58
22000	1934.54	1321.64	1015.58	832.24	710.27	623.37	558.38	508.00	467.85
23000	2022.47	1381.72	1061.74	870.07	742.56	651.70	583.76	531.09	489.11
24000	2110.41	1441.79	1107.90	907.90	774.84	680.04	609.14	554.18	510.38
25000	2198.34	1501.87	1154.06	945.73	807.13	708.37	634.52	577.27	531.65
26000	2286.27	1561.94	1200.23	983.56	839.41	736.71	659.90	600.36	552.91
27000	2374.21	1622.02	1246.39	1021.39	871.70	765.04	685.28	623.46	574.18
28000	2462.14	1682.09	1292.55	1059.22	903.98	793.38	710.66	646.55	595.44
29000	2550.07	1742.16	1338.71	1097.04	936.27	821.71	736.05	669.64	616.71
30000	2638.01	1802.24	1384.88	1134.87	968.55	850.05	761.43	692.73	637.97
31000	2725.94	1862.31	1431.04	1172.70	1000.84	878.38	786.81	715.82	659.24
32000	2813.88	1922.39	1477.20	1210.53	1033.12	906.72	812.19	738.91	680.50
33000	2901.81	1982.46	1523.36	1248.36	1065.41	935.05	837.57	762.00	701.77
34000	2989.74	2042.54	1569.52	1286.19	1097.69	963.39	862.95	785.09	723.04
35000	3077.68	2102.61	1615.69	1324.02	1129.98	991.72	888.33	808.18	744.30
36000	3165.61	2162.69	1661.85	1361.85	1162.26	1020.06	913.71	831.27	765.57
37000	3253.54	2222.76	1708.01	1399.68	1194.55	1048.39	939.09	854.36	786.83
38000	3341.48	2282.83	1754.17	1437.51	1226.83	1076.72	964.47	877.45	808.10
39000	3429.41	2342.91	1800.34	1475.33	1259.12	1105.06	989.85	900.54	829.36
40000	3517.34	2402.98	1846.50	1513.16	1291.40	1133.39	1015.23	923.64	850.63
45000	3957.01	2703.36	2077.31	1702.31	1452.83	1275.07	1142.14	1039.09	956.96
50000	4396.68	3003.73	2308.12	1891.45	1614.25	1416.74	1269.04	1154.54	1063.29
55000	4836.34	3304.10	2538.93	2080.60	1775.67	1558.42	1395.94	1270.00	1169.61
60000	5276.01	3604.47	2769.75	2269.74	1937.10	1700.09	1522.85	1385.45	1275.94
65000	5715.68	3904.84	3000.56	2458.89	2098.52	1841.76	1649.75	1500.90	1382.27
70000	6155.35	4205.22	3231.37	2648.03	2259.95	1983.44	1776.65	1616.36	1488.60
75000	6595.01	4505.59	3462.18	2837.18	2421.37	2125.11	1903.56	1731.81	1594.93
80000	7034.68	4805.96	3692.99	3026.32	2582.80	2266.78	2030.46	1847.27	1701.25
85000	7474.35	5106.33	3923.80	3215.47	2744.22	2408.46	2157.37	1962.72	1807.58
90000	7914.01	5406.71	4154.62	3404.61	2905.65	2550.13	2284.27	2078.17	1913.91
95000	8353.68	5707.08	4385.43	3593.76	3067.07	2691.80	2411.17	2193.63	2020.24
100000	8793.35	6007.45	4616.24	3782.90	3228.50	2833.48	2538.08	2309.08	2126.57

40

TERMES MONTANT	6 ANS	7 ANS	8 ANS	9 ANS	10 ANS	11 ANS	12 ANS	13 ANS	14 ANS
25	.47	.42	.38	.36	.34	.32	.30	.29	.28
50	.93	.84	.76	.71	.67	.63	.60	.58	.56
75	1.40	1.25	1.14	1.06	1.00	.95	.90	.87	.84
100	1.86	1.67	1.52	1.41	1.33	1.26	1.20	1.16	1.12
200	3.71	3.33	3.04	2.82	2.65	2.51	2.40	2.31	2.23
300	5.57	4.99	4.56	4.23	3.98	3.77	3.60	3.46	3.34
400	7.42	6.65	6.08	5.64	5.30	5.02	4.79	4.61	4.45
500	9.28	8.32	7.60	7.05	6.62	6.28	5.99	5.76	5.56
600	11.13	9.98	9.12	8.46	7.95	7.53	7.19	6.91	6.67
700	12.99	11.64	10.64	9.87	9.27	8.78	8.39	8.06	7.78
800	14.84	13.30	12.16	11.28	10.59	10.04	9.58	9.21	8.89
900	16.70	14.96	13.68	12.69	11.92	11.29	10.78	10.36	10.00
1000	18.55	16.63	15.20	14.10	13.24	12.55	11.98	11.51	11.11
2000	37.09	33.25	30.39	28.20	26.48	25.09	23.95	23.01	22.21
2500	46.37	41.56	37.99	35.25	33.09	31.36	29.94	28.76	27.77
3000	55.64	49.87	45.59	42.30	39.71	37.63	35.92	34.51	33.32
4000	74.18	66.49	60.78	56.40	52.95	50.17	47.90	46.01	44.42
5000	92.73	83.11	75.98	70.50	66.18	62.71	59.87	57.51	55.53
6000	111.27	99.73	91.17	84.60	79.42	75.25	71.84	69.01	66.63
7000	129.82	116.35	106.36	98.70	92.66	87.79	83.81	80.51	77.74
8000	148.36	132.97	121.56	112.80	105.89	100.33	95.79	92.01	88.84
9000	166.91	149.59	136.75	126.90	119.13	112.88	107.76	103.51	99.95
10000	185.45	166.21	151.95	141.00	132.36	125.42	119.73	115.01	111.05
11000	204.00	182.83	167.14	155.10	145.60	137.96	131.70	126.51	122.16
12000	222.54	199.45	182.33	169.19	158.84	150.50	143.68	138.01	133.26
13000	241.09	216.07	197.53	183.29	172.07	163.04	155.65	149.51	144.37
14000	259.63	232.69	212.72	197.39	185.31	175.58	167.62	161.02	155.47
15000	278.18	249.32	227.92	211.49	198.54	188.12	179.59	172.52	166.58
16000	296.72	265.94	243.11	225.59	211.78	200.66	191.57	184.02	177.68
17000	315.27	282.56	258.31	239.69	225.02	213.21	203.54	195.52	188.78
18000	333.81	299.18	273.50	253.79	238.25	225.75	215.51	207.02	199.89
19000	352.36	315.80	288.69	267.89	251.49	238.29	227.48	218.52	210.99
20000	370.90	332.42	303.89	281.99	264.72	250.83	239.46	230.02	222.10
21000	389.45	349.04	319.08	296.09	277.96	263.37	251.43	241.52	233.20
22000	407.99	365.66	334.28	310.19	291.20	275.91	263.40	253.02	244.31
23000	426.54	382.28	349.47	324.28	304.43	288.45	275.37	264.52	255.41
24000	445.08	398.90	364.66	338.38	317.67	300.99	287.35	276.02	266.52
25000	463.63	415.52	379.86	352.48	330.90	313.54	299.32	287.52	277.62
26000	482.17	432.14	395.05	366.58	344.14	326.08	311.29	299.02	288.73
27000	500.72	448.76	410.25	380.68	357.38	338.62	323.26	310.52	299.83
28000	519.26	465.38	425.44	394.78	370.61	351.16	335.24	322.03	310.94
29000	537.81	482.00	440.64	408.88	383.85	363.70	347.21	333.53	322.04
30000	556.35	498.63	455.83	422.98	397.08	376.24	359.18	345.03	333.15
31000	574.90	515.25	471.02	437.08	410.32	388.78	371.16	356.53	344.25
32000	593.44	531.87	486.22	451.18	423.56	401.32	383.13	368.03	355.36
33000	611.99	548.49	501.41	465.28	436.79	413.87	395.10	379.53	366.46
34000	630.53	565.11	516.61	479.38	450.03	426.41	407.07	391.03	377.56
35000	649.08	581.73	531.80	493.47	463.26	438.95	419.05	402.53	388.67
36000	667.62	598.35	546.99	507.57	476.50	451.49	431.02	414.03	399.77
37000	686.17	614.97	562.19	521.67	489.74	464.03	442.99	425.53	410.88
38000	704.71	631.59	577.38	535.77	502.97	476.57	454.96	437.03	421.98
39000	723.26	648.21	592.58	549.87	516.21	489.11	466.94	448.53	433.09
40000	741.80	664.83	607.77	563.97	529.44	501.65	478.91	460.03	444.19
45000	834.52	747.94	683.74	634.47	595.62	564.36	538.77	517.54	499.72
50000	927.25	831.04	759.71	704.96	661.80	627.07	598.63	575.04	555.24
55000	1019.97	914.14	835.68	775.46	727.98	689.77	658.50	632.55	610.76
60000	1112.70	997.25	911.65	845.95	794.16	752.48	718.36	690.05	666.29
65000	1205.42	1080.35	987.62	916.45	860.34	815.19	778.22	747.55	721.81
70000	1298.15	1163.45	1063.59	986.94	926.52	877.89	838.09	805.06	777.33
75000	1390.87	1246.56	1139.57	1057.44	992.70	940.60	897.95	862.56	832.86
80000	1483.59	1329.66	1215.54	1127.94	1058.88	1003.30	957.81	920.06	888.38
85000	1576.32	1412.76	1291.51	1198.43	1125.06	1066.01	1017.68	977.57	943.90
90000	1669.04	1495.87	1367.48	1268.93	1191.24	1128.72	1077.54	1035.07	999.43
95000	1761.77	1578.97	1443.45	1339.42	1257.42	1191.42	1137.40	1092.57	1054.95
100000	1854.49	1662.07	1519.42	1409.92	1323.60	1254.13	1197.26	1150.08	1110.48

PAIEMENT MENSUEL REQUIS

POUR L'AMORTISSEMENT DU PRÊT

TERMES MONTANT	15 ANS	16 ANS	17 ANS	18 ANS	19 ANS	20 ANS	21 ANS	22 ANS	23 ANS
25	.27	.27	.26	.26	.25	.25	.24	.24	.24
50	.54	.53	.52	.51	.50	.49	.48	.48	.47
75	.81	.79	.77	.76	.74	.73	.72	.71	.70
100	1.08	1.05	1.03	1.01	.99	.97	.96	.95	.93
200	2.16	2.10	2.05	2.01	1.97	1.94	1.91	1.89	1.86
300	3.24	3.15	3.08	3.01	2.96	2.91	2.86	2.83	2.79
400	4.31	4.20	4.10	4.01	3.94	3.88	3.82	3.77	3.72
500	5.39	5.25	5.12	5.02	4.92	4.84	4.77	4.71	4.65
600	6.47	6.29	6.15	6.02	5.91	5.81	5.72	5.65	5.58
700	7.54	7.34	7.17	7.02	6.89	6.78	6.68	6.59	6.51
800	8.62	8.39	8.19	8.02	7.87	7.75	7.63	7.53	7.44
900	9.70	9.44	9.22	9.03	8.86	8.71	8.58	8.47	8.37
1000	10.77	10.49	10.24	10.03	9.84	9.68	9.54	9.41	9.30
2000	21.54	20.97	20.48	20.05	19.68	19.36	19.07	18.82	18.60
2500	26.93	26.21	25.60	25.06	24.60	24.19	23.84	23.53	23.25
3000	32.31	31.45	30.71	30.07	29.52	29.03	28.60	28.23	27.90
4000	43.08	41.94	40.95	40.10	39.35	38.71	38.14	37.64	37.20
5000	53.85	52.42	51.19	50.12	49.19	48.38	47.67	47.05	46.49
6000	64.62	62.90	61.42	60.14	59.03	58.06	57.20	56.45	55.79
7000	75.39	73.38	71.66	70.16	68.87	67.73	66.74	65.86	65.09
8000	86.16	83.87	81.89	80.19	78.70	77.41	76.27	75.27	74.39
9000	96.93	94.35	92.13	90.21	88.54	87.08	85.80	84.68	83.69
10000	107.70	104.83	102.37	100.23	98.38	96.76	95.34	94.09	92.98
11000	118.47	115.31	112.60	110.25	108.21	106.43	104.87	103.49	102.28
12000	129.23	125.80	122.84	120.28	118.05	116.11	114.40	112.90	111.58
13000	140.00	136.28	133.07	130.30	127.89	125.78	123.94	122.31	120.88
14000	150.77	146.76	143.31	140.32	137.73	135.46	133.47	131.72	130.17
15000	161.54	157.24	153.55	150.35	147.56	145.13	143.00	141.13	139.47
16000	172.31	167.73	163.78	160.37	157.40	154.81	152.54	150.54	148.77
17000	183.08	178.21	174.02	170.39	167.24	164.48	162.07	159.94	158.07
18000	193.85	188.69	184.25	180.41	177.08	174.16	171.60	169.35	167.37
19000	204.62	199.17	194.49	190.44	186.91	183.83	181.14	178.76	176.66
20000	215.39	209.66	204.73	200.46	196.75	193.51	190.67	188.17	185.96
21000	226.16	220.14	214.96	210.48	206.59	203.18	200.20	197.58	195.26
22000	236.93	230.62	225.20	220.50	216.42	212.86	209.73	206.98	204.56
23000	247.70	241.10	235.43	230.53	226.26	222.54	219.27	216.39	213.86
24000	258.46	251.59	245.67	240.55	236.10	232.21	228.80	225.80	223.15
25000	269.23	262.07	255.91	250.57	245.94	241.89	238.33	235.21	232.45
26000	280.00	272.55	266.14	260.60	255.77	251.56	247.87	244.62	241.75
27000	290.77	283.03	276.38	270.62	265.61	261.24	257.40	254.03	251.05
28000	301.54	293.52	286.61	280.64	275.45	270.91	266.93	263.43	260.34
29000	312.31	304.00	296.85	290.66	285.29	280.59	276.47	272.84	269.64
30000	323.08	314.48	307.09	300.69	295.12	290.26	286.00	282.25	278.94
31000	333.85	324.96	317.32	310.71	304.96	299.94	295.53	291.66	288.24
32000	344.62	335.45	327.56	320.73	314.80	309.61	305.07	301.07	297.54
33000	355.39	345.93	337.79	330.75	324.63	319.29	314.60	310.47	306.83
34000	366.16	356.41	348.03	340.78	334.47	328.96	324.13	319.88	316.13
35000	376.93	366.89	358.27	350.80	344.31	338.64	333.67	329.29	325.43
36000	387.69	377.38	368.50	360.82	354.15	348.31	343.20	338.70	334.73
37000	398.46	387.86	378.74	370.85	363.98	357.99	352.73	348.11	344.02
38000	409.23	398.34	388.97	380.87	373.82	367.66	362.27	357.51	353.32
39000	420.00	408.82	399.21	390.89	383.66	377.34	371.80	366.92	362.62
40000	430.77	419.31	409.45	400.91	393.49	387.01	381.33	376.33	371.92
45000	484.62	471.72	460.63	451.03	442.68	435.39	429.00	423.37	418.41
50000	538.46	524.13	511.81	501.14	491.87	483.77	476.66	470.41	464.90
55000	592.31	576.54	562.99	551.25	541.05	532.14	524.33	517.45	511.39
60000	646.15	628.96	614.17	601.37	590.24	580.52	571.99	564.49	557.87
63000	700.00	681.37	665.35	651.48	639.43	628.90	619.66	611.53	604.36
70000	753.85	733.78	716.53	701.60	688.61	677.27	667.33	658.58	650.85
75000	807.69	786.19	767.71	751.71	737.80	725.65	714.99	705.62	697.34
80000	861.54	838.61	818.89	801.82	786.98	774.02	762.66	752.66	743.83
85000	915.38	891.02	870.07	851.94	836.17	822.40	810.32	799.70	790.32
90000	969.23	943.43	921.25	902.05	885.36	870.78	857.99	846.74	836.81
95000	1023.07	995.84	972.43	952.16	934.54	919.15	905.66	893.78	883.30
100000	1076.92	1048.26	1023.61	1002.28	983.73	967.53	953.32	940.82	929.79

TERMES MONTANT	24 ANS	25 ANS	26 ANS	27 ANS	28 ANS	29 ANS	30 ANS	35 ANS	40 ANS
25	.24	.23	.23	.23	.23	.23	.23	.22	.22
50	.47	.46	.46	.45	.45	.45	.45	.44	.43
75	.70	.69	.68	.68	.67	.67	.67	.65	.64
100	.93	.92	.91	.90	.90	.89	.89	.87	.86
200	1.85	1.83	1.81	1.80	1.79	1.78	1.77	1.73	1.71
300	2.77	2.74	2.72	2.70	2.68	2.66	2.65	2.59	2.56
400	3.69	3.65	3.62	3.59	3.57	3.55	3.53	3.46	3.41
500	4.61	4.56	4.52	4.49	4.46	4.43	4.41	4.32	4.27
600	5.53	5.47	5.43	5.39	5.35	5.32	5.29	5.18	5.12
700	6.45	6.38	6.33	6.28	6.24	6.20	6.17	6.04	5.97
800	7.37	7.30	7.23	7.18	7.13	7.09	7.05	6.91	6.82
900	8.29	8.21	8.14	8.08	8.02	7.97	7.93	7.77	7.67
1000	9.21	9.12	9.04	8.97	8.91	8.86	8.81	8.63	8.53
2000	18.41	18.23	18.08	17.94	17.82	17.71	17.61	17.26	17.05
2500	23.01	22.79	22.60	22.43	22.27	22.14	22.01	21.57	21.31
3000	27.61	27.35	27.11	26.91	26.73	26.56	26.42	25.88	25.57
4000	36.81	36.46	36.15	35.88	35.63	35.41	35.22	34.51	34.09
5000	46.01	45.57	45.19	44.85	44.54	44.27	44.02	43.13	42.61
6000	55.21	54.69	54.22	53.81	53.45	53.12	52.83	51.76	51.13
7000	64.41	63.80	63.26	62.78	62.35	61.97	61.63	60.38	59.65
8000	73.61	72.91	72.30	71.75	71.26	70.82	70.43	69.01	68.17
9000	82.81	82.03	81.33	80.72	80.17	79.68	79.24	77.64	76.69
10000	92.01	91.14	90.37	89.69	89.08	88.53	88.04	86.26	85.22
11000	101.21	100.25	99.41	98.65	97.98	97.38	96.84	94.89	93.74
12000	110.41	109.37	108.44	107.62	106.89	106.23	105.65	103.51	102.26
13000	119.61	118.48	117.48	116.59	115.80	115.09	114.45	112.14	110.78
14000	128.81	127.60	126.52	125.56	124.70	123.94	123.26	120.76	119.30
15000	138.01	136.71	135.55	134.53	133.61	132.79	132.06	129.39	127.82
16000	147.21	145.82	144.59	143.50	142.52	141.64	140.86	138.01	136.34
17000	156.41	154.94	153.63	152.46	151.42	150.50	149.67	146.64	144.86
18000	165.61	164.05	162.66	161.43	160.33	159.35	158.47	155.27	153.38
19000	174.81	173.16	171.70	170.40	169.24	168.20	167.27	163.89	161.91
20000	184.01	182.28	180.74	179.37	178.15	177.05	176.08	172.52	170.43
21000	193.21	191.39	189.77	188.34	187.05	185.91	184.88	181.14	178.95
22000	202.41	200.50	198.81	197.30	195.96	194.76	193.68	189.77	187.47
23000	211.61	209.62	207.85	206.27	204.87	203.61	202.49	198.39	195.99
24000	220.81	218.73	216.88	215.24	213.77	212.46	211.29	207.02	204.51
25000	230.01	227.85	225.92	224.21	222.68	221.32	220.10	215.65	213.03
26000	239.21	236.96	234.96	233.18	231.59	230.17	228.90	224.27	221.55
27000	248.41	246.07	243.99	242.14	240.49	239.02	237.70	232.90	230.07
28000	257.61	255.19	253.03	251.11	249.40	247.87	246.51	241.52	238.60
29000	266.81	264.30	262.07	260.08	258.31	256.73	255.31	250.15	247.12
30000	276.01	273.41	271.10	269.05	267.22	265.58	264.11	258.77	255.64
31000	285.21	282.53	280.14	278.02	276.12	274.43	272.92	267.40	264.16
32000	294.41	291.64	289.18	286.99	285.03	283.28	281.72	276.02	272.68
33000	303.61	300.75	298.21	295.95	293.94	292.14	290.52	284.65	281.20
34000	312.81	309.87	307.25	304.92	302.84	300.99	299.33	293.28	289.72
35000	322.01	318.98	316.29	313.89	311.75	309.84	308.13	301.90	298.24
36000	331.21	328.10	325.32	322.86	320.66	318.69	316.94	310.53	306.76
37000	340.41	337.21	334.36	331.83	329.56	327.55	325.74	319.15	315.29
38000	349.61	346.32	343.40	340.79	338.47	336.40	334.54	327.78	323.81
39000	358.81	355.44	352.43	349.76	347.38	345.25	343.35	336.40	332.33
40000	368.01	364.55	361.47	358.73	356.29	354.10	352.15	345.03	340.85
45000	414.01	410.12	406.65	403.57	400.82	398.36	396.17	388.16	383.45
50000	460.02	455.69	451.84	448.41	445.36	442.63	440.19	431.29	426.06
55000	506.02	501.25	497.02	493.25	489.89	486.89	484.20	474.41	468.67
60000	552.02	546.82	542.20	538.09	534.43	531.15	528.22	517.54	511.27
65000	598.02	592.39	587.39	582.93	578.96	575.41	572.24	560.67	553.88
70000	644.02	637.96	632.57	627.77	623.50	619.68	616.26	603.80	596.48
75000	690.02	683.52	677.75	672.62	668.03	663.94	660.28	646.93	639.09
80000	736.02	729.09	722.94	717.46	712.57	708.20	704.29	690.05	681.69
85000	782.02	774.66	768.12	762.30	757.10	752.46	748.31	733.18	724.30
90000	828.02	820.23	813.30	807.14	801.64	796.72	792.33	776.31	766.90
95000	874.02	865.80	858.49	851.98	846.17	840.99	836.35	819.44	809.51
100000	920.03	911.37	903.67	896.82	890.71	885.25	880.37	862.57	852.11

PAIEMENT MENSUEL REQUIS
POUR L'AMORTISSEMENT DU PRÊT

TERMES MONTANT	1 AN	1½ AN	2 ANS	2½ ANS	3 ANS	3½ ANS	4 ANS	4½ ANS	5 ANS
25	2.21	1.51	1.16	.95	.81	.72	.64	.59	.54
50	4.41	3.01	2.32	1.90	1.62	1.43	1.28	1.17	1.07
75	6.61	4.52	3.48	2.85	2.43	2.14	1.92	1.75	1.61
100	8.81	6.02	4.63	3.80	3.24	2.85	2.55	2.33	2.14
200	17.61	12.04	9.26	7.59	6.48	5.69	5.10	4.65	4.28
300	26.42	18.06	13.89	11.39	9.72	8.54	7.65	6.97	6.42
400	35.22	24.08	18.51	15.18	12.96	11.38	10.20	9.29	8.56
500	44.03	30.10	23.13	18.98	16.20	14.23	12.75	11.61	10.70
600	52.83	36.12	27.77	22.77	19.44	17.07	15.30	13.93	12.84
700	61.64	42.13	32.40	26.56	22.68	19.92	17.85	16.25	14.97
800	70.44	48.15	37.02	30.36	25.92	22.76	20.40	18.57	17.11
900	79.25	54.17	41.65	34.15	29.16	25.61	22.95	20.89	19.25
1000	88.05	60.19	46.28	37.95	32.40	28.45	25.50	23.21	21.39
2000	176.09	120.37	92.55	75.89	64.80	56.90	51.00	46.42	42.77
2500	220.12	150.47	115.69	94.86	81.00	71.13	63.75	58.02	53.46
3000	264.14	180.56	138.82	113.83	97.20	85.35	76.49	69.63	64.16
4000	352.18	240.74	185.10	151.77	129.60	113.80	101.99	92.83	85.54
5000	440.23	300.93	231.37	189.71	161.99	142.25	127.49	116.04	106.92
6000	528.27	361.11	277.64	227.65	194.39	170.70	152.98	139.25	128.31
7000	616.32	421.30	323.92	265.59	226.79	199.15	178.48	162.46	149.69
8000	704.36	481.48	370.19	303.53	259.19	227.59	203.97	185.66	171.08
9000	792.41	541.67	416.46	341.47	291.58	256.04	229.47	208.87	192.46
10000	880.45	601.85	462.74	379.41	323.98	284.49	254.97	232.08	213.84
11000	968.50	662.04	509.01	417.35	356.38	312.94	280.46	255.29	235.23
12000	1056.54	722.22	555.28	455.29	388.78	341.39	305.96	278.49	256.61
13000	1144.59	782.41	601.55	493.23	421.17	369.84	331.45	301.70	277.99
14000	1232.63	842.59	647.83	531.17	453.57	398.29	356.95	324.91	299.38
15000	1320.68	902.78	694.10	569.11	485.97	426.74	382.45	348.12	320.76
16000	1408.72	962.96	740.37	607.05	518.37	455.18	407.94	371.32	342.15
17000	1496.77	1023.15	786.65	644.99	550.76	483.63	433.44	394.53	363.53
18000	1584.81	1083.33	832.92	682.93	583.16	512.08	458.93	417.74	384.91
19000	1672.86	1143.52	879.19	720.88	615.56	540.53	484.43	440.95	406.30
20000	1760.90	1203.70	925.47	758.82	647.96	568.98	509.93	464.15	427.68
21000	1848.95	1263.89	971.74	796.76	680.35	597.43	535.42	487.36	449.06
22000	1936.99	1324.07	1018.01	834.70	712.75	625.88	560.92	510.57	470.45
23000	2025.04	1384.26	1064.29	872.64	745.15	654.32	586.41	533.78	491.83
24000	2113.08	1444.44	1110.56	910.58	777.55	682.77	611.91	556.98	513.22
25000	2201.13	1504.63	1156.83	948.52	809.94	711.22	637.41	580.19	534.60
26000	2289.17	1564.81	1203.10	986.46	842.34	739.67	662.90	603.40	555.98
27000	2377.22	1625.00	1249.38	1024.40	874.74	768.12	688.40	626.61	577.37
28000	2465.26	1685.18	1295.65	1062.34	907.14	796.57	713.89	649.81	598.75
29000	2553.31	1745.37	1341.92	1100.28	939.54	825.02	739.39	673.02	620.14
30000	2641.35	1805.55	1388.20	1138.22	971.93	853.47	764.89	696.23	641.52
31000	2729.40	1865.74	1434.47	1176.16	1004.33	881.91	790.38	719.44	662.90
32000	2817.44	1925.92	1480.74	1214.10	1036.73	910.36	815.88	742.64	684.29
33000	2905.49	1986.11	1527.02	1252.04	1069.13	938.81	841.37	765.85	705.67
34000	2993.53	2046.29	1573.29	1289.98	1101.52	967.26	866.87	789.06	727.05
35000	3081.58	2106.48	1619.56	1327.92	1133.92	995.71	892.37	812.27	748.44
36000	3169.62	2166.66	1665.84	1365.86	1166.32	1024.16	917.86	835.47	769.82
37000	3257.67	2226.85	1712.11	1403.80	1198.72	1052.61	943.36	858.68	791.21
38000	3345.71	2287.03	1758.38	1441.75	1231.11	1081.06	968.85	881.89	812.59
39000	3433.76	2347.22	1804.66	1479.69	1263.51	1109.50	994.35	905.10	833.97
40000	3521.80	2407.40	1850.93	1517.63	1295.91	1137.95	1019.85	928.30	855.36
45000	3962.03	2708.33	2082.29	1707.33	1457.90	1280.20	1147.33	1044.34	962.28
50000	4402.25	3009.25	2313.66	1897.03	1619.88	1422.44	1274.81	1160.38	1069.20
55000	4842.48	3310.17	2545.02	2086.73	1781.87	1564.68	1402.29	1276.42	1176.11
60000	5282.70	3611.10	2776.39	2276.44	1943.86	1706.93	1529.77	1392.45	1283.03
65000	5722.93	3912.02	3007.75	2466.14	2105.85	1849.17	1657.25	1508.49	1389.95
70000	6163.15	4212.95	3239.12	2655.84	2267.84	1991.41	1784.73	1624.53	1496.87
75000	6603.38	4513.87	3470.49	2845.54	2429.82	2133.66	1912.21	1740.57	1603.79
80000	7043.60	4814.80	3701.85	3035.25	2591.81	2275.90	2039.69	1856.60	1710.71
85000	7483.83	5115.72	3933.22	3224.95	2753.80	2418.14	2167.17	1972.64	1817.63
90000	7924.05	5416.65	4164.58	3414.65	2915.79	2560.39	2294.65	2088.68	1924.55
93000	8364.28	5717.57	4395.95	3604.36	3077.78	2702.63	2422.13	2204.72	2031.47
100000	8804.50	6018.49	4627.31	3794.06	3239.76	2844.87	2549.61	2320.75	2138.39

PAIEMENT MENSUEL REQUIS

POUR L'AMORTISSEMENT DU PRÊT

10½%

TERMES MONTANT	6 ANS	7 ANS	8 ANS	9 ANS	10 ANS	11 ANS	12 ANS	13 ANS	14 ANS
25	.47	.42	.39	.36	.34	.32	.31	.30	.29
50	.94	.84	.77	.72	.67	.64	.61	.59	.57
75	1.40	1.26	1.15	1.07	1.01	.96	.91	.88	.85
100	1.87	1.68	1.54	1.43	1.34	1.27	1.22	1.17	1.13
200	3.74	3.35	3.07	2.85	2.68	2.54	2.43	2.33	2.25
300	5.60	5.03	4.60	4.27	4.02	3.81	3.64	3.50	3.38
400	7.47	6.70	6.13	5.70	5.35	5.08	4.85	4.66	4.50
500	9.34	8.38	7.67	7.12	6.69	6.34	6.06	5.83	5.63
600	11.20	10.05	9.20	8.54	8.03	7.61	7.27	6.99	6.75
700	13.07	11.73	10.73	9.97	9.36	8.88	8.48	8.15	7.88
800	14.94	13.40	12.26	11.39	10.70	10.15	9.69	9.32	9.00
900	16.80	15.08	13.79	12.81	12.04	11.41	10.91	10.48	10.13
1000	18.67	16.75	15.33	14.23	13.37	12.68	12.12	11.65	11.25
2000	37.34	33.49	30.65	28.46	26.74	25.36	24.23	23.29	22.50
2500	46.67	41.87	38.31	35.58	33.43	31.70	30.28	29.11	28.13
3000	56.00	50.24	45.97	42.69	40.11	38.04	36.34	34.93	33.75
4000	74.67	66.98	61.29	56.92	53.48	50.71	48.45	46.58	45.00
5000	93.34	83.73	76.61	71.15	66.85	63.39	60.56	58.22	56.25
6000	112.00	100.47	91.93	85.38	80.22	76.07	72.67	69.86	67.50
7000	130.67	117.22	107.25	99.61	93.59	88.75	84.79	81.50	78.75
8000	149.33	133.96	122.58	113.84	106.96	101.42	96.90	93.15	90.00
9000	168.00	150.71	137.90	128.07	120.33	114.10	109.01	104.79	101.25
10000	186.67	167.45	153.22	142.30	133.70	126.78	121.12	116.43	112.50
11000	205.33	184.20	168.54	156.53	147.07	139.46	133.23	128.07	123.75
12000	224.00	200.94	183.86	170.76	160.44	152.13	145.34	139.72	135.00
13000	242.66	217.69	199.18	184.99	173.80	164.81	157.46	151.36	146.25
14000	261.33	234.43	214.50	199.22	187.17	177.49	169.57	163.00	157.49
15000	280.00	251.18	229.83	213.45	200.54	190.17	181.68	174.64	168.74
16000	298.66	267.92	245.15	227.67	213.91	202.84	193.79	186.29	179.99
17000	317.33	284.67	260.47	241.90	227.28	215.52	205.90	197.93	191.24
18000	335.99	301.41	275.79	256.13	240.65	228.20	218.01	209.57	202.49
19000	354.66	318.16	291.11	270.36	254.02	240.87	230.13	221.21	213.74
20000	373.33	334.90	306.43	284.59	267.39	253.55	242.24	232.86	224.99
21000	391.99	351.65	321.75	298.82	280.76	266.23	254.35	244.50	236.24
22000	410.66	368.39	337.07	313.05	294.13	278.91	266.46	256.14	247.49
23000	429.32	385.14	352.40	327.28	307.50	291.58	278.57	267.78	258.74
24000	447.99	401.88	367.72	341.51	320.87	304.26	290.68	279.43	269.99
25000	466.66	418.63	383.04	355.74	334.23	316.94	302.79	291.07	281.24
26000	485.32	435.37	398.36	369.97	347.60	329.62	314.91	302.71	292.49
27000	503.99	452.12	413.68	384.20	360.97	342.29	327.02	314.35	303.74
28000	522.65	468.86	429.00	398.43	374.34	354.97	339.13	326.00	314.98
29000	541.32	485.61	444.32	412.66	387.71	367.65	351.24	337.64	326.23
30000	559.99	502.35	459.65	426.89	401.08	380.33	363.35	349.28	337.48
31000	578.65	519.10	474.97	441.11	414.45	393.00	375.46	360.92	348.73
32000	597.32	535.84	490.29	455.34	427.82	405.68	387.58	372.57	359.98
33000	615.98	552.59	505.61	469.57	441.19	418.36	399.69	384.21	371.23
34000	634.65	569.33	520.93	483.80	454.56	431.04	411.80	395.85	382.48
35000	653.32	586.08	536.25	498.03	467.93	443.71	423.91	407.49	393.73
36000	671.98	602.82	551.57	512.26	481.30	456.39	436.02	419.14	404.98
37000	690.65	619.57	566.90	526.49	494.66	469.07	448.13	430.78	416.23
38000	709.31	636.31	582.22	540.72	508.03	481.74	460.25	442.42	427.48
39000	727.98	653.06	597.54	554.95	521.40	494.42	472.36	454.06	438.73
40000	746.65	669.80	612.86	569.18	534.77	507.10	484.47	465.71	449.98
45000	839.98	753.52	689.47	640.33	601.62	570.49	545.03	523.92	506.22
50000	933.31	837.25	766.07	711.47	668.46	633.87	605.58	582.13	562.47
55000	1026.65	920.97	842.68	782.62	735.31	697.26	666.14	640.35	618.72
60000	1119.97	1004.70	919.29	853.77	802.16	760.65	726.70	698.56	674.96
65000	1213.30	1088.42	995.89	924.91	869.00	824.03	787.26	756.77	731.21
70000	1306.63	1172.15	1072.50	996.06	935.85	887.42	847.82	814.98	787.45
75000	1399.96	1255.87	1149.11	1067.21	1002.69	950.81	908.37	873.20	843.70
80000	1493.29	1339.60	1225.71	1138.35	1069.54	1014.19	968.93	931.41	899.95
85000	1586.62	1423.32	1302.32	1209.50	1136.38	1077.58	1029.49	989.62	956.19
90000	1679.95	1507.04	1378.93	1280.65	1203.23	1140.97	1090.05	1047.83	1012.44
95000	1773.28	1590.77	1455.53	1351.79	1270.08	1204.35	1150.61	1106.05	1068.69
100000	1866.61	1674.49	1532.14	1422.94	1336.92	1267.74	1211.16	1164.26	1124.93

PAIEMENT MENSUEL REQUIS
POUR L'AMORTISSEMENT DU PRÊT

TERMES MONTANT	15 ANS	16 ANS	17 ANS	18 ANS	19 ANS	20 ANS	21 ANS	22 ANS	23 ANS
25	.28	.27	.26	.26	.25	.25	.25	.24	.24
50	.55	.54	.52	.51	.50	.50	.49	.48	.48
75	.82	.80	.78	.77	.75	.74	.73	.72	.71
100	1.10	1.07	1.04	1.02	1.00	.99	.97	.96	.95
200	2.19	2.13	2.08	2.04	2.00	1.97	1.94	1.92	1.90
300	3.28	3.19	3.12	3.06	3.00	2.96	2.91	2.88	2.84
400	4.37	4.26	4.16	4.08	4.00	3.94	3.88	3.83	3.79
500	5.46	5.32	5.20	5.09	5.00	4.92	4.85	4.79	4.74
600	6.55	6.38	6.24	6.11	6.00	5.91	5.82	5.75	5.68
700	7.65	7.45	7.28	7.13	7.00	6.89	6.79	6.71	6.63
800	8.74	8.51	8.32	8.15	8.00	7.87	7.76	7.66	7.58
900	9.83	9.57	9.35	9.16	9.00	8.86	8.73	8.62	8.52
1000	10.92	10.64	10.39	10.18	10.00	9.84	9.70	9.58	9.47
2000	21.84	21.27	20.78	20.36	19.99	19.67	19.39	19.15	18.93
2500	27.30	26.59	25.98	25.45	24.99	24.59	24.24	23.93	23.66
3000	32.75	31.90	31.17	30.54	29.99	29.51	29.09	28.72	28.40
4000	43.67	42.53	41.56	40.72	39.98	39.34	38.78	38.29	37.86
5000	54.59	53.17	51.95	50.89	49.98	49.18	48.48	47.86	47.32
6000	65.50	63.80	62.34	61.07	59.97	59.01	58.17	57.44	56.79
7000	76.42	74.43	72.72	71.25	69.97	68.85	67.87	67.01	66.25
8000	87.34	85.06	83.11	81.43	79.96	78.68	77.56	76.58	75.71
9000	98.25	95.70	93.50	91.60	89.96	88.52	87.26	86.15	85.18
10000	109.17	106.33	103.89	101.78	99.95	98.35	96.95	95.72	94.64
11000	120.09	116.96	114.28	111.96	109.94	108.19	106.65	105.30	104.11
12000	131.00	127.59	124.67	122.14	119.94	118.02	116.34	114.87	113.57
13000	141.92	138.23	135.05	132.31	129.93	127.86	126.04	124.44	123.03
14000	152.83	148.86	145.44	142.49	139.93	137.69	135.73	134.01	132.50
15000	163.75	159.49	155.83	152.67	149.92	147.53	145.43	143.58	141.96
16000	174.67	170.12	166.22	162.85	159.92	157.36	155.12	153.16	151.42
17000	185.58	180.76	176.61	173.02	169.91	167.20	164.82	162.73	160.89
18000	196.50	191.39	187.00	183.20	179.91	177.03	174.51	172.30	170.35
19000	207.42	202.02	197.38	193.38	189.90	186.86	184.21	181.87	179.82
20000	218.33	212.65	207.77	203.56	199.89	196.70	193.90	191.44	189.28
21000	229.25	223.29	218.16	213.73	209.89	206.53	203.60	201.02	198.74
22000	240.17	233.92	228.55	223.91	219.88	216.37	213.29	210.59	208.21
23000	251.08	244.55	238.94	234.09	229.88	226.20	222.99	220.16	217.67
24000	262.00	255.18	249.33	244.27	239.87	236.04	232.68	229.73	227.13
25000	272.92	265.81	259.71	254.44	249.87	245.87	242.38	239.30	236.60
26000	283.83	276.45	270.10	264.62	259.86	255.71	252.07	248.88	246.06
27000	294.75	287.08	280.49	274.80	269.86	265.54	261.77	258.45	255.52
28000	305.66	297.71	290.88	284.98	279.85	275.38	271.46	268.02	264.99
29000	316.58	308.34	301.27	295.15	289.84	285.21	281.16	277.59	274.45
30000	327.50	318.98	311.66	305.33	299.84	295.05	290.85	287.16	283.92
31000	338.41	329.61	322.05	315.51	309.83	304.88	300.55	296.74	293.38
32000	349.33	340.24	332.43	325.69	319.83	314.72	310.24	306.31	302.84
33000	360.25	350.87	342.82	335.86	329.82	324.55	319.94	315.88	312.31
34000	371.16	361.51	353.21	346.04	339.81	334.39	329.63	325.45	321.77
35000	382.08	372.14	363.60	356.22	349.81	344.22	339.33	335.02	331.23
36000	393.00	382.77	373.99	366.40	359.80	354.06	349.02	344.60	340.70
37000	403.91	393.40	384.38	376.57	369.80	363.89	358.72	354.17	350.16
38000	414.83	404.04	394.76	386.75	379.79	373.72	368.41	363.74	359.63
39000	425.74	414.67	405.15	396.93	389.79	383.56	378.10	373.31	369.09
40000	436.66	425.30	415.54	407.11	399.78	393.39	387.80	382.88	378.55
45000	491.24	478.46	467.48	458.00	449.76	442.57	436.27	430.74	425.87
50000	545.83	531.62	519.42	508.88	499.73	491.74	484.75	478.60	473.19
55000	600.41	584.79	571.37	559.77	549.70	540.92	533.22	526.46	520.51
60000	654.99	637.95	623.31	610.66	599.67	590.09	581.70	574.32	567.83
65000	709.57	691.11	675.25	661.55	649.64	639.26	630.17	622.18	615.14
70000	764.15	744.27	727.19	712.43	699.62	688.44	678.65	670.04	662.46
75000	818.74	797.43	779.13	763.32	749.59	737.61	727.12	717.90	709.78
80000	873.32	850.60	831.08	814.21	799.56	786.78	775.59	765.76	757.10
85000	927.90	903.76	883.02	865.10	849.53	835.96	824.07	813.62	804.42
90000	982.48	956.92	934.96	915.99	899.51	885.13	872.54	861.48	851.74
95000	1037.06	1010.08	986.90	966.87	949.48	934.30	921.02	909.34	899.06
100000	1091.65	1063.24	1038.84	1017.76	999.45	983.48	969.49	957.20	946.37

PAIEMENT MENSUEL REQUIS 10½%

POUR L'AMORTISSEMENT DU PRÊT

TERMES MONTANT	24 ANS	25 ANS	26 ANS	27 ANS	28 ANS	28 ANS	30 ANS	35 ANS	40 ANS
25	.24	.24	.24	.23	.23	.23	.23	.23	.22
50	.47	.47	.47	.46	.46	.46	.46	.45	.44
75	.71	.70	.70	.69	.69	.68	.68	.67	.66
100	.94	.93	.93	.92	.91	.91	.91	.90	.88
200	1.88	1.86	1.85	1.83	1.82	1.81	1.81	1.77	1.75
300	2.82	2.79	2.77	2.75	2.73	2.71	2.70	2.65	2.62
400	3.75	3.72	3.69	3.66	3.64	3.62	3.60	3.53	3.49
500	4.69	4.65	4.61	4.58	4.55	4.52	4.50	4.41	4.36
600	5.63	5.57	5.53	5.49	5.45	5.42	5.39	5.29	5.23
700	6.56	6.50	6.45	6.40	6.36	6.33	6.29	6.17	6.10
800	7.50	7.43	7.37	7.32	7.27	7.23	7.19	7.05	6.97
900	8.44	8.36	8.29	8.23	8.18	8.13	8.09	7.93	7.84
1000	9.37	9.29	9.21	9.15	9.09	9.03	8.99	8.81	8.71
2000	18.74	18.57	18.42	18.29	18.17	18.06	17.97	17.62	17.42
2500	23.43	23.21	23.03	22.86	22.71	22.58	22.46	22.03	21.78
3000	28.11	27.85	27.63	27.43	27.25	27.09	26.95	26.43	26.13
4000	37.48	37.14	36.84	36.57	36.33	36.12	35.93	35.24	34.84
5000	46.85	46.42	46.05	45.71	45.41	45.15	44.91	44.05	43.55
6000	56.21	55.70	55.25	54.85	54.50	54.18	53.89	52.86	52.26
7000	65.58	64.99	64.46	63.99	63.58	63.21	62.87	61.67	60.97
8000	74.95	74.27	73.67	73.14	72.66	72.24	71.86	70.48	69.68
9000	84.32	83.55	82.88	82.28	81.74	81.26	80.84	79.29	78.39
10000	93.69	92.84	92.09	91.42	90.82	90.29	89.82	88.10	87.10
11000	103.05	102.12	101.29	100.56	99.90	99.32	98.80	96.91	95.81
12000	112.42	111.40	110.50	109.70	108.99	108.35	107.78	105.72	104.52
13000	121.79	120.69	119.71	118.84	118.07	117.38	116.76	114.53	113.23
14000	131.16	129.97	128.92	127.98	127.15	126.41	125.74	123.34	121.94
15000	140.53	139.25	138.13	137.12	136.23	135.44	134.73	132.15	130.65
16000	149.89	148.54	147.33	146.27	145.31	144.47	143.71	140.96	139.36
17000	159.26	157.82	156.54	155.41	154.40	153.49	152.69	149.77	148.07
18000	168.63	167.10	165.75	164.55	163.48	162.52	161.67	158.58	156.78
19000	178.00	176.39	174.96	173.69	172.56	171.55	170.65	167.39	165.49
20000	187.37	185.67	184.17	182.83	181.64	180.58	179.63	176.20	174.20
21000	196.73	194.95	193.38	191.97	190.72	189.61	188.61	185.01	182.91
22000	206.10	204.24	202.58	201.11	199.80	198.64	197.60	193.82	191.62
23000	215.47	213.52	211.79	210.25	208.89	207.67	206.58	202.63	200.33
24000	224.84	222.80	221.00	219.40	217.97	216.70	215.56	211.44	209.04
25000	234.21	232.09	230.21	228.54	227.05	225.72	224.54	220.25	217.75
26000	243.57	241.37	239.42	237.68	236.13	234.75	233.52	229.06	226.46
27000	252.94	250.65	248.62	246.82	245.21	243.78	242.50	237.87	235.17
28000	262.31	259.94	257.83	255.96	254.30	252.81	251.48	246.68	243.88
29000	271.68	269.22	267.04	265.10	263.38	261.84	260.47	255.48	252.59
30000	281.05	278.50	276.25	274.24	272.46	270.87	269.45	264.29	261.30
31000	290.41	287.79	285.46	283.39	281.54	279.90	278.43	273.10	270.01
32000	299.78	297.07	294.66	292.53	290.62	288.93	287.41	281.91	278.72
33000	309.15	306.35	303.87	301.67	299.70	297.95	296.39	290.72	287.43
34000	318.52	315.64	313.08	310.81	308.79	306.98	305.37	299.53	296.14
35000	327.89	324.92	322.29	319.95	317.87	316.01	314.35	308.34	304.85
36000	337.25	334.20	331.50	329.09	326.95	325.04	323.34	317.15	313.56
37000	346.62	343.49	340.71	338.23	336.03	334.07	332.32	325.96	322.27
38000	355.99	352.77	349.91	347.37	345.11	343.10	341.30	334.77	330.98
39000	365.36	362.05	359.12	356.52	354.20	352.13	350.28	343.58	339.69
40000	374.73	371.34	368.33	365.66	363.28	361.16	359.26	352.39	348.40
45000	421.57	417.75	414.37	411.36	408.69	406.30	404.17	396.44	391.95
50000	468.41	464.17	460.41	457.07	454.10	451.44	449.08	440.49	435.50
55000	515.25	510.59	506.45	502.78	499.50	496.59	493.98	484.54	479.04
60000	562.09	557.00	552.49	548.48	544.91	541.73	538.89	528.58	522.59
65000	608.93	603.42	598.53	594.19	590.32	586.87	583.80	572.63	566.14
70000	655.77	649.84	644.57	639.90	635.73	632.02	628.70	616.68	609.69
75000	702.61	696.25	690.61	685.60	681.14	677.16	673.61	660.73	653.24
80000	749.45	742.67	736.65	731.31	726.55	722.31	718.52	704.78	696.79
85000	796.29	789.09	782.70	777.02	771.96	767.45	763.42	748.83	740.34
90000	843.13	835.50	828.74	822.72	817.37	812.59	808.33	792.87	783.89
95000	889.97	881.92	874.78	868.43	862.78	857.74	853.24	836.92	827.44
100000	936.81	928.33	920.82	914.14	908.19	902.88	898.15	880.97	870.99

10¾%

PAIEMENT MENSUEL REQUIS
POUR L'AMORTISSEMENT DU PRÊT

TERMES MONTANT	1 AN	1½ AN	2 ANS	2½ ANS	3 ANS	3½ ANS	4 ANS	4½ ANS	5 ANS
25	2.21	1.51	1.16	.96	.82	.72	.65	.59	.54
50	4.41	3.02	2.32	1.91	1.63	1.43	1.29	1.17	1.08
75	6.62	4.53	3.48	2.86	2.44	2.15	1.93	1.75	1.61
100	8.82	6.03	4.64	3.81	3.26	2.86	2.57	2.34	2.16
200	17.64	12.06	9.28	7.62	6.51	5.72	5.13	4.67	4.31
300	26.45	18.09	13.92	11.42	9.76	8.57	7.69	7.00	6.46
400	35.27	24.12	18.56	15.23	13.01	11.43	10.25	9.33	8.61
500	44.08	30.15	23.20	19.03	16.26	14.29	12.81	11.67	10.76
600	52.90	36.18	27.84	22.84	19.51	17.14	15.37	14.00	12.91
700	61.71	42.21	32.47	26.64	22.76	20.00	17.93	16.33	15.06
800	70.53	48.24	37.11	30.45	26.01	22.86	20.49	18.66	17.21
900	79.35	54.27	41.75	34.25	29.26	25.71	23.06	21.00	19.36
1000	88.16	60.30	46.39	38.06	32.52	28.57	25.62	23.33	21.51
2000	176.32	120.60	92.77	76.11	65.03	57.13	51.23	46.65	43.01
2500	220.40	150.74	115.96	95.14	81.28	71.41	64.03	58.32	53.76
3000	264.47	180.89	139.16	114.16	97.54	85.69	76.84	69.98	64.51
4000	352.63	241.19	185.54	152.21	130.05	114.26	102.45	93.30	86.01
5000	440.79	301.48	231.92	190.27	162.56	142.82	128.06	116.63	107.52
6000	528.94	361.78	278.31	228.32	195.07	171.38	153.67	139.95	129.02
7000	617.10	422.07	324.69	266.37	227.58	199.94	179.29	163.28	150.52
8000	705.26	482.37	371.08	304.42	260.09	228.51	204.90	186.60	172.02
9000	793.41	542.66	417.46	342.47	292.60	257.07	230.51	209.92	193.53
10000	881.57	602.96	463.84	380.53	325.11	285.63	256.12	233.25	215.03
11000	969.73	663.25	510.23	418.58	357.62	314.20	281.73	256.57	236.53
12000	1057.88	723.55	556.61	456.63	390.13	342.76	307.34	279.90	258.03
13000	1146.04	783.84	603.00	494.68	422.64	371.32	332.95	303.22	279.53
14000	1234.20	844.14	649.38	532.74	455.15	399.88	358.57	326.55	301.04
15000	1322.35	904.44	695.76	570.79	487.66	428.45	384.18	349.87	322.54
16000	1410.51	964.73	742.15	608.84	520.17	457.01	409.79	373.20	344.04
17000	1498.66	1025.03	788.53	646.89	552.68	485.57	435.40	396.52	365.54
18000	1586.82	1085.32	834.91	684.94	585.19	514.14	461.01	419.84	387.05
19000	1674.98	1145.62	881.30	723.00	617.70	542.70	486.62	443.17	408.55
20000	1763.13	1205.91	927.68	761.05	650.21	571.26	512.24	466.49	430.05
21000	1851.29	1266.21	974.07	799.10	682.72	599.82	537.85	489.82	451.55
22000	1939.45	1326.50	1020.45	837.15	715.23	628.39	563.46	513.14	473.05
23000	2027.60	1386.80	1066.83	875.21	747.74	656.95	589.07	536.47	494.56
24000	2115.76	1447.09	1113.22	913.26	780.25	685.51	614.68	559.79	516.06
25000	2203.92	1507.39	1159.60	951.31	812.76	714.07	640.29	583.12	537.56
26000	2292.07	1567.68	1205.99	989.36	845.28	742.64	665.90	606.44	559.06
27000	2380.23	1627.98	1252.37	1027.41	877.79	771.20	691.52	629.76	580.57
28000	2468.39	1688.27	1298.75	1065.47	910.30	799.76	717.13	653.09	602.07
29000	2556.54	1748.57	1345.14	1103.52	942.81	828.33	742.74	676.41	623.57
30000	2644.70	1808.87	1391.52	1141.57	975.32	856.89	768.35	699.74	645.07
31000	2732.86	1869.16	1437.90	1179.62	1007.83	885.45	793.96	723.06	666.57
32000	2821.01	1929.46	1484.29	1217.67	1040.34	914.01	819.57	746.39	688.08
33000	2909.17	1989.75	1530.67	1255.73	1072.85	942.58	845.19	769.71	709.58
34000	2997.32	2050.05	1577.06	1293.78	1105.36	971.14	870.80	793.04	731.08
35000	3085.48	2110.34	1623.44	1331.83	1137.87	999.70	896.41	816.36	752.58
36000	3173.64	2170.64	1669.82	1369.88	1170.38	1028.27	922.02	839.68	774.09
37000	3261.79	2230.93	1716.21	1407.94	1202.89	1056.83	947.63	863.01	795.59
38000	3349.95	2291.23	1762.59	1445.99	1235.40	1085.39	973.24	886.33	817.09
39000	3438.11	2351.52	1808.98	1484.04	1267.91	1113.95	998.85	909.66	838.59
40000	3526.26	2411.82	1855.36	1522.09	1300.42	1142.52	1024.47	932.98	860.10
45000	3967.05	2713.30	2087.28	1712.35	1462.97	1285.33	1152.52	1049.60	967.61
50000	4407.83	3014.77	2319.20	1902.61	1625.52	1428.14	1280.58	1166.23	1075.12
55000	4848.61	3316.25	2551.12	2092.88	1788.08	1570.96	1408.64	1282.85	1182.63
60000	5289.39	3617.73	2783.04	2283.14	1950.63	1713.77	1536.70	1399.47	1290.14
65000	5730.17	3919.20	3014.96	2473.40	2113.18	1856.59	1664.75	1516.09	1397.65
70000	6170.96	4220.68	3246.87	2663.66	2275.73	1999.40	1792.81	1632.72	1505.16
75000	6611.74	4522.16	3478.79	2853.92	2438.28	2142.21	1920.87	1749.34	1612.67
80000	7052.52	4823.63	3710.71	3044.18	2600.84	2285.03	2048.93	1865.96	1720.19
85000	7493.30	5125.11	3942.63	3234.44	2763.39	2427.84	2176.98	1982.58	1827.70
90000	7934.09	5426.59	4174.55	3424.70	2925.94	2570.66	2305.04	2099.20	1935.21
95000	8374.87	5728.06	4406.47	3614.96	3088.49	2713.47	2433.10	2215.83	2042.72
100000	8815.65	6029.54	4638.39	3805.22	3251.04	2856.28	2561.16	2332.45	2150.23

TERMES MONTANT	6 ANS	7 ANS	8 ANS	9 ANS	10 ANS	11 ANS	12 ANS	13 ANS	14 ANS
25	.47	.43	.39	.36	.34	.33	.31	.30	.29
50	.94	.85	.78	.72	.68	.65	.62	.59	.57
75	1.41	1.27	1.16	1.08	1.02	.97	.92	.89	.86
100	1.88	1.69	1.55	1.44	1.36	1.29	1.23	1.18	1.14
200	3.76	3.38	3.09	2.88	2.71	2.57	2.46	2.36	2.28
300	5.64	5.07	4.64	4.31	4.06	3.85	3.68	3.54	3.42
400	7.52	6.75	6.18	5.75	5.41	5.13	4.91	4.72	4.56
500	9.40	8.44	7.73	7.19	6.76	6.41	6.13	5.90	5.70
600	11.28	10.13	9.27	8.62	8.11	7.69	7.36	7.08	6.84
700	13.16	11.81	10.82	10.06	9.46	8.97	8.58	8.25	7.98
800	15.04	13.50	12.36	11.49	10.81	10.26	9.81	9.43	9.12
900	16.91	15.19	13.91	12.93	12.16	11.54	11.03	10.61	10.26
1000	18.79	16.87	15.45	14.37	13.51	12.82	12.26	11.79	11.40
2000	37.58	33.74	30.90	28.73	27.01	25.63	24.51	23.58	22.79
2500	46.97	42.18	38.63	35.91	33.76	32.04	30.63	29.47	28.49
3000	56.37	50.61	46.35	43.09	40.51	38.45	36.76	35.36	34.19
4000	75.16	67.48	61.80	57.45	54.02	51.26	49.01	47.15	45.58
5000	93.94	84.35	77.25	71.81	67.52	64.08	61.26	58.93	56.98
6000	112.73	101.22	92.70	86.17	81.02	76.89	73.51	70.72	68.37
7000	131.52	118.09	108.15	100.53	94.53	89.70	85.76	82.50	79.77
8000	150.31	134.96	123.60	114.89	108.03	102.52	98.02	94.29	91.16
9000	169.09	151.83	139.05	129.25	121.53	115.33	110.27	106.07	102.56
10000	187.88	168.70	154.50	143.61	135.03	128.15	122.52	117.86	113.95
11000	206.67	185.57	169.94	157.97	148.54	140.96	134.77	129.64	125.35
12000	225.46	202.44	185.39	172.33	162.04	153.77	147.02	141.43	136.74
13000	244.24	219.31	200.84	186.69	175.54	166.59	159.27	153.21	148.13
14000	263.03	236.18	216.29	201.05	189.05	179.40	171.52	165.00	159.53
15000	281.82	253.05	231.74	215.41	202.55	192.22	183.77	176.78	170.92
16000	300.61	269.92	247.19	229.77	216.05	205.03	196.03	188.57	182.32
17000	319.39	286.79	262.64	244.13	229.56	217.84	208.28	200.35	193.71
18000	338.18	303.66	278.09	258.49	243.06	230.66	220.53	212.14	205.11
19000	356.97	320.53	293.54	272.85	256.56	243.47	232.78	223.92	216.50
20000	375.76	337.39	308.99	287.21	270.06	256.29	245.03	235.71	227.90
21000	394.54	354.26	324.43	301.57	283.57	269.10	257.28	247.49	239.29
22000	413.33	371.13	339.88	315.93	297.07	281.92	269.53	259.28	250.69
23000	432.12	388.00	355.33	330.29	310.57	294.73	281.78	271.06	262.08
24000	450.91	404.87	370.78	344.65	324.08	307.54	294.04	282.85	273.48
25000	469.69	421.74	386.23	359.01	337.58	320.36	306.29	294.63	284.87
26000	488.48	438.61	401.68	373.37	351.08	333.17	318.54	306.42	296.26
27000	507.27	455.48	417.13	387.73	364.58	345.99	330.79	318.20	307.66
28000	526.06	472.35	432.58	402.09	378.09	358.80	343.04	329.99	319.05
29000	544.84	489.22	448.03	416.45	391.59	371.61	355.29	341.77	330.45
30000	563.63	506.09	463.48	430.81	405.09	384.43	367.54	353.56	341.84
31000	582.42	522.96	478.92	445.17	418.60	397.24	379.79	365.34	353.24
32000	601.21	539.83	494.37	459.53	432.10	410.06	392.05	377.13	364.63
33000	619.99	556.70	509.82	473.89	445.60	422.87	404.30	388.91	376.03
34000	638.78	573.57	525.27	488.25	459.11	435.68	416.55	400.70	387.42
35000	657.57	590.44	540.72	502.61	472.61	448.50	428.80	412.48	398.82
36000	676.36	607.31	556.17	516.97	486.11	461.31	441.05	424.27	410.21
37000	695.14	624.18	571.62	531.33	499.61	474.13	453.30	436.05	421.61
38000	713.93	641.04	587.07	545.69	513.12	486.94	465.55	447.84	433.00
39000	732.72	657.91	602.52	560.05	526.62	499.76	477.80	459.62	444.39
40000	751.51	674.78	617.97	574.41	540.12	512.57	490.06	471.41	455.79
45000	845.44	759.13	695.21	646.21	607.64	576.64	551.31	530.33	512.76
50000	939.38	843.48	772.46	718.01	675.15	640.71	612.57	589.26	569.74
55000	1033.32	927.83	849.70	789.81	742.67	704.78	673.82	648.18	626.71
60000	1127.26	1012.17	926.95	861.61	810.18	768.85	735.08	707.11	683.68
65000	1221.20	1096.52	1004.19	933.41	877.70	832.92	796.34	766.04	740.65
70000	1315.13	1180.87	1081.44	1005.21	945.21	896.99	857.59	824.96	797.63
75000	1409.07	1265.21	1158.68	1077.01	1012.73	961.06	918.85	883.89	854.60
80000	1503.01	1349.56	1235.93	1148.81	1080.24	1025.13	980.11	942.81	911.57
85000	1596.95	1433.91	1313.17	1220.61	1147.76	1089.20	1041.36	1001.74	968.55
90000	1690.88	1518.26	1390.42	1292.41	1215.27	1153.28	1102.62	1060.66	1025.52
95000	1784.82	1602.60	1467.66	1364.21	1282.78	1217.35	1163.88	1119.59	1082.49
100000	1878.76	1686.95	1544.91	1436.01	1350.30	1281.42	1225.13	1178.51	1139.47

PAIEMENT MENSUEL REQUIS
POUR L'AMORTISSEMENT DU PRÊT

TERMES MONTANT	15 ANS	16 ANS	17 ANS	18 ANS	19 ANS	20 ANS	21 ANS	22 ANS	23 ANS
25	.28	.27	.27	.26	.26	.25	.25	.25	.25
50	.56	.54	.53	.52	.51	.50	.50	.49	.49
75	.83	.81	.80	.78	.77	.75	.74	.74	.73
100	1.11	1.08	1.06	1.04	1.02	1.00	.99	.98	.97
200	2.22	2.16	2.11	2.07	2.04	2.00	1.98	1.95	1.93
300	3.32	3.24	3.17	3.10	3.05	3.00	2.96	2.93	2.89
400	4.43	4.32	4.22	4.14	4.07	4.00	3.95	3.90	3.86
500	5.54	5.40	5.28	5.17	5.08	5.00	4.93	4.87	4.82
600	6.64	6.47	6.33	6.20	6.10	6.00	5.92	5.85	5.78
700	7.75	7.55	7.38	7.24	7.11	7.00	6.91	6.82	6.75
800	8.86	8.63	8.44	8.27	8.13	8.00	7.89	7.79	7.71
900	9.96	9.71	9.49	9.30	9.14	9.00	8.88	8.77	8.67
1000	11.07	10.79	10.55	10.34	10.16	10.00	9.86	9.74	9.64
2000	22.13	21.57	21.09	20.67	20.31	20.00	19.72	19.48	19.27
2500	27.67	26.96	26.36	25.84	25.39	24.99	24.65	24.35	24.08
3000	33.20	32.35	31.63	31.00	30.46	29.99	29.58	29.22	28.90
4000	44.26	43.14	42.17	41.34	40.62	39.99	39.43	38.95	38.53
5000	55.33	53.92	52.71	51.67	50.77	49.98	49.29	48.69	48.16
6000	66.39	64.70	63.25	62.00	60.92	59.98	59.15	58.43	57.79
7000	77.46	75.49	73.80	72.34	71.07	69.97	69.01	68.16	67.42
8000	88.52	86.27	84.34	82.67	81.23	79.97	78.86	77.90	77.05
9000	99.59	97.05	94.88	93.00	91.38	89.96	88.72	87.64	86.68
10000	110.65	107.84	105.42	103.34	101.53	99.96	98.58	97.37	96.31
11000	121.71	118.62	115.96	113.67	111.68	109.95	108.44	107.11	105.94
12000	132.78	129.40	126.50	124.00	121.84	119.95	118.29	116.85	115.57
13000	143.84	140.18	137.05	134.34	131.99	129.94	128.15	126.58	125.20
14000	154.91	150.97	147.59	144.67	142.14	139.94	138.01	136.32	134.83
15000	165.97	161.75	158.13	155.00	152.29	149.93	147.87	146.06	144.46
16000	177.04	172.53	168.67	165.34	162.45	159.93	157.72	155.79	154.09
17000	188.10	183.32	179.21	175.67	172.60	169.92	167.58	165.53	163.72
18000	199.17	194.10	189.75	186.00	182.75	179.92	177.44	175.27	173.35
19000	210.23	204.88	200.30	196.34	192.90	189.91	187.30	185.00	182.98
20000	221.29	215.67	210.84	206.67	203.06	199.91	197.15	194.74	192.61
21000	232.36	226.45	221.38	217.00	213.21	209.90	207.01	204.48	202.24
22000	243.42	237.23	231.92	227.34	223.36	219.90	216.87	214.21	211.87
23000	254.49	248.02	242.46	237.67	233.51	229.89	226.73	223.95	221.51
24000	265.55	258.80	253.00	248.00	243.67	239.89	236.58	233.69	231.14
25000	276.62	269.58	263.55	258.34	253.82	249.88	246.44	243.42	240.77
26000	287.68	280.36	274.09	268.67	263.97	259.88	256.30	253.16	250.40
27000	298.75	291.15	284.63	279.00	274.12	269.87	266.16	262.90	260.03
28000	309.81	301.93	295.17	289.34	284.28	279.87	276.01	272.63	269.66
29000	320.87	312.71	305.71	299.67	294.43	289.86	285.87	282.37	279.29
30000	331.94	323.50	316.25	310.00	304.58	299.86	295.73	292.11	288.92
31000	343.00	334.28	326.80	320.34	314.73	309.85	305.59	301.84	298.55
32000	354.07	345.06	337.34	330.67	324.89	319.85	315.44	311.58	308.18
33000	365.13	355.85	347.88	341.00	335.04	329.84	325.30	321.32	317.81
34000	376.20	366.63	358.42	351.34	345.19	339.84	335.16	331.05	327.44
35000	387.26	377.41	368.96	361.67	355.34	349.83	345.02	340.79	337.07
36000	398.33	388.20	379.50	372.00	365.50	359.83	354.87	350.53	346.70
37000	409.39	398.98	390.05	382.34	375.65	369.82	364.73	360.26	356.33
38000	420.45	409.76	400.59	392.67	385.80	379.82	374.59	370.00	365.96
39000	431.52	420.54	411.13	403.00	395.95	389.82	384.45	379.74	375.59
40000	442.58	431.33	421.67	413.34	406.11	399.81	394.30	389.47	385.22
45000	497.91	485.24	474.38	465.00	456.87	449.79	443.59	438.16	433.38
50000	553.23	539.16	527.09	516.67	507.63	499.76	492.88	486.84	481.53
55000	608.55	593.07	579.80	568.34	558.40	549.74	542.17	535.52	529.68
60000	663.87	646.99	632.50	620.00	609.16	599.71	591.45	584.21	577.83
65000	719.19	700.90	685.21	671.67	659.92	649.69	640.74	632.89	625.98
70000	774.52	754.82	737.92	723.33	710.68	699.66	690.03	681.57	674.14
75000	829.84	808.74	790.63	775.00	761.45	749.64	739.32	730.26	722.29
80000	885.16	862.65	843.34	826.67	812.21	799.62	788.60	778.94	770.44
85000	940.48	916.57	896.04	878.33	862.97	849.59	837.89	827.63	818.59
90000	995.81	970.48	948.75	930.00	913.74	899.57	887.18	876.31	866.75
95000	1051.13	1024.40	1001.46	981.67	964.50	949.54	936.46	924.99	914.90
100000	1106.45	1078.31	1054.17	1033.33	1015.26	999.52	985.75	973.68	963.05

TERMES MONTANT	24 ANS	25 ANS	26 ANS	27 ANS	28 ANS	29 ANS	30 ANS	35 ANS	40 ANS
25	.24	.24	.24	.24	.24	.24	.23	.23	.23
50	.48	.48	.47	.47	.47	.47	.46	.45	.45
75	.72	.71	.71	.70	.70	.70	.69	.68	.67
100	.96	.95	.94	.94	.93	.93	.92	.90	.89
200	1.91	1.90	1.88	1.87	1.86	1.85	1.84	1.80	1.78
300	2.87	2.84	2.82	2.80	2.78	2.77	2.75	2.70	2.67
400	3.82	3.79	3.76	3.73	3.71	3.69	3.67	3.60	3.55
500	4.77	4.73	4.70	4.66	4.63	4.61	4.59	4.50	4.45
600	5.73	5.68	5.63	5.59	5.56	5.53	5.50	5.40	5.34
700	6.68	6.62	6.57	6.53	6.49	6.45	6.42	6.30	6.23
800	7.63	7.57	7.51	7.46	7.41	7.37	7.33	7.20	7.12
900	8.59	8.51	8.45	8.39	8.34	8.29	8.25	8.10	8.01
1000	9.54	9.46	9.39	9.32	9.26	9.21	9.17	9.00	8.90
2000	19.08	18.91	18.77	18.64	18.52	18.42	18.33	17.99	17.80
2500	23.85	23.64	23.46	23.29	23.15	23.02	22.91	22.49	22.25
3000	28.62	28.37	28.15	27.95	27.78	27.62	27.49	26.99	26.70
4000	38.15	37.82	37.53	37.27	37.03	36.83	36.65	35.98	35.60
5000	47.69	47.27	46.91	46.58	46.29	46.03	45.81	44.98	44.50
6000	57.23	56.73	56.29	55.90	55.55	55.24	54.97	53.97	53.40
7000	66.76	66.18	65.67	65.21	64.81	64.45	64.13	62.97	62.30
8000	76.30	75.64	75.05	74.53	74.06	73.65	73.29	71.96	71.20
9000	85.84	85.09	84.43	83.84	83.32	82.86	82.45	80.95	80.10
10000	95.37	94.54	93.81	93.16	92.58	92.06	91.61	89.95	89.00
11000	104.91	104.00	103.19	102.47	101.84	101.27	100.77	98.94	97.89
12000	114.45	113.45	112.57	111.79	111.09	110.48	109.93	107.94	106.79
13000	123.98	122.91	121.95	121.10	120.35	119.68	119.09	116.93	115.69
14000	133.52	132.36	131.33	130.42	129.61	128.89	128.25	125.93	124.59
15000	143.06	141.81	140.71	139.73	138.87	138.09	137.41	134.92	133.49
16000	152.59	151.27	150.09	149.05	148.12	147.30	146.57	143.92	142.39
17000	162.13	160.72	159.47	158.37	157.38	156.51	155.73	152.91	151.29
18000	171.67	170.17	168.85	167.68	166.64	165.71	164.89	161.90	160.19
19000	181.20	179.63	178.23	177.00	175.90	174.92	174.05	170.90	169.09
20000	190.74	189.08	187.61	186.31	185.15	184.12	183.21	179.89	177.99
21000	200.28	198.54	196.99	195.63	194.41	193.33	192.37	188.89	186.89
22000	209.81	207.99	206.38	204.94	203.67	202.54	201.53	197.88	195.78
23000	219.35	217.44	215.76	214.26	212.93	211.74	210.69	206.88	204.68
24000	228.89	226.90	225.14	223.57	222.18	220.95	219.85	215.87	213.58
25000	238.42	236.35	234.52	232.89	231.44	230.15	229.01	224.86	222.48
26000	247.96	245.81	243.90	242.20	240.70	239.36	238.17	233.86	231.38
27000	257.50	255.26	253.28	251.52	249.96	248.56	247.33	242.85	240.28
28000	267.03	264.71	262.66	260.83	259.21	257.77	256.49	251.85	249.18
29000	276.57	274.17	272.04	270.15	268.47	266.98	265.65	260.84	258.08
30000	286.11	283.62	281.42	279.46	277.73	276.18	274.81	269.84	266.98
31000	295.64	293.07	290.80	288.78	286.99	285.39	283.97	278.83	275.88
32000	305.18	302.53	300.18	298.10	296.24	294.59	293.13	287.83	284.77
33000	314.72	311.98	309.56	307.41	305.50	303.80	302.29	296.82	293.67
34000	324.25	321.44	318.94	316.73	314.76	313.01	311.45	305.81	302.57
35000	333.79	330.89	328.32	326.04	324.02	322.21	320.61	314.81	311.47
36000	343.33	340.34	337.70	335.36	333.27	331.42	329.77	323.80	320.37
37000	352.86	349.80	347.08	344.67	342.53	340.62	338.93	332.80	329.27
38000	362.40	359.25	356.46	353.99	351.79	349.83	348.09	341.79	338.17
39000	371.94	368.71	365.84	363.30	361.05	359.04	357.25	350.79	347.07
40000	381.47	378.16	375.22	372.62	370.30	368.24	366.41	359.78	355.97
45000	429.16	425.43	422.13	419.19	416.59	414.27	412.21	404.75	400.46
50000	476.84	472.70	469.03	465.77	462.88	460.30	458.01	449.72	444.96
55000	524.52	519.97	515.93	512.35	509.16	506.33	503.81	494.70	489.45
60000	572.21	567.24	562.83	558.92	555.45	552.36	549.61	539.67	533.95
65000	619.89	614.51	609.74	605.50	601.74	598.39	595.41	584.64	578.44
70000	667.58	661.78	656.64	652.08	648.03	644.42	641.21	629.61	622.94
75000	715.26	709.06	703.54	698.65	694.31	690.45	687.01	674.58	667.43
80000	762.94	756.31	750.44	745.23	740.60	736.48	732.81	719.56	711.93
85000	810.63	803.58	797.34	791.81	786.89	782.51	778.61	764.53	756.42
90000	858.31	850.85	844.25	838.38	833.17	828.54	824.41	809.50	800.92
95000	905.99	898.12	891.15	884.96	879.46	874.57	870.21	854.47	845.42
100000	953.68	945.39	938.05	931.54	925.75	920.60	916.01	899.44	889.91

11%

PAIEMENT MENSUEL REQUIS
POUR L'AMORTISSEMENT DU PRÊT

TERMES MONTANT	1 AN	1½ AN	2 ANS	2½ ANS	3 ANS	3½ ANS	4 ANS	4½ ANS	5 ANS
25	2.21	1.52	1.17	.96	.82	.72	.65	.59	.55
50	4.42	3.03	2.33	1.91	1.64	1.44	1.29	1.18	1.09
75	6.63	4.54	3.49	2.87	2.45	2.16	1.93	1.76	1.63
100	8.83	6.05	4.65	3.82	3.27	2.87	2.58	2.35	2.17
200	17.66	12.09	9.30	7.64	6.53	5.74	5.15	4.69	4.33
300	26.49	18.13	13.95	11.45	9.79	8.61	7.72	7.04	6.49
400	35.31	24.17	18.60	15.27	13.05	11.48	10.30	9.38	8.65
500	44.14	30.21	23.25	19.09	16.32	14.34	12.87	11.73	10.82
600	52.97	36.25	27.90	22.90	19.58	17.21	15.44	14.07	12.98
700	61.79	42.29	32.55	26.72	22.84	20.08	18.01	16.41	15.14
800	70.62	48.33	37.20	30.54	26.10	22.95	20.59	18.76	17.30
900	79.45	54.37	41.85	34.35	29.37	25.81	23.16	21.10	19.46
1000	88.27	60.41	46.50	38.17	32.63	28.68	25.73	23.45	21.63
2000	176.54	120.82	92.99	76.33	65.25	57.36	51.46	46.89	43.25
2500	220.67	151.02	116.24	95.41	81.56	71.70	64.32	58.61	54.06
3000	264.81	181.22	139.49	114.50	97.87	86.04	77.19	70.33	64.87
4000	353.08	241.63	185.98	152.66	130.50	114.71	102.91	93.77	86.49
5000	441.34	302.03	232.48	190.82	163.12	143.39	128.64	117.21	108.11
6000	529.61	362.44	278.97	228.99	195.74	172.07	154.37	140.65	129.73
7000	617.88	422.85	325.47	267.15	228.37	200.74	180.10	164.10	151.35
8000	706.15	483.25	371.96	305.32	260.99	229.42	205.82	187.54	172.97
9000	794.42	543.66	418.46	343.48	293.61	258.10	231.55	210.98	194.59
10000	882.68	604.06	464.95	381.64	326.24	286.78	257.28	234.42	216.21
11000	970.95	664.47	511.45	419.81	358.86	315.45	283.00	257.86	237.84
12000	1059.22	724.87	557.94	457.97	391.48	344.13	308.73	281.30	259.46
13000	1147.49	785.28	604.44	496.14	424.11	372.81	334.46	304.75	281.08
14000	1235.76	845.69	650.93	534.30	456.73	401.48	360.19	328.19	302.70
15000	1324.02	906.09	697.43	572.46	489.35	430.16	385.91	351.63	324.32
16000	1412.29	966.50	743.92	610.63	521.98	458.84	411.64	375.07	345.94
17000	1500.56	1026.90	790.41	648.79	554.60	487.52	437.37	398.51	367.56
18000	1588.83	1087.31	836.91	686.96	587.22	516.19	463.10	421.95	389.18
19000	1677.10	1147.72	883.40	725.12	619.85	544.87	488.82	445.40	410.80
20000	1765.36	1208.12	929.90	763.28	652.47	573.55	514.55	468.84	432.42
21000	1853.63	1268.53	976.39	801.45	685.09	602.22	540.28	492.28	454.05
22000	1941.90	1328.93	1022.89	839.61	717.72	630.90	566.00	515.72	475.67
23000	2030.17	1389.34	1069.38	877.78	750.34	659.58	591.73	539.16	497.29
24000	2118.44	1449.74	1115.88	915.94	782.96	688.25	617.46	562.60	518.91
25000	2206.70	1510.15	1162.37	954.10	815.59	716.93	643.19	586.05	540.53
26000	2294.97	1570.56	1208.87	992.27	848.21	745.61	668.91	609.49	562.15
27000	2383.24	1630.96	1255.36	1030.43	880.83	774.29	694.64	632.93	583.77
28000	2471.51	1691.37	1301.86	1068.59	913.46	802.96	720.37	656.37	605.39
29000	2559.77	1751.77	1348.35	1106.76	946.08	831.64	746.09	679.81	627.01
30000	2648.04	1812.18	1394.85	1144.92	978.70	860.32	771.82	703.25	648.63
31000	2736.31	1872.58	1441.34	1183.09	1011.33	888.99	797.55	726.70	670.26
32000	2824.58	1932.99	1487.83	1221.25	1043.95	917.67	823.28	750.14	691.88
33000	2912.85	1993.40	1534.33	1259.41	1076.57	946.35	849.00	773.58	713.50
34000	3001.11	2053.80	1580.82	1297.58	1109.20	975.03	874.73	797.02	735.12
35000	3089.38	2114.21	1627.32	1335.74	1141.82	1003.70	900.46	820.46	756.74
36000	3177.65	2174.61	1673.81	1373.91	1174.44	1032.38	926.19	843.90	778.36
37000	3265.92	2235.02	1720.31	1412.07	1207.07	1061.06	951.91	867.35	799.98
38000	3354.19	2295.43	1766.80	1450.23	1239.69	1089.73	977.64	890.79	821.60
39000	3442.45	2355.83	1813.30	1488.40	1272.31	1118.41	1003.37	914.23	843.22
40000	3530.72	2416.24	1859.79	1526.56	1304.94	1147.09	1029.09	937.67	864.84
45000	3972.06	2718.27	2092.27	1717.38	1468.05	1290.47	1157.73	1054.88	972.95
50000	4413.40	3020.29	2324.74	1908.20	1631.17	1433.86	1286.37	1172.09	1081.05
55000	4854.74	3322.32	2557.21	2099.02	1794.29	1577.24	1415.00	1289.29	1189.16
60000	5296.08	3624.35	2789.69	2289.84	1957.40	1720.63	1543.64	1406.50	1297.26
65000	5737.42	3926.38	3022.16	2480.66	2120.52	1864.01	1672.27	1523.71	1405.37
70000	6178.76	4228.41	3254.63	2671.48	2283.64	2007.40	1800.91	1640.92	1513.47
75000	6620.10	4530.44	3487.11	2862.30	2446.75	2150.78	1929.55	1758.13	1621.58
80000	7061.44	4832.47	3719.58	3053.12	2609.87	2294.17	2058.18	1875.34	1729.68
85000	7502.78	5134.50	3952.05	3243.94	2772.99	2437.56	2186.82	1992.54	1837.79
90000	7944.12	5436.53	4184.53	3434.76	2936.10	2580.94	2315.46	2109.75	1945.89
95000	8385.46	5738.56	4417.00	3625.58	3099.22	2724.33	2444.09	2226.96	2054.00
100000	8826.80	6040.58	4649.47	3816.40	3262.34	2867.71	2572.73	2344.17	2162.10

PAIEMENT MENSUEL REQUIS

POUR L'AMORTISSEMENT DU PRÊT

11%

TERMES MONTANT	6 ANS	7 ANS	8 ANS	9 ANS	10 ANS	11 ANS	12 ANS	13 ANS	14 ANS
25	.48	.43	.39	.37	.35	.33	.31	.30	.29
50	.95	.85	.78	.73	.69	.65	.62	.60	.58
75	1.42	1.28	1.17	1.09	1.03	.98	.93	.90	.87
100	1.90	1.70	1.56	1.45	1.37	1.30	1.24	1.20	1.16
200	3.79	3.40	3.12	2.90	2.73	2.60	2.48	2.39	2.31
300	5.68	5.10	4.68	4.35	4.10	3.89	3.72	3.58	3.47
400	7.57	6.80	6.24	5.80	5.46	5.19	4.96	4.78	4.62
500	9.46	8.50	7.79	7.25	6.82	6.48	6.20	5.97	5.78
600	11.35	10.20	9.35	8.70	8.19	7.78	7.44	7.16	6.93
700	13.24	11.90	10.91	10.15	9.55	9.07	8.68	8.35	8.08
800	15.13	13.60	12.47	11.60	10.91	10.37	9.92	9.55	9.24
900	17.02	15.30	14.02	13.05	12.28	11.66	11.16	10.74	10.39
1000	18.91	17.00	15.58	14.50	13.64	12.96	12.40	11.93	11.55
2000	37.82	33.99	31.16	28.99	27.28	25.91	24.79	23.86	23.09
2500	47.28	42.49	38.95	36.23	34.10	32.38	30.98	29.83	28.86
3000	56.73	50.99	46.74	43.48	40.92	38.86	37.18	35.79	34.63
4000	75.64	67.98	62.31	57.97	54.55	51.81	49.57	47.72	46.17
5000	94.55	84.98	77.89	72.46	68.19	64.76	61.96	59.65	57.71
6000	113.46	101.97	93.47	86.95	81.83	77.71	74.35	71.57	69.25
7000	132.37	118.97	109.05	101.44	95.47	90.67	86.75	83.50	80.79
8000	151.28	135.96	124.62	115.94	109.10	103.62	99.14	95.43	92.33
9000	170.19	152.96	140.20	130.43	122.74	116.57	111.53	107.36	103.87
10000	189.10	169.95	155.78	144.92	136.38	129.52	123.92	119.29	115.41
11000	208.01	186.94	171.35	159.41	150.02	142.47	136.31	131.22	126.95
12000	226.92	203.94	186.93	173.90	163.65	155.42	148.70	143.14	138.49
13000	245.83	220.93	202.51	188.39	177.29	168.37	161.10	155.07	150.03
14000	264.74	237.93	218.09	202.88	190.93	181.33	173.49	167.00	161.57
15000	283.65	254.92	233.66	217.38	204.56	194.28	185.88	178.93	173.12
16000	302.56	271.92	249.24	231.87	218.20	207.23	198.27	190.86	184.66
17000	321.46	288.91	264.82	246.36	231.84	220.18	210.66	202.79	196.20
18000	340.37	305.91	280.39	260.85	245.48	233.13	223.05	214.71	207.74
19000	359.28	322.90	295.97	275.34	259.11	246.08	235.45	226.64	219.28
20000	378.19	339.89	311.55	289.83	272.75	259.03	247.84	238.57	230.82
21000	397.10	356.89	327.13	304.32	286.39	271.99	260.23	250.50	242.36
22000	416.01	373.88	342.70	318.81	300.03	284.94	272.62	262.43	253.90
23000	434.92	390.88	358.28	333.31	313.66	297.89	285.01	274.36	265.44
24000	453.83	407.87	373.86	347.80	327.30	310.84	297.40	286.28	276.98
25000	472.74	424.87	389.43	362.29	340.94	323.79	309.80	298.21	288.52
26000	491.65	441.86	405.01	376.78	354.57	336.74	322.19	310.14	300.06
27000	510.56	458.86	420.59	391.27	368.21	349.70	334.58	322.07	311.60
28000	529.47	475.85	436.17	405.76	381.85	362.65	346.97	334.00	323.14
29000	548.38	492.84	451.74	420.25	395.49	375.60	359.36	345.93	334.68
30000	567.29	509.84	467.32	434.75	409.12	388.55	371.75	357.85	346.23
31000	586.20	526.83	482.90	449.24	422.76	401.50	384.15	369.78	357.77
32000	605.11	543.83	498.47	463.73	436.40	414.45	396.54	381.71	369.31
33000	624.01	560.82	514.05	478.22	450.04	427.40	408.93	393.64	380.85
34000	642.92	577.82	529.63	492.71	463.67	440.36	421.32	405.57	392.39
35000	661.83	594.81	545.21	507.20	477.31	453.31	433.71	417.50	403.93
36000	680.74	611.81	560.78	521.69	490.95	466.26	446.10	429.42	415.47
37000	699.65	628.80	576.36	536.18	504.58	479.21	458.49	441.35	427.01
38000	718.56	645.79	591.94	550.68	518.22	492.16	470.89	453.28	438.55
39000	737.47	662.79	607.51	565.17	531.86	505.11	483.28	465.21	450.09
40000	756.38	679.78	623.09	579.66	545.50	518.06	495.67	477.14	461.63
45000	850.93	764.76	700.98	652.12	613.68	582.82	557.63	536.78	519.34
50000	945.47	849.73	778.86	724.57	681.87	647.58	619.59	596.42	577.04
55000	1040.02	934.70	856.75	797.03	750.06	712.34	681.54	656.06	634.74
60000	1134.57	1019.67	934.63	869.49	818.24	777.09	743.50	715.70	692.45
65000	1229.11	1104.64	1012.52	941.94	886.43	841.85	805.46	775.35	750.15
70000	1323.66	1189.62	1090.41	1014.40	954.62	906.61	867.42	834.99	807.85
75000	1418.21	1274.59	1168.29	1086.86	1022.80	971.37	929.38	894.63	865.56
80000	1512.76	1359.56	1246.18	1159.31	1090.99	1036.12	991.33	954.27	923.26
85000	1607.30	1444.53	1324.06	1231.77	1159.17	1100.88	1053.29	1013.91	980.96
90000	1701.85	1529.51	1401.95	1304.23	1227.36	1165.64	1115.25	1073.55	1038.67
95000	1796.40	1614.48	1479.84	1376.68	1295.55	1230.40	1177.21	1133.20	1096.37
100000	1890.94	1699.45	1557.72	1449.14	1363.73	1295.15	1239.17	1192.84	1154.07

11% PAIEMENT MENSUEL REQUIS
POUR L'AMORTISSEMENT DU PRÊT

TERMES MONTANT	15 ANS	16 ANS	17 ANS	18 ANS	19 ANS	20 ANS	21 ANS	22 ANS	23 ANS
25	.29	.28	.27	.27	.26	.26	.26	.25	.25
30	.57	.55	.54	.53	.52	.51	.51	.50	.49
75	.85	.83	.81	.79	.78	.77	.76	.75	.74
100	1.13	1.10	1.07	1.05	1.04	1.02	1.01	1.00	.98
200	2.25	2.19	2.14	2.10	2.07	2.04	2.01	1.99	1.96
300	3.37	3.29	3.21	3.15	3.10	3.05	3.01	2.98	2.94
400	4.49	4.38	4.28	4.20	4.13	4.07	4.01	3.97	3.92
500	5.61	5.47	5.35	5.25	5.16	5.08	5.02	4.96	4.90
600	6.73	6.57	6.42	6.30	6.19	6.10	6.02	5.95	5.88
700	7.85	7.66	7.49	7.35	7.22	7.11	7.02	6.94	6.86
800	8.98	8.75	8.56	8.40	8.25	8.13	8.02	7.93	7.84
900	10.10	9.85	9.63	9.45	9.29	9.15	9.02	8.92	8.82
1000	11.22	10.94	10.70	10.49	10.32	10.16	10.03	9.91	9.80
2000	22.43	21.87	21.40	20.98	20.63	20.32	20.05	19.81	19.60
2500	28.04	27.34	26.74	26.23	25.78	25.40	25.06	24.76	24.50
3000	33.64	32.81	32.09	31.47	30.94	30.47	30.07	29.71	29.40
4000	44.86	43.74	42.79	41.96	41.25	40.63	40.09	39.61	39.20
5000	56.07	54.68	53.48	52.45	51.56	50.79	50.11	49.52	49.00
6000	67.28	65.61	64.18	62.94	61.87	60.94	60.13	59.42	58.79
7000	78.50	76.55	74.87	73.43	72.19	71.10	70.15	69.32	68.59
8000	89.71	87.48	85.57	83.92	82.50	81.26	80.17	79.22	78.39
9000	100.92	98.42	96.27	94.41	92.81	91.41	90.19	89.13	88.19
10000	112.14	109.35	106.96	104.90	103.12	101.57	100.21	99.03	97.99
11000	123.35	120.29	117.66	115.39	113.43	111.73	110.24	108.93	107.78
12000	134.56	131.22	128.35	125.88	123.74	121.88	120.26	118.83	117.58
13000	145.78	142.15	139.05	136.37	134.05	132.04	130.28	128.74	127.38
14000	156.99	153.09	149.74	146.86	144.37	142.19	140.30	138.64	137.18
15000	168.20	164.02	160.44	157.35	154.68	152.35	150.32	148.54	146.98
16000	179.42	174.96	171.14	167.84	164.99	162.51	160.34	158.44	156.77
17000	190.63	185.89	181.83	178.33	175.30	172.66	170.36	168.34	166.57
18000	201.84	196.83	192.53	188.82	185.61	182.82	180.38	178.25	176.37
19000	213.06	207.76	203.22	199.31	195.92	192.98	190.40	188.15	186.17
20000	224.27	218.70	213.92	209.80	206.24	203.13	200.42	198.05	195.97
21000	235.48	229.63	224.61	220.29	216.55	213.29	210.45	207.95	205.76
22000	246.70	240.57	235.31	230.78	226.86	223.45	220.47	217.86	215.56
23000	257.91	251.50	246.01	241.27	237.17	233.60	230.49	227.76	225.36
24000	269.12	262.43	256.70	251.76	247.48	243.76	240.51	237.66	235.16
25000	280.34	273.37	267.40	262.25	257.79	253.91	250.53	247.56	244.96
26000	291.55	284.30	278.09	272.74	268.10	264.07	260.55	257.47	254.76
27000	302.76	295.24	288.79	283.23	278.42	274.23	270.57	267.37	264.55
28000	313.98	306.17	299.48	293.72	288.73	284.38	280.59	277.27	274.35
29000	325.19	317.11	310.18	304.21	299.04	294.54	290.61	287.17	284.15
30000	336.40	328.04	320.88	314.70	309.35	304.70	300.63	297.07	293.95
31000	347.62	338.98	331.57	325.19	319.66	314.85	310.65	306.98	303.75
32000	358.83	349.91	342.27	335.68	329.97	325.01	320.68	316.88	313.54
33000	370.04	360.85	352.96	346.17	340.29	335.17	330.70	326.78	323.34
34000	381.26	371.78	363.66	356.66	350.60	345.32	340.72	336.68	333.14
35000	392.47	382.71	374.35	367.15	360.91	355.48	350.74	346.59	342.94
36000	403.68	393.65	385.05	377.64	371.22	365.64	360.76	356.49	352.74
37000	414.90	404.58	395.75	388.13	381.53	375.79	370.78	366.39	362.53
38000	426.11	415.52	406.44	398.62	391.84	385.95	380.80	376.29	372.33
39000	437.32	426.45	417.14	409.11	402.15	396.10	390.82	386.20	382.13
40000	448.54	437.39	427.83	419.60	412.47	406.26	400.84	396.10	391.93
45000	504.60	492.06	481.31	472.05	464.02	457.04	450.95	445.61	440.92
50000	560.67	546.73	534.79	524.50	515.58	507.82	501.05	495.12	489.91
55000	616.73	601.41	588.27	576.95	567.14	558.61	551.16	544.63	538.90
60000	672.80	656.08	641.75	629.40	618.70	609.39	601.26	594.14	587.89
65000	728.87	710.75	695.23	681.84	670.25	660.17	651.37	643.66	636.88
70000	784.93	765.42	748.70	734.29	721.81	710.95	701.47	693.17	685.87
75000	841.00	820.10	802.18	786.74	773.37	761.73	751.58	742.68	734.86
80000	897.07	874.77	855.66	839.19	824.93	812.52	801.68	792.19	783.85
85000	953.13	929.44	909.14	891.64	876.48	863.30	851.79	841.70	832.84
90000	1009.20	984.12	962.62	944.09	928.04	914.08	901.89	891.21	881.83
95000	1065.27	1038.79	1016.10	996.54	979.60	964.86	952.00	940.72	930.82
100000	1121.33	1093.46	1069.58	1048.99	1031.16	1015.64	1002.10	990.24	979.81

TERMES MONTANT	24 ANS	25 ANS	26 ANS	27 ANS	28 ANS	28 ANS	30 ANS	35 ANS	40 ANS
25	.25	.25	.24	.24	.24	.24	.24	.23	.23
50	.49	.49	.48	.48	.48	.47	.47	.46	.46
75	.73	.72	.72	.72	.71	.71	.71	.69	.69
100	.98	.97	.96	.95	.95	.94	.94	.92	.91
200	1.95	1.93	1.92	1.90	1.89	1.88	1.87	1.84	1.82
300	2.92	2.89	2.87	2.85	2.84	2.82	2.81	2.76	2.73
400	3.89	3.86	3.83	3.80	3.78	3.76	3.74	3.68	3.64
500	4.86	4.82	4.78	4.75	4.72	4.70	4.67	4.59	4.55
600	5.83	5.78	5.74	5.70	5.67	5.64	5.61	5.51	5.46
700	6.80	6.74	6.69	6.65	6.61	6.57	6.54	6.43	6.37
800	7.77	7.71	7.65	7.60	7.55	7.51	7.48	7.35	7.28
900	8.74	8.67	8.60	8.55	8.50	8.45	8.41	8.27	8.18
1000	9.71	9.63	9.56	9.50	9.44	9.39	9.34	9.18	9.09
2000	19.42	19.26	19.11	18.99	18.87	18.77	18.68	18.36	18.18
2500	24.27	24.07	23.89	23.73	23.59	23.46	23.35	22.95	22.73
3000	29.12	28.88	28.67	28.48	28.31	28.16	28.02	27.54	27.27
4000	38.83	38.51	38.22	37.97	37.74	37.54	37.36	36.72	36.35
5000	48.54	48.13	47.77	47.46	47.17	46.92	46.70	45.90	45.45
6000	58.24	57.76	57.33	56.95	56.61	56.31	56.04	55.08	54.54
7000	67.95	67.38	66.88	66.44	66.04	65.69	65.38	64.26	63.63
8000	77.66	77.01	76.43	75.93	75.48	75.08	74.72	73.44	72.72
9000	87.36	86.63	85.99	85.42	84.91	84.46	84.06	82.62	81.80
10000	97.07	96.26	95.54	94.91	94.34	93.84	93.40	91.80	90.89
11000	106.77	105.88	105.10	104.40	103.78	103.23	102.74	100.98	99.98
12000	116.48	115.51	114.65	113.89	113.21	112.61	112.08	110.16	109.07
13000	126.19	125.13	124.20	123.38	122.65	122.00	121.42	119.34	118.16
14000	135.89	134.76	133.76	132.87	132.08	131.38	130.76	128.52	127.25
15000	145.60	144.38	143.31	142.36	141.51	140.76	140.10	137.70	136.34
16000	155.31	154.01	152.86	151.85	150.95	150.15	149.44	146.88	145.43
17000	165.01	163.63	162.42	161.34	160.38	159.53	158.77	156.06	154.51
18000	174.72	173.26	171.97	170.83	169.81	168.91	168.11	165.24	163.60
19000	184.42	182.89	181.52	180.32	179.25	178.30	177.45	174.42	172.69
20000	194.13	192.51	191.08	189.81	188.68	187.68	186.79	183.60	181.78
21000	203.84	202.14	200.63	199.30	198.12	197.07	196.13	192.78	190.87
22000	213.54	211.76	210.19	208.79	207.55	206.45	205.47	201.96	199.96
23000	223.25	221.39	219.74	218.28	216.98	215.83	214.81	211.14	209.05
24000	232.96	231.01	229.29	227.77	226.42	225.22	224.15	220.32	218.14
25000	242.66	240.64	238.85	237.26	235.85	234.60	233.49	229.50	227.22
26000	252.37	250.26	248.40	246.75	245.29	243.99	242.83	238.68	236.31
27000	262.08	259.89	257.95	256.24	254.72	253.37	252.17	247.86	245.40
28000	271.78	269.51	267.51	265.73	264.15	262.75	261.51	257.04	254.49
29000	281.49	279.14	277.06	275.22	273.59	272.14	270.85	266.22	263.58
30000	291.19	288.76	286.61	284.71	283.02	281.52	280.19	275.40	272.67
31000	300.90	298.39	296.17	294.20	292.46	290.90	289.53	284.58	281.76
32000	310.61	308.01	305.72	303.69	301.89	300.29	298.87	293.76	290.85
33000	320.31	317.64	315.28	313.18	311.32	309.67	308.20	302.94	299.94
34000	330.02	327.26	324.83	322.67	320.76	319.06	317.54	312.12	309.02
35000	339.73	336.89	334.38	332.16	330.19	328.44	326.88	321.30	318.11
36000	349.43	346.52	343.94	341.65	339.62	337.82	336.22	330.48	327.20
37000	359.14	356.14	353.49	351.14	349.06	347.21	345.56	339.66	336.29
38000	368.84	365.77	363.04	360.63	358.49	356.59	354.90	348.84	345.38
39000	378.55	375.39	372.60	370.12	367.93	365.98	364.24	358.02	354.47
40000	388.26	385.02	382.15	379.61	377.36	375.36	373.58	367.19	363.56
45000	436.79	433.14	429.92	427.06	424.53	422.28	420.28	413.09	409.00
50000	485.32	481.27	477.69	474.51	471.70	469.20	466.97	458.99	454.44
55000	533.85	529.40	525.46	521.97	518.87	516.12	513.67	504.89	499.89
60000	582.38	577.52	573.22	569.42	566.04	563.04	560.37	550.79	545.33
65000	630.91	625.65	620.99	616.87	613.21	609.96	607.06	596.69	590.78
70000	679.45	673.78	668.76	664.32	660.38	656.88	653.76	642.59	636.22
75000	727.98	721.90	716.53	711.77	707.55	703.80	700.46	688.49	681.66
80000	776.51	770.03	764.30	759.22	754.72	750.71	747.16	734.38	727.11
85000	825.04	818.15	812.07	806.67	801.89	797.63	793.85	780.28	772.55
90000	873.57	866.28	859.83	854.12	849.05	844.55	840.55	826.18	818.00
95000	922.10	914.41	907.60	901.57	896.22	891.47	887.25	872.08	863.44
100000	970.64	962.53	955.37	949.02	943.39	938.39	933.94	917.98	908.88

PAIEMENT MENSUEL REQUIS
POUR L'AMORTISSEMENT DU PRÊT

TERMES MONTANT	1 AN	1½ AN	2 ANS	2½ ANS	3 ANS	3½ ANS	4 ANS	4½ ANS	5 ANS
25	2.21	1.52	1.17	.96	.82	.72	.65	.59	.55
50	4.42	3.03	2.34	1.92	1.64	1.44	1.30	1.18	1.09
75	6.63	4.54	3.50	2.88	2.46	2.16	1.94	1.77	1.64
100	8.84	6.06	4.67	3.83	3.28	2.88	2.59	2.36	2.18
200	17.68	12.11	9.33	7.66	6.55	5.76	5.17	4.72	4.35
300	26.52	18.16	13.99	11.49	9.83	8.64	7.76	7.07	6.53
400	35.36	24.21	18.65	15.32	13.10	11.52	10.34	9.43	8.70
500	44.19	30.26	23.31	19.14	16.37	14.40	12.93	11.78	10.87
600	53.03	36.31	27.97	22.97	19.65	17.28	15.51	14.14	13.05
700	61.87	42.37	32.63	26.80	22.92	20.16	18.10	16.50	15.22
800	70.71	48.42	37.29	30.63	26.19	23.04	20.68	18.85	17.40
900	79.55	54.47	41.95	34.45	29.47	25.92	23.26	21.21	19.57
1000	88.38	60.52	46.61	38.28	32.74	28.80	25.85	23.56	21.74
2000	176.76	121.04	93.22	76.56	65.48	57.59	51.69	47.12	43.48
2500	220.95	151.30	116.52	95.69	81.85	71.98	64.61	58.90	54.35
3000	265.14	181.55	139.82	114.83	98.21	86.38	77.53	70.68	65.22
4000	353.52	242.07	186.43	153.11	130.95	115.17	103.38	94.24	86.96
5000	441.90	302.59	233.03	191.38	163.69	143.96	129.22	117.80	108.70
6000	530.28	363.10	279.64	229.66	196.42	172.75	155.06	141.36	130.44
7000	618.66	423.62	326.24	267.94	229.16	201.55	180.91	164.92	152.18
8000	707.04	484.14	372.85	306.21	261.90	230.34	206.75	188.48	173.92
9000	795.42	544.65	419.45	344.49	294.63	259.13	232.59	212.04	195.66
10000	883.80	605.17	466.06	382.76	327.37	287.92	258.44	235.60	217.40
11000	972.18	665.68	512.67	421.04	360.11	316.71	284.28	259.15	239.14
12000	1060.56	726.20	559.27	459.31	392.84	345.50	310.12	282.71	260.88
13000	1148.94	786.72	605.88	497.59	425.58	374.29	335.97	306.27	282.62
14000	1237.32	847.23	652.48	535.87	458.31	403.09	361.81	329.83	304.36
15000	1325.70	907.75	699.09	574.14	491.05	431.88	387.65	353.39	326.10
16000	1414.07	968.27	745.69	612.42	523.79	460.67	413.49	376.95	347.84
17000	1502.45	1028.78	792.30	650.69	556.52	489.46	439.34	400.51	369.58
18000	1590.83	1089.30	838.90	688.97	589.26	518.25	465.18	424.07	391.32
19000	1679.21	1149.81	885.51	727.24	622.00	547.04	491.02	447.63	413.06
20000	1767.59	1210.33	932.12	765.52	654.73	575.83	516.87	471.19	434.80
21000	1855.97	1270.85	978.72	803.80	687.47	604.63	542.71	494.75	456.54
22000	1944.35	1331.36	1025.33	842.07	720.21	633.42	568.55	518.30	478.28
23000	2032.73	1391.88	1071.93	880.35	752.94	662.21	594.40	541.86	500.02
24000	2121.11	1452.40	1118.54	918.62	785.68	691.00	620.24	565.42	521.76
25000	2209.49	1512.91	1165.14	956.90	818.41	719.79	646.08	588.98	543.50
26000	2297.87	1573.43	1211.75	995.17	851.15	748.58	671.93	612.54	565.24
27000	2386.25	1633.94	1258.35	1033.45	883.89	777.38	697.77	636.10	586.98
28000	2474.63	1694.46	1304.96	1071.73	916.62	806.17	723.61	659.66	608.72
29000	2563.01	1754.98	1351.57	1110.00	949.36	834.96	749.46	683.22	630.46
30000	2651.39	1815.49	1398.17	1148.28	982.10	863.75	775.30	706.78	652.20
31000	2739.76	1876.01	1444.78	1186.55	1014.83	892.54	801.14	730.34	673.94
32000	2828.14	1936.53	1491.38	1224.83	1047.57	921.33	826.98	753.89	695.68
33000	2916.52	1997.04	1537.99	1263.10	1080.31	950.12	852.83	777.45	717.42
34000	3004.90	2057.56	1584.59	1301.38	1113.04	978.92	878.67	801.01	739.16
35000	3093.28	2118.07	1631.20	1339.66	1145.78	1007.71	904.51	824.57	760.90
36000	3181.66	2178.59	1677.80	1377.93	1178.51	1036.50	930.36	848.13	782.64
37000	3270.04	2239.11	1724.41	1416.21	1211.25	1065.29	956.20	871.69	804.38
38000	3358.42	2299.62	1771.02	1454.48	1243.99	1094.08	982.04	895.25	826.12
39000	3446.80	2360.14	1817.62	1492.76	1276.72	1122.87	1007.89	918.81	847.86
40000	3535.18	2420.66	1864.23	1531.03	1309.46	1151.66	1033.73	942.37	869.60
45000	3977.08	2723.24	2097.25	1722.41	1473.14	1295.62	1162.95	1060.16	978.30
50000	4418.97	3025.82	2330.28	1913.79	1636.82	1439.58	1292.16	1177.96	1087.00
55000	4860.87	3328.40	2563.31	2105.17	1800.51	1583.54	1421.38	1295.75	1195.70
60000	5302.77	3630.98	2796.34	2296.55	1964.19	1727.49	1550.59	1413.55	1304.40
65000	5744.66	3933.56	3029.36	2487.93	2127.87	1871.45	1679.81	1531.34	1413.10
70000	6186.56	4236.14	3262.39	2679.31	2291.55	2015.41	1809.02	1649.14	1521.80
75000	6628.46	4538.72	3495.42	2870.69	2455.23	2159.37	1938.24	1766.93	1630.50
80000	7070.35	4841.31	3728.45	3062.06	2618.91	2303.32	2067.45	1884.73	1739.20
85000	7512.25	5143.89	3961.48	3253.44	2782.60	2447.28	2196.67	2002.52	1847.90
90000	7954.15	5446.47	4194.50	3444.82	2946.28	2591.24	2325.89	2120.32	1956.60
95000	8396.04	5749.05	4427.53	3636.20	3109.96	2735.20	2455.10	2238.11	2065.30
100000	8837.94	6051.63	4660.56	3827.58	3273.64	2879.15	2584.32	2355.91	2174.00

PAIEMENT MENSUEL REQUIS

POUR L'AMORTISSEMENT DU PRÊT **11¼%**

TERMES MONTANT	6 ANS	7 ANS	8 ANS	9 ANS	10 ANS	11 ANS	12 ANS	13 ANS	14 ANS
25	.48	.43	.40	.37	.35	.33	.32	.31	.30
50	.96	.86	.79	.74	.69	.66	.63	.61	.59
75	1.43	1.29	1.18	1.10	1.04	.99	.94	.91	.88
100	1.91	1.72	1.58	1.47	1.38	1.31	1.26	1.21	1.17
200	3.81	3.43	3.15	2.93	2.76	2.62	2.51	2.42	2.34
300	5.71	5.14	4.72	4.39	4.14	3.93	3.76	3.63	3.51
400	7.62	6.85	6.29	5.85	5.51	5.24	5.02	4.83	4.68
500	9.52	8.56	7.86	7.32	6.89	6.55	6.27	6.04	5.85
600	11.42	10.28	9.43	8.78	8.27	7.86	7.52	7.25	7.02
700	13.33	11.99	11.00	10.24	9.65	9.17	8.78	8.46	8.19
800	15.23	13.70	12.57	11.70	11.02	10.48	10.03	9.66	9.35
900	17.13	15.41	14.14	13.17	12.40	11.79	11.28	10.87	10.52
1000	19.04	17.12	15.71	14.63	13.78	13.09	12.54	12.08	11.69
2000	38.07	34.24	31.42	29.25	27.55	26.18	25.07	24.15	23.38
2500	47.58	42.80	39.27	36.56	34.44	32.73	31.34	30.19	29.22
3000	57.10	51.36	47.12	43.87	41.32	39.27	37.60	36.22	35.07
4000	76.13	68.48	62.83	58.50	55.09	52.36	50.14	48.29	46.75
5000	95.16	85.60	78.53	73.12	68.87	65.45	62.67	60.37	58.44
6000	114.19	102.72	94.24	87.74	82.64	78.54	75.20	72.44	70.13
7000	133.23	119.84	109.95	102.37	96.41	91.63	87.73	84.51	81.82
8000	152.26	136.96	125.65	116.99	110.18	104.72	100.27	96.58	93.50
9000	171.29	154.08	141.36	131.61	123.95	117.81	112.80	108.66	105.19
10000	190.32	171.20	157.06	146.24	137.73	130.90	125.33	120.73	116.88
11000	209.35	188.32	172.77	160.86	151.50	143.99	137.86	132.80	128.57
12000	228.38	205.44	188.47	175.48	165.27	157.08	150.40	144.87	140.25
13000	247.42	222.56	204.18	190.11	179.04	170.17	162.93	156.94	151.94
14000	266.45	239.68	219.89	204.73	192.82	183.26	175.46	169.02	163.63
15000	285.48	256.80	235.59	219.35	206.59	196.35	187.99	181.09	175.32
16000	304.51	273.92	251.30	233.97	220.37	209.44	200.53	193.16	187.00
17000	323.54	291.04	267.00	248.60	234.14	222.53	213.06	205.23	198.69
18000	342.57	308.16	282.71	263.22	247.90	235.62	225.59	217.31	210.38
19000	361.60	325.28	298.41	277.84	261.68	248.71	238.12	229.38	222.07
20000	380.64	342.40	314.12	292.47	275.45	261.79	250.66	241.45	233.75
21000	399.67	359.52	329.83	307.09	289.22	274.88	263.19	253.52	245.44
22000	418.70	376.64	345.53	321.71	302.99	287.97	275.72	265.60	257.13
23000	437.73	393.76	361.24	336.34	316.77	301.06	288.26	277.67	268.82
24000	456.76	410.88	376.94	350.96	330.54	314.15	300.79	289.74	280.50
25000	475.79	428.00	392.65	365.58	344.31	327.24	313.32	301.81	292.19
26000	494.83	445.12	408.35	380.21	358.08	340.33	325.85	313.88	303.88
27000	513.86	462.24	424.06	394.83	371.85	353.42	338.39	325.96	315.57
28000	532.89	479.36	439.77	409.45	385.63	366.51	350.92	338.03	327.25
29000	551.92	496.48	455.47	424.08	399.40	379.60	363.45	350.10	338.94
30000	570.95	513.60	471.18	438.70	413.17	392.69	375.98	362.17	350.63
31000	589.98	530.72	486.88	453.32	426.94	405.78	388.52	374.25	362.32
32000	609.01	547.84	502.59	467.94	440.72	418.87	401.05	386.32	374.00
33000	628.05	564.96	518.29	482.57	454.49	431.96	413.58	398.39	385.69
34000	647.08	582.08	534.00	497.19	468.26	445.05	426.11	410.46	397.38
35000	666.11	599.20	549.71	511.81	482.03	458.14	438.65	422.53	409.07
36000	685.14	616.32	565.41	526.44	495.80	471.23	451.18	434.61	420.75
37000	704.17	633.44	581.12	541.06	509.58	484.32	463.71	446.68	432.44
38000	723.20	650.56	596.82	555.68	523.35	497.41	476.24	458.75	444.13
39000	742.24	667.68	612.53	570.31	537.12	510.49	488.78	470.82	455.82
40000	761.27	684.80	628.24	584.93	550.89	523.58	501.31	482.90	467.50
45000	856.42	770.40	706.76	658.05	619.75	589.03	563.97	543.26	525.94
50000	951.58	856.00	785.29	731.16	688.61	654.48	626.64	603.62	584.38
55000	1046.74	941.60	863.82	804.28	757.48	719.93	689.30	663.98	642.82
60000	1141.90	1027.19	942.35	877.39	826.34	785.37	751.96	724.34	701.25
65000	1237.06	1112.79	1020.88	950.51	895.20	850.82	814.63	784.70	759.69
70000	1332.21	1198.39	1099.41	1023.62	964.06	916.27	877.29	845.06	818.13
75000	1427.37	1283.99	1177.94	1096.74	1032.92	981.72	939.95	905.43	876.57
80000	1522.53	1369.59	1256.47	1169.85	1101.78	1047.16	1002.61	965.79	935.00
85000	1617.69	1455.19	1334.99	1242.97	1170.64	1112.61	1065.28	1026.15	993.44
90000	1712.84	1540.79	1413.52	1316.09	1239.50	1178.06	1127.94	1086.51	1051.88
95000	1808.00	1626.39	1492.05	1389.20	1308.36	1243.51	1190.60	1146.87	1110.32
100000	1903.16	1711.99	1570.58	1462.32	1377.22	1308.95	1253.27	1207.23	1168.75

PAIEMENT MENSUEL REQUIS
POUR L'AMORTISSEMENT DU PRÊT

TERMES MONTANT	15 ANS	16 ANS	17 ANS	18 ANS	19 ANS	20 ANS	21 ANS	22 ANS	23 ANS
25	.29	.28	.28	.27	.27	.26	.26	.26	.25
50	.57	.56	.55	.54	.53	.52	.51	.51	.50
75	.86	.84	.82	.80	.79	.78	.77	.76	.75
100	1.14	1.11	1.09	1.07	1.05	1.04	1.02	1.01	1.00
200	2.28	2.22	2.18	2.13	2.10	2.07	2.04	2.02	2.00
300	3.41	3.33	3.26	3.20	3.15	3.10	3.06	3.03	2.99
400	4.55	4.44	4.35	4.26	4.19	4.13	4.08	4.03	3.99
500	5.69	5.55	5.43	5.33	5.24	5.16	5.10	5.04	4.99
600	6.82	6.66	6.52	6.39	6.29	6.20	6.12	6.05	5.98
700	7.96	7.77	7.60	7.46	7.33	7.23	7.13	7.05	6.98
800	9.10	8.87	8.69	8.52	8.38	8.26	8.15	8.06	7.98
900	10.23	9.98	9.77	9.59	9.43	9.29	9.17	9.07	8.97
1000	11.37	11.09	10.86	10.65	10.48	10.32	10.19	10.07	9.97
2000	22.73	22.18	21.71	21.30	20.95	20.64	20.38	20.14	19.94
2500	28.41	27.72	27.13	26.62	26.18	25.80	25.47	25.18	24.92
3000	34.09	33.27	32.56	31.95	31.42	30.96	30.56	30.21	29.90
4000	45.46	44.35	43.41	42.59	41.89	41.27	40.75	40.28	39.87
5000	56.82	55.44	54.26	53.24	52.36	51.60	50.93	50.35	49.84
6000	68.18	66.53	65.11	63.89	62.83	61.92	61.12	60.42	59.80
7000	79.55	77.61	75.96	74.54	73.30	72.23	71.30	70.49	69.77
8000	90.91	88.70	86.81	85.18	83.78	82.55	81.49	80.56	79.74
9000	102.27	99.79	97.66	95.83	94.25	92.87	91.67	90.62	89.70
10000	113.63	110.87	108.51	106.48	104.72	103.19	101.86	100.69	99.67
11000	125.00	121.96	119.36	117.12	115.19	113.51	112.04	110.76	109.64
12000	136.36	133.05	130.21	127.77	125.66	123.83	122.23	120.83	119.60
13000	147.72	144.13	141.06	138.42	136.13	134.15	132.41	130.90	129.57
14000	159.09	155.22	151.91	149.07	146.60	144.46	142.60	140.97	139.54
15000	170.45	166.31	162.76	159.71	157.07	154.78	152.78	151.04	149.50
16000	181.81	177.39	173.61	170.36	167.55	165.10	162.97	161.11	159.47
17000	193.17	188.48	184.46	181.01	178.02	175.42	173.15	171.17	169.44
18000	204.54	199.57	195.32	191.66	188.49	185.74	183.34	181.24	179.40
19000	215.90	210.65	206.17	202.30	198.96	196.06	193.53	191.31	189.37
20000	227.26	221.74	217.02	212.95	209.43	206.38	203.71	201.38	199.34
21000	238.63	232.83	227.87	223.60	219.90	216.69	213.90	211.45	209.30
22000	249.99	243.92	238.72	234.24	230.37	227.01	224.08	221.52	219.27
23000	261.35	255.00	249.57	244.89	240.85	237.33	234.27	231.59	229.24
24000	272.71	266.09	260.42	255.54	251.32	247.65	244.45	241.66	239.20
25000	284.08	277.18	271.27	266.19	261.79	257.97	254.64	251.72	249.17
26000	295.44	288.26	282.12	276.83	272.26	268.29	264.82	261.79	259.14
27000	306.80	299.35	292.97	287.48	282.73	278.60	275.01	271.86	269.10
28000	318.17	310.44	303.82	298.13	293.20	288.92	285.19	281.93	279.07
29000	329.53	321.52	314.67	308.77	303.67	299.24	295.38	292.00	289.04
30000	340.89	332.61	325.52	319.42	314.14	309.56	305.56	302.07	299.00
31000	352.25	343.70	336.37	330.07	324.62	319.88	315.75	312.14	308.97
32000	363.62	354.78	347.22	340.72	335.09	330.20	325.93	322.21	318.94
33000	374.98	365.87	358.07	351.36	345.56	340.52	336.12	332.27	328.90
34000	386.34	376.96	368.92	362.01	356.03	350.83	346.30	342.34	338.87
35000	397.71	388.04	379.78	372.66	366.50	361.15	356.49	352.41	348.84
36000	409.07	399.13	390.63	383.31	376.97	371.47	366.68	362.48	358.80
37000	420.43	410.22	401.48	393.95	387.44	381.79	376.86	372.55	368.77
38000	431.79	421.30	412.33	404.60	397.91	392.11	387.05	382.62	378.73
39000	443.16	432.39	423.18	415.25	408.39	402.43	397.23	392.69	388.70
40000	454.52	443.48	434.03	425.89	418.86	412.75	407.42	402.76	398.67
45000	511.33	498.91	488.28	479.13	471.21	464.34	458.34	453.10	448.50
50000	568.15	554.35	542.53	532.37	523.57	515.93	509.27	503.44	498.33
55000	624.96	609.78	596.79	585.60	575.93	567.52	560.20	553.79	548.17
60000	681.78	665.22	651.04	638.84	628.28	619.12	611.12	604.13	598.00
65000	738.59	720.65	705.29	692.07	680.64	670.71	662.05	654.48	647.83
70000	795.41	776.08	759.55	745.31	733.00	722.30	712.98	704.82	697.67
75000	852.22	831.52	813.80	798.55	785.35	773.89	763.90	755.16	747.50
80000	909.03	886.95	868.05	851.78	837.71	825.49	814.83	805.51	797.33
85000	965.85	942.39	922.30	905.02	890.07	877.08	865.75	855.85	847.16
90000	1022.66	997.82	976.56	958.26	942.42	928.67	916.68	906.19	897.00
95000	1079.48	1053.25	1030.81	1011.49	994.78	980.26	967.61	956.54	946.83
100000	1136.29	1108.69	1085.06	1064.73	1047.14	1031.86	1018.53	1006.88	996.66

TERMES MONTANT	24 ANS	25 ANS	26 ANS	27 ANS	28 ANS	29 ANS	30 ANS	35 ANS	40 ANS
25	.25	.25	.25	.25	.25	.24	.24	.24	.24
50	.50	.49	.49	.49	.49	.48	.48	.47	.47
75	.75	.74	.73	.73	.73	.72	.72	.71	.70
100	.99	.98	.98	.97	.97	.96	.96	.94	.93
200	1.98	1.96	1.95	1.94	1.93	1.92	1.91	1.88	1.86
300	2.97	2.94	2.92	2.90	2.89	2.87	2.86	2.81	2.79
400	3.96	3.92	3.90	3.87	3.85	3.83	3.81	3.75	3.72
500	4.94	4.90	4.87	4.84	4.81	4.79	4.76	4.69	4.64
600	5.93	5.88	5.84	5.80	5.77	5.74	5.72	5.62	5.57
700	6.92	6.86	6.81	6.77	6.73	6.70	6.67	6.56	6.50
800	7.91	7.84	7.79	7.74	7.69	7.66	7.62	7.50	7.43
900	8.89	8.82	8.76	8.70	8.66	8.62	8.57	8.43	8.36
1000	9.88	9.80	9.73	9.67	9.62	9.57	9.52	9.37	9.28
2000	19.76	19.60	19.46	19.34	19.23	19.13	19.04	18.74	18.56
2500	24.70	24.50	24.32	24.17	24.03	23.91	23.80	23.42	23.20
3000	29.64	29.40	29.19	29.00	28.84	28.69	28.56	28.10	27.84
4000	39.51	39.20	38.92	38.67	38.45	38.26	38.08	37.47	37.12
5000	49.39	48.99	48.64	48.33	48.06	47.82	47.60	46.83	46.40
6000	59.27	58.79	58.37	58.00	57.67	57.38	57.12	56.20	55.68
7000	69.14	68.59	68.10	67.67	67.28	66.94	66.64	65.56	64.96
8000	79.02	78.39	77.83	77.33	76.89	76.51	76.16	74.93	74.24
9000	88.90	88.18	87.55	87.00	86.51	86.07	85.68	84.30	83.52
10000	98.77	97.98	97.28	96.66	96.12	95.63	95.20	93.66	92.79
11000	108.65	107.78	107.01	106.33	105.73	105.19	104.72	103.03	102.07
12000	118.53	117.58	116.74	116.00	115.34	114.76	114.24	112.39	111.35
13000	128.40	127.37	126.46	125.66	124.95	124.32	123.76	121.76	120.63
14000	138.28	137.17	136.19	135.33	134.56	133.88	133.28	131.12	129.91
15000	148.16	146.97	145.92	144.99	144.17	143.44	142.80	140.49	139.19
16000	158.03	156.77	155.65	154.66	153.78	153.01	152.32	149.86	148.47
17000	167.91	166.56	165.38	164.32	163.39	162.57	161.84	159.22	157.75
18000	177.79	176.36	175.10	173.99	173.01	172.13	171.36	168.59	167.03
19000	187.66	186.16	184.83	183.66	182.62	181.69	180.88	177.95	176.31
20000	197.54	195.96	194.56	193.32	192.23	191.26	190.39	187.32	185.58
21000	207.42	205.75	204.29	202.99	201.84	200.82	199.91	196.68	194.86
22000	217.29	215.55	214.01	212.65	211.45	210.38	209.43	206.05	204.14
23000	227.17	225.35	223.74	222.32	221.06	219.94	218.95	215.42	213.42
24000	237.05	235.15	233.47	231.99	230.67	229.51	228.47	224.78	222.70
25000	246.92	244.94	243.20	241.65	240.28	239.07	237.99	234.15	231.98
26000	256.80	254.74	252.92	251.32	249.89	248.63	247.51	243.51	241.26
27000	266.68	264.54	262.65	260.98	259.51	258.19	257.03	252.88	250.54
28000	276.55	274.34	272.38	270.65	269.12	267.76	266.55	262.24	259.82
29000	286.43	284.13	282.11	280.31	278.73	277.32	276.07	271.61	269.10
30000	296.31	293.93	291.83	289.98	288.34	286.88	285.59	280.98	278.37
31000	306.18	303.73	301.56	299.65	297.95	296.44	295.11	290.34	287.65
32000	316.06	313.53	311.29	309.31	307.56	306.01	304.63	299.71	296.93
33000	325.94	323.32	321.02	318.98	317.17	315.57	314.15	309.07	306.21
34000	335.81	333.12	330.75	328.64	326.78	325.13	323.67	318.44	315.49
35000	345.69	342.92	340.47	338.31	336.39	334.70	333.19	327.80	324.77
36000	355.57	352.72	350.20	347.98	346.01	344.26	342.71	337.17	334.05
37000	365.44	362.51	359.93	357.64	355.62	353.82	352.23	346.54	343.33
38000	375.32	372.31	369.66	367.31	365.23	363.38	361.75	355.90	352.61
39000	385.20	382.11	379.38	376.98	374.84	372.95	371.27	365.27	361.89
40000	395.07	391.91	389.11	386.64	384.45	382.51	380.78	374.63	371.16
45000	444.46	440.89	437.75	434.97	432.51	430.32	428.38	421.46	417.56
50000	493.84	489.88	486.39	483.30	480.56	478.13	475.98	468.29	463.95
55000	543.22	538.87	535.03	531.63	528.62	525.95	523.58	515.12	510.35
60000	592.61	587.86	583.66	579.96	576.67	573.75	571.17	561.95	556.74
65000	641.99	636.85	632.30	628.29	624.73	621.57	618.77	608.78	603.14
70000	691.38	685.83	680.94	676.61	672.78	669.39	666.37	655.60	649.53
75000	740.76	734.82	729.58	724.94	720.84	717.20	713.97	702.43	695.93
80000	790.14	783.81	778.22	773.27	768.89	765.01	761.56	749.26	742.32
85000	839.53	832.80	826.86	821.60	816.95	812.82	809.16	796.09	788.72
90000	888.91	881.78	875.49	869.93	865.01	860.64	856.76	842.92	835.11
95000	938.29	930.77	924.13	918.26	913.06	908.45	904.36	889.75	881.51
100000	987.68	979.76	972.77	966.59	961.12	956.26	951.95	936.58	927.90

11½% PAIEMENT MENSUEL REQUIS

POUR L'AMORTISSEMENT DU PRÊT

TERMES MONTANT	1 AN	1½ ANS	2 ANS	2½ ANS	3 ANS	3½ ANS	4 ANS	4½ ANS	5 ANS
25	2.22	1.52	1.17	.96	.83	.73	.65	.60	.55
50	4.43	3.04	2.34	1.92	1.65	1.45	1.30	1.19	1.10
75	6.64	4.55	3.51	2.88	2.47	2.17	1.95	1.78	1.64
100	8.85	6.07	4.68	3.84	3.29	2.90	2.60	2.37	2.19
200	17.70	12.13	9.35	7.68	6.57	5.79	5.20	4.74	4.38
300	26.55	18.19	14.02	11.52	9.86	8.68	7.79	7.11	6.56
400	35.40	24.26	18.69	15.36	13.14	11.57	10.39	9.48	8.75
500	44.25	30.32	23.36	19.20	16.43	14.46	12.98	11.84	10.93
600	53.10	36.38	28.03	23.04	19.71	17.35	15.58	14.21	13.12
700	61.95	42.44	32.71	26.88	23.00	20.24	18.18	16.58	15.31
800	70.80	48.51	37.38	30.72	26.28	23.13	20.77	18.95	17.49
900	79.65	54.57	42.05	34.55	29.57	26.02	23.37	21.31	19.68
1000	88.50	60.63	46.72	38.39	32.85	28.91	25.96	23.68	21.86
2000	176.99	121.26	93.44	76.78	65.70	57.82	51.92	47.36	43.72
2500	221.23	151.57	116.80	95.97	82.13	72.27	64.90	59.20	54.65
3000	265.48	181.89	140.15	115.17	98.55	86.72	77.88	71.04	65.58
4000	353.97	242.51	186.87	153.56	131.40	115.63	103.84	94.71	87.44
5000	442.46	303.14	233.59	191.94	164.25	144.54	129.80	118.39	109.30
6000	530.95	363.77	280.30	230.33	197.10	173.44	155.76	142.07	131.16
7000	619.44	424.39	327.02	268.72	229.95	202.35	181.72	165.74	153.02
8000	707.93	485.02	373.74	307.11	262.80	231.25	207.68	189.42	174.88
9000	796.42	545.65	420.45	345.49	295.65	260.16	233.64	213.10	196.74
10000	884.91	606.27	467.17	383.88	328.50	289.07	259.60	236.77	218.60
11000	973.40	666.90	513.89	422.27	361.35	317.97	285.56	260.45	240.46
12000	1061.89	727.53	560.60	460.66	394.20	346.88	311.52	284.13	262.32
13000	1150.38	788.15	607.32	499.04	427.05	375.78	337.47	307.80	284.17
14000	1238.88	848.78	654.04	537.43	459.90	404.69	363.43	331.48	306.03
15000	1327.37	909.41	700.75	575.82	492.75	433.60	389.39	355.16	327.89
16000	1415.86	970.03	747.47	614.21	525.60	462.50	415.35	378.83	349.75
17000	1504.35	1030.66	794.18	652.60	558.45	491.41	441.31	402.51	371.61
18000	1592.84	1091.29	840.90	690.98	591.30	520.31	467.27	426.19	393.47
19000	1681.33	1151.91	887.62	729.37	624.15	549.22	493.23	449.86	415.33
20000	1769.82	1212.54	934.33	767.76	657.00	578.13	519.19	473.54	437.19
21000	1858.31	1273.17	981.05	806.15	689.85	607.03	545.15	497.22	459.05
22000	1946.80	1333.79	1027.77	844.53	722.69	635.94	571.11	520.89	480.91
23000	2035.29	1394.42	1074.48	882.92	755.54	664.84	597.07	544.57	502.77
24000	2123.78	1455.05	1121.20	921.31	788.39	693.75	623.03	568.25	524.63
25000	2212.27	1515.67	1167.92	959.70	821.24	722.66	648.99	591.92	546.48
26000	2300.76	1576.30	1214.63	998.08	854.09	751.56	674.94	615.60	568.34
27000	2389.26	1636.93	1261.35	1036.47	886.94	780.47	700.90	639.28	590.20
28000	2477.75	1697.55	1308.07	1074.86	919.79	809.37	726.86	662.95	612.06
29000	2566.24	1758.18	1354.78	1113.25	952.64	838.28	752.82	686.63	633.92
30000	2654.73	1818.81	1401.50	1151.63	985.49	867.19	778.78	710.31	655.78
31000	2743.22	1879.43	1448.22	1190.02	1018.34	896.09	804.74	733.98	677.64
32000	2831.71	1940.06	1494.93	1228.41	1051.19	925.00	830.70	757.66	699.50
33000	2920.20	2000.69	1541.65	1266.80	1084.04	953.91	856.66	781.34	721.36
34000	3008.69	2061.31	1588.36	1305.19	1116.89	982.81	882.62	805.01	743.22
35000	3097.18	2121.94	1635.08	1343.57	1149.74	1011.72	908.58	828.69	765.08
36000	3185.67	2182.57	1681.80	1381.96	1182.59	1040.62	934.54	852.37	786.94
37000	3274.16	2243.19	1728.51	1420.35	1215.44	1069.53	960.50	876.04	808.80
38000	3362.65	2303.82	1775.23	1458.74	1248.29	1098.44	986.45	899.72	830.65
39000	3451.14	2364.45	1821.95	1497.12	1281.14	1127.34	1012.41	923.40	852.51
40000	3539.63	2425.07	1868.66	1535.51	1313.99	1156.25	1038.37	947.07	874.37
45000	3982.09	2728.21	2102.25	1727.45	1478.23	1300.78	1168.17	1065.46	983.67
50000	4424.54	3031.34	2335.83	1919.39	1642.48	1445.31	1297.97	1183.84	1092.96
55000	4867.00	3334.47	2569.41	2111.33	1806.73	1589.84	1427.76	1302.22	1202.26
60000	5309.45	3637.61	2802.99	2303.26	1970.98	1734.37	1557.56	1420.61	1311.56
65000	5751.90	3940.74	3036.57	2495.20	2135.23	1878.90	1687.35	1538.99	1420.85
70000	6194.36	4243.88	3270.16	2687.14	2299.47	2023.43	1817.15	1657.37	1530.15
75000	6636.81	4547.01	3503.74	2879.08	2463.72	2167.96	1946.95	1775.76	1639.44
80000	7079.26	4850.14	3737.32	3071.02	2627.97	2312.49	2076.74	1894.14	1748.74
85000	7521.72	5153.28	3970.90	3262.96	2792.22	2457.02	2206.54	2012.52	1858.04
90000	7964.17	5456.41	4204.49	3454.89	2956.46	2601.55	2336.33	2130.91	1967.33
95000	8406.63	5759.54	4438.07	3646.83	3120.71	2746.08	2466.13	2249.29	2076.63
100000	8849.08	6062.68	4671.65	3838.77	3284.96	2890.61	2595.93	2367.67	2185.92

TERMES MONTANT	6 ANS	7 ANS	8 ANS	9 ANS	10 ANS	11 ANS	12 ANS	13 ANS	14 ANS
25	.48	.44	.40	.37	.35	.34	.32	.31	.30
50	.96	.87	.80	.74	.70	.67	.64	.62	.60
75	1.44	1.30	1.19	1.11	1.05	1.00	.96	.92	.89
100	1.92	1.73	1.59	1.48	1.40	1.33	1.27	1.23	1.19
200	3.84	3.45	3.17	2.96	2.79	2.65	2.54	2.45	2.37
300	5.75	5.18	4.76	4.43	4.18	3.97	3.81	3.67	3.56
400	7.67	6.90	6.34	5.91	5.57	5.30	5.07	4.89	4.74
500	9.58	8.63	7.92	7.38	6.96	6.62	6.34	6.11	5.92
600	11.50	10.35	9.51	8.86	8.35	7.94	7.61	7.34	7.11
700	13.41	12.08	11.09	10.33	9.74	9.26	8.88	8.56	8.29
800	15.33	13.80	12.67	11.81	11.13	10.59	10.14	9.78	9.47
900	17.24	15.53	14.26	13.28	12.52	11.91	11.41	11.00	10.66
1000	19.16	17.25	15.84	14.76	13.91	13.23	12.68	12.22	11.84
2000	38.31	34.50	31.67	29.52	27.82	26.46	25.35	24.44	23.68
2500	47.89	43.12	39.59	36.89	34.77	33.08	31.69	30.55	29.59
3000	57.47	51.74	47.51	44.27	41.73	39.69	38.03	36.66	35.51
4000	76.62	68.99	63.34	59.03	55.64	52.92	50.70	48.87	47.35
5000	95.78	86.23	79.18	73.78	69.54	66.15	63.38	61.09	59.18
6000	114.93	103.48	95.01	88.54	83.45	79.37	76.05	73.31	71.02
7000	134.08	120.72	110.85	103.29	97.36	92.60	88.72	85.52	82.85
8000	153.24	137.97	126.68	118.05	111.27	105.83	101.40	97.74	94.69
9000	172.39	155.22	142.52	132.80	125.17	119.06	114.07	109.96	106.52
10000	191.55	172.46	158.35	147.56	139.08	132.29	122.17	118.18	
11000	210.70	189.71	174.19	162.31	152.99	145.51	139.42	134.39	130.19
12000	229.85	206.95	190.02	177.07	166.90	158.74	152.10	146.61	142.03
13000	249.01	224.20	205.86	191.83	180.80	171.97	164.77	158.82	153.86
14000	268.16	241.44	221.69	206.58	194.71	185.20	177.44	171.04	165.70
15000	287.32	258.69	237.53	221.34	208.62	198.43	190.12	183.26	177.53
16000	306.47	275.93	253.36	236.09	222.53	211.65	202.79	195.48	189.37
17000	325.62	293.18	269.20	250.85	236.44	224.88	215.47	207.69	201.20
18000	344.78	310.43	285.03	265.60	250.34	238.11	228.14	219.91	213.04
19000	363.93	327.67	300.87	280.36	264.25	251.34	240.82	232.13	224.87
20000	383.09	344.92	316.70	295.11	278.16	264.57	253.49	244.34	236.71
21000	402.24	362.16	332.54	309.87	292.07	277.79	266.16	256.56	248.54
22000	421.39	379.41	348.37	324.62	305.97	291.02	278.84	268.78	260.38
23000	440.55	396.65	364.21	339.38	319.88	304.25	291.51	280.99	272.21
24000	459.70	413.90	380.04	354.13	333.79	317.48	304.19	293.21	284.05
25000	478.86	431.15	395.87	368.89	347.70	330.71	316.86	305.43	295.88
26000	498.01	448.39	411.71	383.65	361.60	343.94	329.54	317.64	307.72
27000	517.16	465.64	427.54	398.40	375.51	357.16	342.21	329.86	319.55
28000	536.32	482.88	443.38	413.16	389.42	370.39	354.88	342.08	331.39
29000	555.47	500.13	459.21	427.91	403.33	383.62	367.56	354.30	343.22
30000	574.63	517.37	475.05	442.67	417.24	396.85	380.23	366.51	355.06
31000	593.78	534.62	490.88	457.42	431.14	410.08	392.91	378.73	366.89
32000	612.93	551.86	506.72	472.18	445.05	423.30	405.58	390.95	378.73
33000	632.09	569.11	522.55	486.93	458.96	436.53	418.26	403.16	390.56
34000	651.24	586.36	538.39	501.69	472.87	449.76	430.93	415.38	402.40
35000	670.40	603.60	554.22	516.44	486.77	462.99	443.60	427.60	414.23
36000	689.55	620.85	570.06	531.20	500.68	476.22	456.28	439.81	426.07
37000	708.70	638.09	585.89	545.95	514.59	489.44	468.95	452.03	437.90
38000	727.86	655.34	601.73	560.71	528.50	502.67	481.63	464.25	449.74
39000	747.01	672.58	617.56	575.47	542.40	515.90	494.30	476.46	461.57
40000	766.17	689.83	633.40	590.22	556.31	529.13	506.98	488.68	473.41
45000	861.94	776.06	712.57	664.00	625.85	595.27	570.35	549.77	532.58
50000	957.71	862.29	791.74	737.78	695.39	661.41	633.72	610.85	591.76
55000	1053.48	948.51	870.92	811.55	764.93	727.55	697.09	671.94	650.93
60000	1149.25	1034.74	950.09	885.33	834.47	793.69	760.46	733.02	710.11
65000	1245.02	1120.97	1029.27	959.11	904.00	859.83	823.83	794.10	769.28
70000	1340.79	1207.20	1108.44	1032.88	973.54	925.97	887.20	855.19	828.46
75000	1436.56	1293.43	1187.61	1106.66	1043.08	992.11	950.58	916.27	887.63
80000	1532.33	1379.65	1266.79	1180.44	1112.62	1058.25	1013.95	977.36	946.81
85000	1628.10	1465.88	1345.96	1254.21	1182.16	1124.39	1077.32	1038.44	1005.98
90000	1723.87	1552.11	1425.14	1327.99	1251.70	1190.53	1140.69	1099.53	1065.16
95000	1819.64	1638.34	1504.31	1401.77	1321.23	1256.67	1204.06	1160.61	1124.33
100000	1915.41	1724.57	1583.48	1475.55	1390.77	1322.81	1267.43	1221.70	1183.51

11½% PAIEMENT MENSUEL REQUIS
POUR L'AMORTISSEMENT DU PRÊT

TERMES MONTANT	15 ANS	16 ANS	17 ANS	18 ANS	19 ANS	20 ANS	21 ANS	22 ANS	23 ANS
25	.29	.29	.28	.28	.27	.27	.26	.26	.26
50	.58	.57	.56	.55	.54	.53	.52	.52	.51
75	.87	.85	.83	.82	.80	.79	.78	.77	.77
100	1.16	1.13	1.11	1.09	1.07	1.05	1.04	1.03	1.02
200	2.31	2.25	2.21	2.17	2.13	2.10	2.08	2.05	2.03
300	3.46	3.38	3.31	3.25	3.19	3.15	3.11	3.08	3.05
400	4.61	4.50	4.41	4.33	4.26	4.20	4.15	4.10	4.06
500	5.76	5.62	5.51	5.41	5.32	5.25	5.18	5.12	5.07
600	6.91	6.75	6.61	6.49	6.38	6.29	6.22	6.15	6.09
700	8.06	7.87	7.71	7.57	7.45	7.34	7.25	7.17	7.10
800	9.22	9.00	8.81	8.65	8.51	8.39	8.29	8.19	8.11
900	10.37	10.12	9.91	9.73	9.57	9.44	9.32	9.22	9.13
1000	11.52	11.24	11.01	10.81	10.64	10.49	10.36	10.24	10.14
2000	23.03	22.48	22.02	21.62	21.27	20.97	20.71	20.48	20.28
2500	28.79	28.10	27.52	27.02	26.58	26.21	25.88	25.60	25.34
3000	34.54	33.72	33.02	32.42	31.90	31.45	31.06	30.71	30.41
4000	46.06	44.96	44.03	43.23	42.53	41.93	41.41	40.95	40.55
5000	57.57	56.20	55.04	54.03	53.16	52.41	51.76	51.19	50.68
6000	69.08	67.44	66.04	64.84	63.80	62.89	62.11	61.42	60.82
7000	80.60	78.68	77.05	75.64	74.43	73.38	72.46	71.66	70.96
8000	92.11	89.92	88.06	86.45	85.06	83.86	82.81	81.89	81.09
9000	103.62	101.16	99.06	97.25	95.69	94.34	93.16	92.13	91.23
10000	115.14	112.40	110.07	108.06	106.32	104.82	103.51	102.37	101.36
11000	126.65	123.64	121.07	118.86	116.96	115.30	113.86	112.60	111.50
12000	138.16	134.88	132.08	129.67	127.59	125.78	124.21	122.84	121.64
13000	149.68	146.12	143.09	140.48	138.22	136.26	134.56	133.07	131.77
14000	161.19	157.36	154.09	151.28	148.85	146.75	144.91	143.31	141.91
15000	172.70	168.60	165.10	162.09	159.48	157.23	155.26	153.55	152.04
16000	184.22	179.84	176.11	172.89	170.12	167.71	165.61	163.78	162.18
17000	195.73	191.08	187.11	183.70	180.75	178.19	175.96	174.02	172.32
18000	207.24	202.32	198.12	194.50	191.38	188.67	186.31	184.25	182.45
19000	218.76	213.56	209.12	205.31	202.01	199.15	196.66	194.49	192.59
20000	230.27	224.80	220.13	216.11	212.65	209.64	207.01	204.73	202.72
21000	241.78	236.04	231.14	226.92	223.28	220.12	217.36	214.96	212.86
22000	253.30	247.28	242.14	237.72	233.91	230.60	227.72	225.20	222.99
23000	264.81	258.52	253.15	248.53	244.54	241.08	238.07	235.43	233.13
24000	276.32	269.76	264.16	259.34	255.17	251.56	248.42	245.67	243.27
25000	287.84	281.00	275.16	270.14	265.80	262.04	258.77	255.91	253.40
26000	299.35	292.24	286.17	280.95	276.44	272.52	269.12	266.14	263.54
27000	310.86	303.48	297.17	291.75	287.07	283.00	279.47	276.38	273.67
28000	322.37	314.72	308.18	302.56	297.70	293.49	289.82	286.61	283.81
29000	333.89	325.96	319.19	313.36	308.33	303.97	300.17	296.85	293.95
30000	345.40	337.20	330.19	324.17	318.96	314.45	310.52	307.09	304.08
31000	356.91	348.44	341.20	334.97	329.60	324.93	320.87	317.32	314.22
32000	368.43	359.68	352.21	345.78	340.23	335.41	331.22	327.56	324.35
33000	379.94	370.92	363.21	356.58	350.86	345.89	341.57	337.79	334.49
34000	391.45	382.16	374.22	367.39	361.49	356.37	351.92	348.03	344.63
35000	402.97	393.40	385.22	378.19	372.12	366.86	362.27	358.27	354.76
36000	414.48	404.64	396.23	389.00	382.75	377.34	372.62	368.50	364.90
37000	425.99	415.88	407.24	399.81	393.39	387.82	382.97	378.74	375.03
38000	437.51	427.12	418.24	410.61	404.02	398.30	393.32	388.98	385.17
39000	449.02	438.36	429.25	421.42	414.65	408.78	403.67	399.21	395.30
40000	460.53	449.60	440.26	432.22	425.28	419.26	414.02	409.45	405.44
45000	518.10	505.80	495.29	486.25	478.44	471.67	465.78	460.63	456.12
50000	575.67	562.00	550.32	540.28	531.60	524.08	517.53	511.81	506.80
55000	633.23	618.20	605.35	594.30	584.76	576.49	569.28	562.99	557.48
60000	690.80	674.40	660.38	648.33	637.92	628.89	621.03	614.17	608.16
65000	748.36	730.60	715.41	702.36	691.08	681.30	672.78	665.35	658.84
70000	805.93	786.80	770.44	756.38	744.24	733.71	724.54	716.53	709.52
75000	863.50	843.00	825.47	810.41	797.40	786.11	776.29	767.71	760.20
80000	921.06	899.20	880.51	864.44	850.56	838.52	828.04	818.89	810.88
85000	978.63	955.40	935.54	918.47	903.72	890.93	879.79	870.07	861.56
90000	1036.19	1011.60	990.57	972.49	956.88	943.34	931.55	921.25	912.23
95000	1093.76	1067.80	1045.60	1026.52	1010.04	995.74	983.30	972.43	962.91
100000	1151.33	1123.99	1100.63	1080.55	1063.20	1048.15	1035.05	1023.61	1013.59

TERMES MONTANT	24 ANS	25 ANS	26 ANS	27 ANS	28 ANS	28 ANS	30 ANS	35 ANS	40 ANS
25	.26	.25	.25	.25	.25	.25	.25	.24	.24
50	.51	.50	.50	.50	.49	.49	.49	.48	.48
75	.76	.75	.75	.74	.74	.74	.73	.72	.72
100	1.01	1.00	1.00	.99	.98	.98	.98	.96	.95
200	2.01	2.00	1.99	1.97	1.96	1.95	1.95	1.92	1.90
300	3.02	3.00	2.98	2.96	2.94	2.93	2.92	2.87	2.85
400	4.02	3.99	3.97	3.94	3.92	3.90	3.89	3.83	3.79
500	5.03	4.99	4.96	4.93	4.90	4.88	4.86	4.78	4.74
600	6.03	5.99	5.95	5.91	5.88	5.85	5.83	5.74	5.69
700	7.04	6.98	6.94	6.89	6.86	6.82	6.80	6.69	6.63
800	8.04	7.98	7.93	7.88	7.84	7.80	7.77	7.65	7.58
900	9.05	8.98	8.92	8.86	8.82	8.77	8.74	8.60	8.53
1000	10.05	9.98	9.91	9.85	9.79	9.75	9.71	9.56	9.47
2000	20.10	19.95	19.82	19.69	19.58	19.49	19.41	19.11	18.94
2500	25.12	24.93	24.76	24.61	24.48	24.36	24.26	23.89	23.68
3000	30.15	29.92	29.71	29.53	29.37	29.23	29.11	28.66	28.41
4000	40.20	39.89	39.61	39.37	39.16	38.97	38.81	38.21	37.88
5000	50.24	49.86	49.52	49.22	48.95	48.72	48.51	47.77	47.35
6000	60.29	59.83	59.42	59.06	58.74	58.46	58.21	57.32	56.82
7000	70.34	69.80	69.32	68.90	68.53	68.20	67.91	66.87	66.29
8000	80.39	79.77	79.22	78.74	78.32	77.94	77.61	76.42	75.76
9000	90.44	89.74	89.13	88.59	88.11	87.68	87.31	85.98	85.23
10000	100.48	99.71	99.03	98.43	97.90	97.43	97.01	95.53	94.70
11000	110.53	109.68	108.93	108.27	107.68	107.17	106.71	105.08	104.17
12000	120.58	119.65	118.83	118.11	117.47	116.91	116.41	114.63	113.64
13000	130.63	129.62	128.74	127.95	127.26	126.65	126.11	124.18	123.11
14000	140.68	139.59	138.64	137.80	137.05	136.39	135.81	133.74	132.58
15000	150.72	149.56	148.54	147.64	146.84	146.14	145.51	143.29	142.05
16000	160.77	159.53	158.44	157.48	156.63	155.88	155.21	152.84	151.52
17000	170.82	169.51	168.35	167.32	166.42	165.62	164.91	162.39	160.99
18000	180.87	179.48	178.25	177.17	176.21	175.36	174.61	171.95	170.46
19000	190.92	189.45	188.15	187.01	186.00	185.10	184.31	181.50	179.93
20000	200.96	199.42	198.05	196.85	195.79	194.85	194.01	191.05	189.40
21000	211.01	209.39	207.96	206.69	205.58	204.59	203.71	200.60	198.87
22000	221.06	219.36	217.86	216.54	215.36	214.33	213.41	210.15	208.34
23000	231.11	229.33	227.76	226.38	225.15	224.07	223.11	219.71	217.81
24000	241.16	239.30	237.66	236.22	234.94	233.81	232.81	229.26	227.28
25000	251.20	249.27	247.57	246.06	244.73	243.56	242.51	238.81	236.75
26000	261.25	259.24	257.47	255.90	254.52	253.30	252.21	248.36	246.21
27000	271.30	269.21	267.37	265.75	264.31	263.04	261.91	257.92	255.68
28000	281.35	279.18	277.27	275.59	274.10	272.78	271.61	267.47	265.15
29000	291.40	289.15	287.18	285.43	283.89	282.52	281.31	277.02	274.62
30000	301.44	299.12	297.08	295.27	293.68	292.27	291.01	286.57	284.09
31000	311.49	309.09	306.98	305.12	303.47	302.01	300.71	296.12	293.56
32000	321.54	319.06	316.88	314.96	313.26	311.75	310.41	305.68	303.03
33000	331.59	329.03	326.79	324.80	323.04	321.49	320.11	315.23	312.50
34000	341.64	339.01	336.69	334.64	332.83	331.23	329.82	324.78	321.97
35000	351.68	348.98	346.59	344.48	342.62	340.98	339.52	334.33	331.44
36000	361.73	358.95	356.49	354.33	352.41	350.72	349.22	343.89	340.91
37000	371.78	368.92	366.40	364.17	362.20	360.46	358.92	353.44	350.38
38000	381.83	378.89	376.30	374.01	371.99	370.20	368.62	362.99	359.85
39000	391.88	388.86	386.20	383.85	381.78	379.94	378.32	372.54	369.32
40000	401.92	398.83	396.10	393.70	391.57	389.69	388.02	382.09	378.79
45000	452.16	448.68	445.61	442.91	440.51	438.40	436.52	429.86	426.14
50000	502.40	498.54	495.13	492.12	489.46	487.11	485.02	477.62	473.49
55000	552.64	548.39	544.64	541.33	538.40	535.82	533.52	525.38	520.83
60000	602.88	598.24	594.15	590.54	587.35	584.53	582.02	573.14	568.18
65000	653.12	648.09	643.66	639.75	636.30	633.24	630.52	620.90	615.53
70000	703.36	697.95	693.18	688.96	685.24	681.95	679.03	668.66	662.88
75000	753.60	747.80	742.69	738.18	734.19	730.66	727.53	716.42	710.23
80000	803.84	797.65	792.20	787.39	783.13	779.37	776.03	764.18	757.57
85000	854.08	847.51	841.71	836.60	832.08	828.08	824.53	811.95	804.92
90000	904.32	897.36	891.22	885.81	881.02	876.79	873.03	859.71	852.27
95000	954.56	947.21	940.74	935.02	929.97	925.50	921.53	907.47	899.62
100000	1004.80	997.07	990.25	984.23	978.91	974.21	970.04	955.23	946.97

PAIEMENT MENSUEL REQUIS
POUR L'AMORTISSEMENT DU PRÊT

TERMES MONTANT	1 AN	1½ AN	2 ANS	2½ ANS	3 ANS	3½ ANS	4 ANS	4½ ANS	5 ANS
25	2.22	1.52	1.18	.97	.83	.73	.66	.60	.55
50	4.44	3.04	2.35	1.93	1.65	1.46	1.31	1.19	1.10
75	6.65	4.56	3.52	2.89	2.47	2.18	1.96	1.79	1.65
100	8.87	6.08	4.69	3.85	3.30	2.91	2.61	2.38	2.20
200	17.73	12.15	9.37	7.70	6.60	5.81	5.22	4.76	4.40
300	26.59	18.23	14.05	11.55	9.89	8.71	7.83	7.14	6.60
400	35.45	24.30	18.74	15.40	13.19	11.61	10.44	9.52	8.80
500	44.31	30.37	23.42	19.25	16.49	14.52	13.04	11.90	10.99
600	53.17	36.45	28.10	23.10	19.78	17.42	15.65	14.28	13.19
700	62.03	42.52	32.78	26.95	23.08	20.32	18.26	16.66	15.39
800	70.89	48.59	37.47	30.80	26.38	23.22	20.87	19.04	17.59
900	79.75	54.67	42.15	34.65	29.67	26.12	23.47	21.42	19.79
1000	88.61	60.74	46.83	38.50	32.97	29.03	26.08	23.80	21.98
2000	177.21	121.48	93.66	77.00	65.93	58.05	52.16	47.59	43.96
2500	221.51	151.85	117.07	96.25	82.41	72.56	65.19	59.49	54.95
3000	265.81	182.22	140.49	115.50	98.89	87.07	78.23	71.39	65.94
4000	354.41	242.95	187.31	154.00	131.86	116.09	104.31	95.18	87.92
5000	443.02	303.69	234.14	192.50	164.82	145.11	130.38	118.98	109.90
6000	531.62	364.43	280.97	231.00	197.78	174.13	156.46	142.77	131.88
7000	620.22	425.17	327.80	269.50	230.74	203.15	182.53	166.57	153.86
8000	708.82	485.90	374.62	308.00	263.71	232.17	208.61	190.36	175.83
9000	797.42	546.64	421.45	346.50	296.67	261.19	234.68	214.16	197.81
10000	886.03	607.38	468.28	385.00	329.63	290.21	260.76	237.95	219.79
11000	974.63	668.11	515.11	423.50	362.60	319.23	286.84	261.75	241.77
12000	1063.23	728.85	561.93	462.00	395.56	348.25	312.91	285.54	263.75
13000	1151.83	789.59	608.76	500.50	428.52	377.28	338.99	309.33	285.73
14000	1240.43	850.33	655.59	539.00	461.48	406.30	365.06	333.13	307.71
15000	1329.04	911.06	702.42	577.50	494.45	435.32	391.14	356.92	329.69
16000	1417.64	971.80	749.24	616.00	527.41	464.34	417.21	380.72	351.66
17000	1506.24	1032.54	796.07	654.50	560.37	493.36	443.29	404.51	373.64
18000	1594.84	1093.27	842.90	693.00	593.34	522.38	469.36	428.31	395.62
19000	1683.45	1154.01	889.73	731.50	626.30	551.40	495.44	452.10	417.60
20000	1772.05	1214.75	936.55	770.00	659.26	580.42	521.51	475.90	439.58
21000	1860.65	1275.49	983.38	808.50	692.22	609.44	547.59	499.69	461.56
22000	1949.25	1336.22	1030.21	847.00	725.19	638.46	573.67	523.49	483.54
23000	2037.85	1396.96	1077.04	885.50	758.15	667.48	599.74	547.28	505.52
24000	2126.46	1457.70	1123.86	924.00	791.11	696.50	625.82	571.07	527.49
25000	2215.06	1518.43	1170.69	962.50	824.08	725.53	651.89	594.87	549.47
26000	2303.66	1579.17	1217.52	1001.00	857.04	754.55	677.97	618.66	571.45
27000	2392.26	1639.91	1264.35	1039.50	890.00	783.57	704.04	642.46	593.43
28000	2480.86	1700.65	1311.17	1077.99	922.96	812.59	730.12	666.25	615.41
29000	2569.47	1761.38	1358.00	1116.49	955.93	841.61	756.19	690.05	637.39
30000	2658.07	1822.12	1404.83	1154.99	988.89	870.63	782.27	713.84	659.37
31000	2746.67	1882.86	1451.65	1193.49	1021.85	899.65	808.34	737.64	681.34
32000	2835.27	1943.60	1498.48	1231.99	1054.82	928.67	834.42	761.43	703.32
33000	2923.87	2004.33	1545.31	1270.49	1087.78	957.69	860.50	785.23	725.30
34000	3012.48	2065.07	1592.14	1308.99	1120.74	986.71	886.57	809.02	747.28
35000	3101.08	2125.81	1638.96	1347.49	1153.70	1015.73	912.65	832.81	769.26
36000	3189.68	2186.54	1685.79	1385.99	1186.67	1044.75	938.72	856.61	791.24
37000	3278.28	2247.28	1732.62	1424.49	1219.63	1073.77	964.80	880.40	813.22
38000	3366.89	2308.02	1779.45	1462.99	1252.59	1102.80	990.87	904.20	835.20
39000	3455.49	2368.76	1826.27	1501.49	1285.56	1131.82	1016.95	927.99	857.17
40000	3544.09	2429.49	1873.10	1539.99	1318.52	1160.84	1043.02	951.79	879.15
45000	3987.10	2733.18	2107.24	1732.49	1483.33	1305.94	1173.40	1073.76	989.05
50000	4430.11	3036.86	2341.38	1924.99	1648.15	1451.05	1303.78	1189.73	1098.94
55000	4873.12	3340.55	2575.51	2117.49	1812.96	1596.15	1434.16	1308.71	1208.83
60000	5316.13	3644.24	2809.65	2309.98	1977.77	1741.25	1564.53	1427.68	1318.73
65000	5759.14	3947.92	3043.79	2502.48	2142.59	1886.36	1694.91	1546.65	1428.62
70000	6202.15	4251.61	3277.92	2694.98	2307.40	2031.46	1825.29	1665.62	1538.51
75000	6645.16	4555.29	3512.06	2887.48	2472.22	2176.57	1955.67	1784.60	1648.41
80000	7088.17	4858.98	3746.20	3079.98	2637.03	2321.67	2086.04	1903.57	1758.30
85000	7531.18	5162.67	3980.33	3272.47	2801.85	2466.77	2216.42	2022.54	1868.19
90000	7974.19	5466.35	4214.47	3464.97	2966.66	2611.88	2346.80	2141.52	1978.09
95000	8417.21	5770.04	4448.61	3657.47	3131.47	2756.98	2477.18	2260.49	2087.98
100000	8860.22	6073.72	4682.75	3849.97	3296.29	2902.09	2607.55	2379.46	2197.87

PAIEMENT MENSUEL REQUIS
POUR L'AMORTISSEMENT DU PRÊT
11¾%

TERMES MONTANT	6 ANS	7 ANS	8 ANS	9 ANS	10 ANS	11 ANS	12 ANS	13 ANS	14 ANS
25	.49	.44	.40	.38	.36	.34	.33	.31	.30
50	.97	.87	.80	.75	.71	.67	.65	.62	.60
75	1.45	1.31	1.20	1.12	1.06	1.01	.97	.93	.90
100	1.93	1.74	1.60	1.49	1.41	1.34	1.29	1.24	1.20
200	3.86	3.48	3.20	2.98	2.81	2.68	2.57	2.48	2.40
300	5.79	5.22	4.79	4.47	4.22	4.02	3.85	3.71	3.60
400	7.72	6.95	6.39	5.96	5.62	5.35	5.13	4.95	4.80
500	9.64	8.69	7.99	7.45	7.03	6.69	6.41	6.19	6.00
600	11.57	10.43	9.58	8.94	8.43	8.03	7.69	7.42	7.19
700	13.50	12.17	11.18	10.43	9.84	9.36	8.98	8.66	8.39
800	15.43	13.90	12.78	11.92	11.24	10.70	10.26	9.89	9.59
900	17.35	15.64	14.37	13.40	12.64	12.04	11.54	11.13	10.79
1000	19.28	17.38	15.97	14.89	14.05	13.37	12.82	12.37	11.99
2000	38.56	34.75	31.93	29.78	28.09	26.74	25.64	24.73	23.97
2500	48.20	43.43	39.92	37.23	35.11	33.42	32.05	30.91	29.96
3000	57.84	52.12	47.90	44.67	42.14	40.11	38.45	37.09	35.95
4000	77.11	69.49	63.86	59.56	56.18	53.47	51.27	49.45	47.94
5000	96.39	86.86	79.83	74.45	70.22	66.84	64.09	61.82	59.92
6000	115.67	104.24	95.79	89.33	84.27	80.21	76.90	74.18	71.90
7000	134.94	121.61	111.76	104.22	98.31	93.58	89.72	86.54	83.89
8000	154.22	138.98	127.72	119.11	112.35	106.94	102.54	98.90	95.87
9000	173.50	156.35	143.68	134.00	126.40	120.31	115.35	111.27	107.85
10000	192.77	173.72	159.65	148.89	140.44	133.68	128.17	123.63	119.84
11000	212.05	191.09	175.61	163.78	154.49	147.05	140.99	135.99	131.82
12000	231.33	208.47	191.58	178.66	168.53	160.41	153.80	148.35	143.80
13000	250.60	225.84	207.54	193.55	182.57	173.78	166.62	160.71	155.79
14000	269.88	243.21	223.51	208.44	196.62	187.15	179.44	173.08	167.77
15000	289.16	260.58	239.47	223.33	210.66	200.51	192.25	185.44	179.75
16000	308.43	277.95	255.43	238.22	224.70	213.88	205.07	197.80	191.74
17000	327.71	295.33	271.40	253.10	238.75	227.25	217.89	210.16	203.72
18000	346.99	312.70	287.36	267.99	252.79	240.62	230.70	222.53	215.70
19000	366.27	330.07	303.33	282.88	266.84	253.98	243.52	234.89	227.69
20000	385.54	347.44	319.29	297.77	280.88	267.35	256.34	247.25	239.67
21000	404.82	364.81	335.26	312.66	294.92	280.72	269.15	259.61	251.65
22000	424.10	382.18	351.22	327.55	308.97	294.09	281.97	271.97	263.64
23000	443.37	399.56	367.18	342.43	323.01	307.45	294.79	284.34	275.62
24000	462.65	416.93	383.15	357.32	337.05	320.82	307.60	296.70	287.60
25000	481.93	434.30	399.11	372.21	351.10	334.19	320.42	309.06	299.59
26000	501.20	451.67	415.08	387.10	365.14	347.55	333.24	321.42	311.57
27000	520.48	469.04	431.04	401.99	379.18	360.92	346.05	333.79	323.55
28000	539.76	486.41	447.01	416.87	393.23	374.29	358.87	346.15	335.54
29000	559.03	503.79	462.97	431.76	407.27	387.66	371.69	358.51	347.52
30000	578.31	521.16	478.93	446.65	421.32	401.02	384.50	370.87	359.50
31000	597.59	538.53	494.90	461.54	435.36	414.39	397.32	383.23	371.49
32000	616.86	555.90	510.86	476.43	449.40	427.76	410.14	395.60	383.47
33000	636.14	573.27	526.83	491.32	463.45	441.13	422.95	407.96	395.45
34000	655.42	590.65	542.79	506.20	477.49	454.49	435.77	420.32	407.44
35000	674.69	608.02	558.76	521.09	491.53	467.86	448.59	432.68	419.42
36000	693.97	625.39	574.72	535.98	505.58	481.23	461.40	445.05	431.40
37000	713.25	642.76	590.68	550.87	519.62	494.59	474.22	457.41	443.39
38000	732.53	660.13	606.65	565.76	533.67	507.96	487.04	469.77	455.37
39000	751.80	677.50	622.61	580.64	547.71	521.33	499.85	482.13	467.35
40000	771.08	694.88	638.58	595.53	561.75	534.70	512.67	494.49	479.34
45000	867.46	781.73	718.40	669.97	631.97	601.53	576.75	556.31	539.25
50000	963.85	868.59	798.22	744.41	702.19	668.37	640.83	618.12	599.17
55000	1060.23	955.45	878.04	818.86	772.41	735.21	704.92	679.93	659.08
60000	1156.62	1042.31	957.86	893.30	842.63	802.04	769.00	741.74	719.00
65000	1253.00	1129.17	1037.68	967.74	912.85	868.88	833.08	803.55	778.92
70000	1349.38	1216.03	1117.51	1042.18	983.06	935.71	897.17	865.36	838.83
75000	1445.77	1302.89	1197.33	1116.62	1053.28	1002.55	961.25	927.17	898.75
80000	1542.15	1389.75	1277.15	1191.06	1123.50	1069.39	1025.33	988.98	958.67
85000	1638.54	1476.61	1356.97	1265.50	1193.72	1136.22	1089.41	1050.80	1018.58
90000	1734.92	1563.46	1436.79	1339.94	1263.94	1203.06	1153.50	1112.61	1078.50
95000	1831.31	1650.32	1516.61	1414.38	1334.16	1269.90	1217.58	1174.42	1138.42
100000	1927.69	1737.18	1596.43	1488.82	1404.37	1336.73	1281.66	1236.23	1198.33

11¾%   PAIEMENT MENSUEL REQUIS
POUR L'AMORTISSEMENT DU PRÊT

TERMES MONTANT	15 ANS	16 ANS	17 ANS	18 ANS	19 ANS	20 ANS	21 ANS	22 ANS	23 ANS
25	.30	.29	.28	.28	.27	.27	.27	.27	.26
50	.59	.57	.56	.55	.54	.54	.53	.53	.52
75	.88	.86	.84	.83	.81	.80	.79	.79	.78
100	1.17	1.14	1.12	1.10	1.08	1.07	1.06	1.05	1.04
200	2.34	2.28	2.24	2.20	2.16	2.13	2.11	2.09	2.07
300	3.50	3.42	3.35	3.29	3.24	3.20	3.16	3.13	3.10
400	4.67	4.56	4.47	4.39	4.32	4.26	4.21	4.17	4.13
500	5.84	5.70	5.59	5.49	5.40	5.33	5.26	5.21	5.16
600	7.00	6.84	6.70	6.58	6.48	6.39	6.31	6.25	6.19
700	8.17	7.98	7.82	7.68	7.56	7.46	7.37	7.29	7.22
800	9.34	9.12	8.94	8.78	8.64	8.52	8.42	8.33	8.25
900	10.50	10.26	10.05	9.87	9.72	9.59	9.47	9.37	9.28
1000	11.67	11.40	11.17	10.97	10.80	10.65	10.52	10.41	10.31
2000	23.33	22.79	22.33	21.93	21.59	21.30	21.04	20.81	20.62
2500	29.17	28.49	27.91	27.42	26.99	26.62	26.30	26.02	25.77
3000	35.00	34.19	33.49	32.90	32.39	31.94	31.55	31.22	30.92
4000	46.66	45.58	44.66	43.86	43.18	42.59	42.07	41.62	41.23
5000	58.33	56.97	55.82	54.83	53.97	53.23	52.59	52.03	51.53
6000	69.99	68.37	66.98	65.79	64.77	63.88	63.10	62.43	61.84
7000	81.65	79.76	78.14	76.76	75.56	74.52	73.62	72.83	72.15
8000	93.32	91.15	89.31	87.72	86.35	85.17	84.14	83.24	82.45
9000	104.98	102.55	100.47	98.68	97.15	95.81	94.65	93.64	92.76
10000	116.65	113.94	111.63	109.65	107.94	106.46	105.17	104.05	103.06
11000	128.31	125.34	122.79	120.61	118.73	117.10	115.69	114.45	113.37
12000	139.98	136.73	133.96	131.58	129.53	127.75	126.20	124.85	123.68
13000	151.64	148.12	145.12	142.54	140.32	138.39	136.72	135.26	133.98
14000	163.30	159.52	156.28	153.51	151.11	149.04	147.23	145.66	144.29
15000	174.97	170.91	167.45	164.47	161.91	159.68	157.75	156.07	154.59
16000	186.63	182.30	178.61	175.44	172.70	170.33	168.27	166.47	164.90
17000	198.30	193.70	189.77	186.40	183.49	180.97	178.78	176.88	175.21
18000	209.96	205.09	200.93	197.36	194.29	191.62	189.30	187.28	185.51
19000	221.63	216.49	212.10	208.33	205.08	202.26	199.82	197.68	195.82
20000	233.29	227.88	223.26	219.29	215.87	212.91	210.33	208.09	206.12
21000	244.95	239.27	234.42	230.26	226.67	223.55	220.85	218.49	216.43
22000	256.62	250.67	245.58	241.22	237.46	234.20	231.37	228.90	226.74
23000	268.28	262.06	256.75	252.19	248.25	244.84	241.88	239.30	237.04
24000	279.95	273.45	267.91	263.15	259.05	255.49	252.40	249.70	247.35
25000	291.61	284.85	279.07	274.12	269.84	266.14	262.92	260.11	257.65
26000	303.28	296.24	290.24	285.08	280.63	276.78	273.43	270.51	267.96
27000	314.94	307.64	301.40	296.04	291.43	287.43	283.95	280.92	278.27
28000	326.60	319.03	312.56	307.01	302.22	298.07	294.46	291.32	288.57
29000	338.27	330.42	323.72	317.97	313.01	308.72	304.98	301.73	298.88
30000	349.93	341.82	334.89	328.94	323.81	319.36	315.50	312.13	309.18
31000	361.60	353.21	346.05	339.90	334.60	330.01	326.01	322.53	319.49
32000	373.26	364.60	357.21	350.87	345.39	340.65	336.53	332.94	329.80
33000	384.93	376.00	368.37	361.83	356.19	351.30	347.05	343.34	340.10
34000	396.59	387.39	379.54	372.80	366.98	361.94	357.56	353.75	350.41
35000	408.25	398.79	390.70	383.76	377.77	372.59	368.08	364.15	360.71
36000	419.92	410.18	401.86	394.72	388.57	383.23	378.60	374.55	371.02
37000	431.58	421.57	413.03	405.69	399.36	393.88	389.11	384.96	381.33
38000	443.25	432.97	424.19	416.65	410.15	404.52	399.63	395.36	391.63
39000	454.91	444.36	435.35	427.62	420.95	415.17	410.15	405.77	401.94
40000	466.58	455.75	446.51	438.58	431.74	425.81	420.66	416.17	412.24
45000	524.90	512.72	502.33	493.40	485.71	479.04	473.24	468.19	463.77
50000	583.22	569.69	558.14	548.23	539.67	532.27	525.83	520.21	515.30
55000	641.54	626.66	613.95	603.05	593.64	585.49	578.41	572.23	566.83
60000	699.86	683.63	669.77	657.87	647.61	638.72	630.99	624.25	618.36
65000	758.18	740.60	725.58	712.69	701.57	691.94	683.57	676.27	669.89
70000	816.50	797.57	781.40	767.51	755.54	745.17	736.15	728.30	721.42
75000	874.83	854.53	837.21	822.34	809.51	798.40	788.74	780.32	772.95
80000	933.15	911.50	893.02	877.16	863.47	851.62	841.32	832.34	824.48
85000	991.47	968.47	948.84	931.98	917.44	904.85	893.90	884.36	876.01
90000	1049.79	1025.44	1004.65	986.80	971.41	958.07	946.48	936.38	927.54
95000	1108.11	1082.41	1060.46	1041.62	1025.37	1011.30	999.07	988.40	979.07
100000	1166.43	1139.38	1116.28	1096.45	1079.34	1064.53	1051.65	1040.42	1030.60

PAIEMENT MENSUEL REQUIS
POUR L'AMORTISSEMENT DU PRÊT   11¾%

TERMES MONTANT	24 ANS	25 ANS	26 ANS	27 ANS	28 ANS	29 ANS	30 ANS	35 ANS	40 ANS
25	.26	.26	.26	.26	.25	.25	.25	.25	.25
50	.52	.51	.51	.51	.50	.50	.50	.49	.49
75	.77	.77	.76	.76	.75	.75	.75	.74	.73
100	1.03	1.02	1.01	1.01	1.00	1.00	.99	.98	.97
200	2.05	2.03	2.02	2.01	2.00	1.99	1.98	1.95	1.94
300	3.07	3.05	3.03	3.01	3.00	2.98	2.97	2.93	2.90
400	4.09	4.06	4.04	4.01	3.99	3.97	3.96	3.90	3.87
500	5.11	5.08	5.04	5.01	4.99	4.97	4.95	4.87	4.84
600	6.14	6.09	6.05	6.02	5.99	5.96	5.93	5.85	5.80
700	7.16	7.11	7.06	7.02	6.98	6.95	6.92	6.82	6.77
800	8.18	8.12	8.07	8.02	7.98	7.94	7.91	7.80	7.73
900	9.20	9.13	9.08	9.02	8.98	8.93	8.90	8.77	8.70
1000	10.22	10.15	10.08	10.02	9.97	9.93	9.89	9.74	9.67
2000	20.44	20.29	20.16	20.04	19.94	19.85	19.77	19.48	19.33
2500	25.55	25.36	25.20	25.05	24.92	24.81	24.71	24.35	24.16
3000	30.66	30.44	30.24	30.06	29.91	29.77	29.65	29.22	28.99
4000	40.88	40.58	40.32	40.08	39.88	39.69	39.53	38.96	38.65
5000	51.10	50.73	50.39	50.10	49.84	49.62	49.41	48.70	48.31
6000	61.32	60.87	60.47	60.12	59.81	59.54	59.30	58.44	57.97
7000	71.54	71.02	70.55	70.14	69.78	69.46	69.18	68.18	67.63
8000	81.76	81.16	80.63	80.16	79.75	79.38	79.06	77.92	77.29
9000	91.98	91.30	90.71	90.18	89.71	89.30	88.94	87.66	86.95
10000	102.20	101.45	100.78	100.20	99.68	99.23	98.82	97.40	96.61
11000	112.42	111.59	110.86	110.22	109.65	109.15	108.70	107.14	106.27
12000	122.64	121.74	120.94	120.24	119.62	119.07	118.59	116.88	115.93
13000	132.86	131.88	131.02	130.26	129.59	128.99	128.47	126.62	125.59
14000	143.08	142.03	141.10	140.28	139.55	138.91	138.35	136.36	135.25
15000	153.30	152.17	151.17	150.30	149.52	148.84	148.23	146.09	144.91
16000	163.52	162.32	161.25	160.32	159.49	158.76	158.11	155.83	154.57
17000	173.74	172.46	171.33	170.34	169.46	168.68	168.00	165.57	164.24
18000	183.96	182.60	181.41	180.35	179.42	178.60	177.88	175.31	173.90
19000	194.18	192.75	191.49	190.37	189.39	188.53	187.76	185.05	183.56
20000	204.40	202.89	201.56	200.39	199.36	198.45	197.64	194.79	193.22
21000	214.62	213.04	211.64	210.41	209.33	208.37	207.52	204.53	202.88
22000	224.84	223.18	221.72	220.43	219.30	218.29	217.40	214.27	212.54
23000	235.06	233.33	231.80	230.45	229.26	228.21	227.29	224.01	222.20
24000	245.28	243.47	241.88	240.47	239.23	238.14	237.17	233.75	231.86
25000	255.50	253.62	251.95	250.49	249.20	248.06	247.05	243.49	241.52
26000	265.72	263.76	262.03	260.51	259.17	257.98	256.93	253.23	251.18
27000	275.94	273.90	272.11	270.53	269.14	267.90	266.81	262.97	260.84
28000	286.16	284.05	282.19	280.55	279.10	277.82	276.69	272.71	270.50
29000	296.38	294.19	292.27	290.57	289.07	287.75	286.58	282.46	280.16
30000	306.60	304.34	302.34	300.59	299.04	297.67	296.46	292.18	289.82
31000	316.82	314.48	312.42	310.61	309.01	307.59	306.34	301.92	299.48
32000	327.04	324.63	322.50	320.63	318.97	317.51	316.22	311.66	309.14
33000	337.26	334.77	332.58	330.65	328.94	327.44	326.10	321.40	318.80
34000	347.48	344.92	342.66	340.67	338.91	337.36	335.99	331.14	328.47
35000	357.70	355.06	352.73	350.69	348.88	347.28	345.87	340.88	338.13
36000	367.92	365.20	362.81	360.70	358.84	357.20	355.75	350.62	347.79
37000	378.14	375.35	372.89	370.72	368.81	367.12	365.63	360.36	357.45
38000	388.36	385.49	382.97	380.74	378.78	377.05	375.51	370.10	367.11
39000	398.58	395.64	393.05	390.76	388.75	386.97	385.39	379.84	376.77
40000	408.80	405.78	403.12	400.78	398.72	396.89	395.28	389.58	386.43
45000	459.90	456.50	453.51	450.88	448.55	446.50	444.68	438.27	434.73
50000	511.00	507.23	503.90	500.98	498.39	496.11	494.09	486.97	483.03
55000	562.10	557.95	554.29	551.07	548.23	545.72	543.50	535.67	531.34
60000	613.20	608.67	604.68	601.17	598.07	595.33	592.91	584.36	579.64
65000	664.30	659.39	655.07	651.27	647.91	644.94	642.32	633.06	627.94
70000	715.40	710.12	705.46	701.37	697.75	694.55	691.73	681.76	676.25
75000	766.50	760.84	755.85	751.46	747.59	744.17	741.14	730.45	724.55
80000	817.60	811.56	806.24	801.56	797.43	793.78	790.55	779.15	772.85
85000	868.70	862.28	856.63	851.66	847.27	843.39	839.96	827.84	821.16
90000	919.80	913.00	907.02	901.75	897.10	893.00	889.36	876.54	869.46
95000	970.90	963.73	957.41	951.85	946.94	942.61	938.77	925.24	917.76
100000	1022.00	1014.45	1007.80	1001.95	996.78	992.22	988.18	973.93	966.06

TERMES MONTANT	1 AN	1½ AN	2 ANS	2½ ANS	3 ANS	3½ ANS	4 ANS	4½ ANS	5 ANS
25	2.22	1.53	1.18	.97	.83	.73	.66	.60	.56
50	4.44	3.05	2.35	1.94	1.66	1.46	1.31	1.20	1.11
75	6.66	4.57	3.53	2.90	2.49	2.19	1.97	1.80	1.66
100	8.88	6.09	4.70	3.87	3.31	2.92	2.62	2.40	2.21
200	17.75	12.17	9.39	7.73	6.62	5.83	5.24	4.79	4.42
300	26.62	18.26	14.09	11.59	9.93	8.75	7.86	7.18	6.63
400	35.49	24.34	18.78	15.45	13.24	11.66	10.48	9.57	8.84
500	44.36	30.43	23.47	19.31	16.54	14.57	13.10	11.96	11.05
600	53.23	36.51	28.17	23.17	19.85	17.49	15.72	14.35	13.26
700	62.10	42.60	32.86	27.03	23.16	20.40	18.34	16.74	15.47
800	70.98	48.68	37.56	30.89	26.47	23.31	20.96	19.14	17.68
900	79.85	54.77	42.25	34.76	29.77	26.23	23.58	21.53	19.89
1000	88.72	60.85	46.94	38.62	33.08	29.14	26.20	23.92	22.10
2000	177.43	121.70	93.88	77.23	66.16	58.28	52.39	47.83	44.20
2500	221.79	152.12	117.35	96.53	82.70	72.84	65.48	59.79	55.25
3000	266.15	182.55	140.82	115.84	99.23	87.41	78.58	71.74	66.30
4000	354.86	243.40	187.76	154.45	132.31	116.55	104.77	95.66	88.40
5000	443.57	304.24	234.70	193.06	165.39	145.68	130.96	119.57	110.50
6000	532.29	365.09	281.64	231.68	198.46	174.82	157.16	143.48	132.60
7000	621.00	425.94	328.57	270.29	231.54	203.95	183.35	167.39	154.69
8000	709.71	486.79	375.51	308.90	264.61	233.09	209.54	191.31	176.79
9000	798.43	547.63	422.45	347.51	297.69	262.23	235.73	215.22	198.89
10000	887.14	608.48	469.39	386.12	330.77	291.36	261.92	239.13	220.99
11000	975.85	669.33	516.33	424.73	363.84	320.50	288.12	263.04	243.09
12000	1064.57	730.18	563.27	463.35	396.92	349.63	314.31	286.96	265.19
13000	1153.28	791.02	610.20	501.96	430.00	378.77	340.50	310.87	287.28
14000	1241.99	851.87	657.14	540.57	463.07	407.90	366.69	334.78	309.38
15000	1330.71	912.72	704.08	579.18	496.15	437.04	392.88	358.69	331.48
16000	1419.42	973.57	751.02	617.79	529.22	466.18	419.08	382.61	353.58
17000	1508.13	1034.42	797.96	656.40	562.30	495.31	445.27	406.52	375.68
18000	1596.85	1095.26	844.90	695.02	595.38	524.45	471.46	430.43	397.78
19000	1685.56	1156.11	891.83	733.63	628.45	553.58	497.65	454.35	419.88
20000	1774.27	1216.96	938.77	772.24	661.53	582.72	523.84	478.26	441.97
21000	1862.99	1277.81	985.71	810.85	694.61	611.85	550.04	502.17	464.07
22000	1951.70	1338.65	1032.65	849.46	727.68	640.99	576.23	526.08	486.17
23000	2040.41	1399.50	1079.59	888.07	760.76	670.13	602.42	550.00	508.27
24000	2129.13	1460.35	1126.53	926.69	793.83	699.26	628.61	573.91	530.37
25000	2217.84	1521.20	1173.47	965.30	826.91	728.40	654.80	597.82	552.47
26000	2306.55	1582.04	1220.40	1003.91	859.99	757.53	681.00	621.73	574.56
27000	2395.27	1642.89	1267.34	1042.52	893.06	786.67	707.19	645.65	596.66
28000	2483.98	1703.74	1314.28	1081.13	926.14	815.80	733.38	669.56	618.76
29000	2572.69	1764.59	1361.22	1119.74	959.22	844.94	759.57	693.47	640.86
30000	2661.41	1825.44	1408.16	1158.36	992.29	874.08	785.76	717.38	662.96
31000	2750.12	1886.28	1455.10	1196.97	1025.37	903.21	811.96	741.30	685.06
32000	2838.84	1947.13	1502.03	1235.58	1058.44	932.35	838.15	765.21	707.16
33000	2927.55	2007.98	1548.97	1274.19	1091.52	961.48	864.34	789.12	729.25
34000	3016.26	2068.83	1595.91	1312.80	1124.60	990.62	890.53	813.04	751.35
35000	3104.98	2129.67	1642.85	1351.41	1157.67	1019.75	916.72	836.95	773.45
36000	3193.69	2190.52	1689.79	1390.03	1190.75	1048.89	942.91	860.86	795.55
37000	3282.40	2251.37	1736.73	1428.64	1223.83	1078.03	969.11	884.77	817.65
38000	3371.12	2312.22	1783.66	1467.25	1256.90	1107.16	995.30	908.69	839.75
39000	3459.83	2373.06	1830.60	1505.86	1289.98	1136.30	1021.49	932.60	861.84
40000	3548.54	2433.91	1877.54	1544.47	1323.05	1165.43	1047.68	956.51	883.94
45000	3992.11	2738.15	2112.23	1737.53	1488.44	1311.11	1178.64	1076.07	994.44
50000	4435.68	3042.39	2346.93	1930.59	1653.82	1456.79	1309.60	1195.64	1104.93
55000	4879.24	3346.63	2581.62	2123.65	1819.20	1602.47	1440.56	1315.20	1215.42
60000	5322.81	3650.87	2816.31	2316.71	1984.58	1748.15	1571.52	1434.76	1325.91
65000	5766.38	3955.10	3051.00	2509.77	2149.96	1893.83	1702.48	1554.33	1436.40
70000	6209.95	4259.34	3285.69	2702.82	2315.34	2039.50	1833.44	1673.89	1546.90
75000	6653.51	4563.58	3520.39	2895.88	2480.72	2185.18	1964.40	1793.45	1657.39
80000	7097.08	4867.82	3755.08	3088.94	2646.10	2330.86	2095.36	1913.02	1767.88
85000	7540.65	5172.06	3989.77	3282.00	2811.48	2476.54	2226.32	2032.58	1878.37
90000	7984.21	5476.30	4224.46	3475.06	2976.87	2622.22	2357.28	2152.14	1988.87
95000	8427.78	5780.53	4459.15	3668.12	3142.25	2767.90	2488.24	2271.71	2099.36
100000	8871.35	6084.77	4693.85	3861.18	3307.63	2913.57	2619.20	2391.27	2209.85

TERMES MONTANT	6 ANS	7 ANS	8 ANS	9 ANS	10 ANS	11 ANS	12 ANS	13 ANS	14 ANS
25	.49	.44	.41	.38	.36	.34	.33	.32	.31
30	.97	.88	.81	.76	.71	.68	.65	.63	.61
75	1.46	1.32	1.21	1.13	1.07	1.02	.98	.94	.91
100	1.94	1.75	1.61	1.51	1.42	1.36	1.30	1.26	1.22
200	3.88	3.50	3.22	3.01	2.84	2.71	2.60	2.51	2.43
300	5.82	5.25	4.83	4.51	4.26	4.06	3.89	3.76	3.64
400	7.76	7.00	6.44	6.01	5.68	5.41	5.19	5.01	4.86
500	9.70	8.75	8.05	7.52	7.10	6.76	6.48	6.26	6.07
600	11.64	10.50	9.66	9.02	8.51	8.11	7.78	7.51	7.28
700	13.58	12.25	11.27	10.52	9.93	9.46	9.08	8.76	8.50
800	15.52	14.00	12.88	12.02	11.35	10.81	10.37	10.01	9.71
900	17.46	15.75	14.49	13.52	12.77	12.16	11.67	11.26	10.92
1000	19.40	17.50	16.10	15.03	14.19	13.51	12.96	12.51	12.14
2000	38.80	35.00	32.19	30.05	28.37	27.02	25.92	25.02	24.27
2500	48.50	43.75	40.24	37.56	35.46	33.77	32.40	31.28	30.34
3000	58.20	52.50	48.29	45.07	42.55	40.53	38.88	37.53	36.40
4000	77.60	70.00	64.38	60.09	56.73	54.03	51.84	50.04	48.53
5000	97.00	87.50	80.48	75.11	70.91	67.54	64.80	62.55	60.67
6000	116.40	104.99	96.57	90.13	85.09	81.05	77.76	75.05	72.80
7000	135.80	122.49	112.66	105.16	99.27	94.55	90.72	87.56	84.93
8000	155.20	139.99	128.76	120.18	113.45	108.06	103.68	100.07	97.06
9000	174.60	157.49	144.85	135.20	127.63	121.57	116.64	112.58	109.20
10000	194.00	174.99	160.95	150.22	141.81	135.08	129.60	125.09	121.33
11000	213.40	192.49	177.04	165.24	155.99	148.58	142.56	137.60	133.46
12000	232.80	209.98	193.14	180.26	170.17	162.09	155.52	150.10	145.59
13000	252.20	227.48	209.23	195.28	184.35	175.60	168.48	162.61	157.72
14000	271.60	244.98	225.32	210.31	198.53	189.10	181.44	175.12	169.86
15000	291.00	262.48	241.42	225.33	212.71	202.61	194.40	187.63	181.99
16000	310.40	279.98	257.51	240.35	226.89	216.12	207.36	200.14	194.12
17000	329.80	297.48	273.61	255.37	241.07	229.63	220.32	212.64	206.25
18000	349.20	314.97	289.70	270.39	255.25	243.13	233.28	225.15	218.39
19000	368.60	332.47	305.80	285.41	269.43	256.64	246.24	237.66	230.52
20000	388.00	349.97	321.89	300.43	283.61	270.15	259.20	250.17	242.65
21000	407.40	367.47	337.98	315.46	297.79	283.65	272.15	262.68	254.78
22000	426.80	384.97	354.08	330.48	311.97	297.16	285.11	275.19	266.91
23000	446.20	402.47	370.17	345.50	326.15	310.67	298.07	287.69	279.05
24000	465.60	419.96	386.27	360.52	340.33	324.17	311.03	300.20	291.18
25000	485.00	437.46	402.36	375.54	354.51	337.68	323.99	312.71	303.31
26000	504.40	454.96	418.45	390.56	368.68	351.19	336.95	325.22	315.44
27000	523.80	472.46	434.55	405.58	382.87	364.70	349.91	337.73	327.58
28000	543.20	489.96	450.64	420.61	397.05	378.20	362.87	350.24	339.71
29000	562.60	507.46	466.74	435.63	411.23	391.71	375.83	362.74	351.84
30000	582.00	524.95	482.83	450.65	425.41	405.22	388.79	375.25	363.97
31000	601.40	542.45	498.93	465.67	439.59	418.72	401.75	387.76	376.10
32000	620.80	559.95	515.02	480.69	453.77	432.23	414.71	400.27	388.24
33000	640.20	577.45	531.11	495.71	467.95	445.74	427.67	412.78	400.37
34000	659.60	594.95	547.21	510.74	482.13	459.25	440.63	425.28	412.50
35000	679.00	612.45	563.30	525.76	496.31	472.75	453.59	437.79	424.63
36000	698.40	629.94	579.40	540.78	510.49	486.26	466.55	450.30	436.77
37000	717.80	647.44	595.49	555.80	524.67	499.77	479.51	462.81	448.90
38000	737.20	664.94	611.59	570.82	538.86	513.27	492.47	475.32	461.03
39000	756.60	682.44	627.68	585.84	553.04	526.78	505.43	487.83	473.16
40000	776.00	699.94	643.77	600.86	567.22	540.29	518.39	500.33	485.29
45000	873.00	787.43	724.25	675.97	638.12	607.82	583.18	562.88	545.96
50000	970.00	874.92	804.72	751.08	709.02	675.36	647.98	625.42	606.62
55000	1067.00	962.41	885.19	826.19	779.92	742.89	712.78	687.96	667.28
60000	1164.00	1049.90	965.66	901.29	850.82	810.43	777.58	750.50	727.94
65000	1261.00	1137.40	1046.13	976.40	921.72	877.96	842.37	813.04	788.60
70000	1358.00	1224.89	1126.60	1051.51	992.62	945.50	907.17	875.58	849.26
75000	1455.00	1312.38	1207.07	1126.62	1063.53	1013.04	971.97	938.12	909.92
80000	1552.00	1399.87	1287.54	1201.72	1134.43	1080.57	1036.77	1000.66	970.58
85000	1649.00	1487.36	1368.01	1276.83	1205.33	1148.11	1101.56	1063.20	1031.24
90000	1746.00	1574.85	1448.49	1351.94	1276.23	1215.64	1166.36	1125.75	1091.91
95000	1843.00	1662.35	1528.96	1427.05	1347.13	1283.18	1231.16	1188.29	1152.57
100000	1940.00	1749.84	1609.43	1502.15	1418.03	1350.71	1295.96	1250.83	1213.23

PAIEMENT MENSUEL REQUIS
POUR L'AMORTISSEMENT DU PRÊT

TERMES MONTANT	15 ANS	16 ANS	17 ANS	18 ANS	19 ANS	20 ANS	21 ANS	22 ANS	23 ANS
25	.30	.29	.29	.28	.28	.28	.27	.27	.27
50	.60	.58	.57	.56	.55	.55	.54	.53	.53
75	.89	.87	.85	.84	.83	.82	.81	.80	.79
100	1.19	1.16	1.14	1.12	1.10	1.09	1.07	1.06	1.05
200	2.37	2.31	2.27	2.23	2.20	2.17	2.14	2.12	2.10
300	3.55	3.47	3.40	3.34	3.29	3.25	3.21	3.18	3.15
400	4.73	4.62	4.53	4.45	4.39	4.33	4.28	4.23	4.20
500	5.91	5.78	5.66	5.57	5.48	5.41	5.35	5.29	5.24
600	7.09	6.93	6.80	6.68	6.58	6.49	6.41	6.35	6.29
700	8.28	8.09	7.93	7.79	7.67	7.57	7.48	7.41	7.34
800	9.46	9.24	9.06	8.90	8.77	8.65	8.55	8.46	8.39
900	10.64	10.40	10.19	10.02	9.87	9.73	9.62	9.52	9.43
1000	11.82	11.55	11.32	11.13	10.96	10.81	10.69	10.58	10.48
2000	23.64	23.10	22.64	22.25	21.92	21.62	21.37	21.15	20.96
2500	29.55	28.88	28.30	27.82	27.39	27.03	26.71	26.44	26.20
3000	35.45	34.65	33.96	33.38	32.87	32.43	32.05	31.72	31.44
4000	47.27	46.20	45.28	44.50	43.83	43.24	42.74	42.30	41.91
5000	59.09	57.75	56.60	55.63	54.78	54.05	53.42	52.87	52.39
6000	70.90	69.29	67.92	66.75	65.74	64.86	64.10	63.44	62.87
7000	82.72	80.84	79.24	77.87	76.69	75.67	74.79	74.02	73.34
8000	94.53	92.39	90.56	89.00	87.65	86.48	85.47	84.59	83.82
9000	106.35	103.94	101.88	100.12	98.61	97.29	96.15	95.16	94.30
10000	118.17	115.49	113.20	111.25	109.56	108.10	106.84	105.74	104.77
11000	129.98	127.04	124.52	122.37	120.52	118.91	117.52	116.31	115.25
12000	141.80	138.58	135.84	133.50	131.47	129.72	128.20	126.88	125.73
13000	153.61	150.13	147.16	144.62	142.43	140.53	138.89	137.45	136.20
14000	165.43	161.68	158.48	155.74	153.38	151.34	149.57	148.03	146.68
15000	177.25	173.23	169.80	166.87	164.34	162.15	160.25	158.60	157.16
16000	189.06	184.78	181.12	177.99	175.29	172.96	170.94	169.17	167.63
17000	200.88	196.33	192.44	189.12	186.25	183.77	181.62	179.75	178.11
18000	212.69	207.87	203.76	200.24	197.21	194.58	192.30	190.32	188.59
19000	224.51	219.42	215.08	211.36	208.16	205.39	202.99	200.89	199.07
20000	236.33	230.97	226.40	222.49	219.12	216.20	213.67	211.47	209.54
21000	248.14	242.52	237.72	233.61	230.07	227.01	224.35	222.04	220.02
22000	259.96	254.07	249.04	244.74	241.03	237.82	235.04	232.61	230.50
23000	271.78	265.62	260.36	255.86	251.98	248.63	245.72	243.18	240.97
24000	283.59	277.16	271.68	266.99	262.94	259.44	256.40	253.76	251.45
25000	295.41	288.71	283.00	278.11	273.89	270.25	267.08	264.33	261.93
26000	307.22	300.26	294.32	289.23	284.85	281.06	277.77	274.90	272.40
27000	319.04	311.81	305.64	300.36	295.81	291.87	288.45	285.48	282.88
28000	330.86	323.36	316.96	311.48	306.76	302.68	299.13	296.05	293.36
29000	342.67	334.91	328.28	322.61	317.72	313.49	309.82	306.62	303.83
30000	354.49	346.45	339.60	333.73	328.67	324.30	320.50	317.20	314.31
31000	366.30	358.00	350.92	344.85	339.63	335.11	331.18	327.77	324.79
32000	378.12	369.55	362.24	355.98	350.58	345.92	341.87	338.34	335.26
33000	389.94	381.10	373.56	367.10	361.54	356.73	352.55	348.91	345.74
34000	401.75	392.65	384.88	378.23	372.49	367.54	363.23	359.49	356.22
35000	413.57	404.20	396.20	389.35	383.45	378.35	373.92	370.06	366.69
36000	425.38	415.74	407.52	400.48	394.41	389.16	384.60	380.63	377.17
37000	437.20	427.29	418.84	411.60	405.36	399.97	395.28	391.21	387.65
38000	449.02	438.84	430.16	422.72	416.32	410.78	405.97	401.78	398.13
39000	460.83	450.39	441.48	433.85	427.27	421.58	416.65	412.35	408.60
40000	472.65	461.94	452.80	444.97	438.23	432.39	427.33	422.93	419.08
45000	531.73	519.68	509.40	500.59	493.01	486.44	480.75	475.79	471.46
50000	590.81	577.42	566.00	556.21	547.78	540.49	534.16	528.66	523.85
55000	649.89	635.16	622.60	611.84	602.56	594.54	587.58	581.52	576.23
60000	708.97	692.90	679.20	667.46	657.34	648.59	641.00	634.39	628.62
65000	768.05	750.64	735.80	723.08	712.12	702.64	694.41	687.25	681.00
70000	827.13	808.39	792.40	778.70	766.89	756.69	747.83	740.12	733.38
75000	886.21	866.13	849.00	834.32	821.67	810.74	801.24	792.98	785.77
80000	945.29	923.87	905.60	889.94	876.45	864.78	854.66	845.85	838.15
85000	1004.37	981.61	962.20	945.56	931.23	918.83	908.08	898.71	890.54
90000	1063.45	1039.35	1018.80	1001.18	986.01	972.88	961.49	951.58	942.92
95000	1122.53	1097.09	1075.40	1056.80	1040.78	1026.93	1014.91	1004.44	995.31
100000	1181.61	1154.83	1132.00	1112.42	1095.56	1080.98	1068.32	1057.31	1047.69

TERMES MONTANT	24 ANS	25 ANS	26 ANS	27 ANS	28 ANS	29 ANS	30 ANS	35 ANS	40 ANS
25	.26	.26	.26	.26	.26	.26	.26	.25	.25
50	.52	.52	.52	.51	.51	.51	.51	.50	.50
75	.78	.78	.77	.77	.77	.76	.76	.75	.74
100	1.04	1.04	1.03	1.02	1.02	1.02	1.01	1.00	.99
200	2.08	2.07	2.06	2.04	2.03	2.03	2.02	1.99	1.98
300	3.12	3.10	3.08	3.06	3.05	3.04	3.02	2.98	2.96
400	4.16	4.13	4.11	4.08	4.06	4.05	4.03	3.98	3.95
500	5.20	5.16	5.13	5.10	5.08	5.06	5.04	4.97	4.93
600	6.24	6.20	6.16	6.12	6.09	6.07	6.04	5.96	5.92
700	7.28	7.23	7.18	7.14	7.11	7.08	7.05	6.95	6.91
800	8.32	8.26	8.21	8.16	8.12	8.09	8.06	7.95	7.89
900	9.36	9.29	9.23	9.18	9.14	9.10	9.06	8.94	8.87
1000	10.40	10.32	10.26	10.20	10.15	10.11	10.07	9.93	9.86
2000	20.79	20.64	20.51	20.40	20.30	20.21	20.13	19.86	19.71
2500	25.99	25.80	25.64	25.50	25.37	25.26	25.16	24.82	24.63
3000	31.18	30.96	30.77	30.60	30.45	30.31	30.20	29.79	29.56
4000	41.58	41.28	41.02	40.79	40.59	40.42	40.26	39.71	39.41
5000	51.97	51.60	51.28	50.99	50.74	50.52	50.32	49.64	49.26
6000	62.36	61.92	61.53	61.19	60.89	60.62	60.39	59.57	59.12
7000	72.75	72.24	71.78	71.39	71.03	70.73	70.45	69.49	68.97
8000	83.15	82.56	82.04	81.58	81.18	80.83	80.52	79.42	78.82
9000	93.54	92.88	92.29	91.78	91.33	90.93	90.58	89.35	88.67
10000	103.93	103.19	102.55	101.98	101.48	101.03	100.64	99.27	98.52
11000	114.33	113.51	112.80	112.18	111.62	111.14	110.71	109.20	108.38
12000	124.72	123.83	123.06	122.37	121.77	121.24	120.77	119.13	118.23
13000	135.11	134.15	133.31	132.57	131.92	131.34	130.84	129.05	128.08
14000	145.50	144.47	143.56	142.77	142.06	141.45	140.90	138.98	137.93
15000	155.90	154.79	153.82	152.96	152.21	151.55	150.96	148.91	147.78
16000	166.29	165.11	164.07	163.16	162.36	161.65	161.03	158.83	157.64
17000	176.68	175.43	174.33	173.36	172.51	171.75	171.09	168.76	167.49
18000	187.07	185.75	184.58	183.56	182.65	181.86	181.15	178.69	177.34
19000	197.47	196.07	194.84	193.75	192.80	191.96	191.22	188.61	187.19
20000	207.86	206.38	205.09	203.95	202.95	202.06	201.28	198.54	197.04
21000	218.25	216.70	215.34	214.15	213.09	212.17	211.35	208.47	206.90
22000	228.65	227.02	225.60	224.35	223.24	222.27	221.41	218.40	216.75
23000	239.04	237.34	235.85	234.54	233.39	232.37	231.47	228.32	226.60
24000	249.43	247.66	246.11	244.74	243.54	242.47	241.54	238.25	236.45
25000	259.82	257.98	256.36	254.94	253.68	252.58	251.60	248.18	246.30
26000	270.22	268.30	266.62	265.13	263.83	262.68	261.67	258.10	256.15
27000	280.61	278.62	276.87	275.33	273.98	272.78	271.73	268.03	266.01
28000	291.00	288.94	287.12	285.53	284.12	282.89	281.79	277.96	275.86
29000	301.39	299.26	297.38	295.73	294.27	293.00	291.86	287.88	285.71
30000	311.79	309.57	307.63	305.92	304.42	303.09	301.92	297.81	295.56
31000	322.18	319.89	317.89	316.12	314.57	313.20	311.99	307.74	305.41
32000	332.57	330.21	328.14	326.32	324.71	323.30	322.05	317.66	315.27
33000	342.97	340.53	338.40	336.52	334.86	333.40	332.11	327.59	325.12
34000	353.36	350.85	348.65	346.71	345.01	343.50	342.18	337.52	334.97
35000	363.75	361.17	358.90	356.91	355.15	353.61	352.24	347.44	344.82
36000	374.14	371.49	369.16	367.11	365.30	363.71	362.31	357.37	354.67
37000	384.54	381.81	379.41	377.30	375.45	373.81	372.37	367.30	364.53
38000	394.93	392.13	389.67	387.50	385.60	383.92	382.43	377.22	374.38
39000	405.32	402.45	399.92	397.70	395.74	394.02	392.50	387.15	384.23
40000	415.71	412.76	410.17	407.89	405.89	404.12	402.56	397.08	394.08
45000	467.68	464.36	461.45	458.88	456.63	454.64	452.88	446.71	443.34
50000	519.64	515.95	512.72	509.87	507.36	505.15	503.20	496.35	492.60
55000	571.61	567.55	563.99	560.86	558.10	555.67	553.52	545.98	541.86
60000	623.57	619.14	615.26	611.84	608.83	606.18	603.84	595.61	591.12
65000	675.53	670.74	666.53	662.83	659.57	656.69	654.16	645.25	640.38
70000	727.50	722.33	717.80	713.82	710.30	707.21	704.48	694.88	689.64
75000	779.46	773.93	769.07	764.80	761.04	757.72	754.80	744.52	738.90
80000	831.42	825.52	820.34	815.79	811.78	808.24	805.11	794.15	788.16
85000	883.39	877.12	871.62	866.77	862.51	858.75	855.43	843.79	837.42
90000	935.35	928.71	922.89	917.76	913.25	909.27	905.75	893.42	886.68
95000	987.31	980.31	974.16	968.75	963.98	959.78	956.07	943.05	935.94
100000	1039.28	1031.90	1025.43	1019.73	1014.72	1010.30	1006.39	992.69	985.20

12¼%

PAIEMENT MENSUEL REQUIS
POUR L'AMORTISSEMENT DU PRÊT

TERMES MONTANT	1 AN	1½ AN	2 ANS	2½ ANS	3 ANS	3½ ANS	4 ANS	4½ ANS	5 ANS
25	2.23	1.53	1.18	.97	.83	.74	.66	.61	.56
50	4.45	3.05	2.36	1.94	1.66	1.47	1.32	1.21	1.12
75	6.67	4.58	3.53	2.91	2.49	2.20	1.98	1.81	1.67
100	8.89	6.10	4.71	3.88	3.32	2.93	2.64	2.41	2.23
200	17.77	12.20	9.41	7.75	6.64	5.86	5.27	4.81	4.45
300	26.65	18.29	14.12	11.62	9.96	8.78	7.90	7.21	6.67
400	35.53	24.39	18.82	15.49	13.28	11.71	10.53	9.62	8.89
500	44.42	30.48	23.53	19.37	16.60	14.63	13.16	12.02	11.11
600	53.30	36.58	28.23	23.24	19.92	17.56	15.79	14.42	13.34
700	62.18	42.68	32.94	27.11	23.24	20.48	18.42	16.83	15.56
800	71.06	48.77	37.64	30.98	26.56	23.41	21.05	19.23	17.78
900	79.95	54.87	42.35	34.86	29.88	26.33	23.68	21.63	20.00
1000	88.83	60.96	47.05	38.73	33.19	29.26	26.31	24.04	22.22
2000	177.65	121.92	94.10	77.45	66.38	58.51	52.62	48.07	44.44
2500	222.07	152.40	117.63	96.81	82.98	73.13	65.78	60.08	55.55
3000	266.48	182.88	141.15	116.18	99.57	87.76	78.93	72.10	66.66
4000	355.30	243.84	188.20	154.90	132.76	117.01	105.24	96.13	88.88
5000	444.13	304.80	235.25	193.62	165.95	146.26	131.55	120.16	111.10
6000	532.95	365.75	282.30	232.35	199.14	175.51	157.86	144.19	133.32
7000	621.78	426.71	329.35	271.07	232.33	204.76	184.17	168.22	155.53
8000	710.60	487.67	376.40	309.80	265.52	234.01	210.47	192.25	177.75
9000	799.43	548.63	423.45	348.52	298.71	263.26	236.78	216.28	199.97
10000	888.25	609.59	470.50	387.24	331.90	292.51	263.09	240.31	222.19
11000	977.08	670.54	517.55	425.97	365.09	321.76	289.40	264.35	244.41
12000	1065.90	731.50	564.60	464.69	398.28	351.01	315.71	288.38	266.63
13000	1154.73	792.46	611.65	503.42	431.47	380.26	342.02	312.41	288.85
14000	1243.55	853.42	658.70	542.14	464.66	409.52	368.33	336.44	311.06
15000	1332.38	914.38	705.75	580.86	497.85	438.77	394.63	360.47	333.28
16000	1421.20	975.34	752.80	619.59	531.04	468.02	420.94	384.50	355.50
17000	1510.03	1036.29	799.85	658.31	564.23	497.27	447.25	408.53	377.72
18000	1598.85	1097.25	846.90	697.03	597.42	526.52	473.56	432.56	399.94
19000	1687.68	1158.21	893.94	735.76	630.61	555.77	499.87	456.59	422.16
20000	1776.50	1219.17	940.99	774.48	663.80	585.02	526.18	480.62	444.37
21000	1865.32	1280.13	988.04	813.21	696.99	614.27	552.49	504.66	466.59
22000	1954.15	1341.08	1035.09	851.93	730.18	643.52	578.79	528.69	488.81
23000	2042.97	1402.04	1082.14	890.65	763.37	672.77	605.10	552.72	511.03
24000	2131.80	1463.00	1129.19	929.38	796.56	702.02	631.41	576.75	533.25
25000	2220.62	1523.96	1176.24	968.10	829.75	731.27	657.72	600.78	555.47
26000	2309.45	1584.92	1223.29	1006.83	862.94	760.52	684.03	624.81	577.69
27000	2398.27	1645.88	1270.34	1045.55	896.13	789.78	710.34	648.84	599.90
28000	2487.10	1706.83	1317.39	1084.27	929.32	819.03	736.65	672.87	622.12
29000	2575.92	1767.79	1364.44	1123.00	962.51	848.28	762.95	696.90	644.34
30000	2664.75	1828.75	1411.49	1161.72	995.70	877.53	789.26	720.93	666.56
31000	2753.57	1889.71	1458.54	1200.44	1028.89	906.78	815.57	744.97	688.78
32000	2842.40	1950.67	1505.59	1239.17	1062.08	936.03	841.88	769.00	711.00
33000	2931.22	2011.62	1552.64	1277.89	1095.27	965.28	868.19	793.03	733.21
34000	3020.05	2072.58	1599.69	1316.62	1128.46	994.53	894.50	817.06	755.43
35000	3108.87	2133.54	1646.74	1355.34	1161.65	1023.78	920.81	841.09	777.65
36000	3197.70	2194.50	1693.79	1394.06	1194.84	1053.03	947.11	865.12	799.87
37000	3286.52	2255.46	1740.84	1432.79	1228.03	1082.28	973.42	889.15	822.09
38000	3375.35	2316.42	1787.88	1471.51	1261.22	1111.53	999.73	913.18	844.31
39000	3464.17	2377.37	1834.93	1510.24	1294.41	1140.78	1026.04	937.21	866.53
40000	3552.99	2438.33	1881.98	1548.96	1327.60	1170.03	1052.35	961.24	888.74
45000	3997.12	2743.12	2117.23	1742.58	1493.54	1316.29	1183.89	1081.40	999.84
50000	4441.24	3047.91	2352.48	1936.20	1659.49	1462.54	1315.43	1201.55	1110.93
55000	4885.37	3352.70	2587.73	2129.82	1825.44	1608.80	1446.98	1321.71	1222.02
60000	5329.49	3657.50	2822.97	2323.44	1991.39	1755.05	1578.52	1441.86	1333.11
65000	5773.61	3962.29	3058.22	2517.06	2157.34	1901.30	1710.06	1562.02	1444.21
70000	6217.74	4267.08	3293.47	2710.68	2323.29	2047.56	1841.61	1682.17	1555.30
75000	6661.86	4571.87	3528.71	2904.29	2489.24	2193.81	1973.15	1802.33	1666.39
80000	7105.98	4876.66	3763.96	3097.91	2655.19	2340.06	2104.69	1922.48	1777.48
85000	7550.11	5181.45	3999.21	3291.53	2821.13	2486.32	2236.24	2042.64	1888.58
90000	7994.23	5486.24	4234.46	3485.15	2987.08	2632.57	2367.78	2162.79	1999.67
95000	8438.36	5791.03	4469.70	3678.77	3153.03	2778.83	2499.32	2282.95	2110.76
100000	8882.48	6095.82	4704.95	3872.39	3318.98	2925.08	2630.86	2403.10	2221.85

PAIEMENT MENSUEL REQUIS
POUR L'AMORTISSEMENT DU PRÊT
12¼%

TERMES MONTANT	6 ANS	7 ANS	8 ANS	9 ANS	10 ANS	11 ANS	12 ANS	13 ANS	14 ANS
25	.49	.45	.41	.38	.36	.35	.33	.32	.31
50	.98	.89	.82	.76	.72	.69	.66	.64	.62
75	1.47	1.33	1.22	1.14	1.08	1.03	.99	.95	.93
100	1.96	1.77	1.63	1.52	1.44	1.37	1.32	1.27	1.23
200	3.91	3.53	3.25	3.04	2.87	2.73	2.63	2.54	2.46
300	5.86	5.29	4.87	4.55	4.30	4.10	3.94	3.80	3.69
400	7.81	7.06	6.49	6.07	5.73	5.46	5.25	5.07	4.92
500	9.77	8.82	8.12	7.58	7.16	6.83	6.56	6.33	6.15
600	11.72	10.58	9.74	9.10	8.60	8.19	7.87	7.60	7.37
700	13.67	12.34	11.36	10.61	10.03	9.56	9.18	8.86	8.60
800	15.62	14.11	12.98	12.13	11.46	10.92	10.49	10.13	9.83
900	17.58	15.87	14.61	13.64	12.89	12.29	11.80	11.39	11.06
1000	19.53	17.63	16.23	15.16	14.32	13.65	13.11	12.66	12.29
2000	39.05	35.26	32.45	30.32	28.64	27.30	26.21	25.31	24.57
2500	48.81	44.07	40.57	37.89	35.80	34.12	32.76	31.64	30.71
3000	58.58	52.88	48.68	45.47	42.96	40.95	39.31	37.97	36.85
4000	78.10	70.51	64.90	60.63	57.27	54.59	52.42	50.62	49.13
5000	97.62	88.13	81.13	75.78	71.59	68.24	65.52	63.28	61.41
6000	117.15	105.76	97.35	90.94	85.91	81.89	78.62	75.93	73.70
7000	136.67	123.38	113.58	106.09	100.23	95.54	91.73	88.59	85.98
8000	156.19	141.01	129.80	121.25	114.54	109.18	104.83	101.24	98.26
9000	175.72	158.63	146.03	136.40	128.86	122.83	117.93	113.90	110.54
10000	195.24	176.26	162.25	151.56	143.18	136.48	131.04	126.55	122.82
11000	214.76	193.88	178.48	166.71	157.50	150.13	144.14	139.21	135.11
12000	234.29	211.51	194.70	181.87	171.81	163.77	157.24	151.86	147.39
13000	253.81	229.13	210.92	197.02	186.13	177.42	170.35	164.52	159.67
14000	273.33	246.76	227.15	212.18	200.45	191.07	183.45	177.17	171.95
15000	292.86	264.38	243.37	227.33	214.77	204.72	196.55	189.83	184.23
16000	312.38	282.01	259.60	242.49	229.08	218.36	209.65	202.48	196.51
17000	331.90	299.63	275.82	257.64	243.40	232.01	222.76	215.14	208.80
18000	351.43	317.26	292.05	272.80	257.72	245.66	235.86	227.79	221.08
19000	370.95	334.88	308.27	287.95	272.04	259.31	248.96	240.45	233.36
20000	390.47	352.51	324.50	303.11	286.35	272.95	262.07	253.10	245.64
21000	410.00	370.14	340.72	318.27	300.67	286.60	275.17	265.76	257.92
22000	429.52	387.76	356.95	333.42	314.99	300.25	288.27	278.41	270.21
23000	449.04	405.39	373.17	348.58	329.30	313.90	301.38	291.07	282.49
24000	468.57	423.01	389.40	363.73	343.62	327.54	314.48	303.72	294.77
25000	488.09	440.64	405.62	378.89	357.94	341.19	327.58	316.38	307.05
26000	507.62	458.26	421.84	394.04	372.26	354.84	340.69	329.03	319.33
27000	527.14	475.89	438.07	409.20	386.57	368.49	353.79	341.69	331.62
28000	546.66	493.51	454.29	424.35	400.89	382.13	366.89	354.34	343.90
29000	566.19	511.14	470.52	439.51	415.21	395.78	379.99	367.00	356.18
30000	585.71	528.76	486.74	454.66	429.53	409.43	393.10	379.65	368.46
31000	605.23	546.39	502.97	469.82	443.84	423.08	406.20	392.31	380.74
32000	624.76	564.01	519.19	484.97	458.16	436.72	419.30	404.96	393.02
33000	644.28	581.64	535.42	500.13	472.48	450.37	432.41	417.62	405.31
34000	663.80	599.26	551.64	515.28	486.80	464.02	445.51	430.27	417.59
35000	683.33	616.89	567.87	530.44	501.11	477.67	458.61	442.93	429.87
36000	702.85	634.51	584.09	545.59	515.43	491.31	471.72	455.58	442.15
37000	722.37	652.14	600.32	560.75	529.75	504.96	484.82	468.24	454.43
38000	741.90	669.76	616.54	575.90	544.07	518.61	497.92	480.89	466.72
39000	761.42	687.39	632.76	591.06	558.38	532.26	511.03	493.55	479.00
40000	780.94	705.01	648.99	606.22	572.70	545.90	524.13	506.20	491.28
45000	878.56	793.14	730.11	681.99	644.29	614.14	589.64	569.47	552.69
50000	976.18	881.27	811.24	757.77	715.87	682.38	655.16	632.75	614.10
55000	1073.80	969.39	892.36	833.54	787.46	750.62	720.67	696.02	675.51
60000	1171.41	1057.52	973.48	909.32	859.05	818.85	786.19	759.30	736.92
65000	1269.03	1145.65	1054.60	985.10	930.64	887.09	851.71	822.57	798.33
70000	1366.65	1233.77	1135.73	1060.87	1002.22	955.33	917.22	885.85	859.74
75000	1464.26	1321.90	1216.85	1136.65	1073.81	1023.56	982.74	949.12	921.14
80000	1561.88	1410.02	1297.97	1212.43	1145.40	1091.80	1048.25	1012.40	982.55
85000	1659.50	1498.15	1379.10	1288.20	1216.98	1160.04	1113.77	1075.67	1043.96
90000	1757.12	1586.28	1460.22	1363.98	1288.57	1228.28	1179.28	1138.94	1105.37
95000	1854.73	1674.40	1541.34	1439.75	1360.16	1296.51	1244.80	1202.22	1166.78
100000	1952.35	1762.53	1622.47	1515.53	1431.74	1364.75	1310.31	1265.49	1228.19

PAIEMENT MENSUEL REQUIS
POUR L'AMORTISSEMENT DU PRÊT

TERMES MONTANT	15 ANS	16 ANS	17 ANS	18 ANS	19 ANS	20 ANS	21 ANS	22 ANS	23 ANS
25	.30	.30	.29	.29	.28	.28	.28	.27	.27
50	.60	.59	.58	.57	.56	.55	.55	.54	.54
75	.90	.88	.87	.85	.84	.83	.82	.81	.80
100	1.20	1.18	1.15	1.13	1.12	1.10	1.09	1.08	1.07
200	2.40	2.35	2.30	2.26	2.23	2.20	2.18	2.15	2.13
300	3.60	3.52	3.45	3.39	3.34	3.30	3.26	3.23	3.20
400	4.79	4.69	4.60	4.52	4.45	4.40	4.35	4.30	4.26
500	5.99	5.86	5.74	5.65	5.56	5.49	5.43	5.38	5.33
600	7.19	7.03	6.89	6.78	6.68	6.59	6.52	6.45	6.39
700	8.38	8.20	8.04	7.90	7.79	7.69	7.60	7.52	7.46
800	9.58	9.37	9.19	9.03	8.90	8.79	8.69	8.60	8.52
900	10.78	10.54	10.34	10.16	10.01	9.88	9.77	9.67	9.59
1000	11.97	11.71	11.48	11.29	11.12	10.98	10.86	10.75	10.65
2000	23.94	23.41	22.96	22.57	22.24	21.96	21.71	21.49	21.30
2500	29.93	29.26	28.70	28.22	27.80	27.44	27.13	26.86	26.63
3000	35.91	35.12	34.44	33.86	33.36	32.93	32.56	32.23	31.95
4000	47.88	46.82	45.92	45.14	44.48	43.91	43.41	42.98	42.60
5000	59.85	58.52	57.39	56.43	55.60	54.88	54.26	53.72	53.25
6000	71.82	70.23	68.87	67.71	66.72	65.85	65.11	64.46	63.90
7000	83.79	81.93	80.35	79.00	77.83	76.83	75.96	75.20	74.54
8000	95.75	93.63	91.83	90.28	88.95	87.81	86.81	85.95	85.19
9000	107.72	105.34	103.31	101.57	100.07	98.78	97.66	96.69	95.84
10000	119.69	117.04	114.78	112.85	111.19	109.76	108.51	107.43	106.49
11000	131.66	128.74	126.26	124.14	122.31	120.73	119.36	118.17	117.14
12000	143.63	140.45	137.74	135.42	133.43	131.71	130.21	128.92	127.79
13000	155.60	152.15	149.22	146.71	144.55	142.68	141.06	139.66	138.44
14000	167.57	163.86	160.70	157.99	155.66	153.66	151.91	150.40	149.08
15000	179.53	175.56	172.17	169.28	166.78	164.63	162.77	161.14	159.73
16000	191.50	187.26	183.65	180.56	177.90	175.61	173.62	171.89	170.38
17000	203.47	198.97	195.13	191.85	189.02	186.58	184.47	182.63	181.03
18000	215.44	210.67	206.61	203.13	200.14	197.56	195.32	193.37	191.68
19000	227.41	222.37	218.09	214.41	211.26	208.53	206.17	204.11	202.33
20000	239.38	234.08	229.56	225.70	222.38	219.51	217.02	214.86	212.97
21000	251.35	245.78	241.04	236.98	233.49	230.48	227.87	225.60	223.62
22000	263.31	257.48	252.52	248.27	244.61	241.46	238.72	236.34	234.27
23000	275.28	269.19	264.00	259.55	255.73	252.43	249.57	247.09	244.92
24000	287.25	280.89	275.48	270.84	266.85	263.41	260.42	257.83	255.57
25000	299.22	292.59	286.95	282.12	277.97	274.38	271.27	268.57	266.22
26000	311.19	304.30	298.43	293.41	289.09	285.36	282.12	279.31	276.87
27000	323.16	316.00	309.91	304.69	300.21	296.33	292.97	290.06	287.51
28000	335.13	327.71	321.39	315.98	311.32	307.31	303.82	300.80	298.16
29000	347.10	339.41	332.86	327.26	322.44	318.28	314.68	311.54	308.81
30000	359.06	351.11	344.34	338.55	333.56	329.26	325.53	322.28	319.46
31000	371.03	362.82	355.82	349.83	344.68	340.23	336.38	333.03	330.11
32000	383.00	374.52	367.30	361.12	355.80	351.21	347.23	343.77	340.76
33000	394.97	386.22	378.78	372.40	366.92	362.18	358.08	354.51	351.40
34000	406.94	397.93	390.25	383.69	378.04	373.16	368.93	365.25	362.05
35000	418.91	409.63	401.73	394.97	389.15	384.13	379.78	376.00	372.70
36000	430.88	421.33	413.21	406.25	400.27	395.11	390.63	386.74	383.35
37000	442.84	433.04	424.69	417.54	411.39	406.08	401.48	397.48	394.00
38000	454.81	444.74	436.17	428.82	422.51	417.06	412.33	408.22	404.65
39000	466.78	456.45	447.64	440.11	433.63	428.03	423.18	418.97	415.30
40000	478.75	468.15	459.12	451.39	444.75	439.01	434.03	429.71	425.94
45000	538.59	526.67	516.51	507.82	500.34	493.88	488.29	483.42	479.19
50000	598.44	585.18	573.90	564.24	555.93	548.76	542.54	537.14	532.43
55000	658.28	643.70	631.29	620.66	611.52	603.63	596.79	590.85	585.67
60000	718.12	702.22	688.68	677.09	667.12	658.51	651.05	644.56	638.91
65000	777.97	760.74	746.07	733.51	722.71	713.38	705.30	698.28	692.16
70000	837.81	819.26	803.46	789.93	778.30	768.26	759.55	751.99	745.40
75000	897.65	877.77	860.85	846.36	833.90	823.13	813.81	805.70	798.64
80000	957.49	936.29	918.24	902.78	889.49	878.01	868.06	859.42	851.88
85000	1017.34	994.81	975.63	959.21	945.08	932.88	922.31	913.13	905.12
90000	1077.18	1053.33	1033.02	1015.63	1000.67	987.76	976.57	966.84	958.37
95000	1137.02	1111.85	1090.41	1072.05	1056.27	1042.63	1030.82	1020.55	1011.61
100000	1196.87	1170.36	1147.80	1128.48	1111.86	1097.51	1085.07	1074.27	1064.85

PAIEMENT MENSUEL REQUIS
POUR L'AMORTISSEMENT DU PRÊT

12¼%

TERMES MONTANT	24 ANS	25 ANS	26 ANS	27 ANS	28 ANS	28 ANS	30 ANS	35 ANS	40 ANS
25	.27	.27	.27	.26	.26	.26	.26	.26	.26
50	.53	.53	.53	.52	.52	.52	.52	.51	.51
75	.80	.79	.79	.78	.78	.78	.78	.77	.76
100	1.06	1.05	1.05	1.04	1.04	1.04	1.03	1.02	1.01
200	2.12	2.10	2.09	2.08	2.07	2.06	2.05	2.03	2.01
300	3.17	3.15	3.13	3.12	3.10	3.09	3.08	3.04	3.02
400	4.23	4.20	4.18	4.16	4.14	4.12	4.10	4.05	4.03
500	5.29	5.25	5.22	5.19	5.17	5.15	5.13	5.06	5.03
600	6.34	6.30	6.26	6.23	6.20	6.18	6.15	6.07	6.03
700	7.40	7.35	7.31	7.27	7.23	7.20	7.18	7.09	7.04
800	8.46	8.40	8.35	8.31	8.27	8.23	8.20	8.10	8.04
900	9.51	9.45	9.39	9.34	9.30	9.26	9.23	9.11	9.04
1000	10.57	10.50	10.44	10.38	10.33	10.29	10.25	10.12	10.05
2000	21.14	20.99	20.87	20.76	20.66	20.57	20.50	20.23	20.09
2500	26.42	26.24	26.08	25.94	25.82	25.72	25.62	25.29	25.11
3000	31.70	31.49	31.30	31.13	30.99	30.86	30.74	30.35	30.14
4000	42.27	41.98	41.73	41.51	41.31	41.14	40.99	40.46	40.18
5000	52.84	52.48	52.16	51.88	51.64	51.43	51.24	50.58	50.22
6000	63.40	62.97	62.59	62.26	61.97	61.71	61.48	60.69	60.27
7000	73.97	73.46	73.02	72.64	72.30	72.00	71.73	70.81	70.31
8000	84.53	83.96	83.45	83.01	82.62	82.28	81.98	80.92	80.35
9000	95.10	94.45	93.89	93.39	92.95	92.56	92.22	91.04	90.40
10000	105.67	104.95	104.32	103.76	103.28	102.85	102.47	101.15	100.44
11000	116.23	115.44	114.75	114.14	113.60	113.13	112.72	111.27	110.48
12000	126.80	125.94	125.18	124.51	123.93	123.42	122.96	121.38	120.53
13000	137.37	136.43	135.61	134.89	134.26	133.70	133.21	131.50	130.57
14000	147.93	146.92	146.04	145.27	144.59	143.99	143.46	141.61	140.61
15000	158.50	157.42	156.47	155.64	154.91	154.27	153.70	151.73	150.66
16000	169.06	167.91	166.90	166.02	165.24	164.55	163.95	161.84	160.70
17000	179.63	178.41	177.34	176.39	175.57	174.84	174.20	171.96	170.75
18000	190.20	188.90	187.77	186.77	185.89	185.12	184.44	182.07	180.79
19000	200.76	199.40	198.20	197.15	196.22	195.41	194.69	192.19	190.83
20000	211.33	209.89	208.63	207.52	206.55	205.69	204.94	202.30	200.88
21000	221.90	220.38	219.06	217.90	216.88	215.98	215.18	212.42	210.92
22000	232.46	230.88	229.49	228.27	227.20	226.26	225.43	222.53	220.96
23000	243.03	241.37	239.92	238.65	237.53	236.54	235.68	232.65	231.01
24000	253.59	251.87	250.35	249.02	247.86	246.83	245.92	242.76	241.05
25000	264.16	262.36	260.78	259.40	258.18	257.11	256.17	252.88	251.09
26000	274.73	272.86	271.22	269.78	268.51	267.40	266.42	262.99	261.14
27000	285.29	283.35	281.65	280.15	278.84	277.68	276.66	273.10	271.18
28000	295.86	293.84	292.08	290.53	289.17	287.97	286.91	283.22	281.22
29000	306.43	304.34	302.51	300.90	299.49	298.25	297.16	293.33	291.27
30000	316.99	314.83	312.94	311.28	309.82	308.53	307.40	303.45	301.31
31000	327.56	325.33	323.37	321.66	320.15	318.82	317.65	313.56	311.35
32000	338.12	335.82	333.80	332.03	330.47	329.10	327.90	323.68	321.40
33000	348.69	346.32	344.23	342.41	340.80	339.39	338.14	333.79	331.44
34000	359.26	356.81	354.67	352.78	351.13	349.67	348.39	343.91	341.49
35000	369.82	367.30	365.10	363.16	361.46	359.96	358.63	354.02	351.53
36000	380.39	377.80	375.53	373.53	371.78	370.24	368.88	364.14	361.57
37000	390.96	388.29	385.96	383.91	382.11	380.52	379.13	374.25	371.62
38000	401.52	398.79	396.39	394.29	392.44	390.81	389.37	384.37	381.66
39000	412.09	409.28	406.82	404.66	402.76	401.09	399.62	394.48	391.70
40000	422.65	419.78	417.25	415.04	413.09	411.38	409.87	404.60	401.75
45000	475.49	472.25	469.41	466.92	464.73	462.80	461.10	455.17	451.96
50000	528.32	524.72	521.56	518.80	516.36	514.22	512.33	505.75	502.18
55000	581.15	577.19	573.72	570.68	568.00	565.64	563.57	556.32	552.40
60000	633.98	629.66	625.88	622.55	619.63	617.06	614.80	606.89	602.62
65000	686.81	682.13	678.03	674.43	671.27	668.48	666.03	657.47	652.84
70000	739.64	734.60	730.19	726.31	722.91	719.91	717.26	708.04	703.05
75000	792.47	787.08	782.34	778.19	774.54	771.33	768.50	758.62	753.27
80000	845.30	839.55	834.50	830.07	826.18	822.75	819.73	809.19	803.49
85000	898.13	892.02	886.66	881.95	877.81	874.17	870.96	859.76	853.71
90000	950.97	944.49	938.81	933.83	929.45	925.59	922.20	910.34	903.92
95000	1003.80	996.96	990.97	985.71	981.08	977.01	973.43	960.91	954.14
100000	1056.63	1049.43	1043.12	1037.59	1032.72	1028.44	1024.66	1011.49	1004.36

12½%

PAIEMENT MENSUEL REQUIS
POUR L'AMORTISSEMENT DU PRÊT

TERMES MONTANT	1 AN	1½ AN	2 ANS	2½ ANS	3 ANS	3½ ANS	4 ANS	4½ ANS	5 ANS
25	2.23	1.53	1.18	.98	.84	.74	.67	.61	.56
50	4.45	3.06	2.36	1.95	1.67	1.47	1.33	1.22	1.12
75	6.68	4.59	3.54	2.92	2.50	2.21	1.99	1.82	1.68
100	8.90	6.11	4.72	3.89	3.34	2.94	2.65	2.42	2.24
200	17.79	12.22	9.44	7.77	6.67	5.88	5.29	4.83	4.47
300	26.69	18.33	14.15	11.66	10.00	8.81	7.93	7.25	6.71
400	35.58	24.43	18.87	15.54	13.33	11.75	10.58	9.66	8.94
500	44.47	30.54	23.59	19.42	16.66	14.69	13.22	12.08	11.17
600	53.37	36.65	28.30	23.31	19.99	17.62	15.86	14.49	13.41
700	62.26	42.75	33.02	27.19	23.32	20.56	18.50	16.91	15.64
800	71.15	48.86	37.73	31.07	26.65	23.50	21.15	19.32	17.88
900	80.05	54.97	42.45	34.96	29.98	26.43	23.79	21.74	20.11
1000	88.94	61.07	47.17	38.84	33.31	29.37	26.43	24.15	22.34
2000	177.88	122.14	94.33	77.68	66.61	58.74	52.86	48.30	44.68
2500	222.35	152.68	117.91	97.10	83.26	73.42	66.07	60.38	55.85
3000	266.81	183.21	141.49	116.51	99.92	88.10	79.28	72.45	67.02
4000	355.75	244.28	188.65	155.35	133.22	117.47	105.71	96.60	89.36
5000	444.69	305.35	235.81	194.19	166.52	146.83	132.13	120.75	111.70
6000	533.62	366.42	282.97	233.02	199.83	176.20	158.56	144.90	134.04
7000	622.56	427.49	330.13	271.86	233.13	205.57	184.98	169.05	156.38
8000	711.49	488.55	377.29	310.69	266.43	234.93	211.41	193.20	178.71
9000	800.43	549.62	424.45	349.53	299.74	264.30	237.83	217.35	201.05
10000	889.37	610.69	471.61	388.37	333.04	293.66	264.26	241.50	223.39
11000	978.30	671.76	518.77	427.20	366.34	323.03	290.68	265.65	245.73
12000	1067.24	732.83	565.93	466.04	399.65	352.40	317.11	289.80	268.07
13000	1156.17	793.90	613.09	504.87	432.95	381.76	343.54	313.95	290.41
14000	1245.11	854.97	660.25	543.71	466.25	411.13	369.96	338.10	312.75
15000	1334.05	916.03	707.41	582.55	499.56	440.49	396.39	362.25	335.09
16000	1422.98	977.10	754.57	621.38	532.86	469.86	422.81	386.40	357.42
17000	1511.92	1038.17	801.73	660.22	566.16	499.23	449.24	410.55	379.76
18000	1600.85	1099.24	848.90	699.05	599.47	528.59	475.66	434.70	402.10
19000	1689.79	1160.31	896.06	737.89	632.77	557.96	502.09	458.85	424.44
20000	1778.73	1221.38	943.22	776.73	666.07	587.32	528.51	483.00	446.78
21000	1867.66	1282.45	990.38	815.56	699.38	616.69	554.94	507.15	469.12
22000	1956.60	1343.52	1037.54	854.40	732.68	646.06	581.36	531.29	491.46
23000	2045.53	1404.58	1084.70	893.24	765.98	675.42	607.79	555.44	513.80
24000	2134.47	1465.65	1131.86	932.07	799.29	704.79	634.22	579.59	536.13
25000	2223.41	1526.72	1179.02	970.91	832.59	734.15	660.64	603.74	558.47
26000	2312.34	1587.79	1226.18	1009.74	865.89	763.52	687.07	627.89	580.81
27000	2401.28	1648.86	1273.34	1048.58	899.20	792.89	713.49	652.04	603.15
28000	2490.21	1709.93	1320.50	1087.42	932.50	822.25	739.92	676.19	625.49
29000	2579.15	1771.00	1367.66	1126.25	965.80	851.62	766.34	700.34	647.83
30000	2668.09	1832.06	1414.82	1165.09	999.11	880.98	792.77	724.49	670.17
31000	2757.02	1893.13	1461.98	1203.92	1032.41	910.35	819.19	748.64	692.51
32000	2845.96	1954.20	1509.14	1242.76	1065.71	939.72	845.62	772.79	714.84
33000	2934.89	2015.27	1556.30	1281.60	1099.02	969.08	872.04	796.94	737.18
34000	3023.83	2076.34	1603.46	1320.43	1132.32	998.45	898.47	821.09	759.52
35000	3112.77	2137.41	1650.62	1359.27	1165.62	1027.81	924.90	845.24	781.86
36000	3201.70	2198.48	1697.79	1398.10	1198.93	1057.18	951.32	869.39	804.20
37000	3290.64	2259.55	1744.95	1436.94	1232.23	1086.54	977.75	893.54	826.54
38000	3379.57	2320.61	1792.11	1475.78	1265.53	1115.91	1004.17	917.69	848.88
39000	3468.51	2381.68	1839.27	1514.61	1298.84	1145.28	1030.60	941.84	871.22
40000	3557.45	2442.75	1886.43	1553.45	1332.14	1174.64	1057.02	965.99	893.55
45000	4002.13	2748.09	2122.23	1747.63	1498.66	1321.47	1189.15	1086.73	1005.25
50000	4446.81	3053.44	2358.03	1941.81	1665.18	1468.30	1321.28	1207.48	1116.94
55000	4891.49	3358.78	2593.84	2135.99	1831.69	1615.13	1453.40	1328.23	1228.64
60000	5336.17	3664.12	2829.64	2330.17	1998.21	1761.96	1585.53	1448.98	1340.33
65000	5780.85	3969.47	3065.44	2524.35	2164.73	1908.79	1717.66	1569.72	1452.02
70000	6225.53	4274.81	3301.24	2718.53	2331.24	2055.62	1849.79	1690.47	1563.72
75000	6670.21	4580.15	3537.05	2912.71	2497.76	2202.45	1981.91	1811.22	1675.41
80000	7114.89	4885.50	3772.85	3106.89	2664.28	2349.28	2114.04	1931.97	1787.10
85000	7559.57	5190.84	4008.65	3301.07	2830.79	2496.11	2246.17	2052.71	1898.80
90000	8004.25	5496.18	4244.45	3495.25	2997.31	2642.94	2378.29	2173.46	2010.49
95000	8448.93	5801.53	4480.26	3689.43	3163.83	2789.77	2510.42	2294.21	2122.19
100000	8893.61	6106.87	4716.06	3883.61	3330.35	2936.60	2642.55	2414.96	2233.88

PAIEMENT MENSUEL REQUIS
POUR L'AMORTISSEMENT DU PRÊT

12½%

TERMES MONTANT	6 ANS	7 ANS	8 ANS	9 ANS	10 ANS	11 ANS	12 ANS	13 ANS	14 ANS
25	.50	.45	.41	.39	.37	.35	.34	.33	.32
50	.99	.89	.82	.77	.73	.69	.67	.65	.63
75	1.48	1.34	1.23	1.15	1.09	1.04	1.00	.97	.95
100	1.97	1.78	1.64	1.53	1.45	1.38	1.33	1.29	1.25
200	3.93	3.56	3.28	3.06	2.90	2.76	2.65	2.57	2.49
300	5.90	5.33	4.91	4.59	4.34	4.14	3.98	3.85	3.73
400	7.86	7.11	6.55	6.12	5.79	5.52	5.30	5.13	4.98
500	9.83	8.88	8.18	7.65	7.23	6.90	6.63	6.41	6.22
600	11.79	10.66	9.82	9.18	8.68	8.28	7.95	7.69	7.46
700	13.76	12.43	11.45	10.71	10.12	9.66	9.28	8.97	8.71
800	15.72	14.21	13.09	12.24	11.57	11.04	10.60	10.25	9.95
900	17.69	15.98	14.72	13.77	13.01	12.41	11.93	11.53	11.19
1000	19.65	17.76	16.36	15.29	14.46	13.79	13.25	12.81	12.44
2000	39.30	35.51	32.72	30.58	28.92	27.58	26.50	25.61	24.87
2500	49.12	44.39	40.89	38.23	36.14	34.48	33.12	32.01	31.09
3000	58.95	53.26	49.07	45.87	43.37	41.37	39.75	38.41	37.30
4000	78.59	71.02	65.43	61.16	57.83	55.16	52.99	51.21	49.73
5000	98.24	88.77	81.78	76.45	72.28	68.95	66.24	64.02	62.17
6000	117.89	106.52	98.14	91.74	86.74	82.74	79.49	76.82	74.60
7000	137.54	124.27	114.49	107.03	101.19	96.52	92.74	89.62	87.03
8000	157.18	142.03	130.85	122.32	115.65	110.31	105.98	102.42	99.46
9000	176.83	159.78	147.20	137.61	130.10	124.10	119.23	115.22	111.89
10000	196.48	177.53	163.56	152.90	144.56	137.89	132.48	128.03	124.33
11000	216.12	195.28	179.91	168.19	159.01	151.68	145.72	140.83	136.76
12000	235.77	213.04	196.27	183.48	173.47	165.47	158.97	153.63	149.19
13000	255.42	230.79	212.63	198.77	187.92	179.25	172.22	166.43	161.62
14000	275.07	248.54	228.98	214.06	202.38	193.04	185.47	179.24	174.06
15000	294.71	266.29	245.34	229.35	216.83	206.83	198.71	192.04	186.49
16000	314.36	284.05	261.69	244.64	231.29	220.62	211.96	204.84	198.92
17000	334.01	301.80	278.05	259.93	245.74	234.41	225.21	217.64	211.35
18000	353.66	319.55	294.40	275.22	260.20	248.20	238.46	230.44	223.78
19000	373.30	337.30	310.76	290.51	274.65	261.99	251.70	243.25	236.22
20000	392.95	355.06	327.11	305.80	289.11	275.77	264.95	256.05	248.65
21000	412.60	372.81	343.47	321.09	303.56	289.56	278.20	268.85	261.08
22000	432.24	390.56	359.82	336.37	318.02	303.35	291.44	281.65	273.51
23000	451.89	408.31	376.18	351.66	332.47	317.14	304.69	294.46	285.95
24000	471.54	426.07	392.54	366.95	346.93	330.93	317.94	307.26	298.38
25000	491.19	443.82	408.89	382.24	361.38	344.72	331.19	320.06	310.81
26000	510.83	461.57	425.25	397.53	375.84	358.50	344.43	332.86	323.24
27000	530.48	479.32	441.60	412.82	390.29	372.29	357.68	345.66	335.67
28000	550.13	497.08	457.96	428.11	404.75	386.08	370.93	358.47	348.11
29000	569.78	514.83	474.31	443.40	419.20	399.87	384.18	371.27	360.54
30000	589.42	532.58	490.67	458.69	433.66	413.66	397.42	384.07	372.97
31000	609.07	550.33	507.02	473.98	448.11	427.45	410.67	396.87	385.40
32000	628.72	568.09	523.38	489.27	462.57	441.23	423.92	409.67	397.83
33000	648.36	585.84	539.73	504.56	477.02	455.02	437.16	422.48	410.27
34000	668.01	603.59	556.09	519.85	491.48	468.81	450.41	435.28	422.70
35000	687.66	621.34	572.44	535.14	505.93	482.60	463.66	448.08	435.13
36000	707.31	639.10	588.80	550.43	520.39	496.39	476.91	460.88	447.56
37000	726.95	656.85	605.16	565.72	534.84	510.18	490.15	473.69	460.00
38000	746.60	674.60	621.51	581.01	549.30	523.97	503.40	486.49	472.43
39000	766.25	692.36	637.87	596.30	563.75	537.75	516.65	499.29	484.86
40000	785.90	710.11	654.22	611.59	578.21	551.54	529.90	512.09	497.29
45000	884.13	798.87	736.00	688.03	650.48	620.49	596.13	576.10	559.45
50000	982.37	887.63	817.78	764.48	722.76	689.43	662.37	640.11	621.61
55000	1080.60	976.40	899.55	840.93	795.03	758.37	728.60	704.13	683.78
60000	1178.84	1065.16	981.33	917.38	867.31	827.31	794.84	768.14	745.94
65000	1277.08	1153.92	1063.11	993.82	939.58	896.25	861.08	832.15	808.10
70000	1375.31	1242.68	1144.88	1070.27	1011.86	965.20	927.31	896.16	870.26
75000	1473.55	1331.45	1226.66	1146.72	1084.13	1034.14	993.55	960.17	932.42
80000	1571.79	1420.21	1308.44	1223.17	1156.41	1103.08	1059.79	1024.18	994.58
85000	1670.02	1508.97	1390.22	1299.61	1228.68	1172.02	1126.02	1088.19	1056.74
90000	1768.26	1597.74	1471.99	1376.06	1300.96	1240.96	1192.26	1152.20	1118.90
95000	1866.49	1686.50	1553.77	1452.51	1373.23	1309.91	1258.50	1216.21	1181.06
100000	1964.73	1775.26	1635.55	1528.96	1445.51	1378.85	1324.73	1280.22	1243.22

12½% PAIEMENT MENSUEL REQUIS
POUR L'AMORTISSEMENT DU PRÊT

TERMES MONTANT	15 ANS	16 ANS	17 ANS	18 ANS	19 ANS	20 ANS	21 ANS	22 ANS	23 ANS
25	.31	.30	.30	.29	.29	.28	.28	.28	.28
50	.61	.60	.59	.58	.57	.56	.56	.55	.55
75	.91	.89	.88	.86	.85	.84	.83	.82	.82
100	1.22	1.19	1.17	1.15	1.13	1.12	1.11	1.10	1.09
200	2.43	2.38	2.33	2.29	2.26	2.23	2.21	2.19	2.17
300	3.64	3.56	3.50	3.44	3.39	3.35	3.31	3.28	3.25
400	4.85	4.75	4.66	4.58	4.52	4.46	4.41	4.37	4.33
500	6.07	5.93	5.82	5.73	5.65	5.58	5.51	5.46	5.42
600	7.28	7.12	6.99	6.87	6.77	6.69	6.62	6.55	6.50
700	8.49	8.31	8.15	8.02	7.90	7.80	7.72	7.64	7.58
800	9.70	9.49	9.31	9.16	9.03	8.92	8.82	8.74	8.66
900	10.91	10.68	10.48	10.31	10.16	10.03	9.92	9.83	9.74
1000	12.13	11.86	11.64	11.45	11.29	11.15	11.02	10.92	10.83
2000	24.25	23.72	23.28	22.90	22.57	22.29	22.04	21.83	21.65
2500	30.31	29.65	29.10	28.62	28.21	27.86	27.55	27.29	27.06
3000	36.37	35.58	34.91	34.34	33.85	33.43	33.06	32.74	32.47
4000	48.49	47.44	46.55	45.79	45.13	44.57	44.08	43.66	43.29
5000	60.61	59.30	58.19	57.23	56.42	55.71	55.10	54.57	54.11
6000	72.74	71.16	69.82	68.68	67.70	66.85	66.12	65.48	64.93
7000	84.86	83.02	81.46	80.13	78.98	77.99	77.14	76.40	75.75
8000	96.98	94.88	93.10	91.57	90.26	89.13	88.16	87.31	86.57
9000	109.10	106.74	104.73	103.02	101.55	100.27	99.18	98.22	97.39
10000	121.22	118.60	116.37	114.46	112.83	111.41	110.19	109.13	108.21
11000	133.35	130.46	128.01	125.91	124.11	122.56	121.21	120.05	119.03
12000	145.47	142.32	139.64	137.36	135.39	133.70	132.23	130.96	129.85
13000	157.59	154.18	151.28	148.80	146.67	144.84	143.25	141.87	140.68
14000	169.71	166.04	162.92	160.25	157.96	155.98	154.27	152.79	151.50
15000	181.83	177.90	174.55	171.69	169.24	167.12	165.29	163.70	162.32
16000	193.95	189.76	186.19	183.14	180.52	178.26	176.31	174.61	173.14
17000	206.08	201.62	197.83	194.59	191.80	189.40	187.33	185.53	183.96
18000	218.20	213.48	209.46	206.03	203.09	200.54	198.35	196.44	194.78
19000	230.32	225.34	221.10	217.48	214.37	211.69	209.36	207.35	205.60
20000	242.44	237.20	232.74	228.92	225.65	222.83	220.38	218.26	216.42
21000	254.56	249.06	244.37	240.37	236.93	233.97	231.40	229.18	227.24
22000	266.69	260.92	256.01	251.82	248.21	245.11	242.42	240.09	238.06
23000	278.81	272.78	267.65	263.26	259.50	256.25	253.44	251.00	248.88
24000	290.93	284.64	279.28	274.71	270.78	267.39	264.46	261.92	259.70
25000	303.05	296.50	290.92	286.15	282.06	278.53	275.48	272.83	270.52
26000	315.17	308.36	302.56	297.60	293.34	289.67	286.50	283.74	281.35
27000	327.30	320.21	314.19	309.05	304.63	300.81	297.52	294.66	292.17
28000	339.42	332.07	325.83	320.49	315.91	311.96	308.54	305.57	302.99
29000	351.54	343.93	337.47	331.94	327.19	323.10	319.55	316.48	313.81
30000	363.66	355.79	349.10	343.38	338.47	334.24	330.57	327.39	324.63
31000	375.78	367.65	360.74	354.83	349.75	345.38	341.59	338.31	335.45
32000	387.90	379.51	372.38	366.28	361.04	356.52	352.61	349.22	346.27
33000	400.03	391.37	384.01	377.72	372.32	367.66	363.63	360.13	357.09
34000	412.15	403.23	395.65	389.17	383.60	378.80	374.65	371.05	367.91
35000	424.27	415.09	407.29	400.61	394.88	389.94	385.67	381.96	378.73
36000	436.39	426.95	418.92	412.06	406.17	401.08	396.69	392.87	389.55
37000	448.51	438.81	430.56	423.51	417.45	412.22	407.71	403.79	400.37
38000	460.64	450.67	442.20	434.95	428.73	423.37	418.72	414.70	411.20
39000	472.76	462.53	453.83	446.40	440.01	434.51	429.74	425.61	422.02
40000	484.88	474.39	465.47	457.84	451.30	445.65	440.76	436.52	432.84
45000	545.49	533.69	523.65	515.07	507.71	501.35	495.86	491.09	486.94
50000	606.10	592.99	581.84	572.30	564.12	557.05	550.95	545.65	541.04
55000	666.71	652.28	640.02	629.53	620.53	612.76	606.05	600.22	595.15
60000	727.32	711.58	698.20	686.76	676.94	668.47	661.14	654.78	649.25
65000	787.93	770.88	756.39	743.99	733.35	724.18	716.24	709.35	703.36
70000	848.53	830.18	814.57	801.22	789.76	779.88	771.33	763.91	757.46
75000	909.14	889.48	872.75	858.45	846.17	835.59	826.43	818.48	811.56
80000	969.75	948.77	930.93	915.68	902.59	891.29	881.52	873.04	865.67
85000	1030.36	1008.07	989.12	972.91	959.00	947.00	936.62	927.61	919.77
90000	1090.97	1067.37	1047.30	1030.14	1015.41	1002.70	991.71	982.17	973.88
95000	1151.58	1126.67	1105.48	1087.37	1071.82	1058.41	1046.80	1036.74	1027.91
100000	1212.19	1185.97	1163.67	1144.60	1128.23	1114.11	1101.90	1091.30	1082.09

PAIEMENT MENSUEL REQUIS

POUR L'AMORTISSEMENT DU PRÊT

12½%

TERMES MONTANT	24 ANS	25 ANS	26 ANS	27 ANS	28 ANS	28 ANS	30 ANS	35 ANS	40 ANS
25	.27	.27	.27	.27	.27	.27	.27	.26	.26
50	.54	.54	.54	.53	.53	.53	.53	.52	.52
75	.81	.81	.80	.80	.79	.79	.79	.78	.77
100	1.08	1.07	1.07	1.06	1.06	1.05	1.05	1.04	1.03
200	2.15	2.14	2.13	2.12	2.11	2.10	2.09	2.07	2.05
300	3.23	3.21	3.19	3.17	3.16	3.14	3.13	3.10	3.08
400	4.30	4.27	4.25	4.23	4.21	4.19	4.18	4.13	4.10
500	5.38	5.34	5.31	5.28	5.26	5.24	5.22	5.16	5.12
600	6.45	6.41	6.37	6.34	6.31	6.28	6.26	6.19	6.15
700	7.52	7.47	7.43	7.39	7.36	7.33	7.31	7.22	7.17
800	8.60	8.54	8.49	8.45	8.41	8.38	8.35	8.25	8.19
900	9.67	9.61	9.55	9.50	9.46	9.42	9.39	9.28	9.22
1000	10.75	10.68	10.61	10.56	10.51	10.47	10.43	10.31	10.24
2000	21.49	21.35	21.22	21.11	21.02	20.94	20.86	20.61	20.48
2500	26.86	26.68	26.53	26.39	26.27	26.17	26.08	25.76	25.59
3000	32.23	32.02	31.83	31.67	31.53	31.40	31.29	30.91	30.71
4000	42.97	42.69	42.44	42.22	42.04	41.87	41.72	41.22	40.95
5000	53.71	53.36	53.05	52.78	52.54	52.34	52.15	51.52	51.18
6000	64.45	64.03	63.66	63.33	63.05	62.80	62.58	61.82	61.42
7000	75.19	74.70	74.27	73.89	73.56	73.27	73.01	72.13	71.65
8000	85.93	85.37	84.88	84.44	84.07	83.74	83.44	82.43	81.89
9000	96.67	96.04	95.48	95.00	94.57	94.20	93.87	92.73	92.12
10000	107.41	106.71	106.09	105.55	105.08	104.67	104.30	103.04	102.36
11000	118.15	117.38	116.70	116.11	115.59	115.13	114.73	113.34	112.59
12000	128.89	128.05	127.31	126.66	126.10	125.60	125.16	123.64	122.83
13000	139.63	138.72	137.92	137.22	136.61	136.07	135.59	133.95	133.07
14000	150.37	149.39	148.53	147.77	147.11	146.53	146.02	144.25	143.30
15000	161.11	160.06	159.14	158.33	157.62	157.00	156.45	154.55	153.54
16000	171.85	170.73	169.75	168.88	168.13	167.47	166.88	164.86	163.77
17000	182.59	181.40	180.35	179.44	178.64	177.93	177.31	175.16	174.01
18000	193.33	192.07	190.96	189.99	189.14	188.40	187.74	185.46	184.24
19000	204.07	202.74	201.57	200.55	199.65	198.86	198.17	195.77	194.48
20000	214.81	213.41	212.18	211.10	210.16	209.33	208.60	206.07	204.71
21000	225.55	224.08	222.79	221.66	220.67	219.80	219.03	216.37	214.95
22000	236.29	234.75	233.40	232.21	231.18	230.26	229.46	226.68	225.18
23000	247.03	245.42	244.01	242.77	241.68	240.73	239.89	236.98	235.42
24000	257.78	256.09	254.62	253.32	252.19	251.20	250.32	247.28	245.66
25000	268.52	266.76	265.23	263.88	262.70	261.66	260.75	257.59	255.89
26000	279.26	277.43	275.83	274.43	273.21	272.13	271.18	267.89	266.13
27000	290.00	288.10	286.44	284.99	283.71	282.59	281.61	278.19	276.36
28000	300.74	298.77	297.05	295.54	294.22	293.06	292.04	288.50	286.60
29000	311.48	309.44	307.66	306.10	304.73	303.53	302.47	298.80	296.83
30000	322.22	320.11	318.27	316.65	315.24	313.99	312.90	309.10	307.07
31000	332.96	330.78	328.88	327.21	325.75	324.46	323.33	319.40	317.30
32000	343.70	341.45	339.49	337.76	336.25	334.93	333.76	329.71	327.54
33000	354.44	352.12	350.10	348.32	346.76	345.39	344.19	340.01	337.77
34000	365.18	362.79	360.70	358.87	357.27	355.86	354.62	350.31	348.01
35000	375.92	373.46	371.31	369.43	367.78	366.33	365.05	360.62	358.25
36000	386.66	384.13	381.92	379.98	378.28	376.79	375.48	370.92	368.48
37000	397.40	394.80	392.53	390.54	388.79	387.26	385.91	381.22	378.72
38000	408.14	405.47	403.14	401.09	399.30	397.72	396.34	391.53	388.95
39000	418.88	416.14	413.75	411.65	409.81	408.19	406.77	401.83	399.19
40000	429.62	426.81	424.36	422.20	420.32	418.66	417.20	412.13	409.42
45000	483.32	480.17	477.40	474.98	472.85	470.99	469.35	463.65	460.60
50000	537.03	533.52	530.45	527.75	525.39	523.32	521.50	515.17	511.78
55000	590.73	586.87	583.49	580.53	577.93	575.65	573.65	566.68	562.95
60000	644.43	640.22	636.53	633.30	630.47	627.98	625.79	618.20	614.13
65000	698.13	693.57	689.58	686.08	683.01	680.31	677.94	669.71	665.31
70000	751.83	746.92	742.62	738.85	735.55	732.65	730.09	721.23	716.49
75000	805.54	800.27	795.67	791.63	788.09	784.98	782.24	772.75	767.66
80000	859.24	853.62	848.71	844.40	840.63	837.31	834.39	824.26	818.84
85000	912.94	906.97	901.75	897.18	893.17	889.64	886.54	875.78	870.02
90000	966.64	960.33	954.80	949.95	945.70	941.97	938.69	927.29	921.20
95000	1020.35	1013.68	1007.84	1002.73	998.24	994.30	990.84	978.81	972.37
100000	1074.05	1067.03	1060.89	1055.50	1050.78	1046.63	1042.99	1030.33	1023.55

12¾%   PAIEMENT MENSUEL REQUIS
POUR L'AMORTISSEMENT DU PRÊT

TERMES MONTANT	1 AN	1½ AN	2 ANS	2½ ANS	3 ANS	3½ ANS	4 ANS	4½ ANS	5 ANS
25	2.23	1.53	1.19	.98	.84	.74	.67	.61	.57
50	4.46	3.06	2.37	1.95	1.68	1.48	1.33	1.22	1.13
75	6.68	4.59	3.55	2.93	2.51	2.22	2.00	1.83	1.69
100	8.91	6.12	4.73	3.90	3.35	2.95	2.66	2.43	2.25
200	17.81	12.24	9.46	7.79	6.69	5.90	5.31	4.86	4.50
300	26.72	18.36	14.19	11.69	10.03	8.85	7.97	7.29	6.74
400	35.62	24.48	18.91	15.58	13.37	11.80	10.62	9.71	8.99
500	44.53	30.59	23.64	19.48	16.71	14.75	13.28	12.14	11.23
600	53.43	36.71	28.37	23.37	20.06	17.69	15.93	14.57	13.48
700	62.34	42.83	33.10	27.27	23.40	20.64	18.58	16.99	15.73
800	71.24	48.95	37.82	31.16	26.74	23.59	21.24	19.42	17.97
900	80.15	55.07	42.55	35.06	30.08	26.54	23.89	21.85	20.22
1000	89.05	61.18	47.28	38.95	33.42	29.49	26.55	24.27	22.46
2000	178.10	122.36	94.55	77.90	66.84	58.97	53.09	48.54	44.92
2500	222.62	152.95	118.18	97.38	83.55	73.71	66.36	60.68	56.15
3000	267.15	183.54	141.82	116.85	100.26	88.45	79.63	72.81	67.38
4000	356.19	244.72	189.09	155.80	133.67	117.93	106.17	97.08	89.84
5000	445.24	305.90	236.36	194.75	167.09	147.41	132.72	121.35	112.30
6000	534.29	367.08	283.64	233.70	200.51	176.89	159.26	145.61	134.76
7000	623.34	428.26	330.91	272.64	233.93	206.37	185.80	169.88	157.22
8000	712.38	489.44	378.18	311.59	267.34	235.86	212.34	194.15	179.68
9000	801.43	550.62	425.45	350.54	300.76	265.34	238.89	218.42	202.14
10000	890.48	611.80	472.72	389.49	334.18	294.82	265.43	242.69	224.60
11000	979.52	672.98	519.99	428.44	367.59	324.30	291.97	266.96	247.06
12000	1068.57	734.16	567.27	467.39	401.01	353.78	318.51	291.22	269.52
13000	1157.62	795.33	614.54	506.33	434.43	383.26	345.06	315.49	291.98
14000	1246.67	856.51	661.81	545.28	467.85	412.74	371.60	339.76	314.43
15000	1335.71	917.69	709.08	584.23	501.26	442.22	398.14	364.03	336.89
16000	1424.76	978.87	756.35	623.18	534.68	471.71	424.68	388.30	359.35
17000	1513.81	1040.05	803.62	662.13	568.10	501.19	451.23	412.57	381.81
18000	1602.86	1101.23	850.90	701.08	601.51	530.67	477.77	436.83	404.27
19000	1691.90	1162.41	898.17	740.02	634.93	560.15	504.31	461.10	426.73
20000	1780.95	1223.59	945.44	778.97	668.35	589.63	530.85	485.37	449.19
21000	1870.00	1284.77	992.71	817.92	701.77	619.11	557.40	509.64	471.65
22000	1959.04	1345.95	1039.98	856.87	735.18	648.59	583.94	533.91	494.11
23000	2048.09	1407.13	1087.25	895.82	768.60	678.07	610.48	558.18	516.57
24000	2137.14	1468.31	1134.53	934.77	802.02	707.56	637.02	582.44	539.03
25000	2226.19	1529.48	1181.80	973.72	835.43	737.04	663.57	606.71	561.49
26000	2315.23	1590.66	1229.07	1012.66	868.85	766.52	690.11	630.98	583.95
27000	2404.28	1651.84	1276.34	1051.61	902.27	796.00	716.65	655.25	606.41
28000	2493.33	1713.02	1323.61	1090.56	935.69	825.48	743.19	679.52	628.86
29000	2582.37	1774.20	1370.88	1129.51	969.10	854.96	769.74	703.79	651.32
30000	2671.42	1835.38	1418.16	1168.46	1002.52	884.44	796.28	728.05	673.78
31000	2760.47	1896.56	1465.43	1207.41	1035.94	913.93	822.82	752.32	696.24
32000	2849.52	1957.74	1512.70	1246.35	1069.35	943.41	849.36	776.59	718.70
33000	2938.56	2018.92	1559.97	1285.30	1102.77	972.89	875.91	800.86	741.16
34000	3027.61	2080.10	1607.24	1324.25	1136.19	1002.37	902.45	825.13	763.62
35000	3116.66	2141.28	1654.51	1363.20	1169.61	1031.85	928.99	849.40	786.08
36000	3205.71	2202.46	1701.79	1402.15	1203.02	1061.33	955.53	873.66	808.54
37000	3294.75	2263.63	1749.06	1441.10	1236.44	1090.81	982.08	897.93	831.00
38000	3383.80	2324.81	1796.33	1480.04	1269.86	1120.29	1008.62	922.20	853.46
39000	3472.85	2385.99	1843.60	1518.99	1303.27	1149.78	1035.16	946.47	875.92
40000	3561.89	2447.17	1890.87	1557.94	1336.69	1179.26	1061.70	970.74	898.38
45000	4007.13	2753.07	2127.23	1752.68	1503.78	1326.66	1194.42	1092.08	1010.67
50000	4452.37	3058.96	2363.59	1947.43	1670.86	1474.07	1327.13	1213.42	1122.97
55000	4897.60	3364.86	2599.95	2142.17	1837.95	1621.48	1459.84	1334.76	1235.27
60000	5342.84	3670.76	2836.31	2336.91	2005.03	1768.88	1592.55	1456.10	1347.56
65000	5788.08	3976.65	3072.67	2531.65	2172.12	1916.29	1725.27	1577.44	1459.86
70000	6233.31	4282.55	3309.02	2726.39	2339.21	2063.70	1857.98	1698.79	1572.15
75000	6678.55	4588.44	3545.38	2921.14	2506.29	2211.10	1990.69	1820.13	1684.45
80000	7123.78	4894.34	3781.74	3115.88	2673.38	2358.51	2123.40	1941.47	1796.75
85000	7569.02	5200.23	4018.10	3310.62	2840.46	2505.91	2256.12	2062.81	1909.04
90000	8014.26	5506.13	4254.46	3505.36	3007.55	2653.32	2388.83	2184.15	2021.34
95000	8459.49	5812.03	4490.82	3700.10	3174.64	2800.73	2521.54	2305.49	2133.64
100000	8904.73	6117.92	4727.17	3894.85	3341.72	2948.13	2654.25	2426.83	2245.93

TERMES MONTANT	6 ANS	7 ANS	8 ANS	9 ANS	10 ANS	11 ANS	12 ANS	13 ANS	14 ANS
25	.50	.45	.42	.39	.37	.35	.34	.33	.32
50	.99	.90	.83	.78	.73	.70	.67	.65	.63
75	1.49	1.35	1.24	1.16	1.10	1.05	1.01	.98	.95
100	1.98	1.79	1.65	1.55	1.46	1.40	1.34	1.30	1.26
200	3.96	3.58	3.30	3.09	2.92	2.79	2.68	2.60	2.52
300	5.94	5.37	4.95	4.63	4.38	4.18	4.02	3.89	3.78
400	7.91	7.16	6.60	6.17	5.84	5.58	5.36	5.19	5.04
500	9.89	8.95	8.25	7.72	7.30	6.97	6.70	6.48	6.30
600	11.87	10.73	9.90	9.26	8.76	8.36	8.04	7.78	7.55
700	13.84	12.52	11.55	10.80	10.22	9.76	9.38	9.07	8.81
800	15.82	14.31	13.19	12.34	11.68	11.15	10.72	10.37	10.07
900	17.80	16.10	14.84	13.89	13.14	12.54	12.06	11.66	11.33
1000	19.78	17.89	16.49	15.43	14.60	13.93	13.40	12.96	12.59
2000	39.55	35.77	32.98	30.85	29.19	27.86	26.79	25.91	25.17
2500	49.43	44.71	41.22	38.57	36.49	34.83	33.49	32.38	31.46
3000	59.32	53.65	49.47	46.28	43.78	41.79	40.18	38.86	37.75
4000	79.09	71.53	65.95	61.70	58.38	55.72	53.57	51.81	50.34
5000	98.86	89.41	82.44	77.13	72.97	69.65	66.97	64.76	62.92
6000	118.63	107.29	98.93	92.55	87.56	83.58	80.36	77.71	75.50
7000	138.40	125.17	115.41	107.97	102.16	97.51	93.75	90.66	88.09
8000	158.18	143.05	131.90	123.40	116.75	111.44	107.14	103.61	100.67
9000	177.95	160.93	148.39	138.82	131.34	125.37	120.53	116.56	113.25
10000	197.72	178.81	164.87	154.25	145.94	139.30	133.93	129.51	125.84
11000	217.49	196.69	181.36	169.67	160.53	153.23	147.32	142.46	138.42
12000	237.26	214.57	197.85	185.10	175.12	167.16	160.71	155.41	151.00
13000	257.03	232.45	214.33	200.52	189.72	181.09	174.10	168.36	163.59
14000	276.80	250.33	230.82	215.94	204.31	195.02	187.49	181.31	176.17
15000	296.58	268.21	247.31	231.37	218.90	208.95	200.89	194.26	188.75
16000	316.35	286.09	263.79	246.79	233.50	222.88	214.28	207.21	201.34
17000	336.12	303.97	280.28	262.22	248.09	236.81	227.67	220.16	213.92
18000	355.89	321.85	296.77	277.64	262.68	250.74	241.06	233.11	226.50
19000	375.66	339.73	313.25	293.07	277.28	264.67	254.45	246.06	239.09
20000	395.43	357.61	329.74	308.49	291.87	278.60	267.85	259.01	251.67
21000	415.20	375.49	346.23	323.91	306.46	292.53	281.24	271.96	264.25
22000	434.97	393.37	362.71	339.34	321.06	306.46	294.63	284.91	276.83
23000	454.75	411.25	379.20	354.76	335.65	320.39	308.02	297.86	289.42
24000	474.52	429.13	395.69	370.19	350.24	334.32	321.41	310.81	302.00
25000	494.29	447.01	412.17	385.61	364.84	348.25	334.81	323.76	314.58
26000	514.06	464.89	428.66	401.04	379.43	362.18	348.20	336.71	327.17
27000	533.83	482.77	445.15	416.46	394.02	376.11	361.59	349.66	339.75
28000	553.60	500.65	461.63	431.88	408.62	390.04	374.98	362.61	352.33
29000	573.37	518.53	478.12	447.31	423.21	403.97	388.37	375.56	364.92
30000	593.15	536.41	494.61	462.73	437.80	417.90	401.77	388.51	377.50
31000	612.92	554.29	511.09	478.16	452.40	431.83	415.16	401.46	390.08
32000	632.69	572.17	527.58	493.58	466.99	445.76	428.55	414.41	402.67
33000	652.46	590.05	544.07	509.01	481.58	459.69	441.94	427.36	415.25
34000	672.23	607.93	560.55	524.43	496.18	473.62	455.34	440.31	427.83
35000	692.00	625.81	577.04	539.85	510.77	487.55	468.73	453.26	440.42
36000	711.77	643.69	593.53	555.28	525.36	501.48	482.12	466.21	453.00
37000	731.55	661.57	610.01	570.70	539.95	515.41	495.51	479.16	465.58
38000	751.32	679.45	626.50	586.13	554.55	529.34	508.90	492.11	478.17
39000	771.09	697.34	642.99	601.55	569.14	543.27	522.30	505.06	490.75
40000	790.86	715.22	659.47	616.98	583.73	557.20	535.69	518.01	503.33
45000	889.72	804.62	741.91	694.10	656.70	626.85	602.65	582.76	566.25
50000	988.57	894.02	824.34	771.22	729.67	696.50	669.61	647.51	629.16
55000	1087.43	983.42	906.77	848.34	802.63	766.15	736.57	712.26	692.08
60000	1186.29	1072.82	989.21	925.46	875.60	835.80	803.53	777.01	755.00
65000	1285.14	1162.22	1071.64	1002.58	948.57	905.45	870.49	841.76	817.91
70000	1384.00	1251.62	1154.07	1079.70	1021.53	975.10	937.45	906.51	880.83
75000	1482.86	1341.02	1236.51	1156.83	1094.50	1044.75	1004.41	971.27	943.74
80000	1581.71	1430.43	1318.94	1233.95	1167.46	1114.40	1071.37	1036.02	1006.66
85000	1680.57	1519.83	1401.37	1311.07	1240.43	1184.05	1138.33	1100.77	1069.58
90000	1779.43	1609.23	1483.81	1388.19	1313.40	1253.70	1205.29	1165.52	1132.49
95000	1878.28	1698.63	1566.24	1465.31	1386.36	1323.35	1272.25	1230.27	1195.41
100000	1977.14	1788.03	1648.67	1542.43	1459.33	1393.00	1339.21	1295.02	1258.32

12¾%

TERMES MONTANT	15 ANS	16 ANS	17 ANS	18 ANS	19 ANS	20 ANS	21 ANS	22 ANS	23 ANS
25	.31	.31	.30	.30	.29	.29	.28	.28	.28
50	.62	.61	.59	.59	.58	.57	.56	.56	.55
75	.93	.91	.89	.88	.86	.85	.84	.84	.83
100	1.23	1.21	1.18	1.17	1.15	1.14	1.12	1.11	1.10
200	2.46	2.41	2.36	2.33	2.29	2.27	2.24	2.22	2.20
300	3.69	3.61	3.54	3.49	3.44	3.40	3.36	3.33	3.30
400	4.92	4.81	4.72	4.65	4.58	4.53	4.48	4.44	4.40
500	6.14	6.01	5.90	5.81	5.73	5.66	5.60	5.55	5.50
600	7.37	7.21	7.08	6.97	6.87	6.79	6.72	6.66	6.60
700	8.60	8.42	8.26	8.13	8.02	7.92	7.84	7.76	7.70
800	9.83	9.62	9.44	9.29	9.16	9.05	8.96	8.87	8.80
900	11.05	10.82	10.62	10.45	10.30	10.18	10.07	9.98	9.90
1000	12.28	12.02	11.80	11.61	11.45	11.31	11.19	11.09	11.00
2000	24.56	24.04	23.60	23.22	22.90	22.62	22.38	22.17	21.99
2500	30.69	30.05	29.50	29.02	28.62	28.27	27.97	27.72	27.49
3000	36.83	36.05	35.39	34.83	34.35	33.93	33.57	33.26	32.99
4000	49.11	48.07	47.19	46.44	45.79	45.24	44.76	44.34	43.98
5000	61.38	60.09	58.99	58.04	57.24	56.54	55.94	55.43	54.97
6000	73.66	72.10	70.78	69.65	68.69	67.85	67.13	66.51	65.97
7000	85.94	84.12	82.58	81.26	80.13	79.16	78.32	77.59	76.96
8000	98.21	96.14	94.37	92.87	91.58	90.47	89.51	88.68	87.96
9000	110.49	108.15	106.17	104.48	103.03	101.78	100.70	99.76	98.95
10000	122.76	120.17	117.97	116.08	114.47	113.08	111.88	110.85	109.94
11000	135.04	132.18	129.76	127.69	125.92	124.39	123.07	121.93	120.94
12000	147.31	144.20	141.56	139.30	137.37	135.70	134.26	133.01	131.93
13000	159.59	156.22	153.35	150.91	148.81	147.01	145.45	144.10	142.92
14000	171.87	168.23	165.15	162.52	160.26	158.31	156.64	155.18	153.92
15000	184.14	180.25	176.95	174.12	171.71	169.62	167.82	166.27	164.91
16000	196.42	192.27	188.74	185.73	183.15	180.93	179.01	177.35	175.91
17000	208.69	204.28	200.54	197.34	194.60	192.24	190.20	188.43	186.90
18000	220.97	216.30	212.33	208.95	206.05	203.55	201.39	199.52	197.89
19000	233.24	228.32	224.13	220.56	217.49	214.85	212.58	210.60	208.89
20000	245.52	240.33	235.93	232.16	228.94	226.16	223.76	221.69	219.88
21000	257.80	252.35	247.72	243.77	240.39	237.47	234.95	232.77	230.87
22000	270.07	264.36	259.52	255.38	251.83	248.78	246.14	243.85	241.87
23000	282.35	276.38	271.31	266.99	263.28	260.09	257.33	254.94	252.86
24000	294.62	288.40	283.11	278.60	274.73	271.39	268.51	266.02	263.86
25000	306.90	300.41	294.91	290.20	286.17	282.70	279.70	277.11	274.85
26000	319.18	312.43	306.70	301.81	297.62	294.01	290.89	288.19	285.84
27000	331.45	324.45	318.50	313.42	309.07	305.32	302.08	299.27	296.84
28000	343.73	336.46	330.29	325.03	320.51	316.62	313.27	310.36	307.83
29000	356.00	348.48	342.09	336.64	331.96	327.93	324.45	321.44	318.83
30000	368.28	360.50	353.89	348.24	343.41	339.24	335.64	332.53	329.82
31000	380.55	372.51	365.68	359.85	354.85	350.55	346.83	343.61	340.81
32000	392.83	384.53	377.48	371.46	366.30	361.86	358.02	354.69	351.81
33000	405.11	396.54	389.27	383.07	377.75	373.16	369.21	365.78	362.80
34000	417.38	408.56	401.07	394.68	389.19	384.47	380.39	376.86	373.79
35000	429.66	420.58	412.87	406.28	400.64	395.78	391.58	387.95	384.79
36000	441.93	432.59	424.66	417.89	412.09	407.09	402.77	399.03	395.78
37000	454.21	444.61	436.46	429.50	423.53	418.40	413.96	410.11	406.78
38000	466.48	456.63	448.25	441.11	434.98	429.70	425.15	421.20	417.77
39000	478.76	468.64	460.05	452.72	446.43	441.01	436.33	432.28	428.76
40000	491.04	480.66	471.85	464.32	457.87	452.32	447.52	443.37	439.76
45000	552.41	540.74	530.83	522.36	515.11	508.86	503.46	498.79	494.73
50000	613.79	600.82	589.81	580.40	572.34	565.40	559.40	554.21	549.70
55000	675.17	660.90	648.79	638.44	629.57	621.94	615.34	609.63	604.66
60000	736.55	720.99	707.77	696.48	686.81	678.48	671.28	665.05	659.63
65000	797.93	781.07	766.75	754.52	744.04	735.01	727.22	720.47	714.60
70000	859.31	841.15	825.73	812.56	801.27	791.55	783.16	775.89	769.57
75000	920.69	901.23	884.71	870.60	858.51	848.09	839.10	831.31	824.54
80000	982.07	961.31	943.69	928.64	915.74	904.63	895.04	886.73	879.51
85000	1043.45	1021.39	1002.67	986.68	972.97	961.17	950.98	942.15	934.48
90000	1104.82	1081.48	1061.65	1044.72	1030.21	1017.71	1006.92	997.57	989.45
95000	1166.20	1141.56	1120.63	1102.76	1087.44	1074.25	1062.86	1052.99	1044.42
100000	1227.58	1201.64	1179.61	1160.80	1144.67	1130.79	1118.80	1108.41	1099.39

TERMES MONTANT	24 ANS	25 ANS	26 ANS	27 ANS	28 ANS	28 ANS	30 ANS	35 ANS	40 ANS
25	.28	.28	.27	.27	.27	.27	.27	.27	.27
50	.55	.55	.54	.54	.54	.54	.54	.53	.53
75	.82	.82	.81	.81	.81	.80	.80	.79	.79
100	1.10	1.09	1.08	1.08	1.07	1.07	1.07	1.05	1.05
200	2.19	2.17	2.16	2.15	2.14	2.13	2.13	2.10	2.09
300	3.28	3.26	3.24	3.23	3.21	3.20	3.19	3.15	3.13
400	4.37	4.34	4.32	4.30	4.28	4.26	4.25	4.20	4.18
500	5.46	5.43	5.40	5.37	5.35	5.33	5.31	5.25	5.22
600	6.55	6.51	6.48	6.45	6.42	6.39	6.37	6.30	6.26
700	7.65	7.60	7.56	7.52	7.49	7.46	7.43	7.35	7.30
800	8.74	8.68	8.63	8.59	8.56	8.52	8.50	8.40	8.35
900	9.83	9.77	9.71	9.67	9.63	9.59	9.56	9.45	9.39
1000	10.92	10.85	10.79	10.74	10.69	10.65	10.62	10.50	10.43
2000	21.84	21.70	21.58	21.47	21.38	21.30	21.23	20.99	20.86
2500	27.29	27.12	26.97	26.84	26.73	26.63	26.54	26.23	26.07
3000	32.75	32.55	32.37	32.21	32.07	31.95	31.85	31.48	31.29
4000	43.67	43.39	43.15	42.94	42.76	42.60	42.46	41.97	41.72
5000	54.58	54.24	53.94	53.68	53.45	53.25	53.07	52.46	52.14
6000	65.50	65.09	64.73	64.41	64.14	63.90	63.69	62.96	62.57
7000	76.41	75.93	75.51	75.15	74.83	74.55	74.30	73.45	73.00
8000	87.33	86.78	86.30	85.88	85.52	85.20	84.91	83.94	83.43
9000	98.24	97.63	97.09	96.62	96.21	95.84	95.53	94.43	93.85
10000	109.16	108.47	107.88	107.35	106.89	106.49	106.14	104.92	104.28
11000	120.07	119.32	118.66	118.09	117.58	117.14	116.75	115.42	114.71
12000	130.99	130.17	129.45	128.82	128.27	127.79	127.37	125.91	125.14
13000	141.90	141.01	140.24	139.56	138.96	138.44	137.98	136.40	135.56
14000	152.82	151.86	151.02	150.29	149.65	149.09	148.60	146.89	145.99
15000	163.73	162.71	161.81	161.03	160.34	159.74	159.21	157.38	156.42
16000	174.65	173.55	172.60	171.76	171.03	170.39	169.82	167.88	166.85
17000	185.57	184.40	183.38	182.50	181.72	181.04	180.44	178.37	177.27
18000	196.48	195.25	194.17	193.23	192.41	191.68	191.05	188.86	187.70
19000	207.40	206.09	204.96	203.97	203.10	202.33	201.66	199.35	198.13
20000	218.31	216.94	215.75	214.70	213.78	212.98	212.28	209.84	208.56
21000	229.23	227.79	226.53	225.43	224.47	223.63	222.89	220.34	218.98
22000	240.14	238.64	237.32	236.17	235.16	234.28	233.50	230.83	229.41
23000	251.06	249.48	248.11	246.90	245.85	244.93	244.12	241.32	239.84
24000	261.97	260.33	258.89	257.64	256.54	255.58	254.73	251.81	250.27
25000	272.89	271.18	269.68	268.37	267.23	266.23	265.35	262.30	260.70
26000	283.80	282.02	280.47	279.11	277.92	276.87	275.96	272.80	271.12
27000	294.72	292.87	291.26	289.84	288.61	287.52	286.57	283.29	281.55
28000	305.63	303.72	302.04	300.58	299.30	298.17	297.19	293.78	291.98
29000	316.55	314.56	312.83	311.31	309.99	308.82	307.80	304.27	302.41
30000	327.46	325.41	323.62	322.05	320.67	319.47	318.41	314.76	312.83
31000	338.38	336.26	334.40	332.78	331.36	330.12	329.03	325.26	323.26
32000	349.29	347.10	345.19	343.52	342.05	340.77	339.64	335.75	333.69
33000	360.21	357.95	355.98	354.25	352.74	351.42	350.25	346.24	344.12
34000	371.13	368.80	366.76	364.99	363.43	362.07	360.87	356.73	354.54
35000	382.04	379.64	377.55	375.72	374.12	372.71	371.48	367.22	364.97
36000	392.96	390.49	388.34	386.46	384.81	383.36	382.09	377.72	375.40
37000	403.87	401.34	399.13	397.19	395.50	394.01	392.71	388.21	385.83
38000	414.79	412.18	409.91	407.93	406.19	404.66	403.32	398.70	396.25
39000	425.70	423.03	420.70	418.66	416.87	415.31	413.94	409.19	406.68
40000	436.62	433.88	431.49	429.40	427.56	425.96	424.55	419.68	417.11
45000	491.19	488.11	485.42	483.07	481.01	479.20	477.62	472.14	469.25
50000	545.77	542.35	539.36	536.74	534.45	532.45	530.69	524.60	521.39
55000	600.35	596.58	593.29	590.42	587.90	585.69	583.75	577.06	573.52
60000	654.92	650.82	647.23	644.09	641.34	638.93	636.82	629.52	625.66
63000	709.50	705.05	701.16	697.76	694.79	692.18	689.89	681.98	677.80
70000	764.08	759.28	755.10	751.44	748.23	745.42	742.96	734.44	729.94
75000	818.65	813.52	809.03	805.11	801.68	798.67	796.03	786.90	782.08
80000	873.23	867.75	862.97	858.79	855.12	851.91	849.09	839.36	834.21
85000	927.81	921.99	916.90	912.46	908.57	905.16	902.16	891.82	886.35
90000	982.38	976.22	970.84	966.13	962.01	958.40	955.23	944.28	938.49
95000	1036.96	1030.45	1024.77	1019.81	1015.46	1011.64	1008.30	996.74	990.63
100000	1091.53	1084.69	1078.71	1073.48	1068.90	1064.89	1061.37	1049.20	1042.77

13%

PAIEMENT MENSUEL REQUIS
POUR L'AMORTISSEMENT DU PRÊT

TERMES MONTANT	1 AN	1½ AN	2 ANS	2½ ANS	3 ANS	3½ ANS	4 ANS	4½ ANS	5 ANS
25	2.23	1.54	1.19	.98	.84	.74	.67	.61	.57
50	4.46	3.07	2.37	1.96	1.68	1.48	1.34	1.22	1.13
75	6.69	4.60	3.56	2.93	2.52	2.22	2.00	1.83	1.70
100	8.92	6.13	4.74	3.91	3.36	2.96	2.67	2.44	2.26
200	17.84	12.26	9.48	7.82	6.71	5.92	5.34	4.88	4.52
300	26.75	18.39	14.22	11.72	10.06	8.88	8.00	7.32	6.78
400	35.67	24.52	18.96	15.63	13.42	11.84	10.67	9.76	9.04
500	44.58	30.65	23.70	19.54	16.77	14.80	13.33	12.20	11.30
600	53.50	36.78	28.43	23.44	20.12	17.76	16.00	14.64	13.55
700	62.42	42.91	33.17	27.35	23.48	20.72	18.67	17.08	15.81
800	71.33	49.04	37.91	31.25	26.83	23.68	21.33	19.51	18.07
900	80.25	55.17	42.65	35.16	30.18	26.64	24.00	21.95	20.33
1000	89.16	61.29	47.39	39.07	33.54	29.60	26.66	24.39	22.59
2000	178.32	122.58	94.77	78.13	67.07	59.20	53.32	48.78	45.17
2500	222.90	153.23	118.46	97.66	83.83	74.00	66.65	60.97	56.46
3000	267.48	183.87	142.15	117.19	100.60	88.80	79.98	73.17	67.75
4000	356.64	245.16	189.54	156.25	134.13	118.39	106.64	97.55	90.33
5000	445.80	306.45	236.92	195.31	167.66	147.99	133.30	121.94	112.91
6000	534.96	367.74	284.30	234.37	201.19	177.59	159.96	146.33	135.49
7000	624.11	429.03	331.69	273.43	234.72	207.18	186.62	170.72	158.07
8000	713.27	490.32	379.07	312.49	268.25	236.78	213.28	195.10	180.65
9000	802.43	551.61	426.45	351.55	301.78	266.38	239.94	219.49	203.23
10000	891.59	612.90	473.83	390.61	335.32	295.97	266.60	243.88	225.81
11000	980.75	674.19	521.22	429.67	368.85	325.57	293.26	268.26	248.39
12000	1069.91	735.48	568.60	468.73	402.38	355.17	319.92	292.65	270.97
13000	1159.06	796.77	615.98	507.80	435.91	384.76	346.58	317.04	293.55
14000	1248.22	858.06	663.37	546.86	469.44	414.36	373.24	341.43	316.13
15000	1337.38	919.35	710.75	585.92	502.97	443.96	399.90	365.81	338.71
16000	1426.54	980.64	758.13	624.98	536.50	473.55	426.56	390.20	361.29
17000	1515.70	1041.93	805.51	664.04	570.03	503.15	453.22	414.59	383.87
18000	1604.86	1103.22	852.90	703.10	603.56	532.75	479.88	438.98	406.45
19000	1694.02	1164.51	900.28	742.16	637.09	562.34	506.54	463.36	429.03
20000	1783.17	1225.80	947.66	781.22	670.63	591.94	533.20	487.75	451.61
21000	1872.33	1287.09	995.05	820.28	704.16	621.54	559.86	512.14	474.19
22000	1961.49	1348.38	1042.43	859.34	737.69	651.13	586.52	536.52	496.77
23000	2050.65	1409.67	1089.81	898.41	771.22	680.73	613.18	560.91	519.35
24000	2139.81	1470.96	1137.19	937.46	804.75	710.33	639.84	585.30	541.93
25000	2228.97	1532.25	1184.58	976.53	838.28	739.92	666.50	609.69	564.51
26000	2318.12	1593.54	1231.96	1015.59	871.81	769.52	693.16	634.07	587.09
27000	2407.28	1654.83	1279.34	1054.65	905.34	799.12	719.82	658.46	609.67
28000	2496.44	1716.12	1326.73	1093.71	938.87	828.72	746.48	682.85	632.25
29000	2585.60	1777.41	1374.11	1132.77	972.41	858.31	773.14	707.24	654.83
30000	2674.76	1838.70	1421.49	1171.83	1005.94	887.91	799.80	731.62	677.41
31000	2763.92	1899.99	1468.87	1210.89	1039.47	917.51	826.46	756.01	699.99
32000	2853.08	1961.27	1516.26	1249.95	1073.00	947.10	853.12	780.40	722.57
33000	2942.23	2022.56	1563.64	1289.01	1106.53	976.70	879.77	804.78	745.15
34000	3031.39	2083.85	1611.02	1328.07	1140.06	1006.30	906.43	829.17	767.73
35000	3120.55	2145.14	1658.41	1367.13	1173.59	1035.89	933.09	853.56	790.31
36000	3209.71	2206.43	1705.79	1406.19	1207.12	1065.49	959.75	877.95	812.89
37000	3298.87	2267.72	1753.17	1445.26	1240.65	1095.09	986.41	902.33	835.47
38000	3388.03	2329.01	1800.55	1484.32	1274.18	1124.68	1013.07	926.72	858.05
39000	3477.18	2390.30	1847.94	1523.38	1307.72	1154.28	1039.73	951.11	880.63
40000	3566.34	2451.59	1895.32	1562.44	1341.25	1183.88	1066.39	975.50	903.21
45000	4012.13	2758.04	2132.23	1757.74	1508.90	1331.86	1199.69	1097.43	1016.11
50000	4457.93	3064.49	2369.15	1953.05	1676.56	1479.84	1332.99	1219.37	1129.01
55000	4903.72	3370.94	2606.06	2148.35	1844.21	1627.83	1466.29	1341.30	1241.91
60000	5349.51	3677.39	2842.98	2343.66	2011.87	1775.81	1599.59	1463.24	1354.81
65000	5795.30	3983.83	3079.89	2538.96	2179.52	1923.80	1732.88	1585.18	1467.71
70000	6241.10	4290.28	3316.81	2734.26	2347.18	2071.78	1866.18	1707.11	1580.61
75000	6686.89	4596.73	3553.72	2929.57	2514.83	2219.76	1999.48	1829.05	1693.51
80000	7132.68	4903.18	3790.64	3124.87	2682.49	2367.75	2132.78	1950.99	1806.41
85000	7578.47	5209.63	4027.55	3320.17	2850.14	2515.73	2266.08	2072.92	1919.31
90000	8024.26	5516.08	4264.46	3515.48	3017.80	2663.72	2399.38	2194.86	2032.21
95000	8470.06	5822.52	4501.38	3710.78	3185.45	2811.70	2532.68	2316.80	2145.11
100000	8915.85	6128.97	4738.29	3906.09	3353.11	2959.68	2665.97	2438.73	2258.01

PAIEMENT MENSUEL REQUIS
POUR L'AMORTISSEMENT DU PRÊT   **13%**

TERMES MONTANT	6 ANS	7 ANS	8 ANS	9 ANS	10 ANS	11 ANS	12 ANS	13 ANS	14 ANS
25	.50	.46	.42	.39	.37	.36	.34	.33	.32
50	1.00	.91	.84	.78	.74	.71	.68	.66	.64
75	1.50	1.36	1.25	1.17	1.11	1.06	1.02	.99	.96
100	1.99	1.81	1.67	1.56	1.48	1.41	1.36	1.31	1.28
200	3.98	3.61	3.33	3.12	2.95	2.82	2.71	2.62	2.55
300	5.97	5.41	4.99	4.67	4.42	4.23	4.07	3.93	3.83
400	7.96	7.21	6.65	6.23	5.90	5.63	5.42	5.24	5.10
500	9.95	9.01	8.31	7.78	7.37	7.04	6.77	6.55	6.37
600	11.94	10.81	9.98	9.34	8.84	8.45	8.13	7.86	7.65
700	13.93	12.61	11.64	10.90	10.32	9.86	9.48	9.17	8.92
800	15.92	14.41	13.30	12.45	11.79	11.26	10.83	10.48	10.19
900	17.91	16.21	14.96	14.01	13.26	12.67	12.19	11.79	11.47
1000	19.90	18.01	16.62	15.56	14.74	14.08	13.54	13.10	12.74
2000	39.80	36.02	33.24	31.12	29.47	28.15	27.08	26.20	25.47
2500	49.74	45.03	41.55	38.90	36.83	35.19	33.85	32.75	31.84
3000	59.69	54.03	49.86	46.68	44.20	42.22	40.62	39.30	38.21
4000	79.59	72.04	66.48	62.24	58.93	56.29	54.15	52.40	50.94
5000	99.48	90.05	83.10	77.80	73.66	70.37	67.69	65.50	63.68
6000	119.38	108.05	99.72	93.36	88.40	84.44	81.23	78.60	76.41
7000	139.28	126.06	116.33	108.92	103.13	98.51	94.77	91.70	89.15
8000	159.17	144.07	132.95	124.48	117.86	112.58	108.30	104.79	101.88
9000	179.07	162.08	149.57	140.04	132.59	126.65	121.84	117.89	114.62
10000	198.96	180.09	166.19	155.60	147.32	140.73	135.38	130.99	127.35
11000	218.86	198.10	182.81	171.16	162.06	154.80	148.92	144.09	140.09
12000	238.75	216.10	199.43	186.72	176.79	168.87	162.45	157.19	152.82
13000	258.65	234.11	216.04	202.28	191.52	182.94	175.99	170.29	165.56
14000	278.55	252.12	232.66	217.84	206.25	197.01	189.53	183.39	178.29
15000	298.44	270.13	249.28	233.40	220.98	211.09	203.07	196.49	191.03
16000	318.34	288.14	265.90	248.96	235.72	225.16	216.60	209.58	203.76
17000	338.23	306.15	282.52	264.52	250.45	239.23	230.14	222.68	216.50
18000	358.13	324.15	299.14	280.08	265.18	253.30	243.68	235.78	229.23
19000	378.02	342.16	315.75	295.64	279.91	267.37	257.22	248.88	241.97
20000	397.92	360.17	332.37	311.20	294.64	281.45	270.75	261.98	254.70
21000	417.82	378.18	348.99	326.76	309.38	295.52	284.29	275.08	267.44
22000	437.71	396.19	365.61	342.31	324.11	309.59	297.83	288.18	280.17
23000	457.61	414.20	382.23	357.87	338.84	323.66	311.37	301.28	292.91
24000	477.50	432.20	398.85	373.43	353.57	337.73	324.90	314.37	305.64
25000	497.40	450.21	415.46	388.99	368.30	351.81	338.44	327.47	318.38
26000	517.30	468.22	432.08	404.55	383.04	365.88	351.98	340.57	331.11
27000	537.19	486.23	448.70	420.11	397.77	379.95	365.52	353.67	343.85
28000	557.09	504.24	465.32	435.67	412.50	394.02	379.05	366.77	356.58
29000	576.98	522.25	481.94	451.23	427.23	408.10	392.59	379.87	369.32
30000	596.88	540.25	498.56	466.79	441.96	422.17	406.13	392.97	382.05
31000	616.77	558.26	515.17	482.35	456.70	436.24	419.67	406.07	394.78
32000	636.67	576.27	531.79	497.91	471.43	450.31	433.20	419.16	407.52
33000	656.57	594.28	548.41	513.47	486.16	464.38	446.74	432.26	420.25
34000	676.46	612.29	565.03	529.03	500.89	478.46	460.28	445.36	432.99
35000	696.36	630.30	581.65	544.59	515.62	492.53	473.82	458.46	445.72
36000	716.25	648.30	598.27	560.15	530.36	506.60	487.35	471.56	458.46
37000	736.15	666.31	614.88	575.71	545.09	520.67	500.89	484.66	471.19
38000	756.04	684.32	631.50	591.27	559.82	534.74	514.43	497.76	483.93
39000	775.94	702.33	648.12	606.83	574.55	548.82	527.97	510.86	496.66
40000	795.84	720.34	664.74	622.39	589.28	562.89	541.50	523.95	509.40
45000	895.32	810.38	747.83	700.18	662.94	633.25	609.19	589.45	573.07
50000	994.79	900.42	830.92	777.98	736.60	703.61	676.88	654.94	636.75
55000	1094.27	990.46	914.01	855.78	810.26	773.97	744.57	720.43	700.42
60000	1193.75	1080.50	997.11	933.58	883.92	844.33	812.25	785.93	764.09
65000	1293.23	1170.55	1080.20	1011.37	957.58	914.69	879.94	851.42	827.77
70000	1392.71	1260.59	1163.29	1089.17	1031.24	985.05	947.63	916.92	891.44
75000	1492.19	1350.63	1246.38	1166.97	1104.90	1055.41	1015.31	982.41	955.12
80000	1591.67	1440.67	1329.47	1244.77	1178.56	1125.77	1083.00	1047.90	1018.79
85000	1691.15	1530.71	1412.57	1322.56	1252.22	1196.13	1150.69	1113.40	1082.47
90000	1790.63	1620.75	1495.66	1400.36	1325.88	1266.49	1218.38	1178.89	1146.14
95000	1890.10	1710.80	1578.75	1478.16	1399.54	1336.85	1286.06	1244.38	1209.81
100000	1989.58	1800.84	1661.84	1555.96	1473.20	1407.21	1353.75	1309.88	1273.49

85

PAIEMENT MENSUEL REQUIS
POUR L'AMORTISSEMENT DU PRÊT

TERMES MONTANT	15 ANS	16 ANS	17 ANS	18 ANS	19 ANS	20 ANS	21 ANS	22 ANS	23 ANS
25	.32	.31	.30	.30	.30	.29	.29	.29	.28
50	.63	.61	.60	.59	.59	.58	.57	.57	.56
75	.94	.92	.90	.89	.88	.87	.86	.85	.84
100	1.25	1.22	1.20	1.18	1.17	1.15	1.14	1.13	1.12
200	2.49	2.44	2.40	2.36	2.33	2.30	2.28	2.26	2.24
300	3.73	3.66	3.59	3.54	3.49	3.45	3.41	3.38	3.36
400	4.98	4.87	4.79	4.71	4.65	4.60	4.55	4.51	4.47
500	6.22	6.09	5.98	5.89	5.81	5.74	5.68	5.63	5.59
600	7.46	7.31	7.18	7.07	6.97	6.89	6.82	6.76	6.71
700	8.71	8.53	8.37	8.24	8.13	8.04	7.96	7.88	7.82
800	9.95	9.74	9.57	9.42	9.29	9.19	9.09	9.01	8.94
900	11.19	10.96	10.77	10.60	10.46	10.33	10.23	10.14	10.06
1000	12.44	12.18	11.96	11.78	11.62	11.48	11.36	11.26	11.17
2000	24.87	24.35	23.92	23.55	23.23	22.96	22.72	22.52	22.34
2500	31.08	30.44	29.90	29.43	29.03	28.69	28.40	28.14	27.92
3000	37.30	36.53	35.87	35.32	34.84	34.43	34.08	33.77	33.51
4000	49.73	48.70	47.83	47.09	46.45	45.91	45.44	45.03	44.67
5000	62.16	60.87	59.79	58.86	58.06	57.38	56.79	56.28	55.84
6000	74.59	73.05	71.74	70.63	69.68	68.86	68.15	67.54	67.01
7000	87.02	85.22	83.70	82.40	81.29	80.33	79.51	78.80	78.18
8000	99.45	97.40	95.65	94.17	92.90	91.81	90.87	90.05	89.34
9000	111.88	109.57	107.61	105.94	104.51	103.28	102.22	101.31	100.51
10000	124.31	121.74	119.57	117.71	116.12	114.76	113.58	112.56	111.68
11000	136.74	133.92	131.52	129.48	127.74	126.23	124.94	123.82	122.85
12000	149.17	146.09	143.48	141.25	139.35	137.71	136.30	135.07	134.01
13000	161.60	158.26	155.44	153.02	150.96	149.18	147.65	146.33	145.18
14000	174.03	170.44	167.39	164.79	162.57	160.66	159.01	157.59	156.35
15000	186.46	182.61	179.35	176.57	174.18	172.13	170.37	168.84	167.52
16000	198.89	194.79	191.30	188.34	185.79	183.61	181.73	180.10	178.69
17000	211.32	206.96	203.26	200.11	197.41	195.09	193.08	191.35	189.85
18000	223.75	219.13	215.22	211.88	209.02	206.56	204.44	202.61	201.02
19000	236.18	231.31	227.17	223.65	220.63	218.04	215.80	213.86	212.19
20000	248.61	243.48	239.13	235.42	232.24	229.51	227.16	225.12	223.35
21000	261.04	255.65	251.08	247.19	243.85	240.99	238.51	236.38	234.52
22000	273.47	267.83	263.04	258.96	255.47	252.46	249.87	247.63	245.69
23000	285.90	280.00	275.00	270.73	267.08	263.94	261.23	258.89	256.86
24000	298.33	292.18	286.95	282.50	278.69	275.41	272.59	270.14	268.02
25000	310.76	304.35	298.91	294.27	290.30	286.89	283.95	281.40	279.19
26000	323.19	316.52	310.87	306.04	301.91	298.36	295.30	292.65	290.36
27000	335.63	328.70	322.82	317.81	313.52	309.84	306.66	303.91	301.53
28000	348.06	340.87	334.78	329.58	325.14	321.31	318.02	315.17	312.69
29000	360.49	353.04	346.73	341.35	336.75	332.79	329.37	326.42	323.86
30000	372.92	365.22	358.69	353.13	348.36	344.26	340.73	337.68	335.03
31000	385.35	377.39	370.65	364.90	359.97	355.74	352.09	348.93	346.20
32000	397.78	389.57	382.60	376.67	371.58	367.21	363.45	360.19	357.36
33000	410.21	401.74	394.56	388.44	383.20	378.69	374.80	371.44	368.53
34000	422.64	413.91	406.51	400.21	394.81	390.17	386.16	382.70	379.70
35000	435.07	426.09	418.47	411.98	406.42	401.64	397.52	393.96	390.87
36000	447.50	438.26	430.43	423.75	418.03	413.12	408.88	405.21	402.03
37000	459.93	450.43	442.38	435.52	429.64	424.59	420.24	416.47	413.20
38000	472.36	462.61	454.34	447.29	441.25	436.07	431.59	427.72	424.37
39000	484.79	474.78	466.30	459.06	452.87	447.54	442.95	438.98	435.54
40000	497.22	486.96	478.25	470.83	464.48	459.02	454.31	450.24	446.70
45000	559.37	547.82	538.03	529.69	522.54	516.39	511.10	506.51	502.54
50000	621.52	608.69	597.81	588.54	580.60	573.77	567.88	562.79	558.38
55000	683.68	669.56	657.59	647.39	638.66	631.15	624.67	619.07	614.22
60000	745.83	730.43	717.38	706.25	696.71	688.52	681.46	675.35	670.05
65000	807.98	791.30	777.16	765.10	754.77	745.90	738.25	731.63	725.89
70000	870.13	852.17	836.94	823.95	812.83	803.28	795.03	787.91	781.73
75000	932.28	913.04	896.72	882.81	870.89	860.65	851.82	844.19	837.57
80000	994.43	973.91	956.50	941.66	928.95	918.03	908.61	900.47	893.40
85000	1056.59	1034.78	1016.28	1000.51	987.01	975.41	965.40	956.74	949.24
90000	1118.74	1095.64	1076.06	1059.37	1045.07	1032.78	1022.19	1013.02	1005.08
95000	1180.89	1156.51	1135.84	1118.22	1103.13	1090.16	1078.97	1069.30	1060.92
100000	1243.04	1217.38	1195.62	1177.07	1161.19	1147.54	1135.76	1125.58	1116.75

PAIEMENT MENSUEL REQUIS

POUR L'AMORTISSEMENT DU PRÊT

13%

TERMES MONTANT	24 ANS	25 ANS	26 ANS	27 ANS	28 ANS	28 ANS	30 ANS	35 ANS	40 ANS
25	.28	.28	.28	.28	.28	.28	.27	.27	.27
50	.56	.56	.55	.55	.55	.55	.54	.54	.54
75	.84	.83	.83	.82	.82	.82	.81	.81	.80
100	1.11	1.11	1.10	1.10	1.09	1.09	1.08	1.07	1.07
200	2.22	2.21	2.20	2.19	2.18	2.17	2.16	2.14	2.13
300	3.33	3.31	3.29	3.28	3.27	3.25	3.24	3.21	3.19
400	4.44	4.41	4.39	4.37	4.35	4.34	4.32	4.28	4.25
500	5.55	5.52	5.49	5.46	5.44	5.42	5.40	5.35	5.31
600	6.66	6.62	6.58	6.55	6.53	6.50	6.48	6.41	6.38
700	7.77	7.72	7.68	7.65	7.61	7.59	7.56	7.48	7.44
800	8.88	8.82	8.78	8.74	8.70	8.67	8.64	8.55	8.50
900	9.99	9.93	9.87	9.83	9.79	9.75	9.72	9.62	9.56
1000	11.10	11.03	10.97	10.92	10.88	10.84	10.80	10.69	10.62
2000	22.19	22.05	21.94	21.84	21.75	21.67	21.60	21.37	21.24
2500	27.73	27.57	27.42	27.29	27.18	27.08	27.00	26.71	26.55
3000	33.28	33.08	32.90	32.75	32.62	32.50	32.40	32.05	31.86
4000	44.37	44.10	43.87	43.67	43.49	43.33	43.20	42.73	42.48
5000	55.46	55.13	54.83	54.58	54.36	54.16	53.99	53.41	53.10
6000	66.55	66.15	65.80	65.50	65.23	64.99	64.79	64.09	63.72
7000	77.64	77.17	76.77	76.41	76.10	75.83	75.59	74.77	74.34
8000	88.73	88.20	87.73	87.33	86.97	86.66	86.39	85.45	84.96
9000	99.82	99.22	98.70	98.24	97.84	97.49	97.19	96.14	95.58
10000	110.91	110.25	109.66	109.16	108.71	108.32	107.98	106.82	106.20
11000	122.00	121.27	120.63	120.07	119.58	119.16	118.78	117.50	116.82
12000	133.09	132.29	131.60	130.99	130.45	129.99	129.58	128.18	127.44
13000	144.19	143.32	142.56	141.90	141.32	140.82	140.38	138.86	138.06
14000	155.28	154.34	153.53	152.82	152.20	151.65	151.18	149.54	148.68
15000	166.37	165.37	164.49	163.73	163.07	162.48	161.97	160.22	159.30
16000	177.46	176.39	175.46	174.65	173.94	173.32	172.77	170.90	169.92
17000	188.55	187.41	186.43	185.56	184.81	184.15	183.57	181.58	180.54
18000	199.64	198.44	197.39	196.48	195.68	194.98	194.37	192.27	191.16
19000	210.73	209.46	208.36	207.39	206.55	205.81	205.16	202.95	201.78
20000	221.82	220.49	219.32	218.31	217.42	216.64	215.96	213.63	212.40
21000	232.91	231.51	230.29	229.22	228.29	227.47	226.76	224.31	223.02
22000	244.00	242.53	241.25	240.14	239.16	238.31	237.56	234.99	233.64
23000	255.09	253.56	252.22	251.05	250.03	249.14	248.36	245.67	244.26
24000	266.18	264.58	263.19	261.97	260.90	259.97	259.15	256.35	254.88
25000	277.28	275.61	274.15	272.88	271.77	270.80	269.95	267.03	265.50
26000	288.37	286.63	285.12	283.80	282.64	281.63	280.75	277.71	276.12
27000	299.46	297.66	296.08	294.71	293.51	292.47	291.55	288.40	286.74
28000	310.55	308.68	307.05	305.63	304.39	303.30	302.35	299.08	297.36
29000	321.64	319.70	318.02	316.54	315.26	314.13	313.14	309.76	307.98
30000	332.73	330.73	328.98	327.46	326.13	324.96	323.94	320.44	318.60
31000	343.82	341.75	339.95	338.37	337.00	335.79	334.74	331.12	329.22
32000	354.91	352.78	350.91	349.29	347.87	346.63	345.54	341.80	339.84
33000	366.00	363.80	361.88	360.20	358.74	357.46	356.34	352.48	350.46
34000	377.09	374.82	372.85	371.12	369.61	368.29	367.13	363.16	361.08
35000	388.18	385.85	383.81	382.03	380.48	379.12	377.93	373.84	371.70
36000	399.27	396.87	394.78	392.95	391.35	389.95	388.73	384.53	382.32
37000	410.37	407.90	405.74	403.86	402.22	400.79	399.53	395.21	392.94
38000	421.46	418.92	416.71	414.78	413.09	411.62	410.32	405.89	403.56
39000	432.55	429.94	427.68	425.69	423.96	422.45	421.12	416.57	414.18
40000	443.64	440.97	438.64	436.61	434.83	433.28	431.92	427.25	424.80
45000	499.09	496.09	493.47	491.19	489.19	487.44	485.91	480.66	477.90
50000	554.55	551.21	548.30	545.76	543.54	541.60	539.90	534.06	531.00
55000	610.00	606.33	603.13	600.34	597.90	595.76	593.89	587.47	584.10
60000	665.45	661.45	657.96	654.91	652.25	649.92	647.88	640.87	637.20
65000	720.91	716.57	712.79	709.49	706.60	704.08	701.87	694.28	690.30
70000	776.36	771.69	767.62	764.06	760.96	758.24	755.86	747.68	743.40
75000	831.82	826.81	822.45	818.64	815.31	812.40	809.85	801.09	796.50
80000	887.27	881.93	877.28	873.21	869.66	866.56	863.84	854.50	849.60
85000	942.72	937.05	932.11	927.79	924.02	920.72	917.83	907.90	902.70
90000	998.18	992.17	986.94	982.37	978.37	974.88	971.81	961.31	955.80
95000	1053.63	1047.29	1041.77	1036.94	1032.72	1029.03	1025.80	1014.71	1008.90
100000	1109.09	1102.41	1096.59	1091.52	1087.08	1083.19	1079.79	1068.12	1062.00

13¼%

TERMES MONTANT	1 AN	1½ AN	2 ANS	2½ ANS	3 ANS	3½ ANS	4 ANS	4½ ANS	5 ANS
25	2.24	1.54	1.19	.98	.85	.75	.67	.62	.57
50	4.47	3.08	2.38	1.96	1.69	1.49	1.34	1.23	1.14
75	6.70	4.61	3.57	2.94	2.53	2.23	2.01	1.84	1.71
100	8.93	6.15	4.75	3.92	3.37	2.98	2.68	2.46	2.28
200	17.86	12.29	9.50	7.84	6.73	5.95	5.36	4.91	4.55
300	26.79	18.43	14.25	11.76	10.10	8.92	8.04	7.36	6.82
400	35.71	24.57	19.00	15.67	13.46	11.89	10.72	9.81	9.09
500	44.64	30.71	23.75	19.59	16.83	14.86	13.39	12.26	11.36
600	53.57	36.85	28.50	23.51	20.19	17.83	16.07	14.71	13.63
700	62.49	42.99	33.25	27.43	23.56	20.80	18.75	17.16	15.90
800	71.42	49.13	38.00	31.34	26.92	23.77	21.43	19.61	18.17
900	80.35	55.27	42.75	35.26	30.29	26.75	24.10	22.06	20.44
1000	89.27	61.41	47.50	39.18	33.65	29.72	26.78	24.51	22.71
2000	178.54	122.81	94.99	78.35	67.30	59.43	53.56	49.02	45.41
2500	223.18	153.51	118.74	97.94	84.12	74.29	66.95	61.27	56.76
3000	267.81	184.21	142.49	117.52	100.94	89.14	80.34	73.52	68.11
4000	357.08	245.61	189.98	156.70	134.59	118.85	107.11	98.03	90.81
5000	446.35	307.01	237.48	195.87	168.23	148.57	133.89	122.54	113.51
6000	535.62	368.41	284.97	235.05	201.88	178.28	160.67	147.04	136.21
7000	624.89	429.81	332.46	274.22	235.52	207.99	187.44	171.55	158.91
8000	714.16	491.21	379.96	313.39	269.17	237.70	214.22	196.06	181.61
9000	803.43	552.61	427.45	352.56	302.81	267.42	241.00	220.56	204.31
10000	892.70	614.01	474.95	391.74	336.46	297.13	267.78	245.07	227.02
11000	981.97	675.41	522.44	430.91	370.10	326.84	294.55	269.58	249.72
12000	1071.24	736.81	569.93	470.08	403.75	356.55	321.33	294.08	272.42
13000	1160.51	798.21	617.43	509.26	437.39	386.27	348.11	318.59	295.12
14000	1249.78	859.61	664.92	548.43	471.04	415.98	374.88	343.10	317.82
15000	1339.05	921.01	712.42	587.60	504.68	445.69	401.66	367.60	340.52
16000	1428.32	982.41	759.91	626.78	538.33	475.40	428.44	392.11	363.22
17000	1517.59	1043.81	807.40	665.95	571.97	505.12	455.22	416.62	385.92
18000	1606.86	1105.21	854.90	705.12	605.62	534.83	481.99	441.12	408.62
19000	1696.13	1166.61	902.39	744.30	639.26	564.54	508.77	465.63	431.33
20000	1785.40	1228.01	949.89	783.47	672.91	594.25	535.55	490.13	454.03
21000	1874.67	1289.41	997.38	822.64	706.55	623.97	562.32	514.64	476.73
22000	1963.94	1350.81	1044.88	861.82	740.20	653.68	589.10	539.15	499.43
23000	2053.21	1412.21	1092.37	900.99	773.84	683.39	615.88	563.65	522.13
24000	2142.48	1473.61	1139.86	940.16	807.49	713.10	642.66	588.16	544.83
25000	2231.75	1535.01	1187.36	979.34	841.13	742.82	669.43	612.67	567.53
26000	2321.01	1596.41	1234.85	1018.51	874.78	772.53	696.21	637.17	590.23
27000	2410.28	1657.81	1282.35	1057.68	908.42	802.24	722.99	661.68	612.93
28000	2499.55	1719.21	1329.84	1096.86	942.07	831.95	749.76	686.19	635.64
29000	2588.82	1780.61	1377.33	1136.03	975.71	861.67	776.54	710.69	658.34
30000	2678.09	1842.01	1424.83	1175.20	1009.36	891.38	803.32	735.20	681.04
31000	2767.36	1903.41	1472.32	1214.38	1043.00	921.09	830.09	759.71	703.74
32000	2856.63	1964.81	1519.82	1253.55	1076.65	950.80	856.87	784.21	726.44
33000	2945.90	2026.21	1567.31	1292.72	1110.29	980.52	883.65	808.72	749.14
34000	3035.17	2087.61	1614.80	1331.90	1143.94	1010.23	910.43	833.23	771.84
35000	3124.44	2149.01	1662.30	1371.07	1177.58	1039.94	937.20	857.73	794.54
36000	3213.71	2210.41	1709.79	1410.24	1211.23	1069.65	963.98	882.24	817.24
37000	3302.98	2271.81	1757.29	1449.42	1244.87	1099.37	990.76	906.74	839.95
38000	3392.25	2333.21	1804.78	1488.59	1278.52	1129.08	1017.53	931.25	862.65
39000	3481.52	2394.61	1852.28	1527.76	1312.16	1158.79	1044.31	955.76	885.35
40000	3570.79	2456.01	1899.77	1566.94	1345.81	1188.50	1071.09	980.26	908.05
45000	4017.14	2763.01	2137.24	1762.80	1514.03	1337.07	1204.97	1102.80	1021.55
50000	4463.49	3070.01	2374.71	1958.67	1682.26	1485.63	1338.86	1225.33	1135.06
55000	4909.83	3377.02	2612.18	2154.54	1850.48	1634.19	1472.75	1347.86	1248.57
60000	5356.18	3684.02	2849.65	2350.40	2018.71	1782.75	1606.63	1470.39	1362.07
65000	5802.53	3991.02	3087.12	2546.27	2186.93	1931.31	1740.52	1592.93	1475.58
70000	6248.88	4298.02	3324.59	2742.14	2355.16	2079.88	1874.40	1715.46	1589.08
75000	6695.23	4605.02	3562.06	2938.00	2523.38	2228.44	2008.29	1837.99	1702.59
80000	7141.57	4912.02	3799.53	3133.87	2691.61	2377.00	2142.17	1960.52	1816.09
85000	7587.92	5219.02	4037.00	3329.73	2859.83	2525.56	2276.06	2083.06	1929.60
90000	8034.27	5526.02	4274.47	3525.60	3028.06	2674.13	2409.94	2205.59	2043.10
95000	8480.62	5833.02	4511.95	3721.47	3196.28	2822.69	2543.83	2328.12	2156.61
100000	8926.97	6140.02	4749.42	3917.33	3364.51	2971.25	2677.71	2450.65	2270.11

PAIEMENT MENSUEL REQUIS
POUR L'AMORTISSEMENT DU PRÊT
13¼%

TERMES MONTANT	6 ANS	7 ANS	8 ANS	9 ANS	10 ANS	11 ANS	12 ANS	13 ANS	14 ANS
25	.51	.46	.42	.40	.38	.36	.35	.34	.33
50	1.01	.91	.84	.79	.75	.72	.69	.67	.65
75	1.51	1.37	1.26	1.18	1.12	1.07	1.03	1.00	.97
100	2.01	1.82	1.68	1.57	1.49	1.43	1.37	1.33	1.29
200	4.01	3.63	3.36	3.14	2.98	2.85	2.74	2.65	2.58
300	6.01	5.45	5.03	4.71	4.47	4.27	4.11	3.98	3.87
400	8.01	7.26	6.71	6.28	5.95	5.69	5.48	5.30	5.16
500	10.02	9.07	8.38	7.85	7.44	7.11	6.85	6.63	6.45
600	12.02	10.89	10.06	9.42	8.93	8.53	8.22	7.95	7.74
700	14.02	12.70	11.73	10.99	10.41	9.96	9.58	9.28	9.03
800	16.02	14.51	13.41	12.56	11.90	11.38	10.95	10.60	10.31
900	18.02	16.33	15.08	14.13	13.39	12.80	12.32	11.93	11.60
1000	20.03	18.14	16.76	15.70	14.88	14.22	13.69	13.25	12.89
2000	40.05	36.28	33.51	31.40	29.75	28.43	27.37	26.50	25.78
2500	50.06	45.35	41.88	39.24	37.18	35.54	34.21	33.12	32.22
3000	60.07	54.42	50.26	47.09	44.62	42.65	41.06	39.75	38.67
4000	80.09	72.55	67.01	62.79	59.49	56.86	54.74	53.00	51.55
5000	100.11	90.69	83.76	78.48	74.36	71.08	68.42	66.24	64.44
6000	120.13	108.83	100.51	94.18	89.23	85.29	82.11	79.49	77.33
7000	140.15	126.96	117.26	109.87	104.10	99.51	95.79	92.74	90.21
8000	160.17	145.10	134.01	125.57	118.97	113.72	109.47	105.99	103.10
9000	180.19	163.24	150.76	141.26	133.85	127.94	123.16	119.24	115.99
10000	200.21	181.37	167.51	156.96	148.72	142.15	136.84	132.48	128.88
11000	220.23	199.51	184.26	172.65	163.59	156.37	150.52	145.73	141.76
12000	240.25	217.65	201.01	188.35	178.46	170.58	164.21	158.98	154.65
13000	260.27	235.78	217.76	204.04	193.33	184.80	177.89	172.23	167.54
14000	280.29	253.92	234.51	219.74	208.20	199.01	191.57	185.48	180.42
15000	300.31	272.06	251.26	235.43	223.07	213.23	205.26	198.72	193.31
16000	320.33	290.19	268.01	251.13	237.94	227.44	218.94	211.97	206.20
17000	340.35	308.33	284.76	266.82	252.82	241.66	232.62	225.22	219.09
18000	360.37	326.47	301.51	282.52	267.69	255.87	246.31	238.47	231.97
19000	380.39	344.60	318.26	298.21	282.56	270.09	259.99	251.72	244.86
20000	400.42	362.74	335.01	313.91	297.43	284.30	273.67	264.96	257.75
21000	420.44	380.88	351.76	329.61	312.30	298.51	287.36	278.21	270.63
22000	440.46	399.01	368.52	345.30	327.17	312.73	301.04	291.46	283.52
23000	460.48	417.15	385.27	361.00	342.04	326.94	314.72	304.71	296.41
24000	480.50	435.29	402.02	376.69	356.91	341.16	328.41	317.96	309.30
25000	500.52	453.42	418.77	392.39	371.79	355.37	342.09	331.20	322.18
26000	520.54	471.56	435.52	408.08	386.66	369.59	355.78	344.45	335.07
27000	540.56	489.70	452.27	423.78	401.53	383.80	369.46	357.70	347.96
28000	560.58	507.83	469.02	439.47	416.40	398.02	383.14	370.95	360.84
29000	580.60	525.97	485.77	455.17	431.27	412.23	396.83	384.19	373.73
30000	600.62	544.11	502.52	470.86	446.14	426.45	410.51	397.44	386.62
31000	620.64	562.24	519.27	486.56	461.01	440.66	424.19	410.69	399.51
32000	640.66	580.38	536.02	502.25	475.88	454.88	437.88	423.94	412.39
33000	660.68	598.52	552.77	517.95	490.75	469.09	451.56	437.19	425.28
34000	680.70	616.66	569.52	533.64	505.63	483.31	465.24	450.43	438.17
35000	700.72	634.79	586.27	549.34	520.50	497.52	478.93	463.68	451.05
36000	720.74	652.93	603.02	565.03	535.37	511.74	492.61	476.93	463.94
37000	740.76	671.07	619.77	580.73	550.24	525.95	506.29	490.18	476.83
38000	760.78	689.20	636.52	596.42	565.11	540.17	519.98	503.43	489.72
39000	780.81	707.34	653.27	612.12	579.98	554.38	533.66	516.67	502.60
40000	800.83	725.48	670.02	627.81	594.85	568.60	547.34	529.92	515.49
45000	900.93	816.16	753.78	706.29	669.21	639.67	615.76	596.16	579.93
50000	1001.03	906.84	837.53	784.77	743.57	710.74	684.18	662.40	644.36
55000	1101.13	997.53	921.28	863.24	817.92	781.82	752.60	728.64	708.80
60000	1201.24	1088.21	1005.03	941.72	892.28	852.89	821.01	794.88	773.23
65000	1301.34	1178.89	1088.79	1020.20	966.63	923.96	889.43	861.12	837.67
70000	1401.44	1269.58	1172.54	1098.67	1040.99	995.04	957.85	927.36	902.10
75000	1501.54	1360.26	1256.29	1177.15	1115.35	1066.11	1026.26	993.60	966.54
80000	1601.65	1450.95	1340.04	1255.62	1189.70	1137.19	1094.68	1059.84	1030.98
85000	1701.75	1541.63	1423.79	1334.10	1264.06	1208.26	1163.10	1126.08	1095.41
90000	1801.85	1632.31	1507.55	1412.58	1338.41	1279.33	1231.52	1192.32	1159.85
95000	1901.95	1723.00	1591.30	1491.05	1412.77	1350.41	1299.93	1258.56	1224.28
100000	2002.06	1813.68	1675.05	1569.53	1487.13	1421.48	1368.35	1324.80	1288.72

PAIEMENT MENSUEL REQUIS
POUR L'AMORTISSEMENT DU PRÊT

TERMES MONTANT	15 ANS	16 ANS	17 ANS	18 ANS	19 ANS	20 ANS	21 ANS	22 ANS	23 ANS
25	.32	.31	.31	.30	.30	.30	.29	.29	.29
50	.63	.62	.61	.60	.59	.59	.58	.58	.57
75	.95	.93	.91	.90	.89	.88	.87	.86	.86
100	1.26	1.24	1.22	1.20	1.18	1.17	1.16	1.15	1.14
200	2.52	2.47	2.43	2.39	2.36	2.33	2.31	2.29	2.27
300	3.78	3.70	3.64	3.59	3.54	3.50	3.46	3.43	3.41
400	5.04	4.94	4.85	4.78	4.72	4.66	4.62	4.58	4.54
500	6.30	6.17	6.06	5.97	5.89	5.83	5.77	5.72	5.68
600	7.56	7.40	7.28	7.17	7.07	6.99	6.92	6.86	6.81
700	8.81	8.64	8.49	8.36	8.25	8.16	8.07	8.00	7.94
800	10.07	9.87	9.70	9.55	9.43	9.32	9.23	9.15	9.08
900	11.33	11.10	10.91	10.75	10.60	10.48	10.38	10.29	10.21
1000	12.59	12.34	12.12	11.94	11.78	11.65	11.53	11.43	11.35
2000	25.18	24.67	24.24	23.87	23.56	23.29	23.06	22.86	22.69
2500	31.47	30.83	30.30	29.84	29.45	29.11	28.82	28.58	28.36
3000	37.76	37.00	36.36	35.81	35.34	34.94	34.59	34.29	34.03
4000	50.35	49.33	48.47	47.74	47.12	46.58	46.12	45.72	45.37
5000	62.93	61.66	60.59	59.68	58.89	58.22	57.64	57.15	56.71
6000	75.52	74.00	72.71	71.61	70.67	69.87	69.17	68.57	68.06
7000	88.10	86.33	84.82	83.54	82.45	81.51	80.70	80.00	79.40
8000	100.69	98.66	96.94	95.48	94.23	93.15	92.23	91.43	90.74
9000	113.28	110.99	109.06	107.41	106.00	104.80	103.76	102.86	102.08
10000	125.86	123.32	121.17	119.35	117.78	116.44	115.28	114.29	113.42
11000	138.45	135.66	133.29	131.28	129.56	128.08	126.81	125.71	124.76
12000	151.03	147.99	145.41	143.21	141.34	139.73	138.34	137.14	136.11
13000	163.62	160.32	157.53	155.15	153.11	151.37	149.87	148.57	147.45
14000	176.20	172.65	169.64	167.08	164.89	167.00	161.40	160.00	158.79
15000	188.79	184.98	181.76	179.02	176.67	174.66	172.92	171.43	170.13
16000	201.38	197.31	193.88	190.95	188.45	186.30	184.45	182.86	181.47
17000	213.96	209.65	205.99	202.88	200.23	197.94	195.98	194.28	192.82
18000	226.55	221.98	218.11	214.82	212.00	209.59	207.51	205.71	204.16
19000	239.13	234.31	230.23	226.75	223.78	221.23	219.04	217.14	215.50
20000	251.72	246.64	242.34	238.69	235.56	232.87	230.56	228.57	226.84
21000	264.30	258.97	254.46	250.62	247.34	244.52	242.09	240.00	238.18
22000	276.89	271.31	266.58	262.55	259.11	256.16	253.62	251.42	249.52
23000	289.47	283.64	278.70	274.49	270.89	267.80	265.15	262.85	260.87
24000	302.06	295.97	290.81	286.42	282.67	279.45	276.67	274.28	272.21
25000	314.65	308.30	302.93	298.36	294.45	291.09	288.20	285.71	283.55
26000	327.23	320.63	315.05	310.29	306.22	302.73	299.73	297.14	294.89
27000	339.82	332.97	327.16	322.22	318.00	314.38	311.26	308.56	306.23
28000	352.40	345.30	339.28	334.16	329.78	326.02	322.79	319.99	317.58
29000	364.99	357.63	351.40	346.09	341.56	337.66	334.31	331.42	328.92
30000	377.57	369.96	363.51	358.03	353.33	349.31	345.84	342.85	340.26
31000	390.16	382.29	375.63	369.96	365.11	360.95	357.37	354.28	351.60
32000	402.75	394.62	387.75	381.89	376.89	372.60	368.90	365.71	362.94
33000	415.33	406.96	399.87	393.83	388.67	384.24	380.43	377.13	374.28
34000	427.92	419.29	411.98	405.76	400.45	395.88	391.95	388.56	385.63
35000	440.50	431.62	424.10	417.70	412.22	407.53	403.48	399.99	396.97
36000	453.09	443.95	436.22	429.63	424.00	419.17	415.01	411.42	408.31
37000	465.67	456.28	448.33	441.56	435.78	430.81	426.54	422.85	419.65
38000	478.26	468.62	460.45	453.50	447.56	442.46	438.07	434.27	430.99
39000	490.84	480.95	472.57	465.43	459.33	454.10	449.59	445.70	442.34
40000	503.43	493.28	484.68	477.37	471.11	465.74	461.12	457.13	453.68
45000	566.36	554.94	545.27	537.04	530.00	523.96	518.76	514.27	510.39
50000	629.29	616.60	605.85	596.71	588.89	582.18	576.40	571.41	567.10
55000	692.22	678.26	666.44	656.38	647.78	640.39	634.04	628.55	623.80
60000	755.14	739.92	727.02	716.05	706.66	698.61	691.68	685.69	680.51
65000	818.07	801.58	787.61	775.72	765.55	756.83	749.32	742.83	737.22
70000	881.00	863.24	848.19	835.39	824.44	815.05	806.96	799.97	793.93
75000	943.93	924.90	908.78	895.06	883.33	873.26	864.60	857.12	850.64
80000	1006.86	986.55	969.36	954.73	942.22	931.48	922.24	914.26	907.35
85000	1069.78	1048.21	1029.95	1014.40	1001.11	989.70	979.88	971.40	964.06
90000	1132.71	1109.87	1090.53	1074.07	1059.99	1047.92	1037.52	1028.54	1020.77
95000	1195.64	1171.53	1151.12	1133.74	1118.88	1106.13	1095.16	1085.68	1077.48
100000	1258.57	1233.19	1211.70	1193.41	1177.77	1164.35	1152.79	1142.82	1134.19

TERMES MONTANT	24 ANS	25 ANS	26 ANS	27 ANS	28 ANS	29 ANS	30 ANS	35 ANS	40 ANS
25	.29	.29	.28	.28	.28	.28	.28	.28	.28
50	.57	.57	.56	.56	.56	.56	.56	.55	.55
75	.85	.85	.84	.84	.84	.83	.83	.82	.82
100	1.13	1.13	1.12	1.11	1.11	1.11	1.11	1.09	1.09
200	2.26	2.25	2.23	2.22	2.22	2.21	2.20	2.18	2.17
300	3.39	3.37	3.35	3.33	3.32	3.31	3.30	3.27	3.25
400	4.51	4.49	4.46	4.44	4.43	4.41	4.40	4.35	4.33
500	5.64	5.61	5.58	5.55	5.53	5.51	5.50	5.44	5.41
600	6.77	6.73	6.69	6.66	6.64	6.61	6.59	6.53	6.49
700	7.89	7.85	7.81	7.77	7.74	7.72	7.69	7.61	7.57
800	9.02	8.97	8.92	8.88	8.85	8.82	8.79	8.70	8.66
900	10.15	10.09	10.04	9.99	9.95	9.92	9.89	9.79	9.74
1000	11.27	11.21	11.15	11.10	11.06	11.02	10.99	10.88	10.82
2000	22.54	22.41	22.30	22.20	22.11	22.04	21.97	21.75	21.63
2500	28.17	28.01	27.87	27.75	27.64	27.54	27.46	27.18	27.04
3000	33.81	33.61	33.44	33.29	33.16	33.05	32.95	32.62	32.44
4000	45.07	44.81	44.59	44.39	44.22	44.07	43.94	43.49	43.26
5000	56.34	56.01	55.73	55.49	55.27	55.08	54.92	54.36	54.07
6000	67.61	67.22	66.88	66.58	66.32	66.10	65.90	65.23	64.88
7000	78.87	78.42	78.02	77.68	77.38	77.11	76.88	76.10	75.69
8000	90.14	89.62	89.17	88.77	88.43	88.13	87.87	86.97	86.51
9000	101.41	100.82	100.31	99.87	99.48	99.14	98.85	97.84	97.32
10000	112.67	112.02	111.46	110.97	110.54	110.16	109.83	108.71	108.13
11000	123.94	123.23	122.60	122.06	121.59	121.18	120.81	119.58	118.94
12000	135.21	134.43	133.75	133.16	132.64	132.19	131.80	130.45	129.76
13000	146.48	145.63	144.89	144.25	143.69	143.21	142.78	141.32	140.57
14000	157.74	156.83	156.04	155.35	154.75	154.22	153.76	152.19	151.38
15000	169.01	168.03	167.18	166.45	165.80	165.24	164.74	163.06	162.19
16000	180.28	179.24	178.33	177.54	176.85	176.25	175.73	173.93	173.01
17000	191.54	190.44	189.48	188.64	187.91	187.27	186.71	184.81	183.82
18000	202.81	201.64	200.62	199.73	198.96	198.28	197.69	195.68	194.63
19000	214.08	212.84	211.77	210.83	210.01	209.30	208.67	206.55	205.44
20000	225.34	224.04	222.91	221.93	221.07	220.31	219.66	217.42	216.24
21000	236.61	235.25	234.06	233.02	232.12	231.33	230.64	228.29	227.05
22000	247.88	246.45	245.20	244.12	243.17	242.35	241.62	239.16	237.88
23000	259.14	257.65	256.35	255.21	254.22	253.36	252.61	250.03	248.69
24000	270.41	268.85	267.49	266.31	265.28	264.38	263.59	260.90	259.51
25000	281.68	280.05	278.64	277.41	276.33	275.39	274.57	271.77	270.32
26000	292.95	291.25	289.78	288.50	287.38	286.41	285.55	282.64	281.13
27000	304.21	302.46	300.93	299.60	298.44	297.42	296.54	293.51	291.94
28000	315.48	313.66	312.07	310.69	309.49	308.44	307.52	304.38	302.76
29000	326.75	324.86	323.22	321.79	320.54	319.45	318.50	315.25	313.57
30000	338.01	336.06	334.36	332.89	331.60	330.47	329.48	326.12	324.38
31000	349.28	347.26	345.51	343.98	342.65	341.48	340.47	336.99	335.19
32000	360.55	358.47	356.66	355.08	353.70	352.50	351.45	347.86	346.01
33000	371.81	369.67	367.80	366.17	364.75	363.52	362.43	358.73	356.82
34000	383.08	380.87	378.95	377.27	375.81	374.53	373.41	369.61	367.63
35000	394.35	392.07	390.09	388.37	386.86	385.55	384.40	380.48	378.44
36000	405.62	403.27	401.24	399.46	397.91	396.56	395.38	391.35	389.26
37000	416.88	414.48	412.38	410.56	408.97	407.58	406.36	402.22	400.07
38000	428.15	425.68	423.53	421.65	420.02	418.59	417.34	413.09	410.88
39000	439.42	436.88	434.67	432.75	431.07	429.61	428.33	423.96	421.69
40000	450.68	448.08	445.82	443.85	442.13	440.62	439.31	434.83	432.51
45000	507.02	504.09	501.54	499.33	497.39	495.70	494.22	489.18	486.57
50000	563.35	560.10	557.27	554.81	552.66	550.78	549.14	543.53	540.63
55000	619.69	616.11	613.00	610.29	607.92	605.86	604.05	597.89	594.69
60000	676.02	672.12	668.72	665.77	663.19	660.93	658.96	652.24	648.76
65000	732.36	728.13	724.45	721.25	718.45	716.01	713.88	706.59	702.82
70000	788.69	784.14	780.18	776.73	773.72	771.09	768.79	760.95	756.88
75000	845.03	840.15	835.90	832.21	828.98	826.16	823.70	815.30	810.94
80000	901.36	896.16	891.63	887.69	884.25	881.24	878.62	869.65	865.01
85000	957.70	952.17	947.36	943.17	939.51	936.32	933.53	924.01	919.07
90000	1014.03	1008.18	1003.08	998.65	994.78	991.40	988.44	978.36	973.13
95000	1070.37	1064.19	1058.81	1054.13	1050.04	1046.47	1043.35	1032.71	1027.19
100000	1126.70	1120.20	1114.54	1109.61	1105.31	1101.55	1098.27	1087.06	1081.26

13½% PAIEMENT MENSUEL REQUIS
POUR L'AMORTISSEMENT DU PRÊT

TERMES MONTANT	1 AN	1½ AN	2 ANS	2½ ANS	3 ANS	3½ ANS	4 ANS	4½ ANS	5 ANS
25	2.24	1.54	1.20	.99	.85	.75	.68	.62	.58
50	4.47	3.08	2.39	1.97	1.69	1.50	1.35	1.24	1.15
75	6.71	4.62	3.58	2.95	2.54	2.24	2.02	1.85	1.72
100	8.94	6.16	4.77	3.93	3.38	2.99	2.69	2.47	2.29
200	17.88	12.31	9.53	7.86	6.76	5.97	5.38	4.93	4.57
300	26.82	18.46	14.29	11.79	10.13	8.95	8.07	7.39	6.85
400	35.76	24.61	19.05	15.72	13.51	11.94	10.76	9.86	9.13
500	44.70	30.76	23.81	19.65	16.88	14.92	13.45	12.32	11.42
600	53.63	36.91	28.57	23.58	20.26	17.90	16.14	14.78	13.70
700	62.57	43.06	33.33	27.51	23.64	20.88	18.83	17.24	15.98
800	71.51	49.21	38.09	31.43	27.01	23.87	21.52	19.71	18.26
900	80.45	55.36	42.85	35.36	30.39	26.85	24.21	22.17	20.55
1000	89.39	61.52	47.61	39.29	33.76	29.83	26.90	24.63	22.83
2000	178.77	123.03	95.22	78.58	67.52	59.66	53.79	49.26	45.65
2500	223.46	153.78	119.02	98.22	84.40	74.58	67.24	61.57	57.06
3000	268.15	184.54	142.82	117.86	101.28	89.49	80.69	73.88	68.47
4000	357.53	246.05	190.43	157.15	135.04	119.32	107.58	98.51	91.29
5000	446.91	307.56	238.03	196.43	168.80	149.15	134.48	123.13	114.12
6000	536.29	369.07	285.64	235.72	202.56	178.97	161.37	147.76	136.94
7000	625.67	430.58	333.24	275.01	236.32	208.80	188.27	172.39	159.76
8000	715.05	492.09	380.85	314.29	270.08	238.63	215.16	197.01	182.58
9000	804.43	553.60	428.45	353.58	303.84	268.46	242.06	221.64	205.41
10000	893.81	615.11	476.06	392.86	337.60	298.29	268.95	246.26	228.23
11000	983.19	676.62	523.66	432.15	371.36	328.12	295.85	270.89	251.05
12000	1072.57	738.13	571.27	471.44	405.11	357.94	322.74	295.52	273.87
13000	1161.95	799.64	618.87	510.72	438.87	387.77	349.64	320.14	296.70
14000	1251.34	861.16	666.48	550.01	472.63	417.60	376.53	344.77	319.52
15000	1340.72	922.67	714.09	589.29	506.39	447.43	403.43	369.39	342.34
16000	1430.10	984.18	761.69	628.58	540.15	477.26	430.32	394.02	365.16
17000	1519.48	1045.69	809.30	667.86	573.91	507.09	457.21	418.65	387.99
18000	1608.86	1107.20	856.90	707.15	607.67	536.91	484.11	443.27	410.81
19000	1698.24	1168.71	904.51	746.44	641.43	566.74	511.00	467.90	433.63
20000	1787.62	1230.22	952.11	785.72	675.19	596.57	537.90	492.52	456.45
21000	1877.00	1291.73	999.72	825.01	708.95	626.40	564.79	517.15	479.27
22000	1966.38	1353.24	1047.32	864.29	742.71	656.23	591.69	541.77	502.10
23000	2055.76	1414.75	1094.93	903.58	776.47	686.05	618.58	566.40	524.92
24000	2145.14	1476.26	1142.53	942.87	810.22	715.88	645.48	591.03	547.74
25000	2234.52	1537.77	1190.14	982.15	843.98	745.71	672.37	615.65	570.56
26000	2323.90	1599.28	1237.74	1021.44	877.74	775.54	699.27	640.28	593.39
27000	2413.29	1660.79	1285.35	1060.72	911.50	805.37	726.16	664.90	616.21
28000	2502.67	1722.31	1332.96	1100.01	945.26	835.20	753.06	689.53	639.03
29000	2592.05	1783.82	1380.56	1139.29	979.02	865.02	779.95	714.16	661.85
30000	2681.43	1845.33	1428.17	1178.58	1012.78	894.85	806.85	738.78	684.68
31000	2770.81	1906.84	1475.77	1217.87	1046.54	924.68	833.74	763.41	707.50
32000	2860.19	1968.35	1523.38	1257.15	1080.30	954.51	860.63	788.03	730.32
33000	2949.57	2029.86	1570.98	1296.44	1114.06	984.34	887.53	812.66	753.14
34000	3038.95	2091.37	1618.59	1335.72	1147.82	1014.17	914.42	837.29	775.97
35000	3128.33	2152.88	1666.19	1375.01	1181.57	1043.99	941.32	861.91	798.79
36000	3217.71	2214.39	1713.80	1414.30	1215.33	1073.82	968.21	886.54	821.61
37000	3307.09	2275.90	1761.40	1453.58	1249.09	1103.65	995.11	911.16	844.43
38000	3396.47	2337.41	1809.01	1492.87	1282.85	1133.48	1022.00	935.79	867.26
39000	3485.85	2398.92	1856.61	1532.15	1316.61	1163.31	1048.90	960.41	890.08
40000	3575.23	2460.43	1904.22	1571.44	1350.37	1193.14	1075.79	985.04	912.90
45000	4022.14	2767.99	2142.25	1767.87	1519.17	1342.28	1210.27	1108.17	1027.01
50000	4469.04	3075.54	2380.27	1964.30	1687.96	1491.42	1344.74	1231.30	1141.12
55000	4915.95	3383.09	2618.30	2160.73	1856.76	1640.56	1479.21	1354.43	1255.24
60000	5362.85	3690.65	2856.33	2357.16	2025.55	1789.70	1613.69	1477.56	1369.35
65000	5809.75	3998.20	3094.35	2553.59	2194.35	1938.84	1748.16	1600.69	1483.46
70000	6256.66	4305.76	3332.38	2750.01	2363.14	2087.98	1882.63	1723.82	1597.57
75000	6703.56	4613.31	3570.41	2946.44	2531.94	2237.12	2017.11	1846.95	1711.68
80000	7150.46	4920.86	3808.44	3142.87	2700.74	2386.27	2151.58	1970.08	1825.80
85000	7597.37	5228.42	4046.46	3339.30	2869.53	2535.41	2286.05	2093.21	1939.91
90000	8044.27	5535.97	4284.49	3535.73	3038.33	2684.55	2420.53	2216.34	2054.02
95000	8491.18	5843.52	4522.52	3732.16	3207.12	2833.69	2555.00	2339.46	2168.13
100000	8938.08	6151.08	4760.54	3928.59	3375.92	2982.83	2689.47	2462.59	2282.24

PAIEMENT MENSUEL REQUIS 13½%
POUR L'AMORTISSEMENT DU PRÊT

TERMES MONTANT	6 ANS	7 ANS	8 ANS	9 ANS	10 ANS	11 ANS	12 ANS	13 ANS	14 ANS
25	.51	.46	.43	.40	.38	.36	.35	.34	.33
50	1.01	.92	.85	.80	.76	.72	.70	.67	.66
75	1.52	1.37	1.27	1.19	1.13	1.08	1.04	1.01	.98
100	2.02	1.83	1.69	1.59	1.51	1.44	1.39	1.34	1.31
200	4.03	3.66	3.38	3.17	3.01	2.88	2.77	2.68	2.61
300	6.05	5.48	5.07	4.75	4.51	4.31	4.15	4.02	3.92
400	8.06	7.31	6.76	6.34	6.01	5.75	5.54	5.36	5.22
500	10.08	9.14	8.45	7.92	7.51	7.18	6.92	6.70	6.53
600	12.09	10.96	10.13	9.50	9.01	8.62	8.30	8.04	7.83
700	14.11	12.79	11.82	11.09	10.51	10.06	9.69	9.38	9.13
800	16.12	14.62	13.51	12.67	12.01	11.49	11.07	10.72	10.44
900	18.14	16.44	15.20	14.25	13.51	12.93	12.45	12.06	11.74
1000	20.15	18.27	16.89	15.84	15.02	14.36	13.84	13.40	13.05
2000	40.30	36.54	33.77	31.67	30.03	28.72	27.67	26.80	26.09
2500	50.37	45.67	42.21	39.58	37.53	35.90	34.58	33.50	32.61
3000	60.44	54.80	50.65	47.50	45.04	43.08	41.50	40.20	39.13
4000	80.59	73.07	67.54	63.33	60.05	57.44	55.33	53.60	52.17
5000	100.73	91.33	84.42	79.16	75.06	71.79	69.16	66.99	65.21
6000	120.88	109.60	101.30	94.99	90.07	86.15	82.99	80.39	78.25
7000	141.02	127.86	118.19	110.83	105.08	100.51	96.82	93.79	91.29
8000	161.17	146.13	135.07	126.66	120.09	114.87	110.65	107.19	104.33
9000	181.32	164.40	151.95	142.49	135.10	129.23	124.48	120.58	117.37
10000	201.46	182.66	168.84	158.32	150.11	143.58	138.31	133.98	130.41
11000	221.61	200.93	185.72	174.15	165.13	157.94	152.14	147.38	143.45
12000	241.75	219.19	202.60	189.98	180.14	172.30	165.97	160.78	156.49
13000	261.90	237.46	219.48	205.81	195.15	186.66	179.80	174.18	169.53
14000	282.04	255.72	236.37	221.64	210.16	201.02	193.63	187.57	182.57
15000	302.19	273.99	253.25	237.48	225.17	215.37	207.46	200.97	195.61
16000	322.33	292.25	270.13	253.31	240.18	229.73	221.29	214.37	208.65
17000	342.48	310.52	287.02	269.14	255.19	244.09	235.12	227.77	221.69
18000	362.63	328.79	303.90	284.97	270.20	258.45	248.95	241.16	234.73
19000	382.77	347.05	320.78	300.80	285.21	272.81	262.78	254.56	247.77
20000	402.92	365.32	337.67	316.63	300.22	287.16	276.61	267.96	260.81
21000	423.06	383.58	354.55	332.47	315.24	301.52	290.44	281.36	273.85
22000	443.21	401.85	371.43	348.30	330.25	315.88	304.27	294.76	286.89
23000	463.35	420.11	388.31	364.13	345.26	330.24	318.10	308.15	299.93
24000	483.50	438.38	405.20	379.96	360.27	344.60	331.93	321.55	312.97
25000	503.64	456.64	422.08	395.79	375.28	358.95	345.76	334.95	326.01
26000	523.79	474.91	438.96	411.62	390.29	373.31	359.59	348.35	339.05
27000	543.94	493.18	455.85	427.45	405.30	387.67	373.42	361.74	352.09
28000	564.08	511.44	472.73	443.29	420.31	402.03	387.25	375.14	365.13
29000	584.23	529.71	489.61	459.12	435.32	416.39	401.08	388.54	378.17
30000	604.37	547.97	506.50	474.95	450.33	430.74	414.91	401.94	391.21
31000	624.52	566.24	523.38	490.78	465.34	445.10	428.74	415.34	404.25
32000	644.66	584.50	540.26	506.61	480.36	459.46	442.57	428.73	417.29
33000	664.81	602.77	557.14	522.44	495.37	473.82	456.40	442.13	430.33
34000	684.95	621.03	574.03	538.27	510.38	488.18	470.23	455.53	443.37
35000	705.10	639.30	590.91	554.11	525.39	502.53	484.06	468.93	456.41
36000	725.25	657.57	607.79	569.94	540.40	516.89	497.89	482.32	469.45
37000	745.39	675.83	624.68	585.77	555.41	531.25	511.72	495.72	482.49
38000	765.54	694.10	641.56	601.60	570.42	545.61	525.55	509.12	495.53
39000	785.68	712.36	658.44	617.43	585.43	559.97	539.38	522.52	508.57
40000	805.83	730.63	675.33	633.26	600.44	574.32	553.21	535.91	521.61
45000	906.56	821.96	759.74	712.42	675.50	646.11	622.36	602.90	586.81
50000	1007.28	913.28	844.16	791.58	750.55	717.90	691.51	669.89	652.01
55000	1108.01	1004.61	928.57	870.73	825.61	789.69	760.66	736.88	717.21
60000	1208.74	1095.94	1012.99	949.89	900.66	861.48	829.81	803.86	782.41
65000	1309.47	1187.27	1097.40	1029.05	975.72	933.27	898.96	870.86	847.61
70000	1410.19	1278.60	1181.82	1108.21	1050.77	1005.06	968.11	937.85	912.81
75000	1510.92	1369.92	1266.23	1187.36	1125.83	1076.85	1037.26	1004.84	978.01
80000	1611.65	1461.25	1350.65	1266.52	1200.88	1148.64	1106.41	1071.82	1043.21
85000	1712.38	1552.58	1435.06	1345.68	1275.94	1220.43	1175.56	1138.81	1108.41
90000	1813.11	1643.91	1519.48	1424.83	1350.99	1292.22	1244.71	1205.80	1173.61
95000	1913.83	1735.24	1603.89	1503.99	1426.05	1364.01	1313.86	1272.79	1238.81
100000	2014.56	1826.56	1688.31	1583.15	1501.10	1435.80	1383.01	1339.78	1304.01

PAIEMENT MENSUEL REQUIS
POUR L'AMORTISSEMENT DU PRÊT

13½%

TERMES MONTANT	15 ANS	16 ANS	17 ANS	18 ANS	19 ANS	20 ANS	21 ANS	22 ANS	23 ANS
25	.32	.32	.31	.31	.30	.30	.30	.30	.29
50	.64	.63	.62	.61	.60	.60	.59	.59	.58
75	.96	.94	.93	.91	.90	.89	.88	.88	.87
100	1.28	1.25	1.23	1.21	1.20	1.19	1.17	1.17	1.16
200	2.55	2.50	2.46	2.42	2.39	2.37	2.34	2.33	2.31
300	3.83	3.75	3.69	3.63	3.59	3.55	3.51	3.49	3.46
400	5.10	5.00	4.92	4.84	4.78	4.73	4.68	4.65	4.61
500	6.38	6.25	6.14	6.05	5.98	5.91	5.85	5.81	5.76
600	7.65	7.50	7.37	7.26	7.17	7.09	7.02	6.97	6.92
700	8.92	8.75	8.60	8.47	8.37	8.27	8.19	8.13	8.07
800	10.20	10.00	9.83	9.68	9.56	9.45	9.36	9.29	9.22
900	11.47	11.25	11.06	10.89	10.75	10.64	10.53	10.45	10.37
1000	12.75	12.50	12.28	12.10	11.95	11.82	11.70	11.61	11.52
2000	25.49	24.99	24.56	24.20	23.89	23.63	23.40	23.21	23.04
2500	31.86	31.23	30.70	30.25	29.87	29.54	29.25	29.01	28.80
3000	38.23	37.48	36.84	36.30	35.84	35.44	35.10	34.81	34.56
4000	50.97	49.97	49.12	48.40	47.78	47.25	46.80	46.41	46.07
5000	63.71	62.46	61.40	60.50	59.73	59.07	58.50	58.01	57.59
6000	76.45	74.95	73.68	72.59	71.67	70.88	70.20	69.61	69.11
7000	89.20	87.44	85.95	84.69	83.61	82.69	81.90	81.21	80.62
8000	101.94	99.93	98.23	96.79	95.56	94.50	93.60	92.81	92.14
9000	114.68	112.42	110.51	108.89	107.50	106.32	105.29	104.42	103.66
10000	127.42	124.91	122.79	120.99	119.45	118.13	116.99	116.02	115.17
11000	140.16	137.40	135.07	133.08	131.39	129.94	128.69	127.62	126.69
12000	152.90	149.89	147.35	145.18	143.33	141.75	140.39	139.22	138.21
13000	165.65	162.38	159.62	157.28	155.28	153.56	152.09	150.82	149.72
14000	178.39	174.87	171.90	169.38	167.22	165.38	163.79	162.42	161.24
15000	191.13	187.36	184.18	181.48	179.17	177.19	175.49	174.02	172.76
16000	203.87	199.86	196.46	193.57	191.11	189.00	187.19	185.62	184.27
17000	216.61	212.35	208.74	205.67	203.06	200.81	198.89	197.22	195.79
18000	229.35	224.84	221.02	217.77	215.00	212.63	210.58	208.83	207.31
19000	242.09	237.33	233.30	229.87	226.94	224.44	222.28	220.43	218.82
20000	254.84	249.82	245.57	241.97	238.89	236.25	233.98	232.03	230.34
21000	267.58	262.31	257.85	254.07	250.83	248.06	245.68	243.63	241.85
22000	280.32	274.80	270.13	266.16	262.78	259.87	257.38	255.23	253.37
23000	293.06	287.29	282.41	278.26	274.72	271.69	269.08	266.83	264.89
24000	305.80	299.78	294.69	290.36	286.66	283.50	280.78	278.43	276.41
25000	318.54	312.27	306.97	302.46	298.61	295.31	292.48	290.03	287.92
26000	331.29	324.76	319.24	314.56	310.55	307.12	304.18	301.64	299.44
27000	344.03	337.25	331.52	326.65	322.50	318.94	315.87	313.24	310.96
28000	356.77	349.74	343.80	338.75	334.44	330.75	327.57	324.84	322.47
29000	369.51	362.23	356.08	350.85	346.39	342.56	339.27	336.44	333.99
30000	382.25	374.72	368.36	362.95	358.33	354.37	350.97	348.04	345.51
31000	394.99	387.21	380.64	375.05	370.27	366.18	362.67	359.64	357.02
32000	407.73	399.71	392.92	387.14	382.22	378.00	374.37	371.24	368.54
33000	420.48	412.20	405.19	399.24	394.16	389.81	386.07	382.84	380.06
34000	433.22	424.69	417.47	411.34	406.11	401.62	397.77	394.44	391.57
35000	445.96	437.18	429.75	423.44	418.05	413.43	409.47	406.05	403.09
36000	458.70	449.67	442.03	435.54	429.99	425.25	421.16	417.65	414.61
37000	471.44	462.16	454.31	447.64	441.94	437.06	432.86	429.25	426.12
38000	484.18	474.65	466.59	459.73	453.88	448.87	444.56	440.85	437.64
39000	496.93	487.14	478.86	471.83	465.83	460.68	456.26	452.45	449.16
40000	509.67	499.63	491.14	483.93	477.77	472.50	467.96	464.05	460.68
45000	573.37	562.08	552.54	544.42	537.49	531.56	526.45	522.06	518.26
50000	637.08	624.54	613.93	604.91	597.21	590.62	584.95	580.06	575.84
55000	700.79	686.99	675.32	665.40	656.93	649.68	643.44	638.07	633.43
60000	764.50	749.44	736.71	725.89	716.65	708.74	701.94	696.07	691.01
65000	828.21	811.90	798.10	786.38	776.38	767.80	760.43	754.08	748.59
70000	891.91	874.35	859.50	846.87	836.10	826.86	818.93	812.09	806.18
75000	955.62	936.80	920.89	907.36	895.82	885.92	877.42	870.09	863.76
80000	1019.33	999.26	982.28	967.85	955.54	944.99	935.92	928.10	921.35
85000	1083.04	1061.71	1043.67	1028.34	1015.26	1004.05	994.41	986.10	978.93
90000	1146.74	1124.16	1105.07	1088.83	1074.98	1063.11	1052.90	1044.11	1036.51
95000	1210.45	1186.62	1166.46	1149.33	1134.70	1122.17	1111.40	1102.12	1094.10
100000	1274.16	1249.07	1227.85	1209.82	1194.42	1181.23	1169.89	1160.12	1151.68

PAIEMENT MENSUEL REQUIS 13½%

POUR L'AMORTISSEMENT DU PRÊT

TERMES MONTANT	24 ANS	25 ANS	26 ANS	27 ANS	28 ANS	29 ANS	30 ANS	35 ANS	40 ANS
25	.29	.29	.29	.29	.29	.28	.28	.28	.28
50	.58	.57	.57	.57	.57	.56	.56	.56	.56
75	.86	.86	.85	.85	.85	.84	.84	.83	.83
100	1.15	1.14	1.14	1.13	1.13	1.12	1.12	1.11	1.11
200	2.29	2.28	2.27	2.26	2.25	2.24	2.24	2.22	2.21
300	3.44	3.42	3.40	3.39	3.38	3.36	3.36	3.32	3.31
400	4.58	4.56	4.54	4.52	4.50	4.48	4.47	4.43	4.41
500	5.73	5.70	5.67	5.64	5.62	5.60	5.59	5.54	5.51
600	6.87	6.83	6.80	6.77	6.75	6.72	6.71	6.64	6.61
700	8.02	7.97	7.93	7.90	7.87	7.84	7.82	7.75	7.71
800	9.16	9.11	9.07	9.03	8.99	8.96	8.94	8.85	8.81
900	10.30	10.25	10.20	10.15	10.12	10.08	10.06	9.96	9.91
1000	11.45	11.39	11.33	11.28	11.24	11.20	11.17	11.07	11.01
2000	22.89	22.77	22.66	22.56	22.48	22.40	22.34	22.13	22.02
2500	28.61	28.46	28.32	28.20	28.09	28.00	27.92	27.66	27.52
3000	34.34	34.15	33.98	33.84	33.71	33.60	33.51	33.19	33.02
4000	45.78	45.53	45.31	45.11	44.95	44.80	44.68	44.25	44.03
5000	57.22	56.91	56.63	56.39	56.18	56.00	55.84	55.31	55.03
6000	68.67	68.29	67.96	67.67	67.42	67.20	67.01	66.37	66.04
7000	80.11	79.67	79.28	78.95	78.66	78.40	78.18	77.43	77.04
8000	91.55	91.05	90.61	90.22	89.89	89.60	89.35	88.49	88.05
9000	103.00	102.43	101.93	101.50	101.13	100.80	100.52	99.55	99.05
10000	114.44	113.81	113.26	112.78	112.36	112.00	111.68	110.61	110.06
11000	125.89	125.19	124.58	124.06	123.60	123.20	122.85	121.67	121.06
12000	137.33	136.57	135.91	135.33	134.83	134.40	134.02	132.73	132.07
13000	148.77	147.95	147.23	146.61	146.07	145.60	145.19	143.79	143.07
14000	160.22	159.33	158.56	157.89	157.31	156.80	156.35	154.85	154.08
15000	171.66	170.71	169.88	169.17	168.54	168.00	167.52	165.91	165.08
16000	183.10	182.09	181.21	180.44	179.78	179.20	178.69	176.97	176.09
17000	194.55	193.47	192.54	191.72	191.01	190.40	189.86	188.03	187.09
18000	205.99	204.85	203.86	203.00	202.25	201.60	201.03	199.09	198.10
19000	217.43	216.23	215.19	214.28	213.48	212.80	212.19	210.15	209.10
20000	228.88	227.61	226.51	225.55	224.72	223.99	223.36	221.21	220.11
21000	240.32	238.99	237.84	236.83	235.96	235.19	234.53	232.27	231.11
22000	251.77	250.37	249.16	248.11	247.19	246.39	245.70	243.33	242.12
23000	263.21	261.75	260.49	259.39	258.43	257.59	256.86	254.39	253.13
24000	274.65	273.13	271.81	270.66	269.66	268.79	268.03	265.45	264.13
25000	286.10	284.51	283.14	281.94	280.90	279.99	279.20	276.51	275.14
26000	297.54	295.89	294.46	293.22	292.14	291.19	290.37	287.57	286.14
27000	308.98	307.27	305.79	304.50	303.37	302.39	301.54	298.63	297.15
28000	320.43	318.65	317.11	315.77	314.61	313.59	312.70	309.69	308.15
29000	331.87	330.03	328.44	327.05	325.84	324.79	323.87	320.75	319.16
30000	343.32	341.41	339.76	338.33	337.08	335.99	335.04	331.82	330.16
31000	354.76	352.80	351.09	349.61	348.31	347.19	346.21	342.88	341.17
32000	366.20	364.18	362.41	360.88	359.55	358.39	357.38	353.94	352.17
33000	377.65	375.56	373.74	372.16	370.79	369.59	368.54	365.00	363.18
34000	389.09	386.94	385.07	383.44	382.02	380.79	379.71	376.06	374.18
35000	400.53	398.32	396.39	394.72	393.26	391.99	390.88	387.12	385.19
36000	411.98	409.70	407.72	405.99	404.49	403.19	402.05	398.18	396.19
37000	423.42	421.08	419.04	417.27	415.73	414.39	413.21	409.24	407.20
38000	434.86	432.46	430.37	428.55	426.96	425.59	424.38	420.30	418.20
39000	446.31	443.84	441.69	439.83	438.20	436.78	435.55	431.36	429.21
40000	457.75	455.22	453.02	451.10	449.44	447.98	446.72	442.42	440.21
45000	514.97	512.12	509.64	507.49	505.62	503.98	502.56	497.72	495.24
50000	572.19	569.02	566.27	563.88	561.79	559.98	558.40	552.13	550.27
55000	629.41	625.92	622.90	620.26	617.97	615.98	614.24	608.32	605.29
60000	686.63	682.82	679.52	676.65	674.15	671.97	670.07	663.63	660.32
65000	743.84	739.73	736.15	733.04	730.33	727.97	725.91	718.93	715.35
70000	801.06	796.63	792.78	789.43	786.51	783.97	781.75	774.23	770.37
75000	858.28	853.53	849.40	845.81	842.69	839.97	837.59	829.53	825.40
80000	915.50	910.43	906.03	902.20	898.87	895.96	893.43	884.83	880.42
85000	972.72	967.33	962.66	958.59	955.05	951.96	949.27	940.13	935.45
90000	1029.94	1024.23	1019.28	1014.98	1011.23	1007.96	1005.11	995.44	990.48
93000	1087.15	1081.14	1075.91	1071.36	1067.40	1063.96	1060.95	1050.74	1045.50
100000	1144.37	1138.04	1132.53	1127.75	1123.58	1119.95	1116.79	1106.04	1100.53

13¾% PAIEMENT MENSUEL REQUIS
POUR L'AMORTISSEMENT DU PRÊT

TERMES MONTANT	1 AN	1½ AN	2 ANS	2½ ANS	3 ANS	3½ ANS	4 ANS	4½ ANS	5 ANS
25	2.24	1.55	1.20	.99	.85	.75	.68	.62	.58
50	4.48	3.09	2.39	1.97	1.70	1.50	1.36	1.24	1.15
75	6.72	4.63	3.58	2.96	2.55	2.25	2.03	1.86	1.73
100	8.95	6.17	4.78	3.94	3.39	3.00	2.71	2.48	2.30
200	17.90	12.33	9.55	7.88	6.78	5.99	5.41	4.95	4.59
300	26.85	18.49	14.32	11.82	10.17	8.99	8.11	7.43	6.89
400	35.80	24.65	19.09	15.76	13.55	11.98	10.81	9.90	9.18
500	44.75	30.82	23.86	19.70	16.94	14.98	13.51	12.38	11.48
600	53.70	36.98	28.64	23.64	20.33	17.97	16.21	14.85	13.77
700	62.65	43.14	33.41	27.58	23.72	20.97	18.91	17.33	16.07
800	71.60	49.30	38.18	31.52	27.10	23.96	21.61	19.80	18.36
900	80.55	55.46	42.95	35.46	30.49	26.95	24.32	22.28	20.65
1000	89.50	61.63	47.72	39.40	33.88	29.95	27.02	24.75	22.95
2000	178.99	123.25	95.44	78.80	67.75	59.89	54.03	49.50	45.89
2500	223.73	154.06	119.30	98.50	84.69	74.87	67.54	61.87	57.36
3000	268.48	184.87	143.16	118.20	101.63	89.84	81.04	74.24	68.84
4000	357.97	246.49	190.87	157.60	135.50	119.78	108.05	98.99	91.78
5000	447.46	308.11	238.59	197.00	169.37	149.73	135.07	123.73	114.72
6000	536.96	369.73	286.31	236.40	203.25	179.67	162.08	148.48	137.67
7000	626.45	431.35	334.02	275.79	237.12	209.61	189.09	173.22	160.61
8000	715.94	492.98	381.74	315.19	270.99	239.56	216.10	197.97	183.56
9000	805.43	554.60	429.46	354.59	304.87	269.50	243.12	222.71	206.50
10000	894.92	616.22	477.17	393.99	338.74	299.45	270.13	247.46	229.44
11000	984.42	677.84	524.89	433.39	372.61	329.39	297.14	272.21	252.39
12000	1073.91	739.46	572.61	472.79	406.49	359.34	324.15	296.95	275.33
13000	1163.40	801.08	620.32	512.19	440.36	389.28	351.17	321.70	298.28
14000	1252.89	862.70	668.04	551.58	474.23	419.22	378.18	346.44	321.22
15000	1342.38	924.32	715.76	590.98	508.11	449.17	405.19	371.19	344.16
16000	1431.87	985.95	763.47	630.38	541.98	479.11	432.20	395.93	367.11
17000	1521.37	1047.57	811.19	669.78	575.85	509.06	459.22	420.68	390.05
18000	1610.86	1109.19	858.91	709.18	609.73	539.00	486.23	445.42	413.00
19000	1700.35	1170.81	906.62	748.58	643.60	568.94	513.24	470.17	435.94
20000	1789.84	1232.43	954.34	787.97	677.47	598.89	540.25	494.91	458.88
21000	1879.33	1294.05	1002.06	827.37	711.35	628.83	567.27	519.66	481.83
22000	1968.83	1355.67	1049.77	866.77	745.22	658.78	594.28	544.41	504.77
23000	2058.32	1417.29	1097.49	906.17	779.09	688.72	621.29	569.15	527.71
24000	2147.81	1478.92	1145.21	945.57	812.97	718.67	648.30	593.90	550.66
25000	2237.30	1540.54	1192.92	984.97	846.84	748.61	675.32	618.64	573.60
26000	2326.79	1602.16	1240.64	1024.34	880.71	778.55	702.33	643.39	596.55
27000	2416.29	1663.78	1288.36	1063.76	914.59	808.50	729.34	668.13	619.49
28000	2505.78	1725.40	1336.07	1103.16	948.46	838.44	756.35	692.88	642.43
29000	2595.27	1787.02	1383.79	1142.56	982.33	868.39	783.37	717.63	665.38
30000	2684.76	1848.64	1431.51	1181.96	1016.21	898.33	810.38	742.37	688.32
31000	2774.25	1910.26	1479.22	1221.36	1050.08	928.28	837.39	767.12	711.27
32000	2863.74	1971.89	1526.94	1260.76	1083.95	958.22	864.40	791.86	734.21
33000	2953.24	2033.51	1574.66	1300.15	1117.83	988.16	891.42	816.61	757.15
34000	3042.73	2095.13	1622.37	1339.55	1151.70	1018.11	918.43	841.35	780.10
35000	3132.22	2156.75	1670.09	1378.95	1185.57	1048.05	945.44	866.10	803.04
36000	3221.71	2218.37	1717.81	1418.35	1219.45	1078.00	972.45	890.84	825.99
37000	3311.20	2279.99	1765.52	1457.75	1253.32	1107.94	999.47	915.59	848.93
38000	3400.70	2341.61	1813.24	1497.15	1287.19	1137.88	1026.48	940.34	871.87
39000	3490.19	2403.23	1860.96	1536.55	1321.07	1167.83	1053.49	965.08	894.82
40000	3579.68	2464.86	1908.67	1575.94	1354.94	1197.77	1080.50	989.83	917.76
45000	4027.14	2772.96	2147.26	1772.94	1524.31	1347.49	1215.57	1113.55	1032.48
50000	4474.60	3081.07	2385.84	1969.93	1693.67	1497.22	1350.63	1237.28	1147.20
55000	4922.06	3389.17	2624.42	2166.92	1863.04	1646.94	1485.69	1361.01	1261.92
60000	5369.52	3697.28	2863.01	2363.91	2032.41	1796.66	1620.75	1484.74	1376.64
65000	5816.98	4005.39	3101.59	2560.91	2201.77	1946.38	1755.81	1608.46	1491.36
70000	6264.43	4313.49	3340.17	2757.90	2371.14	2096.10	1890.88	1732.19	1606.08
75000	6711.89	4621.60	3578.76	2954.89	2540.51	2245.82	2025.94	1855.92	1720.80
80000	7159.35	4929.71	3817.34	3151.88	2709.87	2395.54	2161.00	1979.65	1835.52
85000	7606.81	5237.81	4055.92	3348.88	2879.24	2545.26	2296.06	2103.37	1950.24
90000	8054.27	5545.92	4294.51	3545.87	3048.61	2694.98	2431.13	2227.10	2064.96
95000	8501.73	5854.03	4533.09	3742.86	3217.97	2844.70	2566.19	2350.83	2179.68
100000	8949.19	6162.13	4771.67	3939.85	3387.34	2994.43	2701.25	2474.56	2294.40

TERMES MONTANT	6 ANS	7 ANS	8 ANS	9 ANS	10 ANS	11 ANS	12 ANS	13 ANS	14 ANS
25	.51	.46	.43	.40	.38	.37	.35	.34	.33
50	1.02	.92	.86	.80	.76	.73	.70	.68	.66
75	1.53	1.38	1.28	1.20	1.14	1.09	1.05	1.02	.99
100	2.03	1.84	1.71	1.60	1.52	1.46	1.40	1.36	1.32
200	4.06	3.68	3.41	3.20	3.04	2.91	2.80	2.71	2.64
300	6.09	5.52	5.11	4.80	4.55	4.36	4.20	4.07	3.96
400	8.11	7.36	6.81	6.39	6.07	5.81	5.60	5.42	5.28
500	10.14	9.20	8.51	7.99	7.58	7.26	6.99	6.78	6.60
600	12.17	11.04	10.21	9.59	9.10	8.71	8.39	8.13	7.92
700	14.19	12.88	11.92	11.18	10.61	10.16	9.79	9.49	9.24
800	16.22	14.72	13.62	12.78	12.13	11.61	11.19	10.84	10.56
900	18.25	16.56	15.32	14.38	13.64	13.06	12.58	12.20	11.88
1000	20.28	18.40	17.02	15.97	15.16	14.51	13.98	13.55	13.20
2000	40.55	36.79	34.04	31.94	30.31	29.01	27.96	27.10	26.39
2500	50.68	45.99	42.54	39.93	37.88	36.26	34.95	33.88	32.99
3000	60.82	55.19	51.05	47.91	45.46	43.51	41.94	40.65	39.59
4000	81.09	73.58	68.07	63.88	60.61	58.01	55.91	54.20	52.78
5000	101.36	91.98	85.08	79.85	75.76	72.51	69.89	67.75	65.97
6000	121.63	110.37	102.10	95.81	90.91	87.02	83.87	81.29	79.17
7000	141.90	128.77	119.12	111.78	106.06	101.52	97.85	94.84	92.36
8000	162.17	147.16	136.13	127.75	121.21	116.02	111.82	108.39	105.55
9000	182.44	165.56	153.15	143.72	136.37	130.52	125.80	121.94	118.75
10000	202.71	183.95	170.16	159.69	151.52	145.02	139.78	135.49	131.94
11000	222.99	202.35	187.18	175.65	166.67	159.52	153.75	149.03	145.13
12000	243.26	220.74	204.20	191.62	181.82	174.03	167.73	162.58	158.33
13000	263.53	239.14	221.21	207.59	196.97	188.53	181.71	176.13	171.52
14000	283.80	257.53	238.23	223.56	212.12	203.03	195.69	189.68	184.72
15000	304.07	275.93	255.24	239.53	227.27	217.53	209.66	203.23	197.91
16000	324.34	294.32	272.26	255.49	242.42	232.03	223.64	216.78	211.10
17000	344.61	312.72	289.28	271.46	257.58	246.53	237.62	230.32	224.30
18000	364.88	331.11	306.29	287.43	272.73	261.04	251.59	243.87	237.49
19000	385.15	349.51	323.31	303.40	287.88	275.54	265.57	257.42	250.68
20000	405.42	367.90	340.32	319.37	303.03	290.04	279.55	270.97	263.88
21000	425.69	386.29	357.34	335.33	318.18	304.54	293.53	284.52	277.07
22000	445.97	404.69	374.36	351.30	333.33	319.04	307.50	298.06	290.26
23000	466.24	423.08	391.37	367.27	348.48	333.55	321.48	311.61	303.46
24000	486.51	441.48	408.39	383.24	363.63	348.05	335.46	325.16	316.65
25000	506.78	459.87	425.40	399.21	378.79	362.55	349.44	338.71	329.85
26000	527.05	478.27	442.42	415.18	393.94	377.05	363.41	352.26	343.04
27000	547.32	496.66	459.44	431.14	409.09	391.55	377.39	365.81	356.23
28000	567.59	515.06	476.45	447.11	424.24	406.05	391.37	379.35	369.43
29000	587.86	533.45	493.47	463.08	439.39	420.56	405.34	392.90	382.62
30000	608.13	551.85	510.48	479.05	454.54	435.06	419.32	406.45	395.81
31000	628.40	570.24	527.50	495.02	469.69	449.56	433.30	420.00	409.01
32000	648.67	588.64	544.52	510.98	484.84	464.06	447.28	433.55	422.20
33000	668.95	607.03	561.53	526.95	500.00	478.56	461.25	447.09	435.39
34000	689.22	625.43	578.55	542.92	515.15	493.06	475.23	460.64	448.59
35000	709.49	643.82	595.56	558.89	530.30	507.57	489.21	474.19	461.78
36000	729.76	662.22	612.58	574.86	545.45	522.07	503.18	487.74	474.98
37000	750.03	680.61	629.60	590.82	560.60	536.57	517.16	501.29	488.17
38000	770.30	699.01	646.61	606.79	575.75	551.07	531.14	514.84	501.36
39000	790.57	717.40	663.63	622.76	590.90	565.57	545.12	528.38	514.56
40000	810.84	735.80	680.64	638.73	606.05	580.08	559.09	541.93	527.75
45000	912.20	827.77	765.72	718.57	681.81	652.58	628.98	609.67	593.72
50000	1013.55	919.74	850.80	798.41	757.57	725.09	698.87	677.41	659.69
55000	1114.91	1011.72	935.88	878.25	833.32	797.60	768.75	745.15	725.65
60000	1216.26	1103.69	1020.96	958.09	909.08	870.11	838.64	812.90	791.62
65000	1317.62	1195.66	1106.04	1037.93	984.83	942.62	908.52	880.64	857.59
70000	1418.97	1287.64	1191.12	1117.77	1060.59	1015.13	978.41	948.38	923.56
75000	1520.32	1379.61	1276.20	1197.61	1136.35	1087.64	1048.30	1016.12	989.53
80000	1621.68	1471.59	1361.28	1277.45	1212.10	1160.15	1118.18	1083.86	1055.49
85000	1723.03	1563.56	1446.36	1357.29	1287.86	1232.65	1188.07	1151.60	1121.46
90000	1824.39	1655.53	1531.44	1437.13	1363.62	1305.16	1257.95	1219.34	1187.43
95000	1925.74	1747.51	1616.52	1516.97	1439.37	1377.67	1327.84	1287.08	1253.40
100000	2027.10	1839.48	1701.60	1596.81	1515.13	1450.18	1397.73	1354.82	1319.37

PAIEMENT MENSUEL REQUIS
POUR L'AMORTISSEMENT DU PRÊT

TERMES MONTANT	15 ANS	16 ANS	17 ANS	18 ANS	19 ANS	20 ANS	21 ANS	22 ANS	23 ANS
25	.33	.32	.32	.31	.31	.30	.30	.30	.30
50	.65	.64	.63	.62	.61	.60	.60	.59	.59
75	.97	.95	.94	.92	.91	.90	.90	.89	.88
100	1.29	1.27	1.25	1.23	1.22	1.20	1.19	1.18	1.17
200	2.58	2.54	2.49	2.46	2.43	2.40	2.38	2.36	2.34
300	3.87	3.80	3.74	3.68	3.64	3.60	3.57	3.54	3.51
400	5.16	5.07	4.98	4.91	4.85	4.80	4.75	4.71	4.68
500	6.45	6.33	6.23	6.14	6.06	6.00	5.94	5.89	5.85
600	7.74	7.60	7.47	7.36	7.27	7.19	7.13	7.07	7.02
700	9.03	8.86	8.71	8.59	8.48	8.39	8.31	8.25	8.19
800	10.32	10.13	9.96	9.82	9.69	9.59	9.50	9.42	9.36
900	11.61	11.39	11.21	11.04	10.91	10.79	10.69	10.60	10.53
1000	12.90	12.66	12.45	12.27	12.12	11.99	11.88	11.78	11.70
2000	25.80	25.31	24.89	24.53	24.23	23.97	23.75	23.55	23.39
2500	32.25	31.63	31.11	30.66	30.28	29.96	29.68	29.44	29.24
3000	38.70	37.96	37.33	36.79	36.34	35.95	35.62	35.33	35.08
4000	51.60	50.61	49.77	49.06	48.45	47.93	47.49	47.10	46.77
5000	64.50	63.26	62.21	61.32	60.56	59.91	59.36	58.88	58.47
6000	77.39	75.91	74.65	73.58	72.67	71.90	71.23	70.65	70.16
7000	90.29	88.56	87.09	85.84	84.78	83.88	83.10	82.43	81.85
8000	103.19	101.21	99.53	98.11	96.90	95.86	94.97	94.20	93.54
9000	116.09	113.86	111.97	110.37	109.01	107.84	106.84	105.98	105.24
10000	128.99	126.51	124.41	122.63	121.12	119.82	118.71	117.75	116.93
11000	141.88	139.16	136.85	134.90	133.23	131.80	130.58	129.53	128.62
12000	154.78	151.81	149.29	147.16	145.34	143.79	142.45	141.30	140.31
13000	167.68	164.46	161.73	159.42	157.45	155.77	154.32	153.08	152.00
14000	180.58	177.11	174.17	171.68	169.56	167.75	166.19	164.85	163.70
15000	193.48	189.76	186.61	183.95	181.67	179.73	178.06	176.63	175.39
16000	206.37	202.41	199.05	196.21	193.79	191.71	189.93	188.40	187.08
17000	219.27	215.06	211.50	208.47	205.90	203.69	201.80	200.18	198.77
18000	232.17	227.71	223.94	220.74	218.01	215.68	213.67	211.95	210.47
19000	245.07	240.36	236.38	233.00	230.12	227.66	225.54	223.73	222.16
20000	257.97	253.01	248.82	245.26	242.23	239.64	237.41	235.50	233.85
21000	270.87	265.66	261.26	257.52	254.34	251.62	249.29	247.28	245.54
22000	283.76	278.31	273.70	269.79	266.45	263.60	261.16	259.05	257.24
23000	296.66	290.96	286.14	282.05	278.56	275.58	273.03	270.83	268.93
24000	309.56	303.61	298.58	294.31	290.68	287.57	284.90	282.60	280.62
25000	322.46	316.26	311.02	306.58	302.79	299.55	296.77	294.37	292.31
26000	335.36	328.91	323.46	318.84	314.90	311.53	308.64	306.15	304.00
27000	348.25	341.56	335.90	331.10	327.01	323.51	320.51	317.92	315.70
28000	361.15	354.21	348.34	343.36	339.12	335.49	332.38	329.70	327.39
29000	374.05	366.86	360.78	355.63	351.23	347.47	344.25	341.47	339.08
30000	386.95	379.51	373.22	367.89	363.34	359.46	356.12	353.25	350.77
31000	399.85	392.16	385.66	380.15	375.46	371.44	367.99	365.02	362.47
32000	412.74	404.81	398.10	392.42	387.57	383.42	379.86	376.80	374.16
33000	425.64	417.46	410.54	404.68	399.68	395.40	391.73	388.57	385.85
34000	438.54	430.11	422.99	416.94	411.79	407.38	403.60	400.35	397.54
35000	451.44	442.76	435.43	429.20	423.90	419.36	415.47	412.12	409.23
36000	464.34	455.41	447.87	441.47	436.01	431.35	427.34	423.90	420.93
37000	477.24	468.06	460.31	453.73	448.12	443.33	439.21	435.67	432.62
38000	490.13	480.71	472.75	465.99	460.23	455.31	451.08	447.45	444.31
39000	503.03	493.36	485.19	478.25	472.35	467.29	462.95	459.22	456.00
40000	515.93	506.01	497.63	490.52	484.46	479.27	474.82	471.00	467.70
45000	580.42	569.26	559.83	551.83	545.01	539.18	534.18	529.87	526.16
50000	644.91	632.51	622.03	613.15	605.57	599.09	593.53	588.74	584.62
55000	709.40	695.76	684.24	674.46	666.13	659.00	652.88	647.62	643.08
60000	773.89	759.01	746.44	735.77	726.68	718.91	712.23	706.49	701.54
65000	838.38	822.26	808.64	797.09	787.24	778.82	771.59	765.37	760.00
70000	902.87	885.51	870.85	858.40	847.80	838.72	830.94	824.24	818.46
75000	967.36	948.76	933.05	919.72	908.35	898.63	890.29	883.11	876.93
80000	1031.85	1012.01	995.25	981.03	968.91	958.54	949.64	941.99	935.39
85000	1096.34	1075.26	1057.46	1042.34	1029.47	1018.45	1009.00	1000.86	993.85
90000	1160.84	1138.51	1119.66	1103.66	1090.02	1078.36	1068.35	1059.74	1052.31
95000	1225.33	1201.76	1181.86	1164.97	1150.58	1138.27	1127.70	1118.61	1110.77
100000	1289.82	1265.01	1244.06	1226.29	1211.14	1198.17	1187.05	1177.48	1169.23

PAIEMENT MENSUEL REQUIS
POUR L'AMORTISSEMENT DU PRÊT

13¾%

TERMES MONTANT	24 ANS	25 ANS	26 ANS	27 ANS	28 ANS	28 ANS	30 ANS	35 ANS	40 ANS
25	.30	.29	.29	.29	.29	.29	.29	.29	.28
50	.59	.58	.58	.58	.58	.58	.57	.57	.56
75	.88	.87	.87	.86	.86	.86	.86	.85	.84
100	1.17	1.16	1.15	1.15	1.15	1.14	1.14	1.13	1.12
200	2.33	2.32	2.31	2.30	2.29	2.28	2.28	2.26	2.24
300	3.49	3.47	3.46	3.44	3.43	3.42	3.41	3.38	3.36
400	4.65	4.63	4.61	4.59	4.57	4.56	4.55	4.51	4.48
500	5.82	5.78	5.76	5.73	5.71	5.70	5.68	5.63	5.60
600	6.98	6.94	6.91	6.88	6.86	6.84	6.82	6.76	6.72
700	8.14	8.10	8.06	8.03	8.00	7.97	7.95	7.88	7.84
800	9.30	9.25	9.21	9.17	9.14	9.11	9.09	9.01	8.96
900	10.46	10.41	10.36	10.32	10.28	10.25	10.22	10.13	10.08
1000	11.63	11.56	11.51	11.46	11.42	11.39	11.36	11.26	11.20
2000	23.25	23.12	23.02	22.92	22.84	22.77	22.71	22.51	22.40
2500	29.06	28.90	28.77	28.65	28.55	28.46	28.39	28.13	28.00
3000	34.87	34.68	34.52	34.38	34.26	34.16	34.07	33.76	33.60
4000	46.49	46.24	46.03	45.84	45.68	45.54	45.42	45.01	44.80
5000	58.11	57.80	57.53	57.30	57.10	56.92	56.77	56.26	56.00
6000	69.73	69.36	69.04	68.76	68.52	68.31	68.13	67.51	67.19
7000	81.35	80.92	80.55	80.22	79.94	79.69	79.48	78.76	78.39
8000	92.97	92.48	92.05	91.68	91.36	91.08	90.83	90.01	89.59
9000	104.59	104.04	103.56	103.14	102.78	102.46	102.19	101.26	100.79
10000	116.21	115.60	115.06	114.60	114.20	113.84	113.54	112.51	111.99
11000	127.84	127.16	126.57	126.06	125.61	125.23	124.89	123.76	123.18
12000	139.46	138.72	138.07	137.52	137.03	136.61	136.25	135.01	134.38
13000	151.08	150.28	149.58	148.98	148.45	148.00	147.60	146.26	145.58
14000	162.70	161.83	161.09	160.44	159.87	159.38	158.95	157.51	156.78
15000	174.32	173.39	172.59	171.90	171.29	170.76	170.31	168.76	167.98
16000	185.94	184.95	184.10	183.35	182.71	182.15	181.66	180.01	179.17
17000	197.56	196.51	195.60	194.81	194.13	193.53	193.01	191.26	190.37
18000	209.18	208.07	207.11	206.27	205.55	204.92	204.37	202.51	201.57
19000	220.80	219.63	218.62	217.73	216.97	216.30	215.72	213.76	212.77
20000	232.42	231.19	230.12	229.19	228.39	227.68	227.07	225.01	223.97
21000	244.05	242.75	241.63	240.65	239.80	239.07	238.43	236.26	235.16
22000	255.67	254.31	253.13	252.11	251.22	250.45	249.78	247.51	246.36
23000	267.29	265.87	264.64	263.57	262.64	261.84	261.13	258.76	257.56
24000	278.91	277.43	276.14	275.03	274.06	273.22	272.49	270.01	268.76
25000	290.53	288.99	287.65	286.49	285.48	284.60	283.84	281.26	279.96
26000	302.15	300.55	299.16	297.95	296.90	295.99	295.19	292.51	291.16
27000	313.77	312.11	310.66	309.41	308.32	307.37	306.55	303.76	302.35
28000	325.39	323.66	322.17	320.87	319.74	318.76	317.90	315.02	313.55
29000	337.01	335.22	333.67	332.33	331.16	330.14	329.25	326.27	324.75
30000	348.63	346.78	345.18	343.79	342.58	341.52	340.61	337.52	335.95
31000	360.26	358.34	356.68	355.25	354.00	352.91	351.96	348.77	347.15
32000	371.88	369.90	368.19	366.70	365.41	364.29	363.31	360.02	358.34
33000	383.50	381.46	379.70	378.16	376.83	375.68	374.67	371.27	369.54
34000	395.12	393.02	391.20	389.62	388.25	387.06	386.02	382.52	380.74
35000	406.74	404.58	402.71	401.08	399.67	398.44	397.37	393.77	391.94
36000	418.36	416.14	414.21	412.54	411.09	409.83	408.73	405.02	403.14
37000	429.98	427.70	425.72	424.00	422.51	421.21	420.08	416.27	414.33
38000	441.60	439.26	437.23	435.46	433.93	432.60	431.43	427.52	425.53
39000	453.22	450.82	448.73	446.92	445.35	443.98	442.79	438.77	436.73
40000	464.84	462.38	460.24	458.38	456.77	455.36	454.14	450.02	447.93
45000	522.95	520.17	517.77	515.68	513.86	512.28	510.91	506.27	503.92
50000	581.05	577.97	575.29	572.97	570.96	569.20	567.68	562.52	559.91
55000	639.16	635.77	632.82	630.27	628.05	626.12	624.44	618.78	615.90
60000	697.26	693.56	690.35	687.57	685.15	683.04	681.21	675.03	671.89
65000	755.37	751.36	747.88	744.86	742.24	739.96	737.98	731.28	727.88
70000	813.47	809.15	805.41	802.16	799.34	796.88	794.74	787.53	783.87
75000	871.58	866.95	862.94	859.46	856.43	853.80	851.51	843.78	839.86
80000	929.68	924.75	920.47	916.75	913.53	910.72	908.28	900.03	895.85
85000	987.79	982.54	978.00	974.05	970.62	967.64	965.05	956.29	951.84
90000	1045.89	1040.34	1035.53	1031.35	1027.72	1024.56	1021.81	1012.54	1007.83
95000	1104.00	1098.14	1093.06	1088.65	1084.81	1081.48	1078.58	1068.79	1063.82
100000	1162.10	1155.93	1150.58	1145.94	1141.91	1138.40	1135.35	1125.04	1119.81

14%   PAIEMENT MENSUEL REQUIS
POUR L'AMORTISSEMENT DU PRÊT

TERMES MONTANT	1 AN	1½ ANS	2 ANS	2½ ANS	3 ANS	3½ ANS	4 ANS	4½ ANS	5 ANS
25	2.25	1.55	1.20	.99	.85	.76	.68	.63	.58
50	4.49	3.09	2.40	1.98	1.70	1.51	1.36	1.25	1.16
75	6.73	4.63	3.59	2.97	2.55	2.26	2.04	1.87	1.73
100	8.97	6.18	4.79	3.96	3.40	3.01	2.72	2.49	2.31
200	17.93	12.35	9.57	7.91	6.80	6.02	5.43	4.98	4.62
300	26.89	18.52	14.35	11.86	10.20	9.02	8.14	7.46	6.92
400	35.85	24.70	19.14	15.81	13.60	12.03	10.86	9.95	9.23
500	44.81	30.87	23.92	19.76	17.00	15.04	13.57	12.44	11.54
600	53.77	37.04	28.70	23.71	20.40	18.04	16.28	14.92	13.84
700	62.73	43.22	33.48	27.66	23.80	21.05	19.00	17.41	16.15
800	71.69	49.39	38.27	31.61	27.20	24.05	21.71	19.90	18.46
900	80.65	55.56	43.05	35.57	30.59	27.06	24.42	22.38	20.76
1000	89.61	61.74	47.83	39.52	33.99	30.07	27.14	24.87	23.07
2000	179.21	123.47	95.66	79.03	67.98	60.13	54.27	49.74	46.14
2500	224.01	154.33	119.58	98.78	84.97	75.16	67.83	62.17	57.67
3000	268.81	185.20	143.49	118.54	101.97	90.19	81.40	74.60	69.20
4000	358.42	246.93	191.32	158.05	135.96	120.25	108.53	99.47	92.27
5000	448.02	308.66	239.15	197.56	169.94	150.31	135.66	124.33	115.33
6000	537.62	370.40	286.97	237.07	203.93	180.37	162.79	149.20	138.40
7000	627.23	432.13	334.80	276.58	237.92	210.43	189.92	174.06	161.46
8000	716.83	493.86	382.63	316.09	271.91	240.49	217.05	198.93	184.53
9000	806.43	555.59	430.46	355.61	305.89	270.55	244.18	223.79	207.60
10000	896.03	617.32	478.29	395.12	339.88	300.61	271.31	248.66	230.66
11000	985.64	679.05	526.11	434.63	373.87	330.67	298.44	273.52	253.73
12000	1075.24	740.79	573.94	474.14	407.86	360.73	325.57	298.39	276.79
13000	1164.84	802.52	621.77	513.65	441.85	390.79	352.70	323.25	299.86
14000	1254.45	864.25	669.60	553.16	475.83	420.85	379.83	348.12	322.92
15000	1344.05	925.98	717.43	592.67	509.82	450.91	406.96	372.99	345.99
16000	1433.65	987.71	765.25	632.18	543.81	480.97	434.09	397.85	369.06
17000	1523.25	1049.45	813.08	671.70	577.80	511.03	461.22	422.72	392.12
18000	1612.86	1111.18	860.91	711.21	611.78	541.09	488.35	447.58	415.19
19000	1702.46	1172.91	908.74	750.72	645.77	571.15	515.48	472.45	438.25
20000	1792.06	1234.64	956.57	790.23	679.76	601.21	542.61	497.31	461.32
21000	1881.67	1296.37	1004.39	829.74	713.75	631.27	569.74	522.18	484.38
22000	1971.27	1358.10	1052.22	869.25	747.73	661.33	596.87	547.04	507.45
23000	2060.87	1419.84	1100.05	908.76	781.72	691.39	624.00	571.91	530.52
24000	2150.48	1481.57	1147.88	948.27	815.71	721.45	651.13	596.77	553.58
25000	2240.08	1543.30	1195.71	987.78	849.70	751.51	678.26	621.64	576.65
26000	2329.68	1605.03	1243.53	1027.30	883.69	781.57	705.40	646.50	599.71
27000	2419.28	1666.76	1291.36	1066.81	917.67	811.63	732.53	671.37	622.78
28000	2508.89	1728.50	1339.19	1106.32	951.66	841.69	759.66	696.24	645.84
29000	2598.49	1790.23	1387.02	1145.83	985.65	871.75	786.79	721.10	668.91
30000	2688.09	1851.96	1434.85	1185.34	1019.64	901.81	813.92	745.97	691.98
31000	2777.70	1913.69	1482.67	1224.85	1053.62	931.87	841.05	770.83	715.04
32000	2867.30	1975.42	1530.50	1264.36	1087.61	961.93	868.18	795.70	738.11
33000	2956.90	2037.15	1578.33	1303.87	1121.60	992.00	895.31	820.56	761.17
34000	3046.50	2098.89	1626.16	1343.39	1155.59	1022.06	922.44	845.43	784.24
35000	3136.11	2160.62	1673.99	1382.90	1189.57	1052.12	949.57	870.29	807.30
36000	3225.71	2222.35	1721.81	1422.41	1223.56	1082.18	976.70	895.16	830.37
37000	3315.31	2284.08	1769.64	1461.92	1257.55	1112.24	1003.83	920.02	853.44
38000	3404.92	2345.81	1817.47	1501.43	1291.54	1142.30	1030.96	944.89	876.50
39000	3494.52	2407.54	1865.30	1540.94	1325.53	1172.36	1058.09	969.75	899.57
40000	3584.12	2469.28	1913.13	1580.45	1359.51	1202.42	1085.22	994.62	922.63
45000	4032.14	2777.94	2152.27	1778.01	1529.45	1352.72	1220.87	1118.95	1037.96
50000	4480.15	3086.59	2391.41	1975.56	1699.39	1503.02	1356.52	1243.27	1153.29
55000	4928.17	3395.25	2630.55	2173.12	1869.33	1653.32	1492.18	1367.60	1268.62
60000	5376.18	3703.91	2869.69	2370.68	2039.27	1803.62	1627.83	1491.93	1383.95
65000	5824.20	4012.57	3108.83	2568.23	2209.21	1953.93	1763.48	1616.25	1499.27
70000	6272.21	4321.23	3347.97	2765.79	2379.14	2104.23	1899.13	1740.58	1614.60
75000	6720.22	4629.89	3587.11	2963.34	2549.08	2254.53	2034.78	1864.91	1729.93
80000	7168.24	4938.55	3826.25	3160.90	2719.02	2404.83	2170.44	1989.24	1845.26
85000	7616.25	5247.21	4065.39	3358.46	2888.96	2555.13	2306.09	2113.56	1960.59
90000	8064.27	5555.87	4304.53	3556.01	3058.90	2705.43	2441.74	2237.89	2075.92
95000	8512.28	5864.52	4543.67	3753.57	3228.84	2855.73	2577.39	2362.22	2191.25
100000	8960.30	6173.18	4782.81	3951.12	3398.77	3006.04	2713.04	2486.54	2306.57

TERMES MONTANT	6 ANS	7 ANS	8 ANS	9 ANS	10 ANS	11 ANS	12 ANS	13 ANS	14 ANS
25	.51	.47	.43	.41	.39	.37	.36	.35	.34
50	1.02	.93	.86	.81	.77	.74	.71	.69	.67
75	1.53	1.39	1.29	1.21	1.15	1.10	1.06	1.03	1.01
100	2.04	1.86	1.72	1.62	1.53	1.47	1.42	1.37	1.34
200	4.08	3.71	3.43	3.23	3.06	2.93	2.83	2.74	2.67
300	6.12	5.56	5.15	4.84	4.59	4.40	4.24	4.11	4.01
400	8.16	7.41	6.86	6.45	6.12	5.86	5.65	5.48	5.34
500	10.20	9.27	8.58	8.06	7.65	7.33	7.07	6.85	6.68
600	12.24	11.12	10.29	9.67	9.18	8.79	8.48	8.22	8.01
700	14.28	12.97	12.01	11.28	10.71	10.26	9.89	9.59	9.35
800	16.32	14.82	13.72	12.89	12.24	11.72	11.30	10.96	10.68
900	18.36	16.68	15.44	14.50	13.77	13.19	12.72	12.33	12.02
1000	20.40	18.53	17.15	16.11	15.30	14.65	14.13	13.70	13.35
2000	40.80	37.05	34.30	32.22	30.59	29.30	28.25	27.40	26.70
2500	51.00	46.32	42.88	40.27	38.24	36.62	35.32	34.25	33.37
3000	61.19	55.58	51.45	48.32	45.88	43.94	42.38	41.10	40.05
4000	81.59	74.10	68.60	64.43	61.17	58.59	56.50	54.80	53.40
5000	101.99	92.63	85.75	80.53	76.47	73.24	70.63	68.50	66.74
6000	122.38	111.15	102.90	96.64	91.76	87.88	84.75	82.20	80.09
7000	142.78	129.68	120.05	112.74	107.05	102.53	98.88	95.90	93.44
8000	163.18	148.20	137.20	128.85	122.34	117.17	113.00	109.60	106.79
9000	183.57	166.72	154.35	144.95	137.63	131.82	127.13	123.30	120.14
10000	203.97	185.25	171.50	161.06	152.93	146.47	141.25	137.00	133.48
11000	224.37	203.77	188.65	177.16	168.22	161.11	155.38	150.70	146.83
12000	244.76	222.30	205.80	193.27	183.51	175.76	169.50	164.40	160.18
13000	265.16	240.82	222.95	209.37	198.80	190.40	183.63	178.09	173.53
14000	285.56	259.35	240.10	225.48	214.09	205.05	197.75	191.79	186.87
15000	305.95	277.87	257.24	241.58	229.39	219.70	211.88	205.49	200.22
16000	326.35	296.39	274.39	257.69	244.68	234.34	226.00	219.19	213.57
17000	346.75	314.92	291.54	273.79	259.97	248.99	240.13	232.89	226.92
18000	367.14	333.44	308.69	289.90	275.26	263.63	254.25	246.59	240.27
19000	387.54	351.97	325.84	306.00	290.55	278.28	268.38	260.29	253.61
20000	407.94	370.49	342.99	322.11	305.85	292.93	282.50	273.99	266.96
21000	428.33	389.02	360.14	330.21	321.14	307.57	296.63	287.69	280.31
22000	448.73	407.54	377.29	354.32	336.43	322.22	310.75	301.39	293.66
23000	469.13	426.06	394.44	370.42	351.72	336.86	324.88	315.09	307.00
24000	489.52	444.59	411.59	386.53	367.01	351.51	339.00	328.79	320.35
25000	509.92	463.11	428.74	402.64	382.31	366.16	353.13	342.49	333.70
26000	530.32	481.64	445.89	418.74	397.60	380.80	367.25	356.18	347.05
27000	550.71	500.16	463.04	434.85	412.89	395.45	381.38	369.88	360.40
28000	571.11	518.69	480.19	450.95	428.18	410.09	395.50	383.58	373.74
29000	591.51	537.21	497.34	467.06	443.47	424.74	409.63	397.28	387.09
30000	611.90	555.73	514.48	483.16	458.77	439.39	423.75	410.98	400.44
31000	632.30	574.26	531.63	499.27	474.06	454.03	437.88	424.68	413.79
32000	652.70	592.78	548.78	515.37	489.35	468.68	452.00	438.38	427.13
33000	673.09	611.31	565.93	531.48	504.64	483.33	466.13	452.08	440.48
34000	693.49	629.83	583.08	547.58	519.93	497.97	480.25	465.78	453.83
35000	713.89	648.36	600.23	563.69	535.23	512.62	494.38	479.48	467.18
36000	734.28	666.88	617.38	579.79	550.52	527.26	508.50	493.18	480.53
37000	754.68	685.40	634.53	595.90	565.81	541.91	522.63	506.88	493.87
38000	775.08	703.93	651.68	612.00	581.10	556.56	536.75	520.57	507.22
39000	795.47	722.45	668.83	628.11	596.39	571.20	550.88	534.27	520.57
40000	815.87	740.98	685.98	644.21	611.69	585.85	565.00	547.97	533.92
45000	917.85	833.60	771.72	724.74	688.15	659.08	635.63	616.47	600.66
50000	1019.83	926.22	857.47	805.27	764.61	732.31	706.25	684.97	667.39
55000	1121.82	1018.84	943.22	885.79	841.07	805.54	776.88	753.46	734.13
60000	1223.80	1111.46	1028.96	966.32	917.53	878.77	847.50	821.96	800.87
65000	1325.78	1204.08	1114.71	1046.85	994.00	952.00	918.13	890.45	867.61
70000	1427.77	1296.71	1200.46	1127.37	1070.45	1025.23	988.75	958.95	934.35
75000	1529.75	1389.33	1286.20	1207.90	1146.91	1098.46	1059.38	1027.45	1001.09
80000	1631.73	1481.95	1371.95	1288.42	1223.37	1171.69	1130.00	1095.94	1067.83
85000	1733.72	1574.57	1457.70	1368.95	1299.83	1244.92	1200.63	1164.44	1134.57
90000	1835.70	1667.19	1543.44	1449.47	1376.29	1318.15	1271.25	1232.93	1201.31
95000	1937.68	1759.81	1629.19	1530.00	1452.75	1391.38	1341.87	1301.43	1268.05
100000	2039.66	1852.44	1714.94	1610.53	1529.21	1464.61	1412.50	1369.93	1334.78

PAIEMENT MENSUEL REQUIS

POUR L'AMORTISSEMENT DU PRÊT

TERMES MONTANT	15 ANS	16 ANS	17 ANS	18 ANS	19 ANS	20 ANS	21 ANS	22 ANS	23 ANS
25	.33	.33	.32	.32	.31	.31	.31	.30	.30
50	.66	.65	.64	.63	.62	.61	.61	.60	.60
75	.98	.97	.95	.94	.93	.92	.91	.90	.90
100	1.31	1.29	1.27	1.25	1.23	1.22	1.21	1.20	1.19
200	2.62	2.57	2.53	2.49	2.46	2.44	2.41	2.39	2.38
300	3.92	3.85	3.79	3.73	3.69	3.65	3.62	3.59	3.57
400	5.23	5.13	5.05	4.98	4.92	4.87	4.82	4.78	4.75
500	6.53	6.41	6.31	6.22	6.14	6.08	6.03	5.98	5.94
600	7.84	7.69	7.57	7.46	7.37	7.30	7.23	7.17	7.13
700	9.14	8.97	8.83	8.70	8.60	8.51	8.43	8.37	8.31
800	10.45	10.25	10.09	9.95	9.83	9.73	9.64	9.56	9.50
900	11.75	11.53	11.35	11.19	11.06	10.94	10.84	10.76	10.69
1000	13.06	12.82	12.61	12.43	12.28	12.16	12.05	11.95	11.87
2000	26.12	25.63	25.21	24.86	24.56	24.31	24.09	23.90	23.74
2500	32.64	32.03	31.51	31.08	30.70	30.38	30.11	29.88	29.68
3000	39.17	38.44	37.82	37.29	36.84	36.46	36.13	35.85	35.61
4000	52.23	51.25	50.42	49.72	49.12	48.61	48.18	47.80	47.48
5000	65.28	64.06	63.02	62.15	61.40	60.76	60.22	59.75	59.35
6000	78.34	76.87	75.63	74.57	73.68	72.92	72.26	71.70	71.22
7000	91.39	89.68	88.23	87.00	85.96	85.07	84.30	83.65	83.08
8000	104.45	102.49	100.83	99.43	98.24	97.22	96.35	95.60	94.95
9000	117.50	115.30	113.44	111.86	110.52	109.37	108.39	107.55	106.82
10000	130.56	128.11	126.04	124.29	122.80	121.52	120.43	119.50	118.69
11000	143.61	140.92	138.64	136.71	135.07	133.67	132.47	131.44	130.56
12000	156.67	153.73	151.25	149.14	147.35	145.83	144.52	143.39	142.43
13000	169.72	166.54	163.85	161.57	159.63	157.98	156.56	155.34	154.29
14000	182.78	179.35	176.45	174.00	171.91	170.13	168.60	167.29	166.16
15000	195.83	192.16	189.06	186.43	184.19	182.28	180.65	179.24	178.03
16000	208.89	204.97	201.66	198.86	196.47	194.43	192.69	191.19	189.90
17000	221.95	217.78	214.26	211.28	208.75	206.58	204.73	203.14	201.77
18000	235.00	230.59	226.87	223.71	221.03	218.74	216.77	215.09	213.64
19000	248.06	243.40	239.47	236.14	233.31	230.89	228.82	227.04	225.50
20000	261.11	256.21	252.07	248.57	245.59	243.04	240.86	238.99	237.37
21000	274.17	269.02	264.68	261.00	257.87	255.19	252.90	250.93	249.24
22000	287.22	281.83	277.28	273.42	270.14	267.34	264.94	262.88	261.11
23000	300.28	294.64	289.88	285.85	282.42	279.50	276.99	274.83	272.98
24000	313.33	307.45	302.49	298.28	294.70	291.65	289.03	286.78	284.85
25000	326.39	320.26	315.09	310.71	306.98	303.80	301.07	298.73	296.71
26000	339.44	333.07	327.69	323.14	319.26	315.95	313.12	310.68	308.58
27000	352.50	345.88	340.30	335.57	331.54	328.10	325.16	322.63	320.45
28000	365.55	358.69	352.90	347.99	343.82	340.25	337.20	334.58	332.32
29000	378.61	371.50	365.50	360.42	356.10	352.41	349.24	346.53	344.19
30000	391.66	384.31	378.11	372.85	368.38	364.56	361.29	358.48	356.06
31000	404.72	397.12	390.71	385.28	380.66	376.71	373.33	370.42	367.92
32000	417.77	409.93	403.31	397.71	392.94	388.86	385.37	382.37	379.79
33000	430.83	422.74	415.92	410.13	405.21	401.01	397.41	394.32	391.66
34000	443.89	435.55	428.52	422.56	417.49	413.16	409.46	406.27	403.53
35000	456.94	448.36	441.12	434.99	429.77	425.32	421.50	418.22	415.40
36000	470.00	461.17	453.73	447.42	442.05	437.47	433.54	430.17	427.27
37000	483.05	473.98	466.33	459.85	454.33	449.62	445.58	442.12	439.14
38000	496.11	486.79	478.93	472.28	466.61	461.77	457.63	454.07	451.00
39000	509.16	499.60	491.54	484.70	478.89	473.92	469.67	466.02	462.87
40000	522.22	512.41	504.14	497.13	491.17	486.08	481.71	477.97	474.74
45000	587.49	576.46	567.16	559.27	552.56	546.83	541.93	537.71	534.08
50000	652.77	640.51	630.17	621.41	613.96	607.59	602.14	597.46	593.42
55000	718.05	704.56	693.19	683.55	675.35	668.35	662.35	657.20	652.77
60000	783.32	768.61	756.21	745.69	736.75	729.11	722.57	716.95	712.11
65000	848.60	832.66	819.22	807.84	798.15	789.87	782.78	776.69	771.45
70000	913.88	896.71	882.24	869.98	859.54	850.63	842.99	836.44	830.79
75000	979.15	960.76	945.26	932.12	920.94	911.39	903.21	896.18	890.13
80000	1044.43	1024.81	1008.27	994.26	982.33	972.15	963.42	955.93	949.48
85000	1109.71	1088.86	1071.29	1056.40	1043.73	1032.90	1023.63	1015.67	1008.82
90000	1174.98	1152.91	1134.31	1118.54	1105.12	1093.66	1083.85	1075.42	1068.16
95000	1240.26	1216.97	1197.32	1180.68	1166.52	1154.42	1144.06	1135.16	1127.50
100000	1305.53	1281.02	1260.34	1242.82	1227.91	1215.18	1204.27	1194.91	1186.84

PAIEMENT MENSUEL REQUIS
POUR L'AMORTISSEMENT DU PRÊT

TERMES MONTANT	24 ANS	25 ANS	26 ANS	27 ANS	28 ANS	28 ANS	30 ANS	35 ANS	40 ANS
25	.30	.30	.30	.30	.30	.29	.29	.29	.29
50	.59	.59	.59	.59	.59	.58	.58	.58	.57
75	.89	.88	.88	.88	.88	.87	.87	.86	.86
100	1.18	1.18	1.17	1.17	1.17	1.16	1.16	1.15	1.14
200	2.36	2.35	2.34	2.33	2.33	2.32	2.31	2.29	2.28
300	3.54	3.53	3.51	3.50	3.49	3.48	3.47	3.44	3.42
400	4.72	4.70	4.68	4.66	4.65	4.63	4.62	4.58	4.56
500	5.90	5.87	5.85	5.83	5.81	5.79	5.77	5.73	5.70
600	7.08	7.05	7.02	6.99	6.97	6.95	6.93	6.87	6.84
700	8.26	8.22	8.19	8.15	8.13	8.10	8.08	8.01	7.98
800	9.44	9.40	9.35	9.32	9.29	9.26	9.24	9.16	9.12
900	10.62	10.57	10.52	10.48	10.45	10.42	10.39	10.30	10.26
1000	11.80	11.74	11.69	11.65	11.61	11.57	11.54	11.45	11.40
2000	23.60	23.48	23.38	23.29	23.21	23.14	23.08	22.89	22.79
2500	29.50	29.35	29.22	29.11	29.01	28.93	28.85	28.61	28.48
3000	35.40	35.22	35.07	34.93	34.81	34.71	34.62	34.33	34.18
4000	47.20	46.96	46.75	46.57	46.42	46.28	46.16	45.77	45.57
5000	59.00	58.70	58.44	58.21	58.02	57.85	57.70	57.21	56.96
6000	70.80	70.44	70.13	69.86	69.62	69.42	69.24	68.65	68.35
7000	82.60	82.18	81.81	81.50	81.22	80.99	80.78	80.09	79.74
8000	94.40	93.92	93.50	93.14	92.83	92.56	92.32	91.53	91.13
9000	106.19	105.65	105.19	104.78	104.43	104.12	103.86	102.97	102.52
10000	117.99	117.39	116.87	116.42	116.03	115.69	115.40	114.41	113.92
11000	129.79	129.13	128.56	128.06	127.63	127.26	126.94	125.85	125.31
12000	141.59	140.87	140.25	139.71	139.24	138.83	138.48	137.29	136.70
13000	153.39	152.61	151.93	151.35	150.84	150.40	150.02	148.73	148.09
14000	165.19	164.35	163.62	162.99	162.44	161.97	161.56	160.17	159.48
15000	176.99	176.09	175.31	174.63	174.05	173.54	173.10	171.61	170.87
16000	188.79	187.83	186.99	186.27	185.65	185.11	184.64	183.06	182.26
17000	200.59	199.56	198.68	197.92	197.25	196.68	196.17	194.50	193.65
18000	212.38	211.30	210.37	209.56	208.85	208.24	207.71	205.94	205.04
19000	224.18	223.04	222.05	221.20	220.46	219.81	219.25	217.38	216.44
20000	235.98	234.78	233.74	232.84	232.06	231.38	230.79	228.82	227.83
21000	247.78	246.52	245.43	244.48	243.66	242.95	242.33	240.26	239.22
22000	259.58	258.26	257.11	256.12	255.26	254.52	253.87	251.70	250.61
23000	271.38	270.00	268.80	267.77	266.87	266.09	265.41	263.14	262.00
24000	283.18	281.74	280.49	279.41	278.47	277.66	276.95	274.58	273.39
25000	294.98	293.47	292.17	291.05	290.07	289.23	288.49	286.02	284.78
26000	306.77	305.21	303.86	302.69	301.68	300.79	300.03	297.46	296.17
27000	318.57	316.95	315.55	314.33	313.28	312.36	311.57	308.90	307.56
28000	330.37	328.69	327.24	325.97	324.88	323.93	323.11	320.34	318.95
29000	342.17	340.43	338.92	337.62	336.48	335.50	334.65	331.78	330.35
30000	353.97	352.17	350.61	349.26	348.09	347.07	346.19	343.22	341.74
31000	365.77	363.91	362.30	360.90	359.69	358.64	357.73	354.66	353.13
32000	377.57	375.65	373.98	372.54	371.29	370.21	369.27	366.11	364.52
33000	389.37	387.38	385.67	384.18	382.89	381.78	380.81	377.55	375.91
34000	401.17	399.12	397.36	395.83	394.50	393.35	392.34	388.99	387.30
35000	412.96	410.86	409.04	407.47	406.10	404.91	403.88	400.43	398.69
36000	424.76	422.60	420.73	419.11	417.70	416.48	415.42	411.87	410.08
37000	436.56	434.34	432.42	430.75	429.31	428.05	426.96	423.31	421.47
38000	448.36	446.08	444.10	442.39	440.91	439.62	438.50	434.75	432.87
39000	460.16	457.82	455.79	454.03	452.51	451.19	450.04	446.19	444.26
40000	471.96	469.56	467.48	465.68	464.11	462.76	461.58	457.63	455.65
45000	530.95	528.25	525.91	523.88	522.13	520.60	519.28	514.83	512.60
50000	589.95	586.94	584.34	582.09	580.14	578.45	576.97	572.04	569.56
55000	648.94	645.64	642.78	640.30	638.15	636.29	634.67	629.24	626.51
60000	707.94	704.33	701.21	698.51	696.17	694.14	692.37	686.44	683.47
65000	766.93	763.02	759.65	756.72	754.18	751.98	750.07	743.65	740.42
70000	825.92	821.72	818.08	814.93	812.20	809.82	807.76	800.85	797.38
75000	884.92	880.41	876.51	873.14	870.21	867.67	865.46	858.05	854.33
80000	943.91	939.11	934.95	931.35	928.22	925.51	923.16	915.26	911.29
85000	1002.91	997.80	993.38	989.56	986.24	983.36	980.85	972.46	968.25
90000	1061.90	1056.49	1051.82	1047.76	1044.25	1041.20	1038.55	1029.66	1025.20
95000	1120.90	1115.19	1110.25	1105.97	1102.26	1099.04	1096.25	1086.86	1082.16
100000	1179.89	1173.88	1168.68	1164.18	1160.28	1156.89	1153.94	1144.07	1139.11

14¼%
PAIEMENT MENSUEL REQUIS
POUR L'AMORTISSEMENT DU PRÊT

TERMES MONTANT	1 AN	1½ AN	2 ANS	2½ ANS	3 ANS	3½ ANS	4 ANS	4½ ANS	5 ANS
25	2.25	1.55	1.20	1.00	.86	.76	.69	.63	.58
50	4.49	3.10	2.40	1.99	1.71	1.51	1.37	1.25	1.16
75	6.73	4.64	3.60	2.98	2.56	2.27	2.05	1.88	1.74
100	8.98	6.19	4.80	3.97	3.42	3.02	2.73	2.50	2.32
200	17.95	12.37	9.59	7.93	6.83	6.04	5.45	5.00	4.64
300	26.92	18.56	14.39	11.89	10.24	9.06	8.18	7.50	6.96
400	35.89	24.74	19.18	15.85	13.65	12.08	10.90	10.00	9.28
500	44.86	30.93	23.97	19.82	17.06	15.09	13.63	12.50	11.60
600	53.83	37.11	28.77	23.78	20.47	18.11	16.35	15.00	13.92
700	62.80	43.29	33.56	27.74	23.88	21.13	19.08	17.49	16.24
800	71.78	49.48	38.36	31.70	27.29	24.15	21.80	19.99	18.56
900	80.75	55.66	43.15	35.67	30.70	27.16	24.53	22.49	20.87
1000	89.72	61.85	47.94	39.63	34.11	30.18	27.25	24.99	23.19
2000	179.43	123.69	95.88	79.25	68.21	60.36	54.50	49.98	46.38
2500	224.29	154.61	119.85	99.06	85.26	75.45	68.13	62.47	57.97
3000	269.15	185.53	143.82	118.88	102.31	90.53	81.75	74.96	69.57
4000	358.86	247.37	191.76	158.50	136.41	120.71	109.00	99.95	92.76
5000	448.57	309.22	239.70	198.12	170.52	150.89	136.25	124.93	115.94
6000	538.29	371.06	287.64	237.75	204.62	181.06	163.50	149.92	139.13
7000	628.00	432.90	335.58	277.37	238.72	211.24	190.74	174.90	162.32
8000	717.72	494.74	383.52	317.00	272.82	241.42	217.99	199.89	185.51
9000	807.43	556.59	431.46	356.62	306.92	271.59	245.24	224.87	208.69
10000	897.14	618.43	479.40	396.24	341.03	301.77	272.49	249.86	231.88
11000	986.86	680.27	527.34	435.87	375.13	331.95	299.74	274.84	255.07
12000	1076.57	742.11	575.28	475.49	409.23	362.12	326.99	299.83	278.26
13000	1166.29	803.96	623.22	515.12	443.33	392.30	354.24	324.82	301.45
14000	1256.00	865.80	671.16	554.74	477.44	422.48	381.48	349.80	324.63
15000	1345.71	927.64	719.10	594.36	511.54	452.65	408.73	374.79	347.82
16000	1435.43	989.48	767.04	633.99	545.64	482.83	435.98	399.77	371.01
17000	1525.14	1051.32	814.98	673.61	579.74	513.01	463.23	424.76	394.20
18000	1614.86	1113.17	862.92	713.24	613.84	543.18	490.48	449.74	417.38
19000	1704.57	1175.01	910.85	752.86	647.95	573.36	517.73	474.73	440.57
20000	1794.28	1236.85	958.79	792.48	682.05	603.54	544.98	499.71	463.76
21000	1884.00	1298.69	1006.73	832.11	716.15	633.71	572.22	524.70	486.95
22000	1973.71	1360.54	1054.67	871.73	750.25	663.89	599.47	549.68	510.13
23000	2063.43	1422.38	1102.61	911.36	784.35	694.07	626.72	574.67	533.32
24000	2153.14	1484.22	1150.55	950.98	818.46	724.24	653.97	599.66	556.51
25000	2242.85	1546.06	1198.49	990.60	852.56	754.42	681.22	624.64	579.70
26000	2332.57	1607.91	1246.43	1030.23	886.66	784.60	708.47	649.63	602.89
27000	2422.28	1669.75	1294.37	1069.85	920.76	814.77	735.72	674.61	626.07
28000	2512.00	1731.59	1342.31	1109.48	954.87	844.95	762.96	699.60	649.26
29000	2601.71	1793.43	1390.25	1149.10	988.97	875.13	790.21	724.58	672.45
30000	2691.42	1855.27	1438.19	1188.72	1023.07	905.30	817.46	749.57	695.64
31000	2781.14	1917.12	1486.13	1228.35	1057.17	935.48	844.71	774.55	718.82
32000	2870.85	1978.96	1534.07	1267.97	1091.27	965.65	871.96	799.54	742.01
33000	2960.57	2040.80	1582.01	1307.60	1125.38	995.83	899.21	824.52	765.20
34000	3050.28	2102.64	1629.95	1347.22	1159.48	1026.01	926.46	849.51	788.39
35000	3139.99	2164.49	1677.89	1386.84	1193.58	1056.18	953.70	874.50	811.57
36000	3229.71	2226.33	1725.83	1426.47	1227.68	1086.36	980.95	899.48	834.76
37000	3319.42	2288.17	1773.76	1466.09	1261.78	1116.54	1008.20	924.47	857.95
38000	3409.14	2350.01	1821.70	1505.72	1295.89	1146.71	1035.45	949.45	881.14
39000	3498.85	2411.86	1869.64	1545.34	1329.99	1176.89	1062.70	974.44	904.33
40000	3588.56	2473.70	1917.58	1584.96	1364.09	1207.07	1089.95	999.42	927.51
45000	4037.13	2782.91	2157.28	1783.08	1534.60	1357.95	1226.19	1124.35	1043.45
50000	4485.70	3092.12	2396.98	1981.20	1705.11	1508.83	1362.43	1249.28	1159.39
55000	4934.27	3401.33	2636.67	2179.32	1875.62	1659.72	1498.67	1374.20	1275.33
60000	5382.84	3710.54	2876.37	2377.44	2046.13	1810.60	1634.92	1499.13	1391.27
65000	5831.41	4019.76	3116.07	2575.56	2216.64	1961.48	1771.16	1624.06	1507.21
70000	6279.98	4328.97	3355.77	2773.68	2387.16	2112.36	1907.40	1748.99	1623.14
75000	6728.55	4638.18	3595.46	2971.80	2557.67	2263.25	2043.64	1873.91	1739.08
80000	7177.12	4947.39	3835.16	3169.92	2728.18	2414.13	2179.89	1998.84	1855.02
85000	7625.69	5256.60	4074.86	3368.04	2898.69	2565.01	2316.13	2123.77	1970.96
90000	8074.26	5565.81	4314.56	3566.16	3069.20	2715.90	2452.37	2248.69	2086.89
95000	8522.83	5875.03	4554.25	3764.28	3239.71	2866.78	2588.62	2373.62	2202.84
100000	8971.40	6184.24	4793.95	3962.40	3410.22	3017.66	2724.86	2498.55	2318.78

TERMES MONTANT	6 ANS	7 ANS	8 ANS	9 ANS	10 ANS	11 ANS	12 ANS	13 ANS	14 ANS
25	.52	.47	.44	.41	.39	.37	.36	.35	.34
50	1.03	.94	.87	.82	.78	.74	.72	.70	.68
75	1.54	1.40	1.30	1.22	1.16	1.11	1.08	1.04	1.02
100	2.06	1.87	1.73	1.63	1.55	1.48	1.43	1.39	1.36
200	4.11	3.74	3.46	3.25	3.09	2.96	2.86	2.78	2.71
300	6.16	5.60	5.19	4.88	4.63	4.44	4.29	4.16	4.06
400	8.21	7.47	6.92	6.50	6.18	5.92	5.71	5.55	5.41
500	10.27	9.33	8.65	8.13	7.72	7.40	7.14	6.93	6.76
600	12.32	11.20	10.37	9.75	9.26	8.88	8.57	8.32	8.11
700	14.37	13.06	12.10	11.37	10.81	10.36	10.00	9.70	9.46
800	16.42	14.93	13.83	13.00	12.35	11.84	11.42	11.09	10.81
900	18.48	16.79	15.56	14.62	13.89	13.32	12.85	12.47	12.16
1000	20.53	18.66	17.29	16.25	15.44	14.80	14.28	13.86	13.51
2000	41.05	37.31	34.57	32.49	30.87	29.59	28.55	27.71	27.01
2500	51.31	46.64	43.21	40.61	38.59	36.98	35.69	34.63	33.76
3000	61.57	55.97	51.85	48.73	46.30	44.38	42.82	41.56	40.51
4000	82.10	74.62	69.14	64.98	61.74	59.17	57.10	55.41	54.02
5000	102.62	93.28	86.42	81.22	77.17	73.96	71.37	69.26	67.52
6000	123.14	111.93	103.70	97.46	92.60	88.75	85.64	83.11	81.02
7000	143.66	130.58	120.99	113.70	108.04	103.54	99.92	96.96	94.52
8000	164.19	149.24	138.27	129.95	123.47	118.33	114.19	110.81	108.03
9000	184.71	167.89	155.55	146.19	138.90	133.12	128.46	124.66	121.53
10000	205.23	186.55	172.84	162.43	154.34	147.91	142.74	138.51	135.03
11000	225.75	205.20	190.12	178.68	169.77	162.71	157.01	152.36	148.53
12000	246.28	223.86	207.40	194.92	185.20	177.50	171.28	166.21	162.04
13000	266.80	242.51	224.69	211.16	200.64	192.29	185.56	180.07	175.54
14000	287.32	261.16	241.97	227.40	216.07	207.08	199.83	193.92	189.04
15000	307.84	279.82	259.25	243.65	231.50	221.87	214.10	207.77	202.54
16000	328.37	298.47	276.53	259.89	246.94	236.66	228.38	221.62	216.05
17000	348.89	317.13	293.82	276.13	262.37	251.45	242.65	235.47	229.55
18000	369.41	335.78	311.10	292.38	277.80	266.24	256.92	249.32	243.05
19000	389.93	354.44	328.38	308.62	293.24	281.03	271.20	263.17	256.55
20000	410.46	373.09	345.67	324.86	308.67	295.82	285.47	277.02	270.06
21000	430.98	391.74	362.95	341.10	324.10	310.61	299.74	290.87	283.56
22000	451.50	410.40	380.23	357.35	339.54	325.41	314.02	304.72	297.06
23000	472.02	429.05	397.52	373.59	354.97	340.20	328.29	318.57	310.56
24000	492.55	447.71	414.80	389.83	370.40	354.99	342.56	332.42	324.07
25000	513.07	466.36	432.08	406.07	385.84	369.78	356.84	346.28	337.57
26000	533.59	485.01	449.37	422.32	401.27	384.57	371.11	360.13	351.07
27000	554.11	503.67	466.65	438.56	416.70	399.36	385.38	373.98	364.57
28000	574.64	522.32	483.93	454.80	432.14	414.15	399.66	387.83	378.08
29000	595.16	540.98	501.22	471.05	447.57	428.94	413.93	401.68	391.58
30000	615.68	559.63	518.50	487.29	463.00	443.73	428.20	415.53	405.08
31000	636.20	578.29	535.78	503.53	478.44	458.52	442.48	429.38	418.58
32000	656.73	596.94	553.06	519.77	493.87	473.31	456.75	443.23	432.09
33000	677.25	615.59	570.35	536.02	509.30	488.11	471.02	457.08	445.59
34000	697.77	634.25	587.63	552.26	524.74	502.90	485.30	470.93	459.09
35000	718.29	652.90	604.91	568.50	540.17	517.69	499.57	484.78	472.60
36000	738.82	671.56	622.20	584.75	555.60	532.48	513.84	498.63	486.10
37000	759.34	690.21	639.48	600.99	571.04	547.27	528.12	512.48	499.60
38000	779.86	708.87	656.76	617.23	586.47	562.06	542.39	526.34	513.10
39000	800.38	727.52	674.05	633.47	601.90	576.85	556.66	540.19	526.61
40000	820.91	746.17	691.33	649.72	617.34	591.64	570.93	554.04	540.11
45000	923.52	839.44	777.75	730.93	694.50	665.60	642.30	623.29	607.62
50000	1026.13	932.72	864.16	812.14	771.67	739.55	713.67	692.55	675.13
55000	1128.75	1025.99	950.58	893.36	848.84	813.51	785.03	761.80	742.65
60000	1231.36	1119.26	1036.99	974.57	926.00	887.46	856.40	831.05	810.16
65000	1333.97	1212.53	1123.41	1055.79	1003.17	961.41	927.77	900.31	877.67
70000	1436.58	1305.80	1209.82	1137.00	1080.33	1035.37	999.13	969.56	945.19
75000	1539.20	1399.07	1296.24	1218.21	1157.50	1109.32	1070.50	1038.82	1012.70
80000	1641.81	1492.34	1382.65	1299.43	1234.67	1183.28	1141.86	1108.07	1080.21
85000	1744.42	1585.61	1469.07	1380.64	1311.83	1257.23	1213.23	1177.32	1147.73
90000	1847.04	1678.88	1555.49	1461.86	1389.00	1331.19	1284.60	1246.58	1215.24
95000	1949.65	1772.16	1641.90	1543.07	1466.17	1405.14	1355.96	1315.83	1282.75
100000	2052.26	1865.43	1728.32	1624.28	1543.33	1479.10	1427.33	1385.09	1350.26

PAIEMENT MENSUEL REQUIS
POUR L'AMORTISSEMENT DU PRÊT

TERMES MONTANT	15 ANS	16 ANS	17 ANS	18 ANS	19 ANS	20 ANS	21 ANS	22 ANS	23 ANS
25	.34	.33	.32	.32	.32	.31	.31	.31	.31
50	.67	.65	.64	.63	.63	.62	.62	.61	.61
75	1.00	.98	.96	.95	.94	.93	.92	.91	.91
100	1.33	1.30	1.28	1.26	1.25	1.24	1.23	1.22	1.21
200	2.65	2.60	2.56	2.52	2.49	2.47	2.45	2.43	2.41
300	3.97	3.90	3.84	3.78	3.74	3.70	3.67	3.64	3.62
400	5.29	5.19	5.11	5.04	4.98	4.93	4.89	4.85	4.82
500	6.61	6.49	6.39	6.30	6.23	6.17	6.11	6.07	6.03
600	7.93	7.79	7.67	7.56	7.47	7.40	7.33	7.28	7.23
700	9.25	9.08	8.94	8.82	8.72	8.63	8.56	8.49	8.44
800	10.58	10.38	10.22	10.08	9.96	9.86	9.78	9.70	9.64
900	11.90	11.68	11.50	11.34	11.21	11.10	11.00	10.92	10.85
1000	13.22	12.98	12.77	12.60	12.45	12.33	12.22	12.13	12.05
2000	26.43	25.95	25.54	25.19	24.90	24.65	24.44	24.25	24.10
2500	33.04	32.43	31.92	31.49	31.12	30.81	30.54	30.31	30.12
3000	39.64	38.92	38.31	37.79	37.35	36.97	36.65	36.38	36.14
4000	52.86	51.89	51.07	50.38	49.79	49.29	48.87	48.50	48.19
5000	66.07	64.86	63.84	62.98	62.24	61.62	61.08	60.62	60.23
6000	79.28	77.83	76.61	75.57	74.69	73.94	73.30	72.75	72.28
7000	92.50	90.80	89.37	88.16	87.14	86.26	85.51	84.87	84.32
8000	105.71	103.77	102.14	100.76	99.58	98.58	97.73	97.00	96.37
9000	118.92	116.74	114.91	113.35	112.03	110.91	109.94	109.12	108.41
10000	132.14	129.71	127.67	125.95	124.48	123.23	122.16	121.24	120.46
11000	145.35	142.68	140.44	138.54	136.93	135.55	134.38	133.37	132.50
12000	158.56	155.65	153.21	151.13	149.37	147.87	146.59	145.49	144.55
13000	171.78	168.63	165.97	163.73	161.82	160.20	158.81	157.61	156.59
14000	184.99	181.60	178.74	176.32	174.27	172.52	171.02	169.74	168.64
15000	198.20	194.57	191.51	188.92	186.72	184.84	183.24	181.86	180.68
16000	211.41	207.54	204.27	201.51	199.16	197.16	195.45	193.99	192.73
17000	224.63	220.51	217.04	214.11	211.61	209.49	207.67	206.11	204.77
18000	237.84	233.48	229.81	226.70	224.06	221.81	219.88	218.23	216.82
19000	251.05	246.45	242.57	239.29	236.51	234.13	232.10	230.36	228.86
20000	264.27	259.42	255.34	251.89	248.95	246.46	254.31	242.48	240.91
21000	277.48	272.39	268.11	264.48	261.40	258.78	256.53	254.61	252.95
22000	290.69	285.36	280.87	277.08	273.85	271.10	268.75	266.73	265.00
23000	303.91	298.33	293.64	289.67	286.30	283.42	280.96	278.85	277.04
24000	317.12	311.30	306.41	302.26	298.74	295.74	293.18	290.98	289.09
25000	330.33	324.27	319.17	314.86	311.19	308.07	305.39	303.10	301.13
26000	343.55	337.25	331.94	327.45	323.64	320.39	317.61	315.22	313.18
27000	356.76	350.22	344.71	340.05	336.09	332.71	329.82	327.35	325.22
28000	369.97	363.19	357.47	352.64	348.53	345.03	342.04	339.47	337.27
29000	383.18	376.16	370.24	365.23	360.98	357.36	354.25	351.60	349.31
30000	396.40	389.13	383.01	377.83	373.43	369.68	366.47	363.72	361.36
31000	409.61	402.10	395.77	390.42	385.88	382.00	378.69	375.84	373.40
32000	422.82	415.07	408.54	403.02	398.32	394.32	390.90	387.97	385.45
33000	436.04	428.04	421.31	415.61	410.77	406.65	403.12	400.09	397.49
34000	449.25	441.01	434.07	428.21	423.22	418.97	415.33	412.21	409.54
35000	462.46	453.98	446.84	440.80	435.67	431.29	427.55	424.34	421.58
36000	475.68	466.95	459.61	453.39	448.11	443.61	439.76	436.46	433.63
37000	488.89	479.92	472.37	465.99	460.56	455.93	451.98	448.59	445.67
38000	502.10	492.89	485.14	478.58	473.01	468.26	464.19	460.71	457.72
39000	515.32	505.87	497.91	491.18	485.46	480.58	476.41	472.83	469.76
40000	528.53	518.84	510.68	503.77	497.90	492.90	488.62	484.96	481.81
45000	594.59	583.69	574.51	566.74	560.14	554.51	549.70	545.58	542.03
50000	660.66	648.54	638.34	629.71	622.38	616.13	610.78	606.20	602.26
55000	726.73	713.40	702.18	692.68	684.62	677.74	671.86	666.81	662.48
60000	792.79	778.25	766.01	755.65	746.85	739.35	732.93	727.43	722.71
65000	858.86	843.11	829.84	818.62	809.09	800.96	794.01	788.05	782.93
70000	924.92	907.96	893.68	881.59	871.33	862.57	855.09	848.67	843.16
75000	990.99	972.81	957.51	944.56	933.57	924.19	916.17	909.29	903.38
80000	1057.05	1037.67	1021.35	1007.54	995.80	985.80	977.24	969.91	963.61
85000	1123.12	1102.52	1085.18	1070.51	1058.04	1047.41	1038.32	1030.53	1023.83
90000	1189.18	1167.38	1149.01	1133.48	1120.28	1109.02	1099.40	1091.15	1084.06
95000	1255.25	1232.23	1212.85	1196.45	1182.51	1170.64	1160.48	1151.77	1144.28
100000	1321.31	1297.08	1276.68	1259.42	1244.75	1232.25	1221.55	1212.39	1204.51

TERMES MONTANT	24 ANS	25 ANS	26 ANS	27 ANS	28 ANS	28 ANS	30 ANS	35 ANS	40 ANS
25	.30	.30	.30	.30	.30	.30	.30	.30	.29
50	.60	.60	.60	.60	.59	.59	.59	.59	.58
75	.90	.90	.90	.89	.89	.89	.88	.88	.87
100	1.20	1.20	1.19	1.19	1.18	1.18	1.18	1.17	1.16
200	2.40	2.39	2.38	2.37	2.36	2.36	2.35	2.33	2.32
300	3.60	3.58	3.57	3.55	3.54	3.53	3.52	3.49	3.48
400	4.80	4.77	4.75	4.73	4.72	4.71	4.70	4.66	4.64
500	5.99	5.96	5.94	5.92	5.90	5.88	5.87	5.82	5.80
600	7.19	7.16	7.13	7.10	7.08	7.06	7.04	6.98	6.96
700	8.39	8.35	8.31	8.28	8.26	8.23	8.21	8.15	8.11
800	9.59	9.54	9.50	9.46	9.43	9.41	9.39	9.31	9.27
900	10.78	10.73	10.69	10.65	10.61	10.58	10.56	10.47	10.43
1000	11.98	11.92	11.87	11.83	11.79	11.76	11.73	11.64	11.59
2000	23.96	23.84	23.74	23.65	23.58	23.51	23.46	23.27	23.17
2500	29.95	29.80	29.68	29.57	29.47	29.39	29.32	29.08	28.97
3000	35.94	35.76	35.61	35.48	35.37	35.27	35.18	34.90	34.76
4000	47.91	47.68	47.48	47.30	47.15	47.02	46.91	46.53	46.34
5000	59.89	59.60	59.35	59.13	58.94	58.78	58.63	58.16	57.93
6000	71.87	71.52	71.21	70.95	70.73	70.53	70.36	69.79	69.51
7000	83.85	83.44	83.08	82.78	82.51	82.28	82.09	81.42	81.09
8000	95.82	95.35	94.95	94.60	94.30	94.04	93.81	93.05	92.68
9000	107.80	107.27	106.82	106.43	106.09	105.79	105.54	104.68	104.26
10000	119.78	119.19	118.69	118.25	117.87	117.55	117.26	116.32	115.85
11000	131.75	131.11	130.56	130.08	129.66	129.30	128.99	127.95	127.43
12000	143.73	143.03	142.42	141.90	141.45	141.05	140.71	139.58	139.01
13000	155.71	154.95	154.29	153.72	153.23	152.81	152.44	151.21	150.60
14000	167.69	166.87	166.16	165.55	165.02	164.56	164.17	162.84	162.18
15000	179.66	178.79	178.03	177.37	176.81	176.32	175.89	174.47	173.77
16000	191.64	190.70	189.90	189.20	188.59	188.07	187.62	186.10	185.35
17000	203.62	202.62	201.77	201.02	200.38	199.82	199.34	197.73	196.94
18000	215.59	214.54	213.63	212.85	212.17	211.58	211.07	209.36	208.52
19000	227.57	226.46	225.50	224.67	223.95	223.33	222.79	221.00	220.10
20000	239.55	238.38	237.37	236.49	235.74	235.09	234.52	232.63	231.69
21000	251.53	250.30	249.24	248.32	247.53	246.84	246.25	244.26	243.27
22000	263.50	262.22	261.11	260.15	259.32	258.60	257.97	255.89	254.86
23000	275.48	274.14	272.97	271.97	271.10	270.35	269.70	267.52	266.44
24000	287.46	286.05	284.85	283.80	282.89	282.10	281.42	279.15	278.02
25000	299.44	297.97	296.71	295.62	294.68	293.86	293.15	290.78	289.61
26000	311.41	309.89	308.58	307.44	306.46	305.61	304.87	302.41	301.19
27000	323.39	321.81	320.45	319.27	318.25	317.37	316.60	314.04	312.78
28000	335.37	333.73	332.32	331.09	330.04	329.12	328.33	325.68	324.36
29000	347.34	345.65	344.18	342.92	341.82	340.87	340.05	337.31	335.94
30000	359.32	357.57	356.05	354.74	353.61	352.63	351.78	348.94	347.53
31000	371.30	369.49	367.92	366.57	365.40	364.38	363.50	360.57	359.11
32000	383.28	381.40	379.79	378.39	377.18	376.14	375.23	372.20	370.70
33000	395.25	393.32	391.66	390.22	388.97	387.89	386.95	383.83	382.28
34000	407.23	405.24	403.53	402.04	400.76	399.64	398.68	395.46	393.87
35000	419.21	417.16	415.39	413.87	412.54	411.40	410.41	407.09	405.45
36000	431.18	429.08	427.26	425.69	424.33	423.15	422.13	418.72	417.03
37000	443.16	441.00	439.13	437.52	436.12	434.91	433.86	430.36	428.62
38000	455.14	452.92	451.00	449.34	447.90	446.66	445.58	441.99	440.20
39000	467.12	464.84	462.87	461.16	459.69	458.42	457.31	453.62	451.79
40000	479.09	476.75	474.74	472.99	471.48	470.17	469.03	465.25	463.37
45000	538.98	536.35	534.08	532.11	530.41	528.94	527.66	523.41	521.29
50000	598.87	595.94	593.42	591.24	589.35	587.71	586.29	581.56	579.21
55000	658.75	655.54	652.76	650.36	648.28	646.48	644.92	639.72	637.13
60000	718.64	715.13	712.10	709.48	707.21	705.25	703.55	697.87	695.05
65000	778.52	774.72	771.44	768.60	766.15	764.02	762.18	756.03	752.97
70000	838.41	834.32	830.78	827.73	825.08	822.79	820.81	814.18	810.89
75000	898.30	893.91	890.12	886.85	884.02	881.56	879.44	872.34	868.81
80000	958.18	953.50	949.47	945.97	942.95	940.33	938.06	930.49	926.74
85000	1018.07	1013.10	1008.81	1005.10	1001.89	999.10	996.69	988.65	984.66
90000	1077.95	1072.69	1068.15	1064.22	1060.82	1057.87	1055.32	1046.80	1042.58
95000	1137.84	1132.29	1127.49	1123.34	1119.75	1116.65	1113.95	1104.96	1100.50
100000	1197.73	1191.88	1186.83	1182.47	1178.69	1175.42	1172.58	1163.12	1158.42

TERMES MONTANT	1 AN	1½ AN	2 ANS	2½ ANS	3 ANS	3½ ANS	4 ANS	4½ ANS	5 ANS
25	2.25	1.55	1.21	1.00	.86	.76	.69	.63	.59
50	4.50	3.10	2.41	1.99	1.72	1.52	1.37	1.26	1.17
75	6.74	4.65	3.61	2.99	2.57	2.28	2.06	1.89	1.75
100	8.99	6.20	4.81	3.98	3.43	3.03	2.74	2.52	2.34
200	17.97	12.40	9.62	7.95	6.85	6.06	5.48	5.03	4.67
300	26.95	18.59	14.42	11.93	10.27	9.09	8.22	7.54	7.00
400	35.93	24.79	19.23	15.90	13.69	12.12	10.95	10.05	9.33
500	44.92	30.98	24.03	19.87	17.11	15.15	13.69	12.56	11.66
600	53.90	37.18	28.84	23.85	20.54	18.18	16.43	15.07	13.99
700	62.88	43.37	33.64	27.82	23.96	21.21	19.16	17.58	15.32
800	71.86	49.57	38.45	31.79	27.38	24.24	21.90	20.09	18.65
900	80.85	55.76	43.25	35.77	30.80	27.27	24.64	22.60	20.98
1000	89.83	61.96	48.06	39.74	34.22	30.30	27.37	25.11	23.31
2000	179.65	123.91	96.11	79.48	68.44	60.59	54.74	50.22	46.62
2500	224.57	154.89	120.13	99.35	85.55	75.74	68.42	62.77	58.28
3000	269.48	185.86	144.16	119.22	102.66	90.88	82.11	75.32	69.93
4000	359.30	247.82	192.21	158.95	136.87	121.18	109.47	100.43	93.24
5000	449.13	309.77	240.26	198.69	171.09	151.47	136.84	125.53	116.55
6000	538.95	371.72	288.31	238.43	205.31	181.76	164.21	150.64	139.86
7000	628.78	433.68	336.36	278.16	239.52	212.06	191.57	175.75	163.17
8000	718.60	495.63	384.41	317.90	273.74	242.35	218.94	200.85	186.48
9000	808.43	557.58	432.46	357.64	307.96	272.64	246.31	225.96	209.79
10000	898.25	619.53	480.51	397.37	342.17	302.93	273.67	251.06	233.10
11000	988.08	681.49	528.56	437.11	376.39	333.23	301.04	276.17	256.41
12000	1077.90	743.44	576.62	476.85	410.61	363.52	328.41	301.27	279.72
13000	1167.73	805.39	624.67	516.58	444.82	393.81	355.77	326.38	303.03
14000	1257.55	867.35	672.72	556.32	479.04	424.11	383.14	351.49	326.34
15000	1347.38	929.30	720.77	596.06	513.26	454.40	410.51	376.59	349.65
16000	1437.20	991.25	768.82	635.79	547.47	484.69	437.87	401.70	372.96
17000	1527.03	1053.20	816.87	675.53	581.69	514.99	465.24	426.80	396.27
18000	1616.85	1115.16	864.92	715.27	615.91	545.28	492.61	451.91	419.58
19000	1706.68	1177.11	912.97	755.01	650.12	575.57	519.98	477.01	442.89
20000	1796.50	1239.06	961.02	794.74	684.34	605.86	547.34	502.12	466.20
21000	1886.33	1301.02	1009.07	834.48	718.56	636.16	574.71	527.23	489.51
22000	1976.15	1362.97	1057.12	874.22	752.77	666.45	602.08	552.33	512.82
23000	2065.98	1424.92	1105.18	913.95	786.99	696.74	629.44	577.44	536.13
24000	2155.80	1486.87	1153.23	953.69	821.21	727.04	656.81	602.54	559.44
25000	2245.63	1548.83	1201.28	993.43	855.42	757.33	684.18	627.65	582.75
26000	2335.45	1610.78	1249.33	1033.16	889.64	787.62	711.54	652.75	606.06
27000	2425.28	1672.73	1297.38	1072.90	923.86	817.91	738.91	677.86	629.37
28000	2515.10	1734.69	1345.43	1112.64	958.07	848.21	766.28	702.97	652.68
29000	2604.93	1796.64	1393.48	1152.37	992.29	878.50	793.64	728.07	675.99
30000	2694.75	1858.59	1441.53	1192.11	1026.51	908.79	821.01	753.18	699.30
31000	2784.58	1920.54	1489.58	1231.85	1060.72	939.09	848.38	778.28	722.61
32000	2874.40	1982.50	1537.63	1271.58	1094.94	969.38	875.74	803.39	745.92
33000	2964.23	2044.45	1585.68	1311.32	1129.16	999.67	903.11	828.49	769.23
34000	3054.05	2106.40	1633.74	1351.06	1163.37	1029.97	930.48	853.60	792.54
35000	3143.88	2168.36	1681.79	1390.80	1197.59	1060.26	957.84	878.71	815.85
36000	3233.70	2230.31	1729.84	1430.53	1231.81	1090.55	985.21	903.81	839.16
37000	3323.53	2292.26	1777.89	1470.27	1266.02	1120.84	1012.58	928.92	862.47
38000	3413.35	2354.21	1825.94	1510.01	1300.24	1151.14	1039.95	954.02	885.78
39000	3503.18	2416.17	1873.99	1549.74	1334.46	1181.43	1067.31	979.13	909.09
40000	3593.00	2478.12	1922.04	1589.48	1368.67	1211.72	1094.68	1004.23	932.40
45000	4042.13	2787.88	2162.30	1788.16	1539.76	1363.19	1231.51	1129.76	1048.95
50000	4491.25	3097.65	2402.55	1986.85	1710.84	1514.65	1368.35	1255.29	1165.50
55000	4940.38	3407.41	2642.80	2185.53	1881.92	1666.12	1505.18	1380.82	1282.05
60000	5389.50	3717.18	2883.06	2384.22	2053.01	1817.58	1642.02	1506.35	1398.60
63000	5838.63	4026.94	3123.31	2582.90	2224.09	1969.05	1778.85	1631.88	1515.15
70000	6287.75	4336.71	3363.57	2781.59	2395.17	2120.51	1915.68	1757.41	1631.70
75000	6736.88	4646.47	3603.82	2980.27	2566.26	2271.98	2052.52	1882.93	1748.25
80000	7186.00	4956.24	3844.08	3178.95	2737.34	2423.44	2189.35	2008.46	1864.80
85000	7635.13	5266.00	4084.33	3377.64	2908.43	2574.91	2326.19	2133.99	1981.35
90000	8084.25	5575.76	4324.59	3576.32	3079.51	2726.37	2463.02	2259.52	2097.90
95000	8533.38	5885.53	4564.84	3775.01	3250.59	2877.84	2599.86	2385.05	2214.45
100000	8982.50	6195.29	4805.09	3973.69	3421.68	3029.30	2736.69	2510.58	2331.00

TERMES MONTANT	6 ANS	7 ANS	8 ANS	9 ANS	10 ANS	11 ANS	12 ANS	13 ANS	14 ANS
25	.52	.47	.44	.41	.39	.38	.37	.36	.35
50	1.04	.94	.88	.82	.78	.75	.73	.71	.69
75	1.55	1.41	1.31	1.23	1.17	1.13	1.09	1.06	1.03
100	2.07	1.88	1.75	1.64	1.56	1.50	1.45	1.41	1.37
200	4.13	3.76	3.49	3.28	3.12	2.99	2.89	2.81	2.74
300	6.20	5.64	5.23	4.92	4.68	4.49	4.33	4.21	4.10
400	8.26	7.52	6.97	6.56	6.24	5.99	5.77	5.61	5.47
500	10.33	9.40	8.71	8.20	7.79	7.47	7.22	7.01	6.83
600	12.39	11.28	10.46	9.83	9.35	8.97	8.66	8.41	8.20
700	14.46	13.15	12.20	11.47	10.91	10.46	10.10	9.81	9.57
800	16.52	15.03	13.94	13.11	12.47	11.95	11.54	11.21	10.93
900	18.59	16.91	15.68	14.75	14.02	13.45	12.98	12.61	12.30
1000	20.65	18.79	17.42	16.39	15.58	14.94	14.43	14.01	13.66
2000	41.30	37.57	34.84	32.77	31.16	29.88	28.85	28.01	27.32
2500	51.63	46.97	43.55	40.96	38.94	37.35	36.06	35.01	34.15
3000	61.95	56.36	52.26	49.15	46.73	44.81	43.27	42.01	40.98
4000	82.60	75.14	69.67	65.53	62.31	59.75	57.69	56.02	54.64
5000	103.25	93.93	87.09	81.91	77.88	74.69	72.12	70.02	68.29
6000	123.90	112.71	104.51	98.29	93.46	89.62	86.54	84.02	81.95
7000	144.55	131.50	121.93	114.67	109.03	104.56	100.96	98.03	95.61
8000	165.20	150.28	139.34	131.05	124.61	119.50	115.38	112.03	109.27
9000	185.84	169.07	156.76	147.43	140.18	134.43	129.80	126.03	122.93
10000	206.49	187.85	174.18	163.81	155.76	149.37	144.23	140.03	136.58
11000	227.14	206.63	191.60	180.19	171.33	164.30	158.65	154.04	150.24
12000	247.79	225.42	209.01	196.57	186.91	179.24	173.07	168.04	163.90
13000	268.44	244.20	226.43	212.96	202.48	194.18	187.49	182.04	177.56
14000	289.09	262.99	243.85	229.34	218.06	209.11	201.91	196.05	191.22
15000	309.74	281.77	261.26	245.72	233.63	224.05	216.34	210.05	204.87
16000	330.39	300.56	278.68	262.10	249.21	238.99	230.76	224.05	218.53
17000	351.04	319.34	296.10	278.48	264.78	253.92	245.18	238.06	232.19
18000	371.68	338.13	313.52	294.86	280.36	268.86	259.60	252.06	245.85
19000	392.33	356.91	330.93	311.24	295.93	283.79	274.02	266.06	259.51
20000	412.98	375.69	348.35	327.62	311.51	298.73	288.45	280.06	273.16
21000	433.63	394.48	365.77	344.00	327.08	313.67	302.87	294.07	286.82
22000	454.28	413.26	383.19	360.38	342.66	328.60	317.29	308.07	300.48
23000	474.93	432.05	400.60	376.76	358.23	343.54	331.71	322.07	314.14
24000	495.58	450.83	418.02	393.14	373.81	358.48	346.14	336.08	327.80
25000	516.23	469.62	435.44	409.53	389.38	373.41	360.56	350.08	341.45
26000	536.87	488.40	452.86	425.91	404.96	388.35	374.98	364.08	355.11
27000	557.52	507.19	470.27	442.29	420.53	403.29	389.40	378.09	368.77
28000	578.17	525.97	487.69	458.67	436.11	418.22	403.82	392.09	382.43
29000	598.82	544.75	505.11	475.05	451.68	433.16	418.25	406.09	396.09
30000	619.47	563.54	522.52	491.43	467.26	448.09	432.67	420.09	409.74
31000	640.12	582.32	539.94	507.81	482.83	463.03	447.09	434.10	423.40
32000	660.77	601.11	557.36	524.19	498.41	477.97	461.51	448.10	437.06
33000	681.42	619.89	574.78	540.57	513.98	492.90	475.93	462.10	450.72
34000	702.07	638.68	592.19	556.95	529.56	507.84	490.36	476.11	464.38
35000	722.71	657.46	609.61	573.33	545.13	522.78	504.78	490.11	478.03
36000	743.36	676.25	627.03	589.71	560.71	537.71	519.20	504.11	491.69
37000	764.01	695.03	644.45	606.10	576.28	552.65	533.62	518.12	505.35
38000	784.66	713.82	661.86	622.48	591.86	567.58	548.04	532.12	519.01
39000	805.31	732.60	679.28	638.86	607.43	582.52	562.47	546.12	532.67
40000	825.96	751.38	696.70	655.24	623.01	597.46	576.89	560.12	546.32
45000	929.20	845.31	783.78	737.14	700.88	672.14	649.00	630.14	614.61
50000	1032.45	939.23	870.87	819.05	778.76	746.82	721.11	700.15	682.90
55000	1135.69	1033.15	957.96	900.95	856.63	821.50	793.22	770.17	751.19
60000	1238.94	1127.07	1045.04	982.85	934.51	896.18	865.33	840.18	819.48
65000	1342.18	1221.00	1132.13	1064.76	1012.38	970.86	937.44	910.20	887.77
70000	1445.42	1314.92	1219.22	1146.66	1090.26	1045.55	1009.55	980.21	956.06
75000	1548.67	1408.84	1306.30	1228.57	1168.13	1120.23	1081.66	1050.23	1024.35
80000	1551.91	1502.76	1393.39	1310.47	1246.01	1194.91	1153.77	1120.24	1092.64
85000	1755.16	1596.69	1480.48	1392.38	1323.88	1269.59	1225.88	1190.26	1160.93
90000	1858.40	1690.61	1567.56	1474.28	1401.76	1344.27	1297.99	1260.27	1229.22
95000	1961.64	1784.53	1654.65	1556.18	1479.63	1418.95	1370.10	1330.29	1297.51
100000	2064.89	1878.45	1741.74	1638.09	1557.51	1493.63	1442.21	1400.30	1365.80

14½% PAIEMENT MENSUEL REQUIS
POUR L'AMORTISSEMENT DU PRÊT

TERMES MONTANT	15 ANS	16 ANS	17 ANS	18 ANS	19 ANS	20 ANS	21 ANS	22 ANS	23 ANS
25	.34	.33	.33	.32	.32	.32	.31	.31	.31
50	.67	.66	.65	.64	.64	.63	.62	.62	.62
75	1.01	.99	.97	.96	.95	.94	.93	.93	.92
100	1.34	1.32	1.30	1.28	1.27	1.25	1.24	1.23	1.23
200	2.68	2.63	2.59	2.56	2.53	2.50	2.48	2.46	2.45
300	4.02	3.94	3.88	3.83	3.79	3.75	3.72	3.69	3.67
400	5.35	5.26	5.18	5.11	5.05	5.00	4.96	4.92	4.89
500	6.69	6.57	6.47	6.39	6.31	6.25	6.20	6.15	6.12
600	8.03	7.88	7.76	7.66	7.57	7.50	7.44	7.38	7.34
700	9.37	9.20	9.06	8.94	8.84	8.75	8.68	8.61	8.56
800	10.70	10.51	10.35	10.21	10.10	10.00	9.92	9.84	9.78
900	12.04	11.82	11.64	11.49	11.36	11.25	11.15	11.07	11.00
1000	13.38	13.14	12.94	12.77	12.62	12.50	12.39	12.30	12.23
2000	26.75	26.27	25.87	25.53	25.24	24.99	24.78	24.60	24.45
2500	33.43	32.84	32.33	31.91	31.55	31.24	30.98	30.75	30.56
3000	40.12	39.40	38.80	38.29	37.85	37.49	37.17	36.90	36.67
4000	53.49	52.53	51.73	51.05	50.47	49.98	49.56	49.20	48.89
5000	66.86	65.67	64.66	63.81	63.09	62.47	61.95	61.50	61.12
6000	80.23	78.80	77.59	76.57	75.70	74.97	74.34	73.80	73.34
7000	93.61	91.93	90.52	89.33	88.32	87.46	86.73	86.10	85.56
8000	106.98	105.06	103.45	102.09	100.94	99.95	99.12	98.40	97.78
9000	120.35	118.19	116.38	114.85	113.55	112.45	111.50	110.70	110.00
10000	133.72	131.33	129.31	127.61	126.17	124.94	123.89	123.00	122.23
11000	147.09	144.46	142.24	140.37	138.79	137.44	136.28	135.30	134.45
12000	160.46	157.59	155.17	153.13	151.40	149.93	148.67	147.59	146.67
13000	173.83	170.72	168.10	165.89	164.02	162.42	161.06	159.89	158.89
14000	187.21	183.85	181.04	178.65	176.64	174.92	173.45	172.19	171.12
15000	200.58	196.99	193.97	191.42	189.25	187.41	185.84	184.49	183.34
16000	213.95	210.12	206.90	204.18	201.87	199.90	198.23	196.79	195.56
17000	227.32	223.25	219.83	216.94	214.48	212.40	210.62	209.09	207.78
18000	240.69	236.38	232.76	229.70	227.10	224.89	223.00	221.39	220.00
19000	254.06	249.51	245.69	242.46	239.72	237.38	235.39	233.69	232.23
20000	267.44	262.65	258.62	255.22	252.33	249.88	247.78	245.99	244.45
21000	280.81	275.78	271.55	267.98	264.95	262.37	260.17	258.29	256.67
22000	294.18	288.91	284.48	280.74	277.57	274.87	272.56	270.59	268.89
23000	307.55	302.04	297.41	293.50	290.18	287.36	284.95	282.89	281.12
24000	320.92	315.17	310.34	306.26	302.80	299.85	297.34	295.18	293.34
25000	334.29	328.31	323.27	319.02	315.42	312.35	309.73	307.48	305.56
26000	347.66	341.44	336.20	331.78	328.03	324.84	322.12	319.78	317.78
27000	361.04	354.57	349.14	344.54	340.65	337.33	334.50	332.08	330.00
28000	374.41	367.70	362.07	357.30	353.27	349.83	346.89	344.38	342.23
29000	387.78	380.83	375.00	370.07	365.88	362.32	359.28	356.68	354.45
30000	401.15	393.97	387.93	382.83	378.50	374.82	371.67	368.98	366.67
31000	414.52	407.10	400.86	395.59	391.12	387.31	384.06	381.28	378.89
32000	427.89	420.23	413.79	408.35	403.73	399.80	396.45	393.58	391.12
33000	441.26	433.36	426.72	421.11	416.35	412.30	408.84	405.88	403.34
34000	454.64	446.50	439.65	433.87	428.96	424.79	421.23	418.18	415.56
35000	468.01	459.63	452.58	446.63	441.58	437.28	433.62	430.48	427.78
36000	481.38	472.76	465.51	459.39	454.20	449.78	446.00	442.77	440.00
37000	494.75	485.89	478.44	472.15	466.81	462.27	458.39	455.07	452.23
38000	508.12	499.02	491.37	484.91	479.43	474.76	470.78	467.37	464.45
39000	521.49	512.16	504.30	497.67	492.05	487.26	483.17	479.67	476.67
40000	534.87	525.29	517.24	510.43	504.66	499.75	495.56	491.97	488.89
45000	601.72	590.95	581.89	574.24	567.75	562.22	557.50	553.47	550.00
50000	668.58	656.61	646.54	638.04	630.83	624.69	619.45	614.96	611.12
55000	735.44	722.27	711.20	701.84	693.91	687.16	681.39	676.46	672.23
60000	802.30	787.93	775.85	765.65	756.99	749.63	743.34	737.95	733.34
65000	869.15	853.59	840.50	829.45	820.07	812.09	805.28	799.45	794.45
70000	936.01	919.25	905.16	893.25	883.16	874.56	867.23	860.95	855.56
75000	1002.87	984.91	969.81	957.06	946.24	937.03	929.17	922.44	916.67
80000	1069.73	1050.57	1034.47	1020.86	1009.32	999.50	991.11	983.94	977.78
85000	1136.58	1116.23	1099.12	1084.66	1072.40	1061.97	1053.06	1045.43	1038.89
90000	1203.44	1181.89	1163.77	1148.47	1135.49	1124.44	1115.00	1106.93	1100.00
95000	1270.30	1247.55	1228.43	1212.27	1198.57	1186.90	1176.95	1168.42	1161.12
100000	1337.16	1313.21	1293.08	1276.08	1261.65	1249.37	1238.89	1229.92	1222.23

PAIEMENT MENSUEL REQUIS
POUR L'AMORTISSEMENT DU PRÊT **14½%**

TERMES MONTANT	24 ANS	25 ANS	26 ANS	27 ANS	28 ANS	28 ANS	30 ANS	35 ANS	40 ANS
25	.31	.31	.31	.31	.30	.30	.30	.30	.30
50	.61	.61	.61	.60	.60	.60	.60	.60	.59
75	.92	.91	.91	.91	.90	.90	.90	.90	.89
100	1.22	1.21	1.21	1.21	1.20	1.20	1.19	1.19	1.18
200	2.44	2.42	2.42	2.41	2.40	2.39	2.39	2.37	2.36
300	3.65	3.63	3.62	3.61	3.60	3.59	3.58	3.55	3.54
400	4.87	4.84	4.83	4.81	4.79	4.78	4.77	4.73	4.72
500	6.08	6.05	6.03	6.01	5.99	5.97	5.96	5.92	5.89
600	7.30	7.26	7.24	7.21	7.19	7.17	7.15	7.10	7.07
700	8.51	8.47	8.44	8.41	8.38	8.36	8.34	8.28	8.25
800	9.73	9.68	9.65	9.61	9.58	9.56	9.53	9.46	9.43
900	10.95	10.89	10.85	10.81	10.78	10.75	10.73	10.64	10.60
1000	12.16	12.10	12.06	12.02	11.98	11.94	11.92	11.83	11.78
2000	24.32	24.20	24.11	24.02	23.95	23.88	23.83	23.65	23.56
2500	30.40	30.25	30.13	30.02	29.93	29.85	29.79	29.56	29.45
3000	36.47	36.30	36.16	36.03	35.92	35.82	35.74	35.47	35.34
4000	48.63	48.40	48.21	48.04	47.89	47.76	47.65	47.29	47.11
5000	60.79	60.50	60.26	60.04	59.86	59.70	59.57	59.11	58.89
6000	72.94	72.60	72.31	72.05	71.83	71.64	71.48	70.94	70.67
7000	85.10	84.70	84.36	84.06	83.80	83.58	83.39	82.76	82.45
8000	97.25	96.80	96.41	96.07	95.78	95.52	95.30	94.58	94.22
9000	109.41	108.90	108.46	108.08	107.75	107.46	107.22	106.40	106.00
10000	121.57	121.00	120.51	120.08	119.72	119.40	119.13	118.22	117.78
11000	133.72	133.10	132.56	132.09	131.69	131.34	131.04	130.04	129.56
12000	145.88	145.20	144.61	144.10	143.66	143.28	142.95	141.87	141.33
13000	158.03	157.29	156.66	156.11	155.63	155.22	154.87	153.69	153.11
14000	170.19	169.39	168.71	168.12	167.60	167.16	166.78	165.51	164.89
15000	182.35	181.49	180.76	180.12	179.57	179.10	178.69	177.33	176.66
16000	194.50	193.59	192.81	192.13	191.55	191.04	190.60	189.15	188.44
17000	206.66	205.69	204.86	204.14	203.52	202.98	202.52	200.98	200.22
18000	218.81	217.79	216.91	216.15	215.49	214.92	214.43	212.80	212.00
19000	230.97	229.89	228.96	228.15	227.46	226.86	226.34	224.62	223.77
20000	243.13	241.99	241.01	240.16	239.43	238.80	238.25	236.44	235.55
21000	255.28	254.09	253.06	252.17	251.40	250.74	250.17	248.26	247.33
22000	267.44	266.19	265.11	264.18	263.37	262.68	262.08	260.08	259.11
23000	279.60	278.29	277.16	276.19	275.35	274.62	273.99	271.91	270.88
24000	291.75	290.39	289.21	288.19	287.32	286.56	285.90	283.73	282.66
25000	303.91	302.49	301.26	300.20	299.29	298.50	297.82	295.55	294.44
26000	316.06	314.58	313.31	312.21	311.26	310.44	309.73	307.37	306.21
27000	328.22	326.68	325.36	324.22	323.23	322.38	321.64	319.19	317.99
28000	340.38	338.78	337.41	336.23	335.20	334.32	333.55	331.01	329.77
29000	352.53	350.88	349.46	348.23	347.17	346.26	345.47	342.84	341.55
30000	364.69	362.98	361.51	360.24	359.14	358.20	357.38	354.66	353.32
31000	376.84	375.08	373.56	372.25	371.12	370.14	369.29	366.48	365.10
32000	389.00	387.18	385.61	384.26	383.09	382.08	381.20	378.30	376.88
33000	401.16	399.28	397.66	396.26	395.06	394.02	393.11	390.12	388.66
34000	413.31	411.38	409.71	408.27	407.03	405.96	405.03	401.95	400.43
35000	425.47	423.48	421.76	420.28	419.00	417.90	416.94	413.77	412.21
36000	437.62	435.58	433.81	432.29	430.97	429.84	428.85	425.59	423.99
37000	449.78	447.68	445.86	444.30	442.94	441.78	440.76	437.41	435.76
38000	461.94	459.77	457.91	456.30	454.92	453.72	452.68	449.23	447.54
39000	474.09	471.87	469.96	468.31	466.89	465.65	464.59	461.05	459.32
40000	486.25	483.97	482.01	480.32	478.86	477.59	476.50	472.88	471.10
45000	547.03	544.47	542.26	540.36	538.71	537.29	536.06	531.99	529.98
50000	607.81	604.97	602.51	600.40	598.57	596.99	595.63	591.09	588.87
55000	668.59	665.46	662.76	660.44	658.43	656.69	655.19	650.20	647.76
60000	729.37	725.96	723.02	720.48	718.28	716.39	714.75	709.31	706.64
65000	790.15	786.45	783.27	780.52	778.14	776.09	774.31	768.42	765.53
70000	850.93	846.95	843.52	840.56	838.00	835.79	833.87	827.53	824.41
75000	911.71	907.45	903.77	900.59	897.85	895.49	893.44	886.64	883.30
80000	972.49	967.94	964.02	960.63	957.71	955.18	953.00	945.75	942.19
85000	1033.27	1028.44	1024.27	1020.67	1017.57	1014.88	1012.56	1004.86	1001.07
90000	1094.05	1088.93	1084.52	1080.71	1077.42	1074.58	1072.12	1063.97	1059.96
95000	1154.83	1149.43	1144.77	1140.75	1137.28	1134.28	1131.68	1123.07	1118.85
100000	1215.62	1209.93	1205.02	1200.79	1197.14	1193.98	1191.25	1182.18	1177.73

PAIEMENT MENSUEL REQUIS
POUR L'AMORTISSEMENT DU PRÊT

TERMES MONTANT	1 AN	1½ AN	2 ANS	2½ ANS	3 ANS	3½ ANS	4 ANS	4½ ANS	5 ANS
25	2.25	1.56	1.21	1.00	.86	.77	.69	.64	.59
50	4.50	3.11	2.41	2.00	1.72	1.53	1.38	1.27	1.18
75	6.75	4.66	3.62	2.99	2.58	2.29	2.07	1.90	1.76
100	9.00	6.21	4.82	3.99	3.44	3.05	2.75	2.53	2.35
200	17.99	12.42	9.64	7.97	6.87	6.09	5.50	5.05	4.69
300	26.99	18.62	14.45	11.96	10.30	9.13	8.25	7.57	7.03
400	35.98	24.83	19.27	15.94	13.74	12.17	11.00	10.10	9.38
500	44.97	31.04	24.09	19.93	17.17	15.21	13.75	12.62	11.72
600	53.97	37.24	28.90	23.91	20.60	18.25	16.50	15.14	14.06
700	62.96	43.45	33.72	27.90	24.04	21.29	19.24	17.66	16.41
800	71.95	49.66	38.53	31.88	27.47	24.33	21.99	20.19	18.75
900	80.95	55.86	43.35	35.87	30.90	27.37	24.74	22.71	21.09
1000	89.94	62.07	48.17	39.85	34.34	30.41	27.49	25.23	23.44
2000	179.88	124.13	96.33	79.70	68.67	60.82	54.98	50.46	46.87
2500	224.84	155.16	120.41	99.63	85.83	76.03	68.72	63.07	58.59
3000	269.81	186.20	144.49	119.55	103.00	91.23	82.46	75.68	70.30
4000	359.75	248.26	192.65	159.40	137.33	121.64	109.95	100.91	93.73
5000	449.68	310.32	240.82	199.25	171.66	152.05	137.43	126.14	117.17
6000	539.62	372.39	288.98	239.10	205.99	182.46	164.92	151.36	140.60
7000	629.56	434.45	337.14	278.95	240.32	212.87	192.40	176.59	164.03
8000	719.49	496.51	385.30	318.80	274.66	243.28	219.89	201.81	187.46
9000	809.43	558.58	433.47	358.65	308.99	273.69	247.37	227.04	210.90
10000	899.36	620.64	481.63	398.50	343.32	304.10	274.86	252.27	234.33
11000	989.30	682.70	529.79	438.35	377.65	334.51	302.34	277.49	257.76
12000	1079.24	744.77	577.95	478.20	411.98	364.92	329.83	302.72	281.19
13000	1169.17	806.83	626.12	518.05	446.31	395.33	357.31	327.95	304.63
14000	1259.11	868.89	674.28	557.90	480.64	425.74	384.80	353.17	328.06
15000	1349.04	930.96	722.44	597.75	514.98	456.15	412.29	378.40	351.49
16000	1438.98	993.02	770.60	637.60	549.31	486.56	439.77	403.62	374.92
17000	1528.92	1055.08	818.77	677.45	583.64	516.97	467.26	428.85	398.36
18000	1618.85	1117.15	866.93	717.30	617.97	547.38	494.74	454.08	421.79
19000	1708.79	1179.21	915.09	757.15	652.30	577.79	522.23	479.30	445.22
20000	1798.72	1241.27	963.25	797.00	686.63	608.20	549.71	504.53	468.65
21000	1888.66	1303.34	1011.41	836.85	720.96	638.60	577.20	529.76	492.09
22000	1978.60	1365.40	1059.58	876.70	755.30	669.01	604.68	554.98	515.52
23000	2068.53	1427.46	1107.74	916.55	789.63	699.42	632.17	580.21	538.95
24000	2158.47	1489.53	1155.90	956.40	823.96	729.83	659.65	605.43	562.38
25000	2248.40	1551.59	1204.06	996.25	858.29	760.24	687.14	630.66	585.82
26000	2338.34	1613.65	1252.23	1036.10	892.62	790.65	714.62	655.89	609.25
27000	2428.28	1675.72	1300.39	1075.95	926.95	821.06	742.11	681.11	632.68
28000	2518.21	1737.78	1348.55	1115.80	961.28	851.47	769.59	706.34	656.11
29000	2608.15	1799.84	1396.71	1155.65	995.62	881.88	797.08	731.57	679.54
30000	2698.08	1861.91	1444.88	1195.50	1029.95	912.29	824.57	756.79	702.98
31000	2788.02	1923.97	1493.04	1235.35	1064.28	942.70	852.05	782.02	726.41
32000	2877.96	1986.03	1541.20	1275.20	1098.61	973.11	879.54	807.24	749.84
33000	2967.89	2048.10	1589.36	1315.05	1132.94	1003.52	907.02	832.47	773.28
34000	3057.83	2110.16	1637.53	1354.90	1167.27	1033.93	934.51	857.70	796.71
35000	3147.76	2172.23	1685.69	1394.75	1201.60	1064.34	961.99	882.92	820.14
36000	3237.70	2234.29	1733.85	1434.60	1235.93	1094.75	989.48	908.15	843.57
37000	3327.63	2296.35	1782.01	1474.45	1270.27	1125.16	1016.96	933.37	867.01
38000	3417.57	2358.42	1830.18	1514.30	1304.60	1155.57	1044.45	958.60	890.44
39000	3507.51	2420.48	1878.34	1554.15	1338.93	1185.98	1071.93	983.83	913.87
40000	3597.44	2482.54	1926.50	1594.00	1373.26	1216.39	1099.42	1009.05	937.30
45000	4047.12	2792.86	2167.31	1793.25	1544.92	1368.43	1236.85	1135.18	1054.47
50000	4496.80	3103.18	2408.12	1992.50	1716.57	1520.48	1374.27	1261.32	1171.63
55000	4946.48	3413.49	2648.94	2191.74	1888.23	1672.53	1511.70	1387.45	1288.79
60000	5396.16	3723.81	2889.75	2390.99	2059.89	1824.58	1649.13	1513.58	1405.95
65000	5845.84	4034.13	3130.56	2590.24	2231.55	1976.62	1786.55	1639.71	1523.12
70000	6295.52	4344.45	3371.37	2789.49	2403.20	2128.67	1923.98	1765.84	1640.28
75000	6745.20	4654.76	3612.18	2988.74	2574.86	2280.72	2061.41	1891.97	1757.44
80000	7194.88	4965.08	3853.00	3187.99	2746.52	2432.77	2198.83	2018.10	1874.60
85000	7644.56	5275.40	4093.81	3387.24	2918.17	2584.81	2336.26	2144.23	1991.77
90000	8094.24	5585.71	4334.62	3586.49	3089.83	2736.86	2473.69	2270.36	2108.93
95000	8543.92	5896.03	4575.43	3785.74	3261.49	2888.91	2611.11	2396.49	2226.09
100000	8993.60	6206.35	4816.24	3984.99	3433.14	3040.96	2748.54	2522.63	2343.25

TERMES MONTANT	6 ANS	7 ANS	8 ANS	9 ANS	10 ANS	11 ANS	12 ANS	13 ANS	14 ANS
25	.52	.48	.44	.42	.40	.38	.37	.36	.35
50	1.04	.95	.88	.83	.79	.76	.73	.71	.70
75	1.56	1.42	1.32	1.24	1.18	1.14	1.10	1.07	1.04
100	2.08	1.90	1.76	1.66	1.58	1.51	1.46	1.42	1.39
200	4.16	3.79	3.52	3.31	3.15	3.02	2.92	2.84	2.77
300	6.24	5.68	5.27	4.96	4.72	4.53	4.38	4.25	4.15
400	8.32	7.57	7.03	6.61	6.29	6.04	5.83	5.67	5.53
500	10.39	9.46	8.78	8.26	7.86	7.55	7.29	7.08	6.91
600	12.47	11.35	10.54	9.92	9.44	9.05	8.75	8.50	8.29
700	14.55	13.25	12.29	11.57	11.01	10.56	10.21	9.91	9.67
800	16.63	15.14	14.05	13.22	12.58	12.07	11.66	11.33	11.06
900	18.70	17.03	15.80	14.87	14.15	13.58	13.12	12.75	12.44
1000	20.78	18.92	17.56	16.52	15.72	15.09	14.58	14.16	13.82
2000	41.56	37.84	35.11	33.04	31.44	30.17	29.15	28.32	27.63
2500	51.94	47.29	43.88	41.30	39.30	37.71	36.43	35.39	34.54
3000	62.33	56.75	52.66	49.56	47.16	45.25	43.72	42.47	41.45
4000	83.11	75.67	70.21	66.08	62.87	60.33	58.29	56.63	55.26
5000	103.88	94.58	87.76	82.60	78.59	75.42	72.86	70.78	69.07
6000	124.66	113.50	105.32	99.12	94.31	90.50	87.43	84.94	82.89
7000	145.43	132.41	122.87	115.64	110.03	105.58	102.01	99.10	96.70
8000	166.21	151.33	140.42	132.16	125.74	120.66	116.58	113.25	110.52
9000	186.98	170.24	157.97	148.68	141.46	135.74	131.15	127.41	124.33
10000	207.76	189.16	175.52	165.20	157.18	150.83	145.72	141.56	138.14
11000	228.53	208.07	193.08	181.72	172.90	165.91	160.29	155.72	151.96
12000	249.31	226.99	210.63	198.24	188.61	180.99	174.86	169.87	165.77
13000	270.09	245.90	228.18	214.76	204.33	196.07	189.43	184.03	179.59
14000	290.86	264.82	245.73	231.28	220.05	211.16	204.01	198.19	193.40
15000	311.64	283.73	263.28	247.79	235.76	226.24	218.58	212.34	207.21
16000	332.41	302.65	280.84	264.31	251.48	241.32	233.15	226.50	221.03
17000	353.19	321.56	298.39	280.83	267.20	256.40	247.72	240.65	234.84
18000	373.96	340.48	315.94	297.35	282.92	271.48	262.29	254.81	248.66
19000	394.74	359.39	333.49	313.87	298.63	286.57	276.86	268.96	262.47
20000	415.51	378.31	351.04	330.39	314.35	301.65	291.43	283.12	276.28
21000	436.29	397.22	368.60	346.91	330.07	316.73	306.01	297.28	290.10
22000	457.06	416.14	386.15	363.43	345.79	331.81	320.58	311.43	303.91
23000	477.84	435.05	403.70	379.95	361.50	346.90	335.15	325.59	317.72
24000	498.61	453.97	421.25	396.47	377.22	361.98	349.72	339.74	331.54
25000	519.39	472.88	438.80	412.99	392.94	377.06	364.29	353.90	345.35
26000	540.17	491.80	456.35	429.51	408.65	392.14	378.86	368.05	359.17
27000	560.94	510.71	473.91	446.03	424.37	407.22	393.44	382.21	372.98
28000	581.72	529.63	491.46	462.55	440.09	422.31	408.01	396.37	386.79
29000	602.49	548.54	509.01	479.07	455.81	437.39	422.58	410.52	400.61
30000	623.27	567.46	526.56	495.58	471.52	452.47	437.15	424.68	414.42
31000	644.04	586.37	544.11	512.10	487.24	467.55	451.72	438.83	428.24
32000	664.82	605.29	561.67	528.62	502.96	482.64	466.29	452.99	442.05
33000	685.59	624.20	579.22	545.14	518.68	497.72	480.86	467.14	455.86
34000	706.37	643.12	596.77	561.66	534.39	512.80	495.44	481.30	469.68
35000	727.14	662.03	614.32	578.18	550.11	527.88	510.01	495.46	483.49
36000	747.92	680.95	631.87	594.70	565.83	542.96	524.58	509.61	497.31
37000	768.70	699.86	649.43	611.22	581.55	558.05	539.15	523.77	511.12
38000	789.47	718.78	666.98	627.74	597.26	573.13	553.72	537.92	524.93
39000	810.25	737.69	684.53	644.26	612.98	588.21	568.29	552.08	538.75
40000	831.02	756.61	702.08	660.78	628.70	603.29	582.86	566.24	552.56
45000	934.90	851.18	789.84	743.37	707.28	678.70	655.72	637.01	621.63
50000	1038.78	945.76	877.60	825.97	785.87	754.11	728.58	707.79	690.70
55000	1142.65	1040.34	965.36	908.57	864.46	829.53	801.44	778.57	759.77
60000	1246.53	1134.91	1053.12	991.16	943.04	904.94	874.29	849.35	828.84
65000	1350.41	1229.49	1140.88	1073.76	1021.63	980.35	947.15	920.13	897.91
70000	1454.28	1324.06	1228.64	1156.36	1100.22	1055.76	1020.01	990.91	966.98
75000	1558.16	1418.64	1316.40	1238.95	1178.80	1131.17	1092.87	1061.69	1036.05
80000	1662.04	1513.21	1404.16	1321.55	1257.39	1206.58	1165.72	1132.47	1105.12
85000	1765.92	1607.79	1491.92	1404.15	1335.98	1281.99	1238.58	1203.24	1174.19
90000	1869.79	1702.36	1579.68	1486.74	1414.56	1357.40	1311.44	1274.02	1243.26
93000	1973.67	1796.94	1667.44	1569.34	1493.15	1432.81	1384.30	1344.80	1312.33
100000	2077.55	1891.51	1755.20	1651.94	1571.74	1508.22	1457.15	1415.58	1381.40

PAIEMENT MENSUEL REQUIS
POUR L'AMORTISSEMENT DU PRÊT

TERMES MONTANT	15 ANS	16 ANS	17 ANS	18 ANS	19 ANS	20 ANS	21 ANS	22 ANS	23 ANS
25	.34	.34	.33	.33	.32	.32	.32	.32	.31
50	.68	.67	.66	.65	.64	.64	.63	.63	.62
75	1.02	1.00	.99	.97	.96	.95	.95	.94	.93
100	1.36	1.33	1.31	1.30	1.28	1.27	1.26	1.25	1.24
200	2.71	2.66	2.62	2.59	2.56	2.54	2.52	2.50	2.48
300	4.06	3.99	3.93	3.88	3.84	3.80	3.77	3.75	3.72
400	5.42	5.32	5.24	5.18	5.12	5.07	5.03	5.00	4.96
500	6.77	6.65	6.55	6.47	6.40	6.34	6.29	6.24	6.20
600	8.12	7.98	7.86	7.76	7.68	7.60	7.54	7.49	7.44
700	9.48	9.31	9.17	9.05	8.96	8.87	8.80	8.74	8.68
800	10.83	10.64	10.48	10.35	10.23	10.14	10.06	9.99	9.92
900	12.18	11.97	11.79	11.64	11.51	11.40	11.31	11.23	11.16
1000	13.54	13.30	13.10	12.93	12.79	12.67	12.57	12.48	12.40
2000	27.07	26.59	26.20	25.86	25.58	25.34	25.13	24.96	24.80
2500	33.83	33.24	32.74	32.32	31.97	31.67	31.41	31.19	31.00
3000	40.60	39.89	39.29	38.79	38.36	38.00	37.69	37.43	37.20
4000	54.13	53.18	52.39	51.72	51.15	50.67	50.26	49.91	49.60
5000	67.66	66.47	65.48	64.64	63.94	63.33	62.82	62.38	62.00
6000	81.19	79.77	78.58	77.57	76.72	76.00	75.38	74.86	74.40
7000	94.72	93.06	91.67	90.50	89.51	88.66	87.94	87.33	86.80
8000	108.25	106.36	104.77	103.43	102.29	101.33	100.51	99.81	99.20
9000	121.78	119.65	117.86	116.36	115.08	113.99	113.07	112.28	111.60
10000	135.31	132.94	130.96	129.28	127.87	126.66	125.63	124.76	124.00
11000	148.84	146.24	144.05	142.21	140.65	139.33	138.20	137.23	136.40
12000	162.37	159.53	157.15	155.14	153.44	151.99	150.76	149.71	148.80
13000	175.90	172.83	170.24	168.07	166.22	164.66	163.32	162.18	161.20
14000	189.43	186.12	183.34	181.00	179.01	177.32	175.88	174.66	173.60
15000	202.96	199.41	196.44	193.92	191.80	189.99	188.45	187.13	186.00
16000	216.49	212.71	209.53	206.85	204.58	202.65	201.01	199.61	198.40
17000	230.02	226.00	222.63	219.78	217.37	215.32	213.57	212.08	210.80
18000	243.55	239.30	235.72	232.71	230.15	227.98	226.13	224.56	223.20
19000	257.08	252.59	248.82	245.63	242.94	240.65	238.70	237.03	235.60
20000	270.61	265.88	261.91	258.56	255.73	253.31	251.26	249.51	248.00
21000	284.15	279.18	275.01	271.49	268.51	265.98	263.82	261.98	260.40
22000	297.68	292.47	288.10	284.42	281.30	278.65	276.39	274.46	272.80
23000	311.21	305.77	301.20	297.35	294.08	291.31	288.95	286.93	285.20
24000	324.74	319.06	314.29	310.27	306.87	303.98	301.51	299.41	297.60
25000	338.27	332.35	327.39	323.20	319.66	316.64	314.07	311.88	310.00
26000	351.80	345.65	340.48	336.13	332.44	329.31	326.64	324.36	322.40
27000	365.33	358.94	353.58	349.06	345.23	341.97	339.20	336.83	334.80
28000	378.86	372.24	366.68	361.99	358.01	354.64	351.76	349.31	347.20
29000	392.39	385.53	379.77	374.91	370.80	367.30	364.33	361.78	359.60
30000	405.92	398.82	392.87	387.84	383.59	379.97	376.89	374.26	372.00
31000	419.45	412.12	405.96	400.77	396.37	392.64	389.45	386.73	384.40
32000	432.98	425.41	419.06	413.70	409.16	405.30	402.01	399.21	396.80
33000	446.51	438.71	432.15	426.62	421.94	417.97	414.58	411.68	409.20
34000	460.04	452.00	445.25	439.55	434.73	430.63	427.14	424.16	421.60
35000	473.57	465.29	458.34	452.48	447.52	443.30	439.70	436.63	434.00
36000	487.10	478.59	471.44	465.41	460.30	455.96	452.26	449.11	446.40
37000	500.63	491.88	484.53	478.34	473.09	468.63	464.83	461.58	458.80
38000	514.16	505.17	497.63	491.26	485.87	481.29	477.39	474.06	471.20
39000	527.69	518.47	510.72	504.19	498.66	493.96	489.95	486.53	483.60
40000	541.22	531.76	523.82	517.12	511.45	506.62	502.52	499.01	496.00
45000	608.88	598.23	589.30	581.76	575.38	569.95	565.33	561.38	558.00
50000	676.53	664.70	654.77	646.40	639.31	633.28	628.14	623.76	620.00
55000	744.18	731.17	720.25	711.04	703.24	696.61	690.96	686.13	682.00
60000	811.83	797.64	785.73	775.68	767.17	759.93	753.77	748.51	744.00
65000	879.49	864.11	851.20	840.32	831.10	823.26	816.58	810.88	806.00
70000	947.14	930.58	916.68	904.96	895.03	886.59	879.40	873.26	868.00
75000	1014.79	997.05	982.16	969.59	958.96	949.92	942.21	935.63	930.00
80000	1082.44	1063.52	1047.63	1034.23	1022.89	1013.24	1005.02	998.01	992.00
85000	1150.10	1129.99	1113.11	1098.87	1086.82	1076.57	1067.84	1060.38	1054.00
90000	1217.75	1196.46	1178.59	1163.51	1150.75	1139.90	1130.65	1122.76	1116.00
95000	1285.40	1262.93	1244.06	1228.15	1214.68	1203.23	1193.47	1185.13	1177.99
100000	1353.05	1329.40	1309.54	1292.79	1278.61	1266.55	1256.28	1247.51	1239.99

TERMES MONTANT	24 ANS	25 ANS	26 ANS	27 ANS	28 ANS	28 ANS	30 ANS	35 ANS	40 ANS
25	.31	.31	.31	.31	.31	.31	.31	.31	.30
50	.62	.62	.62	.61	.61	.61	.61	.61	.60
75	.93	.93	.92	.92	.92	.91	.91	.91	.90
100	1.24	1.23	1.23	1.22	1.22	1.22	1.21	1.21	1.20
200	2.47	2.46	2.45	2.44	2.44	2.43	2.42	2.41	2.40
300	3.71	3.69	3.67	3.66	3.65	3.64	3.63	3.61	3.60
400	4.94	4.92	4.90	4.88	4.87	4.86	4.84	4.81	4.79
500	6.17	6.15	6.12	6.10	6.08	6.07	6.05	6.02	5.99
600	7.41	7.37	7.34	7.32	7.30	7.28	7.26	7.21	7.19
700	8.64	8.60	8.57	8.54	8.51	8.49	8.47	8.41	8.38
800	9.87	9.83	9.79	9.76	9.73	9.71	9.68	9.62	9.58
900	11.11	11.06	11.01	10.98	10.95	10.92	10.89	10.82	10.78
1000	12.34	12.29	12.24	12.20	12.16	12.13	12.10	12.02	11.98
2000	24.68	24.57	24.47	24.39	24.32	24.26	24.20	24.03	23.95
2500	30.84	30.71	30.59	30.48	30.40	30.32	30.25	30.04	29.93
3000	37.01	36.85	36.70	36.58	36.47	36.38	36.30	36.04	35.92
4000	49.35	49.13	48.94	48.77	48.63	48.51	48.40	48.06	47.89
5000	61.68	61.41	61.17	60.96	60.79	60.63	60.50	60.07	59.86
6000	74.02	73.69	73.40	73.15	72.94	72.76	72.60	72.08	71.83
7000	86.35	85.97	85.63	85.35	85.10	84.89	84.70	84.09	83.80
8000	98.69	98.25	97.87	97.54	97.25	97.01	96.80	96.11	95.77
9000	111.02	110.53	110.10	109.73	109.41	109.14	108.90	108.12	107.74
10000	123.36	122.81	122.33	121.92	121.57	121.26	121.00	120.13	119.71
11000	135.70	135.09	134.56	134.11	133.72	133.39	133.10	132.14	131.68
12000	148.03	147.37	146.80	146.30	145.88	145.51	145.20	144.16	143.65
13000	160.37	159.65	159.03	158.49	158.04	157.64	157.30	156.17	155.62
14000	172.70	171.93	171.26	170.69	170.19	169.77	169.40	168.18	167.59
15000	185.04	184.21	183.49	182.88	182.35	181.89	181.50	180.19	179.56
16000	197.37	196.49	195.73	195.07	194.50	194.02	193.60	192.21	191.53
17000	209.71	208.77	207.96	207.26	206.66	206.14	205.69	204.22	203.50
18000	222.04	221.05	220.19	219.45	218.82	218.27	217.79	216.23	215.47
19000	234.38	233.33	232.42	231.64	230.97	230.39	229.89	228.24	227.44
20000	246.71	245.61	244.66	243.84	243.13	242.52	241.99	240.26	239.41
21000	259.05	257.89	256.89	256.03	255.29	254.65	254.09	252.27	251.39
22000	271.39	270.17	269.12	268.22	267.44	266.77	266.19	264.28	263.36
23000	283.72	282.45	281.35	280.41	279.60	278.90	278.29	276.30	275.33
24000	296.06	294.73	293.59	292.60	291.75	291.02	290.39	288.31	287.30
25000	308.39	307.01	305.82	304.79	303.91	303.15	302.49	300.32	299.27
26000	320.73	319.29	318.05	316.98	316.07	315.27	314.59	312.33	311.24
27000	333.06	331.57	330.28	329.18	328.22	327.40	326.69	324.35	323.21
28000	345.40	343.85	342.52	341.37	340.38	339.53	338.79	336.36	335.18
29000	357.73	356.13	354.75	353.56	352.53	351.65	350.89	348.37	347.15
30000	370.07	368.41	366.98	365.75	364.69	363.78	362.99	360.38	359.12
31000	382.40	380.69	379.21	377.94	376.85	375.90	375.09	372.40	371.09
32000	394.74	392.97	391.45	390.13	389.00	388.03	387.19	384.41	383.06
33000	407.08	405.25	403.68	402.33	401.16	400.15	399.29	396.42	395.03
34000	419.41	417.53	415.91	414.52	413.32	412.28	411.38	408.43	407.00
35000	431.75	429.81	428.14	426.71	425.47	424.41	423.48	420.45	418.97
36000	444.08	442.09	440.38	438.90	437.63	436.53	435.58	432.46	430.94
37000	456.42	454.37	452.61	451.09	449.78	448.66	447.68	444.47	442.91
38000	468.75	466.65	464.84	463.28	461.94	460.78	459.78	456.48	454.88
39000	481.09	478.93	477.07	475.47	474.10	472.91	471.88	468.50	466.85
40000	493.42	491.21	489.31	487.67	486.25	485.03	483.98	480.51	478.82
45000	555.10	552.61	550.47	548.62	547.03	545.66	544.48	540.57	538.68
50000	616.78	614.01	611.63	609.58	607.81	606.29	604.98	600.64	598.53
55000	678.46	675.41	672.79	670.54	668.60	666.92	665.47	660.70	658.38
60000	740.13	736.81	733.96	731.50	729.38	727.55	725.97	720.76	718.23
65000	801.81	798.21	795.12	792.45	790.16	788.18	786.47	780.83	778.09
70000	863.49	859.61	856.28	853.41	850.94	848.81	846.96	840.89	837.94
75000	925.16	921.01	917.44	914.37	911.72	909.43	907.46	900.95	897.79
80000	986.84	982.41	978.61	975.33	972.50	970.06	967.96	961.02	957.64
85000	1048.52	1043.81	1039.77	1036.28	1033.28	1030.69	1028.45	1021.08	1017.50
90000	1110.20	1105.22	1100.93	1097.24	1094.06	1091.32	1088.95	1081.14	1077.35
95000	1171.87	1166.62	1162.09	1158.20	1154.84	1151.95	1149.45	1141.20	1137.20
100000	1233.55	1228.02	1223.26	1219.16	1215.62	1212.58	1209.95	1201.27	1197.05

PAIEMENT MENSUEL REQUIS
POUR L'AMORTISSEMENT DU PRÊT

TERMES MONTANT	1 AN	1½ AN	2 ANS	2½ ANS	3 ANS	3½ ANS	4 ANS	4½ ANS	5 ANS
25	2.26	1.56	1.21	1.00	.87	.77	.70	.64	.59
50	4.51	3.11	2.42	2.00	1.73	1.53	1.39	1.27	1.18
75	6.76	4.67	3.63	3.00	2.59	2.29	2.08	1.91	1.77
100	9.01	6.22	4.83	4.00	3.45	3.06	2.77	2.54	2.36
200	18.01	12.44	9.66	8.00	6.89	6.11	5.53	5.07	4.72
300	27.02	18.66	14.49	11.99	10.34	9.16	8.29	7.61	7.07
400	36.02	24.87	19.31	15.99	13.78	12.22	11.05	10.14	9.43
500	45.03	31.09	24.14	19.99	17.23	15.27	13.81	12.68	11.78
600	54.03	37.31	28.97	23.98	20.67	18.32	16.57	15.21	14.14
700	63.04	43.53	33.80	27.98	24.12	21.37	19.33	17.75	16.49
800	72.04	49.74	38.62	31.98	27.56	24.43	22.09	20.28	18.85
900	81.05	55.96	43.45	35.97	31.01	27.48	24.85	22.82	21.20
1000	90.05	62.18	48.28	39.97	34.45	30.53	27.61	25.35	23.56
2000	180.10	124.35	96.55	79.93	68.90	61.06	55.21	50.70	47.12
2500	225.12	155.44	120.69	99.91	86.12	76.32	69.02	63.37	58.89
3000	270.15	186.53	144.83	119.89	103.34	91.58	82.82	76.05	70.67
4000	360.19	248.70	193.10	159.86	137.79	122.11	110.42	101.39	94.23
5000	450.24	310.87	241.37	199.82	172.24	152.64	138.03	126.74	117.79
6000	540.29	373.05	289.65	239.78	206.68	183.16	165.63	152.09	141.34
7000	630.33	435.22	337.92	279.74	241.13	213.69	193.23	177.43	164.89
8000	720.38	497.40	386.20	319.71	275.57	244.21	220.84	202.78	188.45
9000	810.43	559.57	434.47	359.67	310.02	274.74	248.44	228.13	212.00
10000	900.47	621.74	482.74	399.63	344.47	305.27	276.05	253.47	235.56
11000	990.52	683.92	531.02	439.60	378.91	335.79	303.65	278.82	259.11
12000	1080.57	746.09	579.29	479.56	413.36	366.32	331.25	304.17	282.67
13000	1170.61	808.27	627.57	519.52	447.81	396.85	358.86	329.51	306.22
14000	1260.66	870.44	675.84	559.48	482.25	427.37	386.46	354.86	329.78
15000	1350.71	932.61	724.11	599.45	516.70	457.90	414.07	380.21	353.33
16000	1440.76	994.79	772.39	639.41	551.14	488.42	441.67	405.56	376.89
17000	1530.80	1056.96	820.66	679.37	585.59	518.95	469.27	430.90	400.44
18000	1620.85	1119.14	868.94	719.34	620.04	549.48	496.88	456.25	424.00
19000	1710.90	1181.31	917.21	759.30	654.48	580.00	524.48	481.60	447.55
20000	1800.94	1243.48	965.48	799.26	688.93	610.53	552.09	506.94	471.11
21000	1890.99	1305.66	1013.76	839.22	723.37	641.05	579.69	532.29	494.66
22000	1981.04	1367.83	1062.03	879.19	757.82	671.58	607.29	557.64	518.22
23000	2071.08	1430.01	1110.30	919.15	792.27	702.11	634.90	582.98	541.78
24000	2161.13	1492.18	1158.58	959.11	826.71	732.63	662.50	608.33	565.33
25000	2251.18	1554.35	1206.85	999.08	861.16	763.16	690.11	633.68	588.89
26000	2341.22	1616.53	1255.13	1039.04	895.61	793.69	717.71	659.02	612.44
27000	2431.27	1678.70	1303.40	1079.00	930.05	824.21	745.31	684.37	636.00
28000	2521.32	1740.88	1351.67	1118.96	964.50	854.74	772.92	709.72	659.55
29000	2611.36	1803.05	1399.95	1158.93	998.94	885.26	800.52	735.07	683.11
30000	2701.41	1865.22	1448.22	1198.89	1033.39	915.79	828.13	760.41	706.66
31000	2791.46	1927.40	1496.50	1238.85	1067.84	946.32	855.73	785.76	730.22
32000	2881.51	1989.57	1544.77	1278.82	1102.28	976.84	883.33	811.11	753.77
33000	2971.55	2051.75	1593.04	1318.78	1136.73	1007.37	910.94	836.45	777.33
34000	3061.60	2113.92	1641.32	1358.74	1171.17	1037.90	938.54	861.80	800.88
35000	3151.65	2176.09	1689.59	1398.70	1205.62	1068.42	966.15	887.15	824.44
36000	3241.69	2238.27	1737.87	1438.67	1240.07	1098.95	993.75	912.49	847.99
37000	3331.74	2300.44	1786.14	1478.63	1274.51	1129.47	1021.35	937.84	871.55
38000	3421.79	2362.62	1834.41	1518.59	1308.96	1160.00	1048.96	963.19	895.10
39000	3511.83	2424.79	1882.69	1558.56	1343.41	1190.53	1076.56	988.54	918.66
40000	3601.88	2486.96	1930.96	1598.52	1377.85	1221.05	1104.17	1013.88	942.21
45000	4052.11	2797.83	2172.33	1798.33	1550.08	1373.68	1242.19	1140.62	1059.99
50000	4502.35	3108.70	2413.70	1998.15	1722.31	1526.31	1380.21	1267.35	1177.77
55000	4952.58	3419.57	2655.07	2197.96	1894.54	1678.95	1518.23	1394.08	1295.54
60000	5402.82	3730.44	2896.44	2397.78	2066.78	1831.58	1656.25	1520.82	1413.32
65000	5853.05	4041.31	3137.81	2597.59	2239.01	1984.21	1794.27	1647.55	1531.10
70000	6303.29	4352.18	3379.18	2797.40	2411.24	2136.84	1932.29	1774.29	1648.87
75000	6753.52	4663.05	3620.55	2997.22	2583.47	2289.47	2070.31	1901.02	1766.65
80000	7203.76	4973.92	3861.92	3197.03	2755.70	2442.10	2208.33	2027.76	1884.42
85000	7653.99	5284.79	4103.29	3396.85	2927.93	2594.73	2346.35	2154.49	2002.20
90000	8104.22	5595.66	4344.66	3596.66	3100.16	2747.36	2484.37	2281.23	2119.98
95000	8554.46	5906.53	4586.03	3796.47	3272.39	2899.99	2622.39	2407.96	2237.75
100000	9004.69	6217.40	4827.40	3996.29	3444.62	3052.62	2760.41	2534.70	2355.53

PAIEMENT MENSUEL REQUIS
POUR L'AMORTISSEMENT DU PRÊT

TERMES MONTANT	6 ANS	7 ANS	8 ANS	9 ANS	10 ANS	11 ANS	12 ANS	13 ANS	14 ANS
25	.53	.48	.45	.42	.40	.39	.37	.37	.35
50	1.05	.96	.89	.84	.80	.77	.74	.72	.70
75	1.57	1.43	1.33	1.25	1.19	1.15	1.11	1.08	1.05
100	2.10	1.91	1.77	1.67	1.59	1.53	1.48	1.44	1.40
200	4.19	3.81	3.54	3.34	3.18	3.05	2.95	2.87	2.80
300	6.28	5.72	5.31	5.00	4.76	4.57	4.42	4.30	4.20
400	8.37	7.62	7.08	6.67	6.35	6.10	5.89	5.73	5.59
500	10.46	9.53	8.85	8.33	7.94	7.62	7.37	7.16	6.99
600	12.55	11.43	10.62	10.00	9.52	9.14	8.84	8.59	8.39
700	14.64	13.34	12.39	11.67	11.11	10.67	10.31	10.02	9.78
800	16.73	15.24	14.15	13.33	12.69	12.19	11.78	11.45	11.18
900	18.82	17.15	15.92	15.00	14.28	13.71	13.25	12.88	12.58
1000	20.91	19.05	17.69	16.66	15.87	15.23	14.73	14.31	13.98
2000	41.81	38.10	35.38	33.32	31.73	30.46	29.45	28.62	27.95
2500	52.26	47.62	44.22	41.65	39.66	38.08	36.81	35.78	34.93
3000	62.71	57.14	53.07	49.98	47.59	45.69	44.17	42.93	41.92
4000	83.61	76.19	70.75	66.64	63.45	60.92	58.89	57.24	55.89
5000	104.52	95.24	88.44	83.30	79.31	76.15	73.61	71.55	69.86
6000	125.42	114.28	106.13	99.95	95.17	91.38	88.33	85.86	83.83
7000	146.32	133.33	123.81	116.61	111.03	106.61	103.06	100.17	97.80
8000	167.22	152.37	141.50	133.27	126.89	121.83	117.78	114.48	111.77
9000	188.13	171.42	159.19	149.93	142.75	137.06	132.50	128.79	125.74
10000	209.03	190.47	176.87	166.59	158.61	152.29	147.22	143.10	139.71
11000	229.93	209.51	194.56	183.25	174.47	167.52	161.94	157.40	153.68
12000	250.83	228.56	212.25	199.90	190.33	182.75	176.66	171.71	167.65
13000	271.73	247.60	229.93	216.56	206.19	197.98	191.38	186.02	181.62
14000	292.64	266.65	247.62	233.22	222.05	213.21	206.11	200.33	195.59
15000	313.54	285.70	265.31	249.88	237.91	228.43	220.83	214.64	209.56
16000	334.44	304.74	283.00	266.54	253.77	243.66	235.55	228.95	223.53
17000	355.34	323.79	300.68	283.20	269.63	258.89	250.27	243.26	237.50
18000	376.25	342.83	318.37	299.85	285.49	274.12	264.99	257.57	251.47
19000	397.15	361.88	336.06	316.51	301.35	289.35	279.71	271.88	265.44
20000	418.05	380.93	353.74	333.17	317.21	304.58	294.43	286.19	279.41
21000	438.95	399.97	371.43	349.83	333.07	319.81	309.16	300.50	293.38
22000	459.86	419.02	389.12	366.49	348.93	335.03	323.88	314.80	307.35
23000	480.76	438.06	406.80	383.14	364.79	350.26	338.60	329.11	321.32
24000	501.66	457.11	424.49	399.80	380.65	365.49	353.32	343.42	335.29
25000	522.56	476.16	442.18	416.46	396.51	380.72	368.04	357.73	349.27
26000	543.46	495.20	459.86	433.12	412.37	395.95	382.76	372.04	363.24
27000	564.37	514.25	477.55	449.78	428.23	411.18	397.48	386.35	377.21
28000	585.27	533.30	495.24	466.44	444.09	426.41	412.21	400.66	391.18
29000	606.17	552.34	512.93	483.09	459.95	441.63	426.93	414.97	405.15
30000	627.07	571.39	530.61	499.75	475.81	456.86	441.65	429.28	419.12
31000	647.98	590.43	548.30	516.41	491.67	472.09	456.37	443.59	433.09
32000	668.88	609.48	565.99	533.07	507.53	487.32	471.09	457.90	447.06
33000	689.78	628.53	583.67	549.73	523.39	502.55	485.81	472.20	461.03
34000	710.68	647.57	601.36	566.39	539.25	517.78	500.53	486.51	475.00
35000	731.59	666.62	619.05	583.04	555.11	533.01	515.26	500.82	488.97
36000	752.49	685.66	636.73	599.70	570.97	548.23	529.98	515.13	502.94
37000	773.39	704.71	654.42	616.36	586.83	563.46	544.70	529.44	516.91
38000	794.29	723.76	672.11	633.02	602.69	578.69	559.42	543.75	530.88
39000	815.19	742.80	689.80	649.68	618.55	593.92	574.14	558.06	544.85
40000	836.10	761.85	707.48	666.33	634.41	609.15	588.86	572.37	558.82
45000	940.61	857.08	795.92	749.63	713.71	685.29	662.47	643.91	628.67
50000	1045.12	952.31	884.35	832.92	793.01	761.44	736.08	715.46	698.53
55000	1149.63	1047.54	972.79	916.21	872.31	837.58	809.68	787.00	768.38
60000	1254.14	1142.77	1061.22	999.50	951.61	913.72	883.29	858.55	838.23
65000	1358.65	1238.00	1149.65	1082.79	1030.91	989.86	956.90	930.09	908.08
70000	1463.17	1333.23	1238.09	1166.08	1110.21	1066.01	1030.51	1001.64	977.94
75000	1567.68	1428.46	1326.52	1249.37	1189.51	1142.15	1104.11	1073.18	1047.79
80000	1672.19	1523.69	1414.96	1332.66	1268.81	1218.29	1177.72	1144.73	1117.64
85000	1776.70	1618.92	1503.39	1415.96	1348.11	1294.44	1251.33	1216.28	1187.49
90000	1881.21	1714.15	1591.83	1499.25	1427.41	1370.58	1324.93	1287.82	1257.34
95000	1985.72	1809.38	1680.26	1582.54	1506.71	1446.72	1398.54	1359.37	1327.20
100000	2090.23	1904.61	1768.70	1665.83	1586.01	1522.87	1472.15	1430.91	1397.05

15%

TERMES MONTANT	15 ANS	16 ANS	17 ANS	18 ANS	19 ANS	20 ANS	21 ANS	22 ANS	23 ANS
25	.35	.34	.34	.33	.33	.33	.32	.32	.32
50	.69	.68	.67	.66	.65	.65	.64	.64	.63
75	1.03	1.01	1.00	.99	.98	.97	.96	.95	.95
100	1.37	1.35	1.33	1.31	1.30	1.29	1.28	1.27	1.26
200	2.74	2.70	2.66	2.62	2.60	2.57	2.55	2.54	2.52
300	4.11	4.04	3.98	3.93	3.89	3.86	3.83	3.80	3.78
400	5.48	5.39	5.31	5.24	5.19	5.14	5.10	5.07	5.04
500	6.85	6.73	6.64	6.55	6.48	6.42	6.37	6.33	6.29
600	8.22	8.08	7.96	7.86	7.78	7.71	7.65	7.60	7.55
700	9.59	9.42	9.29	9.17	9.07	8.99	8.92	8.86	8.81
800	10.96	10.77	10.61	10.48	10.37	10.28	10.19	10.13	10.07
900	12.33	12.12	11.94	11.79	11.67	11.56	11.47	11.39	11.33
1000	13.70	13.46	13.27	13.10	12.96	12.84	12.74	12.66	12.58
2000	27.39	26.92	26.53	26.20	25.92	25.68	25.48	25.31	25.16
2500	34.23	33.65	33.16	32.74	32.40	32.10	31.85	31.63	31.45
3000	41.08	40.37	39.79	39.29	38.87	38.52	38.22	37.96	37.74
4000	54.77	53.83	53.05	52.39	51.83	51.36	50.95	50.61	50.32
5000	68.46	67.29	66.31	65.48	64.79	64.19	63.69	63.26	62.90
6000	82.15	80.74	79.57	78.58	77.74	77.03	76.43	75.91	75.47
7000	95.84	94.20	92.83	91.67	90.70	89.87	89.17	88.56	88.05
8000	109.53	107.66	106.09	104.77	103.65	102.71	101.90	101.22	100.63
9000	123.22	121.11	119.35	117.87	116.61	115.55	114.64	113.87	113.21
10000	136.91	134.57	132.61	130.96	129.57	128.38	127.38	126.52	125.79
11000	150.60	148.03	145.87	144.06	142.52	141.22	140.11	139.17	138.36
12000	164.29	161.48	159.13	157.15	155.48	154.06	152.85	151.82	150.94
13000	177.98	174.94	172.39	170.25	168.43	166.90	165.59	164.47	163.52
14000	191.67	188.39	185.65	183.34	181.39	179.73	178.33	177.12	176.10
15000	205.36	201.85	198.91	196.44	194.35	192.57	191.06	189.78	188.68
16000	219.05	215.31	212.17	209.53	207.30	205.41	203.80	202.43	201.25
17000	232.74	228.76	225.43	222.63	220.26	218.24	216.54	215.08	213.83
18000	246.43	242.22	238.69	235.73	233.22	231.09	229.27	227.73	226.41
19000	260.12	255.68	251.96	248.82	246.17	243.92	242.01	240.38	238.99
20000	273.81	269.13	265.22	261.92	259.13	256.76	254.75	253.03	251.57
21000	287.50	282.59	278.48	275.01	272.08	269.60	267.49	265.68	264.14
22000	301.19	296.05	291.74	288.11	285.04	282.44	280.22	278.34	276.72
23000	314.88	309.50	305.00	301.20	298.00	295.28	292.96	290.99	289.30
24000	328.57	322.96	318.26	314.30	310.95	308.11	305.70	303.64	301.88
25000	342.26	336.41	331.52	327.39	323.91	320.95	318.44	316.29	314.46
26000	355.95	349.87	344.78	340.49	336.86	333.79	331.17	328.94	327.03
27000	369.64	363.33	358.04	353.59	349.82	346.63	343.91	341.59	339.61
28000	383.33	376.78	371.30	366.68	362.78	359.46	356.65	354.24	352.19
29000	397.02	390.24	384.56	379.78	375.73	372.30	369.38	366.90	364.77
30000	410.71	403.70	397.82	392.87	388.69	385.14	382.12	379.55	377.35
31000	424.40	417.15	411.08	405.97	401.65	397.98	394.86	392.20	389.92
32000	438.09	430.61	424.34	419.06	414.60	410.82	407.60	404.85	402.50
33000	451.78	444.07	437.60	432.16	427.56	423.65	420.33	417.50	415.08
34000	465.47	457.52	450.86	445.26	440.51	436.49	433.07	430.15	427.66
35000	479.16	470.98	464.12	458.35	453.47	449.33	445.81	442.80	440.24
36000	492.85	484.44	477.38	471.45	466.43	462.17	458.54	455.45	452.81
37000	506.54	497.89	490.64	484.54	479.38	475.01	471.28	468.11	465.39
38000	520.23	511.35	503.91	497.64	492.34	487.84	484.02	480.76	477.97
39000	533.92	524.80	517.17	510.73	505.29	500.68	496.76	493.41	490.55
40000	547.61	538.26	530.43	523.83	518.25	513.52	509.49	506.06	503.13
45000	616.06	605.54	596.73	589.31	583.03	577.71	573.18	569.32	566.02
50000	684.51	672.82	663.03	654.78	647.81	641.90	636.87	632.57	628.91
55000	752.96	740.11	729.33	720.26	712.59	706.09	700.55	695.83	691.80
60000	821.41	807.39	795.64	785.74	777.37	770.28	764.24	759.09	754.69
65000	889.86	874.67	861.94	851.22	842.15	834.46	827.92	822.35	817.58
70000	958.31	941.95	928.24	916.70	906.93	898.65	891.61	885.60	880.47
75000	1026.76	1009.23	994.55	982.17	971.72	962.84	955.30	948.86	943.36
80000	1095.21	1076.52	1060.85	1047.65	1036.50	1027.03	1018.98	1012.12	1006.25
85000	1163.66	1143.80	1127.15	1113.13	1101.28	1091.22	1082.67	1075.37	1069.14
90000	1232.11	1211.08	1193.45	1178.61	1166.06	1155.41	1146.35	1138.63	1132.03
95000	1300.56	1278.36	1259.76	1244.09	1230.84	1219.60	1210.04	1201.89	1194.92
100000	1369.01	1345.64	1326.06	1309.56	1295.62	1283.79	1273.73	1265.14	1257.81

PAIEMENT MENSUEL REQUIS   15%

POUR L'AMORTISSEMENT DU PRÊT

TERMES MONTANT	24 ANS	25 ANS	26 ANS	27 ANS	28 ANS	28 ANS	30 ANS	35 ANS	40 ANS
25	.32	.32	.32	.31	.31	.31	.31	.31	.31
50	.63	.63	.63	.62	.62	.62	.62	.62	.61
75	.94	.94	.94	.93	.93	.93	.93	.92	.92
100	1.26	1.25	1.25	1.24	1.24	1.24	1.23	1.23	1.22
200	2.51	2.50	2.49	2.48	2.47	2.47	2.46	2.45	2.44
300	3.76	3.74	3.73	3.72	3.71	3.70	3.69	3.67	3.65
400	5.01	4.99	4.97	4.96	4.94	4.93	4.92	4.89	4.87
500	6.26	6.24	6.21	6.19	6.18	6.16	6.15	6.11	6.09
600	7.51	7.48	7.45	7.43	7.41	7.39	7.38	7.33	7.30
700	8.77	8.73	8.70	8.67	8.64	8.62	8.61	8.55	8.52
800	10.02	9.97	9.94	9.91	9.88	9.85	9.83	9.77	9.74
900	11.27	11.22	11.18	11.14	11.11	11.09	11.06	10.99	10.95
1000	12.52	12.47	12.42	12.38	12.35	12.32	12.29	12.21	12.17
2000	25.04	24.93	24.84	24.76	24.69	24.63	24.58	24.41	24.33
2500	31.29	31.16	31.04	30.94	30.86	30.79	30.72	30.51	30.41
3000	37.55	37.39	37.25	37.13	37.03	36.94	36.87	36.62	36.50
4000	50.07	49.85	49.67	49.51	49.37	49.25	49.15	48.82	48.66
5000	62.58	62.31	62.08	61.88	61.71	61.57	61.44	61.02	60.82
6000	75.10	74.77	74.50	74.26	74.05	73.88	73.73	73.23	72.99
7000	87.61	87.24	86.91	86.63	86.39	86.19	86.01	85.43	85.15
8000	100.13	99.70	99.33	99.01	98.74	98.50	98.30	97.63	97.31
9000	112.64	112.16	111.74	111.39	111.08	110.81	110.59	109.84	109.48
10000	125.16	124.62	124.16	123.76	123.42	123.13	122.87	122.04	121.64
11000	137.67	137.08	136.57	136.14	135.76	135.44	135.16	134.24	133.81
12000	150.19	149.54	148.99	148.51	148.10	147.75	147.45	146.45	145.97
13000	162.70	162.00	161.40	160.89	160.44	160.06	159.73	158.65	158.13
14000	175.22	174.47	173.82	173.26	172.78	172.37	172.02	170.86	170.30
15000	187.73	186.93	186.23	185.64	185.13	184.69	184.31	183.06	182.46
16000	200.25	199.39	198.65	198.01	197.47	197.00	196.59	195.26	194.62
17000	212.76	211.85	211.06	210.39	209.81	209.31	208.88	207.47	206.79
18000	225.28	224.31	223.48	222.77	222.15	221.62	221.17	219.67	218.95
19000	237.80	236.77	235.89	235.14	234.49	233.93	233.45	231.88	231.12
20000	250.31	249.23	248.31	247.52	246.83	246.25	245.74	244.08	243.28
21000	262.83	261.70	260.73	259.89	259.17	258.56	258.03	256.28	255.44
22000	275.34	274.16	273.14	272.27	271.52	270.87	270.31	268.48	267.61
23000	287.86	286.62	285.56	284.64	283.86	283.18	282.60	280.69	279.77
24000	300.37	299.08	297.97	297.02	296.20	295.49	294.89	292.89	291.93
25000	312.89	311.54	310.39	309.39	308.54	307.81	307.17	305.10	304.10
26000	325.40	324.00	322.80	321.77	320.88	320.12	319.46	317.30	316.26
27000	337.92	336.46	335.22	334.15	333.22	332.43	331.75	329.50	328.43
28000	350.43	348.93	347.63	346.52	345.56	344.74	344.03	341.71	340.59
29000	362.95	361.39	360.05	358.90	357.91	357.05	356.32	353.91	352.75
30000	375.46	373.85	372.46	371.27	370.25	369.37	368.61	366.11	364.92
31000	387.98	386.31	384.88	383.65	382.59	381.68	380.89	378.32	377.08
32000	400.49	398.77	397.29	396.02	394.93	393.99	393.18	390.52	389.24
33000	413.01	411.23	409.71	408.40	407.27	406.30	405.47	402.72	401.41
34000	425.52	423.69	422.12	420.77	419.61	418.61	417.75	414.93	413.57
35000	438.04	436.16	434.54	433.15	431.95	430.93	430.04	427.13	425.74
36000	450.55	448.62	446.95	445.53	444.30	443.24	442.33	439.34	437.90
37000	463.07	461.08	459.37	457.90	456.64	455.55	454.61	451.54	450.06
38000	475.59	473.54	471.78	470.28	468.98	467.86	466.90	463.74	462.23
39000	488.10	486.00	484.20	482.65	481.32	480.17	479.19	475.95	474.39
40000	500.62	498.46	496.62	495.03	493.66	492.49	491.48	488.15	486.55
45000	563.19	560.77	558.69	556.91	555.37	554.05	552.91	549.17	547.37
50000	625.77	623.08	620.77	618.78	617.08	615.61	614.34	610.19	608.19
55000	688.35	685.39	682.84	680.66	678.78	677.17	675.77	671.20	669.01
60000	750.92	747.69	744.92	742.54	740.49	738.73	737.21	732.22	729.83
65000	813.50	810.00	807.00	804.42	802.20	800.29	798.64	793.24	790.65
70000	876.07	872.31	869.07	866.29	863.90	861.85	860.07	854.26	851.47
75000	938.65	934.61	931.15	928.17	925.61	923.41	921.51	915.28	912.29
80000	1001.23	996.92	993.23	990.05	987.32	984.97	982.94	976.30	973.10
85000	1063.80	1059.23	1055.30	1051.93	1049.02	1046.53	1044.37	1037.31	1033.92
90000	1126.38	1121.54	1117.38	1113.81	1110.73	1108.09	1105.81	1098.33	1094.74
95000	1188.96	1183.84	1179.45	1175.68	1172.44	1169.65	1167.24	1159.35	1155.56
100000	1251.53	1246.15	1241.53	1237.56	1234.15	1231.21	1228.67	1220.37	1216.38

PAIEMENT MENSUEL REQUIS

POUR L'AMORTISSEMENT DU PRÊT

TERMES MONTANT	1 AN	1½ AN	2 ANS	2½ ANS	3 ANS	3½ ANS	4 ANS	4½ ANS	5 ANS
25	2.26	1.56	1.21	1.01	.87	.77	.70	.64	.60
50	4.51	3.12	2.42	2.01	1.73	1.54	1.39	1.28	1.19
75	6.77	4.68	3.63	3.01	2.60	2.30	2.08	1.92	1.78
100	9.02	6.23	4.84	4.01	3.46	3.07	2.78	2.55	2.37
200	18.04	12.46	9.68	8.02	6.92	6.13	5.55	5.10	4.74
300	27.05	18.69	14.52	12.03	10.37	9.20	8.32	7.65	7.11
400	36.07	24.92	19.36	16.04	13.83	12.26	11.09	10.19	9.48
500	45.08	31.15	24.20	20.04	17.29	15.33	13.87	12.74	11.84
600	54.10	37.38	29.04	24.05	20.74	18.39	16.64	15.29	14.21
700	63.12	43.60	33.87	28.06	24.20	21.46	19.41	17.83	16.58
800	72.13	49.83	38.71	32.07	27.65	24.52	22.18	20.38	18.95
900	81.15	56.06	43.55	36.07	31.11	27.58	24.96	22.93	21.32
1000	90.16	62.29	48.39	40.08	34.57	30.65	27.73	25.47	23.68
2000	180.32	124.57	96.78	80.16	69.13	61.29	55.45	50.94	47.36
2500	225.40	155.72	120.97	100.19	86.41	76.61	69.31	63.67	59.20
3000	270.48	186.86	145.16	120.23	103.69	91.93	83.17	76.41	71.04
4000	360.64	249.14	193.55	160.31	138.25	122.58	110.90	101.88	94.72
5000	450.79	311.43	241.93	200.38	172.81	153.22	138.62	127.34	118.40
6000	540.95	373.71	290.32	240.46	207.37	183.86	166.34	152.81	142.07
7000	631.01	436.00	338.70	280.54	241.93	214.51	194.06	178.28	165.75
8000	721.27	498.28	387.09	320.61	276.49	245.15	221.79	203.75	189.43
9000	811.43	560.57	435.47	360.69	311.05	275.79	249.51	229.22	213.11
10000	901.58	622.85	483.86	400.76	345.62	306.44	277.23	254.68	236.79
11000	991.74	685.14	532.25	440.84	380.18	337.08	304.96	280.15	260.47
12000	1081.90	747.42	580.63	480.92	414.74	367.72	332.68	305.62	284.14
13000	1172.06	809.70	629.02	520.99	449.30	398.36	360.40	331.09	307.82
14000	1262.21	871.99	677.40	561.07	483.86	429.01	388.12	356.55	331.50
15000	1352.37	934.27	725.79	601.14	518.42	459.65	415.85	382.02	355.18
16000	1442.53	996.56	774.17	641.22	552.98	490.29	443.57	407.49	378.86
17000	1532.69	1058.84	822.56	681.30	587.54	520.94	471.29	432.96	402.53
18000	1622.85	1121.13	870.94	721.37	622.10	551.58	499.02	458.43	426.21
19000	1713.00	1183.41	919.33	761.45	656.67	582.22	526.74	483.89	449.89
20000	1803.16	1245.70	967.71	801.52	691.23	612.87	554.46	509.36	473.57
21000	1893.32	1307.98	1016.10	841.60	725.79	643.51	582.18	534.83	497.25
22000	1983.48	1370.27	1064.48	881.68	760.35	674.15	609.91	560.30	520.93
23000	2073.63	1432.55	1112.87	921.75	794.91	704.79	637.63	585.76	544.60
24000	2163.79	1494.83	1161.26	961.83	829.47	735.44	665.35	611.23	568.28
25000	2253.95	1557.12	1209.64	1001.90	864.03	766.08	693.08	636.70	591.96
26000	2344.11	1619.40	1258.03	1041.98	898.59	796.72	720.80	662.17	615.64
27000	2434.27	1681.69	1306.41	1082.06	933.15	827.37	748.52	687.64	639.32
28000	2524.42	1743.97	1354.80	1122.13	967.72	858.01	776.24	713.10	663.00
29000	2614.58	1806.26	1403.18	1162.21	1002.28	888.65	803.97	738.57	686.67
30000	2704.74	1868.54	1451.57	1202.28	1036.84	919.30	831.69	764.04	710.35
31000	2794.90	1930.83	1499.95	1242.36	1071.40	949.94	859.41	789.51	734.03
32000	2885.05	1993.11	1548.34	1282.44	1105.96	980.58	887.14	814.98	757.71
33000	2975.21	2055.40	1596.73	1322.51	1140.52	1011.22	914.86	840.44	781.39
34000	3065.37	2117.68	1645.11	1362.59	1175.08	1041.87	942.58	865.91	805.06
35000	3155.53	2179.96	1693.50	1402.66	1209.64	1072.51	970.30	891.38	828.74
36000	3245.69	2242.25	1741.88	1442.74	1244.20	1103.15	998.03	916.85	852.42
37000	3335.84	2304.53	1790.27	1482.82	1278.76	1133.80	1025.75	942.31	876.10
38000	3426.00	2366.82	1838.65	1522.89	1313.33	1164.44	1053.47	967.78	899.78
39000	3516.16	2429.10	1887.04	1562.97	1347.89	1195.08	1081.20	993.25	923.46
40000	3606.32	2491.39	1935.42	1603.04	1382.45	1225.73	1108.92	1018.72	947.13
45000	4057.11	2802.81	2177.35	1803.42	1555.25	1378.94	1247.53	1146.06	1065.53
50000	4507.89	3114.23	2419.28	2003.80	1728.06	1532.16	1386.15	1273.40	1183.92
55000	4958.68	3425.66	2661.21	2204.18	1900.86	1685.37	1524.76	1400.73	1302.31
60000	5409.47	3737.08	2903.13	2404.56	2073.67	1838.59	1663.38	1528.07	1420.70
65000	5860.26	4048.50	3145.06	2604.94	2246.47	1991.80	1801.99	1655.41	1539.09
70000	6311.05	4359.92	3386.99	2805.32	2419.28	2145.02	1940.60	1782.75	1657.48
75000	6761.84	4671.35	3628.92	3005.70	2592.09	2298.23	2079.22	1910.09	1775.87
80000	7212.63	4982.77	3870.84	3206.08	2764.89	2451.45	2217.83	2037.43	1894.26
85000	7663.42	5294.19	4112.77	3406.46	2937.70	2604.66	2356.45	2164.77	2012.65
90000	8114.21	5605.61	4354.70	3606.84	3110.50	2757.88	2495.06	2292.11	2131.05
95000	8565.00	5917.04	4596.62	3807.22	3283.31	2911.09	2633.68	2419.45	2249.44
100000	9015.78	6228.46	4838.55	4007.60	3456.11	3064.31	2772.29	2546.79	2367.83

PAIEMENT MENSUEL REQUIS

POUR L'AMORTISSEMENT DU PRÊT

15¼%

TERMES MONTANT	6 ANS	7 ANS	8 ANS	9 ANS	10 ANS	11 ANS	12 ANS	13 ANS	14 ANS
25	.53	.48	.45	.42	.41	.39	.38	.37	.36
50	1.06	.96	.90	.84	.81	.77	.75	.73	.71
75	1.58	1.44	1.34	1.26	1.21	1.16	1.12	1.09	1.06
100	2.11	1.92	1.79	1.68	1.61	1.54	1.49	1.45	1.42
200	4.21	3.84	3.57	3.36	3.21	3.08	2.98	2.90	2.83
300	6.31	5.76	5.35	5.04	4.81	4.62	4.47	4.34	4.24
400	8.42	7.68	7.13	6.72	6.41	6.16	5.95	5.79	5.66
500	10.52	9.59	8.92	8.40	8.01	7.69	7.44	7.24	7.07
600	12.62	11.51	10.70	10.08	9.61	9.23	8.93	8.68	8.48
700	14.73	13.43	12.48	11.76	11.21	10.77	10.42	10.13	9.89
800	16.83	15.35	14.26	13.44	12.81	12.31	11.90	11.58	11.31
900	18.93	17.26	16.05	15.12	14.41	13.84	13.39	13.02	12.72
1000	21.03	19.18	17.83	16.80	16.01	15.38	14.88	14.47	14.13
2000	42.06	38.36	35.65	33.60	32.01	30.76	29.75	28.93	28.26
2500	52.58	47.95	44.56	42.00	40.01	38.44	37.18	36.16	35.32
3000	63.09	57.54	53.47	50.40	48.01	46.13	44.62	43.39	42.39
4000	84.12	76.71	71.29	67.20	64.02	61.51	59.49	57.86	56.52
5000	105.15	95.89	89.12	83.99	80.02	76.88	74.36	72.32	70.64
6000	126.18	115.07	106.94	100.79	96.02	92.26	89.24	86.78	84.77
7000	147.21	134.25	124.76	117.59	112.03	107.63	104.11	101.25	98.90
8000	168.24	153.42	142.58	134.39	128.03	123.01	118.98	115.71	113.02
9000	189.27	172.60	160.41	151.18	144.03	138.38	133.85	130.17	127.15
10000	210.30	191.78	178.23	167.98	160.04	153.76	148.72	144.63	141.28
11000	231.33	210.96	196.05	184.78	176.04	169.14	163.60	159.10	155.41
12000	252.36	230.13	213.87	201.58	192.04	184.51	178.47	173.56	169.54
13000	273.39	249.31	231.70	218.37	208.05	199.89	193.34	188.02	183.66
14000	294.42	268.49	249.52	235.17	224.05	215.26	208.21	202.49	197.79
15000	315.45	287.67	267.34	251.97	240.05	230.64	223.08	216.95	211.92
16000	336.48	306.84	285.16	268.77	256.06	246.01	237.96	231.41	226.05
17000	357.51	326.02	302.98	285.56	272.06	261.39	252.83	245.87	240.17
18000	378.54	345.20	320.81	302.36	288.06	276.76	267.70	260.34	254.30
19000	399.56	364.38	338.63	319.16	304.07	292.14	282.57	274.80	268.43
20000	420.59	383.55	356.45	335.96	320.07	307.52	297.44	289.26	282.56
21000	441.62	402.73	374.27	352.75	336.07	322.89	312.32	303.73	296.68
22000	462.65	421.91	392.10	369.55	352.08	338.27	327.19	318.19	310.81
23000	483.68	441.09	409.92	386.35	368.08	353.64	342.06	332.65	324.94
24000	504.71	460.26	427.74	403.15	384.08	369.02	356.93	347.12	339.07
25000	525.74	479.44	445.56	419.95	400.09	384.39	371.80	361.58	353.19
26000	546.77	498.62	463.39	436.74	416.09	399.77	386.67	376.04	367.32
27000	567.80	517.79	481.21	453.54	432.09	415.14	401.55	390.50	381.45
28000	588.83	536.97	499.03	470.34	448.10	430.52	416.42	404.97	395.58
29000	609.86	556.15	516.85	487.14	464.10	445.90	431.29	419.43	409.70
30000	630.89	575.33	534.67	503.93	480.10	461.27	446.16	433.89	423.83
31000	651.92	594.50	552.50	520.73	496.11	476.65	461.03	448.36	437.96
32000	672.95	613.68	570.32	537.53	512.11	492.02	475.91	462.82	452.09
33000	693.98	632.86	588.14	554.33	528.11	507.40	490.78	477.28	466.21
34000	715.01	652.04	605.96	571.12	544.12	522.77	505.65	491.74	480.34
35000	736.04	671.21	623.79	587.92	560.12	538.15	520.52	506.21	494.47
36000	757.07	690.39	641.61	604.72	576.12	553.52	535.39	520.67	508.60
37000	778.10	709.57	659.43	621.52	592.13	568.90	550.27	535.13	522.72
38000	799.12	728.75	677.25	638.31	608.13	584.28	565.14	549.60	536.85
39000	820.15	747.92	695.08	655.11	624.13	599.65	580.01	564.06	550.98
40000	841.18	767.10	712.90	671.91	640.14	615.03	594.88	578.52	565.11
45000	946.33	862.99	802.01	755.90	720.15	691.90	669.24	650.84	635.74
50000	1051.48	958.88	891.12	839.89	800.17	768.78	743.60	723.15	706.38
55000	1156.63	1054.76	980.23	923.87	880.18	845.66	817.96	795.47	777.02
60000	1261.77	1150.65	1069.34	1007.86	960.20	922.54	892.32	867.78	847.66
65000	1366.92	1246.54	1158.46	1091.85	1040.22	999.41	966.68	940.10	918.29
70000	1472.07	1342.42	1247.57	1175.84	1120.23	1076.29	1041.04	1012.41	988.93
75000	1577.22	1438.31	1336.68	1259.83	1200.25	1153.17	1115.40	1084.73	1059.57
80000	1682.36	1534.20	1425.79	1343.81	1280.27	1230.05	1189.76	1157.04	1130.21
85000	1787.51	1630.08	1514.90	1427.80	1360.28	1306.92	1264.12	1229.35	1200.84
90000	1892.66	1725.97	1604.01	1511.79	1440.30	1383.80	1338.48	1301.67	1271.48
95000	1997.80	1821.86	1693.13	1595.78	1520.31	1460.68	1412.84	1373.98	1342.12
100000	2102.95	1917.75	1782.24	1679.77	1600.33	1537.56	1487.20	1446.30	1412.76

15¼% PAIEMENT MENSUEL REQUIS
POUR L'AMORTISSEMENT DU PRÊT

TERMES MONTANT	15 ANS	16 ANS	17 ANS	18 ANS	19 ANS	20 ANS	21 ANS	22 ANS	23 ANS
25	.35	.35	.34	.34	.33	.33	.33	.33	.32
50	.70	.69	.68	.67	.66	.66	.65	.65	.64
75	1.04	1.03	1.01	1.00	.99	.98	.97	.97	.96
100	1.39	1.37	1.35	1.33	1.32	1.31	1.30	1.29	1.28
200	2.78	2.73	2.69	2.66	2.63	2.61	2.59	2.57	2.56
300	4.16	4.09	4.03	3.98	3.94	3.91	3.88	3.85	3.83
400	5.55	5.45	5.38	5.31	5.26	5.21	5.17	5.14	5.11
500	6.93	6.81	6.72	6.64	6.57	6.51	6.46	6.42	6.38
600	8.32	8.18	8.06	7.96	7.88	7.81	7.75	7.70	7.66
700	9.70	9.54	9.40	9.29	9.19	9.11	9.04	8.98	8.93
800	11.09	10.90	10.75	10.62	10.51	10.41	10.33	10.27	10.21
900	12.47	12.26	12.09	11.94	11.82	11.71	11.63	11.55	11.49
1000	13.86	13.62	13.43	13.27	13.13	13.02	12.92	12.83	12.76
2000	27.71	27.24	26.86	26.53	26.26	26.03	25.83	25.66	25.52
2500	34.63	34.05	33.57	33.16	32.82	32.53	32.29	32.08	31.90
3000	41.56	40.86	40.28	39.80	39.39	39.04	38.74	38.49	38.28
4000	55.41	54.48	53.71	53.06	52.51	52.05	51.65	51.32	51.03
5000	69.26	68.10	67.14	66.33	65.64	65.06	64.57	64.15	63.79
6000	83.11	81.72	80.56	79.59	78.77	78.07	77.48	76.97	76.55
7000	96.96	95.34	93.99	92.85	91.89	91.08	90.39	89.80	89.30
8000	110.81	108.96	107.42	106.12	105.02	104.09	103.30	102.63	102.06
9000	124.66	122.58	120.84	119.38	118.15	117.10	116.21	115.46	114.82
10000	138.51	136.20	134.27	132.64	131.27	130.11	129.13	128.29	127.57
11000	152.36	149.82	147.69	145.91	144.40	143.12	142.04	141.12	140.33
12000	166.21	163.44	161.12	159.17	157.53	156.13	154.95	153.94	153.09
13000	180.06	177.06	174.55	172.44	170.65	169.14	167.86	166.77	165.84
14000	193.91	190.68	187.97	185.70	183.78	182.16	180.78	179.60	178.60
15000	207.76	204.30	201.40	198.96	196.91	195.17	193.69	192.43	191.36
16000	221.61	217.92	214.83	212.23	210.03	208.18	206.60	205.26	204.11
17000	235.46	231.54	228.25	225.49	223.16	221.19	219.51	218.09	216.87
18000	249.31	245.15	241.68	238.75	236.29	234.20	232.42	230.91	229.63
19000	263.16	258.77	255.10	252.02	249.41	247.21	245.34	243.74	242.38
20000	277.01	272.39	268.53	265.28	262.54	260.22	258.25	256.57	255.14
21000	290.86	286.01	281.96	278.55	275.67	273.23	271.16	269.40	267.90
22000	304.71	299.63	295.38	291.81	288.79	286.24	284.07	282.23	280.65
23000	318.56	313.25	308.81	305.07	301.92	299.25	296.98	295.05	293.41
24000	332.41	326.87	322.24	318.34	315.05	312.26	309.90	307.88	306.17
25000	346.26	340.49	335.66	331.60	328.18	325.27	322.81	320.71	318.92
26000	360.11	354.11	349.09	344.87	341.30	338.28	335.72	333.54	331.68
27000	373.96	367.73	362.51	358.13	354.43	351.29	348.63	346.37	344.44
28000	387.81	381.35	375.94	371.39	367.56	364.31	361.55	359.20	357.19
29000	401.66	394.97	389.37	384.66	380.68	377.32	374.46	372.02	369.95
30000	415.51	408.59	402.79	397.92	393.81	390.33	387.37	384.85	382.71
31000	429.36	422.21	416.22	411.19	406.94	403.34	400.28	397.68	395.46
32000	443.21	435.83	429.65	424.45	420.06	416.35	413.19	410.51	408.22
33000	457.06	449.45	443.07	437.71	433.19	429.36	426.11	423.34	420.98
34000	470.91	463.07	456.50	450.98	446.32	442.37	439.02	436.17	433.73
35000	484.76	476.68	469.92	464.24	459.44	455.38	451.93	448.99	446.49
36000	498.61	490.30	483.35	477.50	472.57	468.39	464.84	461.82	459.25
37000	512.46	503.92	496.78	490.77	485.70	481.40	477.75	474.65	472.00
38000	526.31	517.54	510.20	504.03	498.82	494.41	490.67	487.48	484.76
39000	540.16	531.16	523.63	517.30	511.95	507.42	503.58	500.31	497.52
40000	554.01	544.78	537.06	530.56	525.08	520.44	516.49	513.13	510.27
45000	623.26	612.88	604.19	596.88	590.71	585.49	581.05	577.28	574.06
50000	692.52	680.98	671.32	663.20	656.35	650.54	645.61	641.42	637.84
55000	761.77	749.07	738.45	729.52	721.98	715.60	710.17	705.56	701.62
60000	831.02	817.17	805.58	795.84	787.61	780.65	774.73	769.70	765.41
65000	900.27	885.27	872.71	862.16	853.25	845.70	839.29	833.84	829.19
70000	969.52	953.36	939.84	928.48	918.88	910.76	903.86	897.98	892.97
75000	1038.77	1021.46	1006.98	994.80	984.52	975.81	968.42	962.12	956.76
80000	1108.02	1089.56	1074.11	1061.12	1050.15	1040.86	1032.98	1026.26	1020.54
85000	1177.27	1157.66	1141.24	1127.43	1115.78	1105.92	1097.54	1090.41	1084.32
90000	1246.52	1225.75	1208.37	1193.75	1181.42	1170.97	1162.10	1154.55	1148.11
95000	1315.78	1293.85	1275.50	1260.07	1247.05	1236.02	1226.66	1218.69	1211.89
100000	1385.03	1361.95	1342.63	1326.39	1312.69	1301.08	1291.22	1282.83	1275.67

TERMES MONTANT	24 ANS	25 ANS	26 ANS	27 ANS	28 ANS	28 ANS	30 ANS	35 ANS	40 ANS
25	.32	.32	.32	.32	.32	.32	.32	.31	.31
50	.64	.64	.63	.63	.63	.63	.63	.62	.62
75	.96	.95	.95	.95	.94	.94	.94	.93	.93
100	1.27	1.27	1.26	1.26	1.26	1.25	1.25	1.24	1.24
200	2.54	2.53	2.52	2.52	2.51	2.50	2.50	2.48	2.48
300	3.81	3.80	3.78	3.77	3.76	3.75	3.75	3.72	3.71
400	5.08	5.06	5.04	5.03	5.02	5.00	4.99	4.96	4.95
500	6.35	6.33	6.30	6.28	6.27	6.25	6.24	6.20	6.18
600	7.62	7.59	7.56	7.54	7.52	7.50	7.49	7.44	7.42
700	8.89	8.86	8.82	8.80	8.77	8.75	8.74	8.68	8.65
800	10.16	10.12	10.08	10.05	10.03	10.00	9.98	9.92	9.89
900	11.43	11.38	11.34	11.31	11.28	11.25	11.23	11.16	11.13
1000	12.70	12.65	12.60	12.56	12.53	12.50	12.48	12.40	12.36
2000	25.40	25.29	25.20	25.12	25.06	25.00	24.95	24.79	24.72
2500	31.74	31.61	31.50	31.40	31.32	31.25	31.19	30.99	30.90
3000	38.09	37.93	37.80	37.68	37.59	37.50	37.43	37.19	37.08
4000	50.79	50.58	50.40	50.24	50.11	50.00	49.90	49.58	49.43
5000	63.48	63.22	63.00	62.80	62.64	62.50	62.38	61.98	61.79
6000	76.18	75.86	75.60	75.36	75.17	75.00	74.85	74.37	74.15
7000	88.87	88.51	88.19	87.92	87.69	87.50	87.32	86.77	86.50
8000	101.57	101.15	100.79	100.48	100.22	99.99	99.80	99.16	98.86
9000	114.26	113.79	113.39	113.04	112.75	112.49	112.27	111.56	111.22
10000	126.96	126.44	125.99	125.60	125.27	124.99	124.75	123.95	123.58
11000	139.66	139.08	138.59	138.16	137.80	137.49	137.22	136.35	135.93
12000	152.35	151.72	151.19	150.72	150.33	149.99	149.70	148.74	148.29
13000	165.05	164.37	163.78	163.28	162.86	162.49	162.17	161.14	160.65
14000	177.74	177.01	176.38	175.84	175.38	174.99	174.64	173.53	173.00
15000	190.44	189.65	188.98	188.40	187.91	187.48	187.12	185.93	185.36
16000	203.13	202.30	201.58	200.96	200.44	199.98	199.59	198.32	197.72
17000	215.83	214.94	214.18	213.52	212.96	212.48	212.07	210.72	210.07
18000	228.52	227.58	226.78	226.08	225.49	224.98	224.54	223.11	222.43
19000	241.22	240.23	239.37	238.64	238.02	237.48	237.02	235.51	234.79
20000	253.92	252.87	251.97	251.20	250.54	249.98	249.49	247.90	247.15
21000	266.61	265.51	264.57	263.76	263.07	262.48	261.96	260.30	259.50
22000	279.31	278.16	277.17	276.32	275.60	274.97	274.44	272.69	271.86
23000	292.00	290.80	289.77	288.88	288.12	287.47	286.91	285.08	284.22
24000	304.70	303.44	302.37	301.44	300.65	299.97	299.39	297.48	296.57
25000	317.39	316.09	314.96	314.00	313.18	312.47	311.86	309.87	308.93
26000	330.09	328.73	327.56	326.56	325.71	324.97	324.33	322.27	321.29
27000	342.78	341.37	340.16	339.12	338.23	337.47	336.81	334.66	333.64
28000	355.48	354.01	352.76	351.68	350.76	349.97	349.28	347.06	346.00
29000	368.18	366.66	365.36	364.24	363.29	362.46	361.76	359.45	358.36
30000	380.87	379.30	377.96	376.80	375.81	374.96	374.23	371.85	370.72
31000	393.57	391.94	390.55	389.36	388.34	387.46	386.71	384.24	383.07
32000	406.26	404.59	403.15	401.92	400.87	399.96	399.18	396.64	395.43
33000	418.96	417.23	415.75	414.48	413.39	412.46	411.65	409.03	407.79
34000	431.65	429.87	428.35	427.04	425.92	424.96	424.13	421.43	420.14
35000	444.35	442.52	440.95	439.60	438.45	437.46	436.60	433.82	432.50
36000	457.04	455.16	453.55	452.16	450.97	449.95	449.08	446.22	444.86
37000	469.74	467.80	466.15	464.72	463.50	462.45	461.55	458.61	457.21
38000	482.44	480.45	478.74	477.28	476.03	474.95	474.03	471.01	469.57
39000	495.13	493.09	491.34	489.84	488.56	487.45	486.50	483.40	481.93
40000	507.83	505.73	503.94	502.40	501.08	499.95	498.97	495.80	494.29
45000	571.30	568.95	566.93	565.20	563.72	562.44	561.34	557.77	556.07
50000	634.78	632.17	629.92	628.00	626.35	624.93	623.72	619.74	617.86
55000	698.26	695.38	692.92	690.80	688.99	687.43	686.09	681.72	679.64
60000	761.74	758.60	755.91	753.60	751.62	749.92	748.46	743.69	741.43
65000	825.21	821.81	818.90	816.40	814.26	812.41	810.83	805.66	803.21
70000	888.69	885.03	881.89	879.20	876.89	874.91	873.20	867.64	865.00
75000	952.17	948.25	944.88	942.00	939.53	937.40	935.57	929.61	926.78
80000	1015.65	1011.46	1007.88	1004.80	1002.16	999.89	997.94	991.59	988.57
85000	1079.12	1074.68	1070.87	1067.60	1064.79	1062.39	1060.31	1053.56	1050.35
90000	1142.60	1137.89	1133.86	1130.40	1127.43	1124.88	1122.68	1115.53	1112.14
95000	1206.08	1201.11	1196.85	1193.20	1190.06	1187.37	1185.06	1177.51	1173.92
100000	1269.56	1264.33	1259.84	1256.00	1252.70	1249.86	1247.43	1239.48	1235.71

PAIEMENT MENSUEL REQUIS
POUR L'AMORTISSEMENT DU PRÊT

TERMES MONTANT	1 AN	1½ AN	2 ANS	2½ ANS	3 ANS	3½ ANS	4 ANS	4½ ANS	5 ANS
25	2.26	1.56	1.22	1.01	.87	.77	.70	.64	.60
50	4.52	3.12	2.43	2.01	1.74	1.54	1.40	1.28	1.20
75	6.78	4.68	3.64	3.02	2.61	2.31	2.09	1.92	1.79
100	9.03	6.24	4.85	4.02	3.47	3.08	2.79	2.56	2.39
200	18.06	12.48	9.70	8.04	6.94	6.16	5.57	5.12	4.77
300	27.09	18.72	14.55	12.06	10.41	9.23	8.36	7.68	7.15
400	36.11	24.96	19.40	16.08	13.88	12.31	11.14	10.24	9.53
500	45.14	31.20	24.25	20.10	17.34	15.38	13.93	12.80	11.91
600	54.17	37.44	29.10	24.12	20.81	18.46	16.71	15.36	14.29
700	63.19	43.68	33.95	28.14	24.28	21.54	19.49	17.92	16.67
800	72.22	49.92	38.80	32.16	27.75	24.61	22.28	20.48	19.05
900	81.25	56.16	43.65	36.18	31.21	27.69	25.06	23.04	21.43
1000	90.27	62.40	48.50	40.19	34.68	30.76	27.85	25.59	23.81
2000	180.54	124.80	97.00	80.38	69.36	61.52	55.69	51.18	47.61
2500	225.68	155.99	121.25	100.48	86.70	76.90	69.61	63.98	59.51
3000	270.81	187.19	145.50	120.57	104.03	92.28	83.53	76.77	71.41
4000	361.08	249.59	193.99	160.76	138.71	123.04	111.37	102.36	95.21
5000	451.35	311.98	242.49	200.95	173.39	153.80	139.21	127.95	119.01
6000	541.62	374.38	290.99	241.14	208.06	184.56	167.06	153.54	142.81
7000	631.89	436.77	339.48	281.33	242.74	215.32	194.90	179.13	166.62
8000	722.15	499.17	387.98	321.52	277.41	246.08	222.74	204.72	190.42
9000	812.42	561.56	436.48	361.71	312.09	276.84	250.58	230.31	214.22
10000	902.69	623.96	484.98	401.90	346.77	307.60	278.42	255.89	238.02
11000	992.96	686.35	533.47	442.09	381.44	338.36	306.27	281.48	261.82
12000	1083.23	748.75	581.97	482.27	416.12	369.12	334.11	307.07	285.62
13000	1173.50	811.14	630.47	522.46	450.79	399.88	361.95	332.66	309.42
14000	1263.77	873.54	678.96	562.65	485.47	430.64	389.79	358.25	333.23
15000	1354.04	935.93	727.46	602.84	520.15	461.40	417.63	383.84	357.03
16000	1444.30	998.33	775.96	643.03	554.82	492.16	445.48	409.43	380.83
17000	1534.57	1060.72	824.46	683.22	589.50	522.92	473.32	435.02	404.63
18000	1624.84	1123.12	872.95	723.41	624.17	553.68	501.16	460.61	428.43
19000	1715.11	1185.51	921.45	763.60	658.85	584.44	529.00	486.19	452.23
20000	1805.38	1247.91	969.95	803.79	693.53	615.20	556.84	511.78	476.03
21000	1895.65	1310.30	1018.44	843.98	728.20	645.96	584.68	537.37	499.84
22000	1985.92	1372.70	1066.94	884.17	762.88	676.72	612.53	562.96	523.64
23000	2076.18	1435.09	1115.44	924.35	797.55	707.48	640.37	588.55	547.44
24000	2166.45	1497.49	1163.93	964.54	832.23	738.24	668.21	614.14	571.24
25000	2256.72	1559.88	1212.43	1004.73	866.91	769.00	696.05	639.73	595.04
26000	2346.99	1622.28	1260.93	1044.92	901.58	799.76	723.89	665.32	618.84
27000	2437.26	1684.67	1309.43	1085.11	936.26	830.52	751.74	690.91	642.64
28000	2527.53	1747.07	1357.92	1125.30	970.94	861.28	779.58	716.50	666.45
29000	2617.80	1809.46	1406.42	1165.49	1005.61	892.04	807.42	742.08	690.25
30000	2708.07	1871.86	1454.92	1205.68	1040.29	922.80	835.26	767.67	714.05
31000	2798.33	1934.25	1503.41	1245.87	1074.96	953.56	863.10	793.26	737.85
32000	2888.60	1996.65	1551.91	1286.06	1109.64	984.32	890.95	818.85	761.65
33000	2978.87	2059.04	1600.41	1326.25	1144.32	1015.08	918.79	844.44	785.45
34000	3069.14	2121.44	1648.91	1366.44	1178.99	1045.84	946.63	870.03	809.25
35000	3159.41	2183.83	1697.40	1406.62	1213.67	1076.60	974.47	895.62	833.06
36000	3249.68	2246.23	1745.90	1446.81	1248.34	1107.36	1002.31	921.21	856.86
37000	3339.95	2308.62	1794.40	1487.00	1283.02	1138.12	1030.15	946.80	880.66
38000	3430.21	2371.02	1842.89	1527.19	1317.70	1168.88	1058.00	972.38	904.46
39000	3520.48	2433.41	1891.39	1567.38	1352.37	1199.64	1085.84	997.97	928.26
40000	3610.75	2495.81	1939.89	1607.57	1387.05	1230.40	1113.68	1023.56	952.06
45000	4062.10	2807.79	2182.37	1808.52	1560.43	1384.20	1252.89	1151.51	1071.07
50000	4513.44	3119.76	2424.86	2009.46	1733.81	1538.00	1392.10	1279.45	1190.08
55000	4964.78	3431.74	2667.34	2210.41	1907.19	1691.80	1531.31	1407.40	1309.09
60000	5416.13	3743.71	2909.83	2411.35	2080.57	1845.60	1670.52	1535.34	1428.10
65000	5867.47	4055.69	3152.32	2612.30	2253.95	1999.40	1809.73	1663.29	1547.10
70000	6318.81	4367.66	3394.80	2813.24	2427.33	2153.20	1948.94	1791.23	1666.11
75000	6770.16	4679.64	3637.29	3014.19	2600.71	2307.00	2088.15	1919.17	1785.11
80000	7221.50	4991.61	3879.77	3215.13	2774.09	2460.80	2227.36	2047.12	1904.12
85000	7672.84	5303.59	4122.26	3416.08	2947.47	2614.60	2366.56	2175.06	2023.13
90000	8124.19	5615.57	4364.74	3617.03	3120.85	2768.40	2505.77	2303.01	2142.14
95000	8575.53	5927.54	4607.23	3817.97	3294.23	2922.20	2644.98	2430.95	2261.14
100000	9026.87	6239.52	4849.71	4018.92	3467.61	3076.00	2784.19	2558.90	2380.15

PAIEMENT MENSUEL REQUIS

POUR L'AMORTISSEMENT DU PRÊT — 15½%

TERMES MONTANT	6 ANS	7 ANS	8 ANS	9 ANS	10 ANS	11 ANS	12 ANS	13 ANS	14 ANS
25	.53	.49	.45	.43	.41	.39	.38	.37	.36
50	1.06	.97	.90	.85	.81	.78	.76	.74	.72
75	1.59	1.45	1.35	1.28	1.22	1.17	1.13	1.10	1.08
100	2.12	1.94	1.80	1.70	1.62	1.56	1.51	1.47	1.43
200	4.24	3.87	3.60	3.39	3.23	3.11	3.01	2.93	2.86
300	6.35	5.80	5.39	5.09	4.85	4.66	4.51	4.39	4.29
400	8.47	7.73	7.19	6.78	6.46	6.21	6.01	5.85	5.72
500	10.58	9.66	8.98	8.47	8.08	7.77	7.52	7.31	7.15
600	12.70	11.59	10.78	10.17	9.69	9.32	9.02	8.78	8.58
700	14.81	13.52	12.58	11.86	11.31	10.87	10.52	10.24	10.00
800	16.93	15.45	14.37	13.55	12.92	12.42	12.02	11.70	11.43
900	19.05	17.38	16.17	15.25	14.54	13.98	13.53	13.16	12.86
1000	21.16	19.31	17.96	16.94	16.15	15.53	15.03	14.62	14.29
2000	42.32	38.62	35.92	33.88	32.30	31.05	30.05	29.24	28.58
2500	52.90	48.28	44.90	42.35	40.37	38.81	37.56	36.55	35.72
3000	63.48	57.93	53.88	50.82	48.45	46.57	45.07	43.86	42.86
4000	84.63	77.24	71.84	67.75	64.59	62.10	60.10	58.47	57.15
5000	105.79	96.55	89.80	84.69	80.74	77.62	75.12	73.09	71.43
6000	126.95	115.86	107.75	101.63	96.89	93.14	90.14	87.71	85.72
7000	148.10	135.17	125.71	118.57	113.03	108.67	105.17	102.33	100.00
8000	169.26	154.48	143.67	135.50	129.18	124.19	120.19	116.94	114.29
9000	190.42	173.79	161.63	152.44	145.33	139.71	135.21	131.56	128.57
10000	211.57	193.10	179.59	169.38	161.47	155.23	150.23	146.18	142.86
11000	232.73	212.40	197.54	186.32	177.62	170.76	165.26	160.80	157.14
12000	253.89	231.71	215.50	203.25	193.77	186.28	180.28	175.41	171.43
13000	275.05	251.02	233.46	220.19	209.92	201.80	195.30	190.03	185.71
14000	296.20	270.33	251.42	237.13	226.06	217.33	210.33	204.65	200.00
15000	317.36	289.64	269.38	254.07	242.21	232.85	225.35	219.26	214.28
16000	338.52	308.95	287.33	271.00	258.36	248.37	240.37	233.88	228.57
17000	359.67	328.26	305.29	287.94	274.50	263.90	255.39	248.50	242.85
18000	380.83	347.57	323.25	304.88	290.65	279.42	270.42	263.12	257.14
19000	401.99	366.88	341.21	321.82	306.80	294.94	285.44	277.73	271.42
20000	423.14	386.19	359.17	338.75	322.94	310.46	300.46	292.35	285.71
21000	444.30	405.50	377.13	355.69	339.09	325.99	315.49	306.97	299.99
22000	465.46	424.80	395.08	372.63	355.24	341.51	330.51	321.59	314.28
23000	486.61	444.11	413.04	389.57	371.38	357.03	345.53	336.20	328.56
24000	507.77	463.42	431.00	406.50	387.53	372.56	360.55	350.82	342.85
25000	528.93	482.73	448.96	423.44	403.68	388.08	375.58	365.44	357.13
26000	550.09	502.04	466.92	440.38	419.83	403.60	390.60	380.06	371.42
27000	571.24	521.35	484.87	457.32	435.97	419.12	405.62	394.67	385.70
28000	592.40	540.66	502.83	474.25	452.12	434.65	420.65	409.29	399.99
29000	613.56	559.97	520.79	491.19	468.27	450.17	435.67	423.91	414.27
30000	634.71	579.28	538.75	508.13	484.41	465.69	450.69	438.52	428.56
31000	655.87	598.59	556.71	525.07	500.56	481.22	465.71	453.14	442.84
32000	677.03	617.90	574.66	542.00	516.71	496.74	480.74	467.76	457.13
33000	698.18	637.20	592.62	558.94	532.85	512.26	495.76	482.38	471.42
34000	719.34	656.51	610.58	575.88	549.00	527.79	510.78	496.99	485.70
35000	740.50	675.82	628.54	592.81	565.15	543.31	525.81	511.61	499.99
36000	761.65	695.13	646.50	609.75	581.29	558.83	540.83	526.23	514.27
37000	782.81	714.44	664.46	626.69	597.44	574.35	555.85	540.85	528.56
38000	803.97	733.75	682.41	643.63	613.59	589.88	570.88	555.46	542.84
39000	825.13	753.06	700.37	660.56	629.74	605.40	585.90	570.08	557.13
40000	846.28	772.37	718.33	677.50	645.88	620.92	600.92	584.70	571.41
45000	952.07	868.91	808.12	762.19	726.62	698.54	676.04	657.78	642.84
50000	1057.85	965.46	897.91	846.88	807.35	776.15	751.15	730.87	714.26
55000	1163.64	1062.00	987.70	931.56	888.09	853.77	826.26	803.96	785.69
60000	1269.42	1158.55	1077.49	1016.25	968.82	931.38	901.38	877.04	857.11
65000	1375.21	1255.09	1167.28	1100.94	1049.56	1009.00	976.49	950.13	928.54
70000	1480.99	1351.64	1257.07	1185.62	1130.29	1086.61	1051.61	1023.22	999.97
75000	1586.78	1448.19	1346.86	1270.31	1211.03	1164.23	1126.72	1096.30	1071.39
80000	1692.56	1544.73	1436.65	1355.00	1291.76	1241.84	1201.84	1169.39	1142.82
85000	1798.35	1641.28	1526.44	1439.69	1372.50	1319.46	1276.95	1242.48	1214.24
90000	1904.13	1737.82	1616.24	1524.37	1453.23	1397.07	1352.07	1315.56	1285.67
95000	2009.91	1834.37	1706.03	1609.06	1533.96	1474.69	1427.18	1388.65	1357.09
100000	2115.70	1930.91	1795.82	1693.75	1614.70	1552.30	1502.30	1461.74	1428.52

TERMES MONTANT	15 ANS	16 ANS	17 ANS	18 ANS	19 ANS	20 ANS	21 ANS	22 ANS	23 ANS
25	.36	.35	.34	.34	.34	.33	.33	.33	.33
50	.71	.69	.68	.68	.67	.66	.66	.65	.65
75	1.06	1.04	1.02	1.01	1.00	.99	.99	.98	.98
100	1.41	1.38	1.36	1.35	1.33	1.32	1.31	1.31	1.30
200	2.81	2.76	2.72	2.69	2.66	2.64	2.62	2.61	2.59
300	4.21	4.14	4.08	4.03	3.99	3.96	3.93	3.91	3.89
400	5.61	5.52	5.44	5.38	5.32	5.28	5.24	5.21	5.18
500	7.01	6.90	6.80	6.72	6.65	6.60	6.55	6.51	6.47
600	8.41	8.27	8.16	8.06	7.98	7.92	7.86	7.81	7.77
700	9.81	9.65	9.52	9.41	9.31	9.23	9.17	9.11	9.06
800	11.21	11.03	10.88	10.75	10.64	10.55	10.48	10.41	10.35
900	12.61	12.41	12.24	12.09	11.97	11.87	11.78	11.71	11.65
1000	14.02	13.79	13.60	13.44	13.30	13.19	13.09	13.01	12.94
2000	28.03	27.57	27.19	26.87	26.60	26.37	26.18	26.02	25.88
2500	35.03	34.46	33.99	33.59	33.25	32.97	32.72	32.52	32.34
3000	42.04	41.35	40.78	40.30	39.90	39.56	39.27	39.02	38.81
4000	56.05	55.14	54.38	53.74	53.20	52.74	52.36	52.03	51.75
5000	70.06	68.92	67.97	67.17	66.50	65.93	65.44	65.03	64.68
6000	84.07	82.70	81.56	80.60	79.79	79.11	78.53	78.04	77.62
7000	98.08	96.49	95.15	94.03	93.09	92.29	91.62	91.04	90.56
8000	112.09	110.27	108.75	107.47	106.39	105.48	104.71	104.05	103.49
9000	126.10	124.05	122.34	120.90	119.69	118.66	117.79	117.06	116.43
10000	140.11	137.84	135.93	134.33	132.99	131.85	130.88	130.06	129.36
11000	154.13	151.62	149.52	147.76	146.28	145.03	143.97	143.07	142.30
12000	168.14	165.40	163.12	161.20	159.58	158.21	157.06	156.07	155.23
13000	182.15	179.18	176.71	174.63	172.88	171.40	170.14	169.08	168.17
14000	196.16	192.97	190.30	188.06	186.18	184.58	183.23	182.08	181.11
15000	210.17	206.75	203.89	201.50	199.48	197.77	196.32	195.09	194.04
16000	224.18	220.53	217.49	214.93	212.77	210.95	209.41	208.09	206.98
17000	238.19	234.32	231.08	228.36	226.07	224.14	222.49	221.10	219.91
18000	252.20	248.10	244.67	241.79	239.37	237.32	235.58	234.11	232.85
19000	266.21	261.88	258.26	255.23	252.67	250.50	248.67	247.11	245.78
20000	280.22	275.67	271.86	268.66	265.97	263.69	261.76	260.12	258.72
21000	294.23	289.45	285.45	282.09	279.26	276.87	274.84	273.12	271.66
22000	308.25	303.23	299.04	295.52	292.56	290.06	287.93	286.13	284.59
23000	322.26	317.01	312.63	308.96	305.86	303.24	301.02	299.13	297.53
24000	336.27	330.80	326.23	322.39	319.16	316.42	314.11	312.14	310.46
25000	350.28	344.58	339.82	335.82	332.46	329.61	327.19	325.14	323.40
26000	364.29	358.36	353.41	349.26	345.75	342.79	340.28	338.15	336.33
27000	378.30	372.15	367.00	362.69	359.05	355.98	353.37	351.16	349.27
28000	392.31	385.93	380.60	376.12	372.35	369.16	366.46	364.16	362.21
29000	406.32	399.71	394.19	389.55	385.65	382.34	379.55	377.17	375.14
30000	420.33	413.50	407.78	402.99	398.95	395.53	392.63	390.17	388.08
31000	434.34	427.28	421.37	416.42	412.24	408.71	405.72	403.18	401.01
32000	448.35	441.06	434.97	429.85	425.54	421.90	418.81	416.18	413.95
33000	462.37	454.84	448.56	443.28	438.84	435.08	431.90	429.19	426.88
34000	476.38	468.63	462.15	456.72	452.14	448.27	444.98	442.19	439.82
35000	490.39	482.41	475.74	470.15	465.44	461.45	458.07	455.20	452.76
36000	504.40	496.19	489.34	483.58	478.73	474.63	471.16	468.21	465.69
37000	518.41	509.98	502.93	497.02	492.03	487.82	484.25	481.21	478.63
38000	532.42	523.76	516.52	510.45	505.33	501.00	497.33	494.22	491.56
39000	546.43	537.54	530.12	523.88	518.63	514.19	510.42	507.22	504.50
40000	560.44	551.33	543.71	537.31	531.93	527.37	523.51	520.23	517.43
45000	630.50	620.24	611.67	604.48	598.42	593.29	588.95	585.26	582.11
50000	700.55	689.16	679.63	671.64	664.91	659.21	654.38	650.28	646.79
55000	770.61	758.07	747.60	738.80	731.40	725.13	719.82	715.31	711.47
60000	840.66	826.99	815.56	805.97	797.89	791.05	785.26	780.34	776.15
65000	910.71	895.90	883.52	873.13	864.38	856.97	850.70	845.37	840.83
70000	980.77	964.82	951.48	940.29	930.87	922.89	916.14	910.39	905.51
75000	1050.82	1033.73	1019.45	1007.46	997.36	988.81	981.57	975.42	970.19
80000	1120.88	1102.65	1087.41	1074.62	1063.85	1054.73	1047.01	1040.45	1034.86
85000	1190.93	1171.56	1155.37	1141.79	1130.34	1120.66	1112.45	1105.48	1099.54
90000	1260.99	1240.48	1223.34	1208.95	1196.83	1186.58	1177.89	1170.51	1164.22
95000	1331.04	1309.39	1291.30	1276.11	1263.32	1252.50	1243.33	1235.53	1228.90
100000	1401.10	1378.31	1359.26	1343.28	1329.81	1318.42	1308.76	1300.56	1293.58

PAIEMENT MENSUEL REQUIS

POUR L'AMORTISSEMENT DU PRÊT

15½%

TERMES MONTANT	24 ANS	25 ANS	26 ANS	27 ANS	28 ANS	29 ANS	30 ANS	35 ANS	40 ANS
25	.33	.33	.32	.32	.32	.32	.32	.32	.32
50	.65	.65	.64	.64	.64	.64	.64	.63	.63
75	.97	.97	.96	.96	.96	.95	.95	.95	.95
100	1.29	1.29	1.28	1.28	1.28	1.27	1.27	1.26	1.26
200	2.58	2.57	2.56	2.55	2.55	2.54	2.54	2.52	2.52
300	3.87	3.85	3.84	3.83	3.82	3.81	3.80	3.78	3.77
400	5.16	5.14	5.12	5.10	5.09	5.08	5.07	5.04	5.03
500	6.44	6.42	6.40	6.38	6.36	6.35	6.34	6.30	6.28
600	7.73	7.70	7.67	7.65	7.63	7.62	7.60	7.56	7.54
700	9.02	8.98	8.95	8.93	8.90	8.88	8.87	8.82	8.79
800	10.31	10.27	10.23	10.20	10.18	10.15	10.13	10.07	10.05
900	11.59	11.55	11.51	11.48	11.45	11.42	11.40	11.33	11.30
1000	12.88	12.83	12.79	12.75	12.72	12.69	12.67	12.59	12.56
2000	25.76	25.66	25.57	25.49	25.43	25.38	25.33	25.18	25.11
2500	32.20	32.07	31.96	31.87	31.79	31.72	31.66	31.47	31.38
3000	38.63	38.48	38.35	38.24	38.14	38.06	37.99	37.76	37.66
4000	51.51	51.31	51.13	50.98	50.86	50.75	50.65	50.35	50.21
5000	64.39	64.13	63.91	63.73	63.57	63.43	63.31	62.94	62.76
6000	77.26	76.96	76.70	76.47	76.29	76.12	75.98	75.52	75.31
7000	90.14	89.78	89.48	89.22	89.00	88.80	88.64	88.11	87.86
8000	103.01	102.61	102.26	101.96	101.71	101.49	101.30	100.69	100.41
9000	115.89	115.43	115.04	114.71	114.42	114.17	113.96	113.28	112.96
10000	128.77	128.26	127.82	127.45	127.13	126.86	126.62	125.87	125.51
11000	141.64	141.08	140.61	140.20	139.85	139.54	139.29	138.45	138.06
12000	154.52	153.91	153.39	152.94	152.56	152.23	151.95	151.04	150.61
13000	167.40	166.73	166.17	165.69	165.27	164.92	164.61	163.62	163.16
14000	180.27	179.56	178.95	178.43	177.98	177.60	177.27	176.21	175.71
15000	193.15	192.39	191.73	191.17	190.70	190.29	189.93	188.80	188.26
16000	206.02	205.21	204.51	203.92	203.41	202.97	202.60	201.38	200.81
17000	218.90	218.04	217.30	216.66	216.12	215.66	215.26	213.97	213.36
18000	231.78	230.86	230.08	229.41	228.83	228.34	227.92	226.55	225.91
19000	244.65	243.69	242.86	242.15	241.55	241.03	240.58	239.14	238.46
20000	257.53	256.51	255.64	254.90	254.26	253.71	253.24	251.73	251.01
21000	270.41	269.34	268.42	267.64	266.97	266.40	265.91	264.31	263.56
22000	283.28	282.16	281.21	280.39	279.69	279.08	278.57	276.90	276.11
23000	296.16	294.99	293.99	293.13	292.40	291.77	291.23	289.48	288.66
24000	309.03	307.81	306.77	305.88	305.11	304.46	303.89	302.07	301.21
25000	321.91	320.64	319.55	318.62	317.82	317.14	316.55	314.66	313.76
26000	334.79	333.46	332.33	331.37	330.54	329.83	329.22	327.24	326.31
27000	347.66	346.29	345.12	344.11	343.25	342.51	341.88	339.83	338.86
28000	360.54	359.11	357.90	356.86	355.96	355.20	354.54	352.41	351.41
29000	373.41	371.94	370.68	369.60	368.68	367.88	367.20	365.00	363.96
30000	386.29	384.77	383.46	382.34	381.39	380.57	379.86	377.59	376.51
31000	399.17	397.59	396.24	395.09	394.10	393.25	392.53	390.17	389.06
32000	412.04	410.42	409.02	407.83	406.81	405.94	405.19	402.76	401.61
33000	424.92	423.24	421.81	420.58	419.53	418.62	417.85	415.34	414.17
34000	437.80	436.07	434.59	433.32	432.24	431.31	430.51	427.93	426.72
35000	450.67	448.89	447.37	446.07	444.95	444.00	443.18	440.52	439.27
36000	463.55	461.72	460.15	458.81	457.66	456.68	455.84	453.10	451.82
37000	476.42	474.54	472.93	471.56	470.38	469.37	468.50	465.69	464.37
38000	489.30	487.37	485.72	484.30	483.09	482.05	481.16	478.27	476.92
39000	502.18	500.19	498.50	497.05	495.80	494.74	493.82	490.86	489.47
40000	515.05	513.02	511.28	509.79	508.52	507.42	506.48	503.45	502.02
45000	579.43	577.15	575.19	573.51	572.08	570.85	569.79	566.38	564.77
50000	643.81	641.27	639.10	637.23	635.64	634.28	633.10	629.31	627.52
55000	708.20	705.40	703.01	700.96	699.21	697.70	696.41	692.24	690.27
60000	772.58	769.53	766.92	764.68	762.77	761.13	759.72	755.17	753.02
65000	836.96	833.65	830.83	828.41	826.34	824.56	823.03	818.10	815.77
70000	901.34	897.78	894.74	892.13	889.90	887.99	886.34	881.03	878.53
75000	965.72	961.91	958.64	955.85	953.46	951.41	949.65	943.96	941.28
80000	1030.10	1026.04	1022.55	1019.58	1017.03	1014.84	1012.96	1006.89	1004.03
85000	1094.48	1090.16	1086.46	1083.30	1080.59	1078.27	1076.27	1069.82	1066.78
90000	1158.86	1154.29	1150.37	1147.02	1144.15	1141.70	1139.58	1132.75	1129.53
95000	1223.24	1218.41	1214.28	1210.75	1207.72	1205.12	1202.89	1195.68	1192.29
100000	1287.62	1282.54	1278.19	1274.47	1271.28	1268.55	1266.20	1258.61	1255.04

PAIEMENT MENSUEL REQUIS
POUR L'AMORTISSEMENT DU PRÊT

TERMES MONTANT	1 AN	1½ AN	2 ANS	2½ ANS	3 ANS	3½ ANS	4 ANS	4½ ANS	5 ANS
25	2.26	1.57	1.22	1.01	.87	.78	.70	.65	.60
50	4.52	3.13	2.44	2.02	1.74	1.55	1.40	1.29	1.20
75	6.78	4.69	3.65	3.03	2.61	2.32	2.10	1.93	1.80
100	9.04	6.26	4.87	4.04	3.48	3.09	2.80	2.58	2.40
200	18.08	12.51	9.73	8.07	6.96	6.18	5.60	5.15	4.79
300	27.12	18.76	14.59	12.10	10.44	9.27	8.39	7.72	7.18
400	36.16	25.01	19.45	16.13	13.92	12.36	11.19	10.29	9.57
500	45.19	31.26	24.31	20.16	17.40	15.44	13.99	12.86	11.97
600	54.23	37.51	29.17	24.19	20.88	18.53	16.78	15.43	14.36
700	63.27	43.76	34.03	28.22	24.36	21.62	19.58	18.00	16.75
800	72.31	50.01	38.89	32.25	27.84	24.71	22.37	20.57	19.14
900	81.35	56.26	43.75	36.28	31.32	27.79	25.17	23.14	21.54
1000	90.38	62.51	48.61	40.31	34.80	30.88	27.97	25.72	23.93
2000	180.76	125.02	97.22	80.61	69.59	61.76	55.93	51.43	47.85
2500	225.95	156.27	121.53	100.76	86.98	77.20	69.91	64.28	59.82
3000	271.14	187.52	145.83	120.91	104.38	92.64	83.89	77.14	71.78
4000	361.52	250.03	194.44	161.21	139.17	123.51	111.85	102.85	95.70
5000	451.90	312.53	243.05	201.52	173.96	154.39	139.81	128.56	119.63
6000	542.28	375.04	291.66	241.82	208.75	185.27	167.77	154.27	143.55
7000	632.66	437.54	340.27	282.12	243.54	216.14	195.73	179.98	167.48
8000	723.04	500.05	388.87	322.42	278.33	247.02	223.69	205.69	191.40
9000	813.42	562.56	437.48	362.73	313.13	277.90	251.65	231.40	215.33
10000	903.80	625.06	486.09	403.03	347.92	308.78	279.62	257.11	239.25
11000	994.18	687.57	534.70	443.33	382.71	339.65	307.58	282.82	263.18
12000	1084.56	750.07	583.31	483.63	417.50	370.53	335.54	308.53	287.10
13000	1174.94	812.58	631.92	523.94	452.29	401.41	363.50	334.24	311.03
14000	1265.32	875.08	680.53	564.24	487.08	432.28	391.46	359.95	334.95
15000	1355.70	937.59	729.14	604.54	521.87	463.16	419.42	385.66	358.88
16000	1446.08	1000.10	777.74	644.84	556.66	494.04	447.38	411.37	382.80
17000	1536.46	1062.60	826.35	685.15	591.46	524.92	475.34	437.08	406.73
18000	1626.84	1125.11	874.96	725.45	626.25	555.79	503.30	462.79	430.65
19000	1717.22	1187.61	923.57	765.75	661.04	586.67	531.27	488.50	454.58
20000	1807.60	1250.12	972.18	806.05	695.83	617.55	559.23	514.21	478.50
21000	1897.97	1312.62	1020.79	846.35	730.62	648.42	587.19	539.92	502.43
22000	1988.35	1375.13	1069.40	886.66	765.41	679.30	615.15	565.63	526.35
23000	2078.73	1437.64	1118.01	926.96	800.20	710.18	643.11	591.34	550.28
24000	2169.11	1500.14	1166.61	967.26	834.99	741.06	671.07	617.05	574.20
25000	2259.49	1562.65	1215.22	1007.56	869.78	771.93	699.03	642.76	598.13
26000	2349.87	1625.15	1263.83	1047.87	904.58	802.81	726.99	668.47	622.05
27000	2440.25	1687.66	1312.44	1088.17	939.37	833.69	754.95	694.18	645.98
28000	2530.63	1750.16	1361.05	1128.47	974.16	864.56	782.92	719.89	669.90
29000	2621.01	1812.67	1409.66	1168.77	1008.95	895.44	810.88	745.60	693.83
30000	2711.39	1875.18	1458.27	1209.08	1043.74	926.32	838.84	771.31	717.75
31000	2801.77	1937.68	1506.88	1249.38	1078.53	957.20	866.80	797.02	741.68
32000	2892.15	2000.19	1555.48	1289.68	1113.32	988.07	894.76	822.73	765.60
33000	2982.53	2062.69	1604.09	1329.98	1148.11	1018.95	922.72	848.44	789.53
34000	3072.91	2125.20	1652.70	1370.29	1182.91	1049.83	950.68	874.15	813.45
35000	3163.29	2187.70	1701.31	1410.59	1217.70	1080.70	978.64	899.86	837.38
36000	3253.67	2250.21	1749.92	1450.89	1252.49	1111.58	1006.60	925.57	861.30
37000	3344.05	2312.72	1798.53	1491.19	1287.28	1142.46	1034.56	951.28	885.23
38000	3434.43	2375.22	1847.14	1531.50	1322.07	1173.34	1062.53	976.99	909.15
39000	3524.81	2437.73	1895.75	1571.80	1356.86	1204.21	1090.49	1002.70	933.08
40000	3615.19	2500.23	1944.35	1612.10	1391.65	1235.09	1118.45	1028.41	957.00
45000	4067.08	2812.76	2187.40	1813.61	1565.61	1389.48	1258.25	1156.97	1076.63
50000	4518.98	3125.29	2430.44	2015.12	1739.56	1543.86	1398.06	1285.52	1196.25
55000	4970.88	3437.82	2673.49	2216.64	1913.52	1698.25	1537.86	1414.07	1315.88
60000	5422.78	3750.35	2916.53	2418.15	2087.48	1852.63	1677.67	1542.62	1435.50
65000	5874.67	4062.88	3159.57	2619.66	2261.43	2007.02	1817.48	1671.17	1555.12
70000	6326.57	4375.40	3402.62	2821.17	2435.39	2161.40	1957.28	1799.72	1674.75
75000	6778.47	4687.93	3645.66	3022.68	2609.34	2315.79	2097.09	1928.27	1794.37
80000	7230.37	5000.46	3888.70	3224.20	2783.30	2470.17	2236.89	2056.83	1914.00
85000	7682.26	5312.99	4131.75	3425.71	2957.26	2624.56	2376.70	2185.38	2033.63
90000	8134.16	5625.52	4374.79	3627.22	3131.21	2778.95	2516.50	2313.93	2153.25
95000	8586.06	5938.05	4617.83	3828.73	3305.17	2933.33	2656.31	2442.48	2272.87
100000	9037.96	6250.57	4860.88	4030.24	3479.12	3087.72	2796.11	2571.03	2392.50

TERMES MONTANT	6 ANS	7 ANS	8 ANS	9 ANS	10 ANS	11 ANS	12 ANS	13 ANS	14 ANS
25	.54	.49	.46	.43	.41	.40	.38	.37	.37
50	1.07	.98	.91	.86	.82	.79	.76	.74	.73
75	1.60	1.46	1.36	1.29	1.23	1.18	1.14	1.11	1.09
100	2.13	1.95	1.81	1.71	1.63	1.57	1.52	1.48	1.45
200	4.26	3.89	3.62	3.42	3.26	3.14	3.04	2.96	2.89
300	6.39	5.84	5.43	5.13	4.89	4.71	4.56	4.44	4.34
400	8.52	7.78	7.24	6.84	6.52	6.27	6.07	5.91	5.78
500	10.65	9.73	9.05	8.54	8.15	7.84	7.59	7.39	7.23
600	12.78	11.67	10.86	10.25	9.78	9.41	9.11	8.87	8.67
700	14.90	13.61	12.67	11.96	11.41	10.97	10.63	10.35	10.12
800	17.03	15.56	14.48	13.67	13.04	12.54	12.14	11.82	11.56
900	19.16	17.50	16.29	15.37	14.67	14.11	13.66	13.30	13.00
1000	21.29	19.45	18.10	17.08	16.30	15.68	15.18	14.78	14.45
2000	42.57	38.89	36.19	34.16	32.59	31.35	30.35	29.55	28.89
2500	53.22	48.61	45.24	42.70	40.73	39.18	37.94	36.94	36.11
3000	63.86	58.33	54.29	51.24	48.88	47.02	45.53	44.32	43.33
4000	85.14	77.77	72.38	68.32	65.17	62.69	60.70	59.09	57.78
5000	106.43	97.21	90.48	85.39	81.46	78.36	75.88	73.87	72.22
6000	127.71	116.65	108.57	102.47	97.75	94.03	91.05	88.64	86.66
7000	149.00	136.09	126.67	119.55	114.04	109.70	106.23	103.41	101.11
8000	170.28	155.53	144.76	136.63	130.33	125.37	121.40	118.18	115.55
9000	191.57	174.97	162.85	153.70	146.62	141.04	136.57	132.96	129.99
10000	212.85	194.42	180.95	170.78	162.92	156.71	151.75	147.73	144.44
11000	234.14	213.86	199.04	187.86	179.21	172.38	166.92	162.50	158.88
12000	255.42	233.30	217.14	204.94	195.50	188.06	182.10	177.27	173.32
13000	276.71	252.74	235.23	222.01	211.79	203.73	197.27	192.04	187.77
14000	297.99	272.18	253.33	239.09	228.08	219.40	212.45	206.82	202.21
15000	319.28	291.62	271.42	256.17	244.37	235.07	227.62	221.59	216.65
16000	340.56	311.06	289.51	273.25	260.66	250.74	242.80	236.36	231.10
17000	361.84	330.50	307.61	290.33	276.95	266.41	257.97	251.13	245.54
18000	383.13	349.94	325.70	307.40	293.24	282.08	273.14	265.91	259.98
19000	404.41	369.39	343.80	324.48	309.54	297.75	288.32	280.68	274.43
20000	425.70	388.83	361.89	341.56	325.83	313.42	303.49	295.45	288.87
21000	446.98	408.27	379.99	358.64	342.12	329.09	318.67	310.22	303.31
22000	468.27	427.71	398.08	375.71	358.41	344.76	333.84	324.99	317.76
23000	489.55	447.15	416.17	392.79	374.70	360.43	349.02	339.77	332.20
24000	510.84	466.59	434.27	409.87	390.99	376.11	364.19	354.54	346.64
25000	532.12	486.03	452.36	426.95	407.28	391.78	379.37	369.31	361.09
26000	553.41	505.47	470.46	444.02	423.57	407.45	394.54	384.08	375.53
27000	574.69	524.91	488.55	461.10	439.86	423.12	409.71	398.86	389.97
28000	595.98	544.36	506.65	478.18	456.16	438.79	424.89	413.63	404.42
29000	617.26	563.80	524.74	495.26	472.45	454.46	440.06	428.40	418.86
30000	638.55	583.24	542.83	512.33	488.74	470.13	455.24	443.17	433.30
31000	659.83	602.68	560.93	529.41	505.03	485.80	470.41	457.94	447.75
32000	681.12	622.12	579.02	546.49	521.32	501.47	485.59	472.72	462.19
33000	702.40	641.56	597.12	563.57	537.61	517.14	500.76	487.49	476.63
34000	723.68	661.00	615.21	580.65	553.90	532.81	515.93	502.26	491.08
35000	744.97	680.44	633.31	597.72	570.19	548.49	531.11	517.03	505.52
36000	766.25	699.88	651.40	614.80	586.48	564.16	546.28	531.81	519.96
37000	787.54	719.33	669.49	631.88	602.78	579.83	561.46	546.58	534.41
38000	808.82	738.77	687.59	648.96	619.07	595.50	576.63	561.35	548.85
39000	830.11	758.21	705.68	666.03	635.36	611.17	591.81	576.12	563.29
40000	851.39	777.65	723.78	683.11	651.65	626.84	606.98	590.90	577.74
45000	957.82	874.85	814.25	768.50	733.10	705.19	682.85	664.76	649.95
50000	1064.24	972.06	904.72	853.89	814.56	783.55	758.73	738.62	722.17
55000	1170.66	1069.27	995.19	939.28	896.02	861.90	834.60	812.48	794.39
60000	1277.09	1166.47	1085.66	1024.66	977.47	940.26	910.47	886.34	866.60
65000	1383.51	1263.68	1176.13	1110.05	1058.93	1018.61	986.34	960.20	938.82
70000	1489.93	1360.88	1266.61	1195.44	1140.38	1096.97	1062.21	1034.06	1011.04
75000	1596.36	1458.09	1357.08	1280.83	1221.84	1175.32	1138.09	1107.92	1083.25
80000	1702.78	1555.29	1447.55	1366.22	1303.29	1253.67	1213.96	1181.79	1155.47
85000	1809.20	1652.50	1538.02	1451.61	1384.75	1332.03	1289.83	1255.65	1227.69
90000	1915.63	1749.70	1628.49	1536.99	1466.20	1410.38	1365.70	1329.51	1299.90
95000	2022.05	1846.91	1718.96	1622.38	1547.66	1488.74	1441.57	1403.37	1372.12
100000	2128.48	1944.11	1809.44	1707.77	1629.11	1567.09	1517.45	1477.23	1444.34

15¾% PAIEMENT MENSUEL REQUIS
POUR L'AMORTISSEMENT DU PRÊT

TERMES MONTANT	15 ANS	16 ANS	17 ANS	18 ANS	19 ANS	20 ANS	21 ANS	22 ANS	23 ANS
25	.36	.35	.35	.35	.34	.34	.34	.33	.33
50	.71	.70	.69	.69	.68	.67	.67	.66	.66
75	1.07	1.05	1.04	1.03	1.02	1.01	1.00	.99	.99
100	1.42	1.40	1.38	1.37	1.35	1.34	1.33	1.32	1.32
200	2.84	2.79	2.76	2.73	2.70	2.68	2.66	2.64	2.63
300	4.26	4.19	4.13	4.09	4.05	4.01	3.98	3.96	3.94
400	5.67	5.58	5.51	5.45	5.39	5.35	5.31	5.28	5.25
500	7.09	6.98	6.88	6.81	6.74	6.68	6.64	6.60	6.56
600	8.51	8.37	8.26	8.17	8.09	8.02	7.96	7.92	7.87
700	9.93	9.77	9.64	9.53	9.43	9.36	9.29	9.23	9.19
800	11.34	11.16	11.01	10.89	10.78	10.69	10.62	10.55	10.50
900	12.76	12.56	12.39	12.25	12.13	12.03	11.94	11.87	11.81
1000	14.18	13.95	13.76	13.61	13.47	13.36	13.27	13.19	13.12
2000	28.35	27.90	27.52	27.21	26.94	26.72	26.53	26.37	26.24
2500	35.44	34.87	34.40	34.01	33.68	33.40	33.16	32.96	32.79
3000	42.52	41.85	41.28	40.81	40.41	40.08	39.80	39.56	39.35
4000	56.69	55.79	55.04	54.41	53.88	53.44	53.06	52.74	52.47
5000	70.87	69.74	68.80	68.02	67.35	66.80	66.32	65.92	65.58
6000	85.04	83.69	82.56	81.62	80.82	80.15	79.59	79.11	78.70
7000	99.21	97.63	96.32	95.22	94.29	93.51	92.85	92.29	91.81
8000	113.38	111.58	110.08	108.82	107.76	106.87	106.11	105.47	104.93
9000	127.55	125.53	123.84	122.42	121.23	120.23	119.38	118.66	118.04
10000	141.73	139.48	137.60	136.03	134.70	133.59	132.64	131.84	131.16
11000	155.90	153.42	151.36	149.63	148.17	146.94	145.90	145.02	144.27
12000	170.07	167.37	165.12	163.23	161.64	160.30	159.17	158.21	157.39
13000	184.24	181.32	178.88	176.83	175.11	173.66	172.43	171.39	170.50
14000	198.42	195.26	192.64	190.43	188.58	187.02	185.69	184.57	183.62
15000	212.59	209.21	206.40	204.04	202.05	200.38	198.96	197.76	196.73
16000	226.76	223.16	220.16	217.64	215.52	213.73	212.22	210.94	209.85
17000	240.93	237.11	233.91	231.24	228.99	227.09	225.48	224.12	222.96
18000	255.10	251.05	247.67	244.84	242.46	240.45	238.75	237.31	236.08
19000	269.28	265.00	261.43	258.44	255.93	253.81	252.01	250.49	249.19
20000	283.45	278.95	275.19	272.05	269.40	267.17	265.27	263.67	262.31
21000	297.62	292.89	288.95	285.65	282.87	280.52	278.54	276.86	275.42
22000	311.79	306.84	302.71	299.25	296.34	293.88	291.80	290.04	288.54
23000	325.96	320.79	316.47	312.85	309.81	307.24	305.07	303.22	301.66
24000	340.14	334.74	330.23	326.45	323.28	320.60	318.33	316.41	314.77
25000	354.31	348.68	343.99	340.06	336.75	333.96	331.59	329.59	327.89
26000	368.48	362.63	357.75	353.66	350.22	347.31	344.86	342.77	341.00
27000	382.65	376.58	371.51	367.26	363.69	360.67	358.12	355.96	354.12
28000	396.83	390.52	385.27	380.86	377.16	374.03	371.38	369.14	367.23
29000	411.00	404.47	399.03	394.46	390.63	387.39	384.65	382.32	380.35
30000	425.17	418.42	412.79	408.07	404.10	400.75	397.91	395.51	393.46
31000	439.34	432.37	426.55	421.67	417.57	414.10	411.17	408.69	406.58
32000	453.51	446.31	440.31	435.27	431.04	427.46	424.44	421.87	419.69
33000	467.69	460.26	454.06	448.87	444.51	440.82	437.70	435.06	432.81
34000	481.86	474.21	467.82	462.47	457.97	454.18	450.96	448.24	445.92
35000	496.03	488.15	481.58	476.08	471.44	467.54	464.23	461.42	459.04
36000	510.20	502.10	495.34	489.68	484.91	480.89	477.49	474.61	472.15
37000	524.37	516.05	509.10	503.28	498.38	494.25	490.75	487.79	485.27
38000	538.55	530.00	522.86	516.88	511.85	507.61	504.02	500.97	498.38
39000	552.72	543.94	536.62	530.49	525.32	520.97	517.28	514.16	511.50
40000	566.89	557.89	550.38	544.09	538.79	534.33	530.54	527.34	524.61
45000	637.75	627.63	619.18	612.10	606.14	601.12	596.86	593.26	590.19
50000	708.61	697.36	687.97	680.11	673.49	667.91	663.18	659.17	655.77
55000	779.47	767.10	756.77	748.12	740.84	734.70	729.50	725.09	721.34
60000	850.33	836.83	825.57	816.13	808.19	801.49	795.81	791.01	786.92
65000	921.19	906.57	894.37	884.14	875.54	868.28	862.13	856.92	852.49
70000	992.06	976.30	963.16	952.15	942.88	935.07	928.45	922.84	918.07
75000	1062.92	1046.04	1031.96	1020.16	1010.23	1001.86	994.77	988.76	983.65
80000	1133.78	1115.78	1100.76	1088.17	1077.58	1068.65	1061.08	1054.67	1049.22
85000	1204.64	1185.51	1169.55	1156.18	1144.93	1135.44	1127.40	1120.59	1114.80
90000	1275.50	1255.25	1238.35	1224.19	1212.28	1202.23	1193.72	1186.51	1180.38
95000	1346.36	1324.98	1307.15	1292.20	1279.63	1269.02	1260.04	1252.42	1245.95
100000	1417.22	1394.72	1375.94	1360.21	1346.98	1335.81	1326.35	1318.34	1311.53

TERMES MONTANT	24 ANS	25 ANS	26 ANS	27 ANS	28 ANS	28 ANS	30 ANS	35 ANS	40 ANS
25	.33	.33	.33	.33	.33	.33	.33	.32	.32
50	.66	.66	.65	.65	.65	.65	.65	.64	.64
75	.98	.98	.98	.97	.97	.97	.97	.96	.96
100	1.31	1.31	1.30	1.30	1.29	1.29	1.29	1.28	1.28
200	2.62	2.61	2.60	2.59	2.58	2.58	2.58	2.56	2.55
300	3.92	3.91	3.89	3.88	3.87	3.87	3.86	3.84	3.83
400	5.23	5.21	5.19	5.18	5.16	5.15	5.15	5.12	5.10
500	6.53	6.51	6.49	6.47	6.45	6.44	6.43	6.39	6.38
600	7.84	7.81	7.78	7.76	7.74	7.73	7.72	7.67	7.65
700	9.15	9.11	9.08	9.06	9.03	9.02	9.00	8.95	8.93
800	10.45	10.41	10.38	10.35	10.32	10.30	10.29	10.23	10.20
900	11.76	11.71	11.67	11.64	11.61	11.59	11.57	11.50	11.47
1000	13.06	13.01	12.97	12.93	12.90	12.88	12.86	12.78	12.75
2000	26.12	26.02	25.94	25.86	25.80	25.75	25.71	25.56	25.49
2500	32.65	32.52	32.42	32.33	32.25	32.19	32.13	31.95	31.86
3000	39.18	39.03	38.90	38.79	38.70	38.62	38.56	38.34	38.24
4000	52.23	52.04	51.87	51.72	51.60	51.50	51.41	51.11	50.98
5000	65.29	65.04	64.83	64.65	64.50	64.37	64.26	63.89	63.72
6000	78.35	78.05	77.80	77.58	77.40	77.24	77.11	76.67	76.47
7000	91.41	91.06	90.76	90.51	90.30	90.11	89.96	89.45	89.21
8000	104.46	104.07	103.73	103.44	103.20	102.99	102.81	102.22	101.95
9000	117.52	117.08	116.70	116.37	116.10	115.86	115.66	115.00	114.70
10000	130.58	130.08	129.66	129.30	128.99	128.73	128.51	127.78	127.44
11000	143.63	143.09	142.63	142.23	141.89	141.60	141.36	140.56	140.18
12000	156.69	156.10	155.59	155.16	154.79	154.48	154.21	153.33	152.93
13000	169.75	169.11	168.56	168.09	167.69	167.35	167.06	166.11	165.67
14000	182.81	182.11	181.52	181.02	180.59	180.22	179.91	178.89	178.42
15000	195.86	195.12	194.49	193.95	193.49	193.09	192.76	191.67	191.16
16000	208.92	208.13	207.46	206.88	206.39	205.97	205.61	204.44	203.90
17000	221.98	221.14	220.42	219.81	219.29	218.84	218.46	217.22	216.65
18000	235.04	234.15	233.39	232.74	232.19	231.71	231.31	230.00	229.39
19000	248.09	247.15	246.35	245.67	245.08	244.58	244.16	242.77	242.13
20000	261.15	260.16	259.32	258.60	257.98	257.46	257.01	255.55	254.88
21000	274.21	273.17	272.28	271.53	270.88	270.33	269.86	268.33	267.62
22000	287.26	286.18	285.25	284.46	283.78	283.20	282.71	281.11	280.36
23000	300.32	299.19	298.22	297.39	296.68	296.07	295.56	293.88	293.11
24000	313.38	312.19	311.18	310.32	309.58	308.95	308.41	306.66	305.85
25000	326.44	325.20	324.15	323.25	322.48	321.82	321.26	319.44	318.59
26000	339.49	338.21	337.11	336.18	335.38	334.69	334.11	332.22	331.34
27000	352.55	351.22	350.08	349.11	348.28	347.56	346.96	344.99	344.08
28000	365.61	364.22	363.04	362.04	361.17	360.44	359.81	357.77	356.83
29000	378.67	377.23	376.01	374.97	374.07	373.31	372.66	370.55	369.57
30000	391.72	390.24	388.98	387.90	386.97	386.18	385.51	383.33	382.31
31000	404.78	403.25	401.94	400.83	399.87	399.05	398.36	396.10	395.06
32000	417.84	416.26	414.91	413.75	412.77	411.93	411.21	408.88	407.80
33000	430.89	429.26	427.87	426.68	425.67	424.80	424.06	421.66	420.54
34000	443.95	442.27	440.84	439.61	438.57	437.67	436.91	434.44	433.29
35000	457.01	455.28	453.80	452.54	451.47	450.54	449.76	447.21	446.03
36000	470.07	468.29	466.77	465.47	464.37	463.42	462.61	459.99	458.77
37000	483.12	481.30	479.74	478.40	477.26	476.29	475.46	472.77	471.52
38000	496.18	494.30	492.70	491.33	490.16	489.16	488.31	485.54	484.26
39000	509.24	507.31	505.67	504.26	503.06	502.03	501.16	498.32	497.01
40000	522.30	520.32	518.63	517.19	515.96	514.91	514.01	511.10	509.75
45000	587.58	585.36	583.46	581.84	580.46	579.27	578.26	574.99	573.47
50000	652.87	650.40	648.29	646.49	644.95	643.63	642.51	638.87	637.18
55000	718.15	715.44	713.12	711.14	709.44	708.00	706.76	702.76	700.90
60000	783.44	780.48	777.95	775.79	773.94	772.36	771.01	766.65	764.62
65000	848.73	845.52	842.77	840.43	838.43	836.72	835.26	830.53	828.34
70000	914.01	910.55	907.60	905.08	902.93	901.08	899.51	894.42	892.06
75000	979.30	975.59	972.43	969.73	967.42	965.45	963.76	958.31	955.77
80000	1044.59	1040.63	1037.26	1034.38	1031.92	1029.81	1028.01	1022.19	1019.49
85000	1109.87	1105.67	1102.09	1099.03	1096.41	1094.17	1092.26	1086.08	1083.21
90000	1175.16	1170.71	1166.92	1163.68	1160.91	1158.53	1156.51	1149.97	1146.93
95000	1240.44	1235.75	1231.75	1228.32	1225.40	1222.90	1220.76	1213.85	1210.65
100000	1305.73	1300.79	1296.57	1292.97	1289.89	1287.26	1285.01	1277.74	1274.36

PAIEMENT MENSUEL REQUIS

POUR L'AMORTISSEMENT DU PRÊT

TERMES MONTANT	1 AN	1½ AN	2 ANS	2½ ANS	3 ANS	3½ ANS	4 ANS	4½ ANS	5 ANS
25	2.27	1.57	1.22	1.02	.88	.78	.71	.65	.61
50	4.53	3.14	2.44	2.03	1.75	1.55	1.41	1.30	1.21
75	6.79	4.70	3.66	3.04	2.62	2.33	2.11	1.94	1.81
100	9.05	6.27	4.88	4.05	3.50	3.10	2.81	2.59	2.41
200	18.10	12.53	9.75	8.09	6.99	6.20	5.62	5.17	4.81
300	27.15	18.79	14.62	12.13	10.48	9.30	8.43	7.75	7.22
400	36.20	25.05	19.49	16.17	13.97	12.40	11.24	10.34	9.62
500	45.25	31.31	24.37	20.21	17.46	15.50	14.05	12.92	12.03
600	54.30	37.57	29.24	24.25	20.95	18.60	16.85	15.50	14.43
700	63.35	43.84	34.11	28.30	24.44	21.70	19.66	18.09	16.84
800	72.40	50.10	38.98	32.34	27.93	24.80	22.47	20.67	19.24
900	81.45	56.36	43.85	36.38	31.42	27.90	25.28	23.25	21.65
1000	90.50	62.62	48.73	40.42	34.91	31.00	28.09	25.84	24.05
2000	180.99	125.24	97.45	80.84	69.82	61.99	56.17	51.67	48.10
2500	226.23	156.55	121.81	101.04	87.27	77.49	70.21	64.58	60.13
3000	271.48	187.85	146.17	121.25	104.72	92.99	84.25	77.50	72.15
4000	361.97	250.47	194.89	161.67	139.63	123.98	112.33	103.33	96.20
5000	452.46	313.09	243.61	202.08	174.54	154.98	140.41	129.16	120.25
6000	542.95	375.70	292.33	242.50	209.44	185.97	168.49	155.00	144.30
7000	633.44	438.32	341.05	282.91	244.35	216.97	196.57	180.83	168.35
8000	723.93	500.94	389.77	323.33	279.26	247.96	224.65	206.66	192.39
9000	814.42	563.55	438.49	363.75	314.16	278.95	252.73	232.49	216.44
10000	904.91	626.17	487.21	404.16	349.07	309.95	280.81	258.32	240.49
11000	995.40	688.78	535.93	444.58	383.98	340.94	308.89	284.15	264.54
12000	1085.89	751.40	584.65	484.99	418.88	371.94	336.97	309.99	288.59
13000	1176.38	814.02	633.37	525.41	453.79	402.93	365.05	335.82	312.64
14000	1266.87	876.63	682.09	565.82	488.69	433.93	393.13	361.65	336.69
15000	1357.36	939.25	730.81	606.24	523.60	464.92	421.21	387.48	360.73
16000	1447.85	1001.87	779.53	646.66	558.51	495.92	449.29	413.31	384.78
17000	1538.34	1064.48	828.25	687.07	593.41	526.91	477.37	439.15	408.83
18000	1628.83	1127.10	876.97	727.49	628.32	557.90	505.45	464.98	432.88
19000	1719.32	1189.71	925.69	767.90	663.23	588.90	533.53	490.81	456.93
20000	1809.81	1252.33	974.41	808.32	698.13	619.89	561.61	516.64	480.98
21000	1900.30	1314.95	1023.13	848.73	733.04	650.89	589.69	542.47	505.03
22000	1990.79	1377.56	1071.85	889.15	767.95	681.88	617.77	568.30	529.07
23000	2081.28	1440.18	1120.57	929.57	802.85	712.88	645.86	594.14	553.12
24000	2171.77	1502.80	1169.30	969.98	837.76	743.87	673.94	619.97	577.17
25000	2262.26	1565.41	1218.02	1010.40	872.67	774.86	702.02	645.80	601.22
26000	2352.75	1628.03	1266.74	1050.81	907.57	805.86	730.10	671.63	625.27
27000	2443.24	1690.64	1315.46	1091.23	942.48	836.85	758.18	697.46	649.32
28000	2533.73	1753.26	1364.18	1131.64	977.38	867.85	786.26	723.29	673.37
29000	2624.22	1815.88	1412.90	1172.06	1012.29	898.84	814.34	749.13	697.42
30000	2714.71	1878.49	1461.62	1212.48	1047.20	929.84	842.42	774.96	721.46
31000	2805.21	1941.11	1510.34	1252.89	1082.10	960.83	870.50	800.79	745.51
32000	2895.70	2003.73	1559.06	1293.31	1117.01	991.83	898.58	826.62	769.56
33000	2986.19	2066.34	1607.78	1333.72	1151.92	1022.82	926.66	852.45	793.61
34000	3076.68	2128.96	1656.50	1374.14	1186.82	1053.81	954.74	878.29	817.66
35000	3167.17	2191.57	1705.22	1414.55	1221.73	1084.81	982.82	904.12	841.71
36000	3257.66	2254.19	1753.94	1454.97	1256.64	1115.80	1010.90	929.95	865.76
37000	3348.15	2316.81	1802.66	1495.39	1291.54	1146.80	1038.98	955.78	889.80
38000	3438.64	2379.42	1851.38	1535.80	1326.45	1177.79	1067.06	981.61	913.85
39000	3529.13	2442.04	1900.10	1576.22	1361.36	1208.79	1095.14	1007.44	937.90
40000	3619.62	2504.66	1948.82	1616.63	1396.26	1239.78	1123.22	1033.28	961.95
45000	4072.07	2817.74	2192.42	1818.71	1570.79	1394.75	1263.63	1162.43	1082.19
50000	4524.52	3130.82	2436.03	2020.79	1745.33	1549.72	1404.03	1291.59	1202.44
55000	4976.97	3443.90	2679.63	2222.87	1919.86	1704.70	1544.43	1420.75	1322.68
60000	5429.42	3756.98	2923.23	2424.95	2094.39	1859.67	1684.83	1549.91	1442.92
65000	5881.88	4070.06	3166.83	2627.03	2268.92	2014.64	1825.23	1679.07	1563.17
70000	6334.33	4383.14	3410.43	2829.10	2443.45	2169.61	1965.64	1808.23	1683.41
75000	6786.78	4696.23	3654.04	3031.18	2617.99	2324.58	2106.04	1937.39	1803.65
80000	7239.23	5009.31	3897.64	3233.26	2792.52	2479.56	2246.44	2066.55	1923.89
85000	7691.68	5322.39	4141.24	3435.34	2967.05	2634.53	2386.84	2195.71	2044.14
90000	8144.13	5635.47	4384.84	3637.42	3141.58	2789.50	2527.25	2324.86	2164.38
95000	8596.59	5948.55	4628.44	3839.50	3316.12	2944.47	2667.65	2454.02	2284.62
100000	9049.04	6261.63	4872.05	4041.58	3490.65	3099.44	2808.05	2583.18	2404.87

132

PAIEMENT MENSUEL REQUIS

POUR L'AMORTISSEMENT DU PRÊT **16%**

TERMES MONTANT	6 ANS	7 ANS	8 ANS	9 ANS	10 ANS	11 ANS	12 ANS	13 ANS	14 ANS
25	.54	.49	.46	.44	.42	.40	.39	.38	.37
50	1.08	.98	.92	.87	.83	.80	.77	.75	.74
75	1.61	1.47	1.37	1.30	1.24	1.19	1.15	1.12	1.10
100	2.15	1.96	1.83	1.73	1.65	1.59	1.54	1.50	1.47
200	4.29	3.92	3.65	3.45	3.29	3.17	3.07	2.99	2.93
300	6.43	5.88	5.47	5.17	4.94	4.75	4.60	4.48	4.39
400	8.57	7.83	7.30	6.89	6.58	6.33	6.14	5.98	5.85
500	10.71	9.79	9.12	8.61	8.22	7.91	7.67	7.47	7.31
600	12.85	11.75	10.94	10.34	9.87	9.50	9.20	8.96	8.77
700	14.99	13.71	12.77	12.06	11.51	11.08	10.73	10.45	10.23
800	17.14	15.66	14.59	13.78	13.15	12.66	12.27	11.95	11.69
900	19.28	17.62	16.41	15.50	14.80	14.24	13.80	13.44	13.15
1000	21.42	19.58	18.24	17.22	16.44	15.82	15.33	14.93	14.61
2000	42.83	39.15	36.47	34.44	32.88	31.64	30.66	29.86	29.21
2500	53.54	48.94	45.58	43.05	41.09	39.55	38.32	37.32	36.51
3000	64.24	58.73	54.70	51.66	49.31	47.46	45.98	44.79	43.81
4000	85.66	78.30	72.93	68.88	65.75	63.28	61.31	59.72	58.41
5000	107.07	97.87	91.16	86.10	82.18	79.10	76.64	74.64	73.02
6000	128.48	117.45	109.39	103.31	98.62	94.92	91.96	89.57	87.62
7000	149.89	137.02	127.62	120.53	115.05	110.74	107.29	104.50	102.22
8000	171.31	156.59	145.85	137.75	131.49	126.56	122.62	119.43	116.82
9000	192.72	176.17	164.08	154.97	147.93	142.38	137.94	134.35	131.42
10000	214.13	195.74	182.31	172.19	164.36	158.20	153.27	149.28	146.03
11000	235.55	215.31	200.54	189.41	180.80	174.02	168.60	164.21	160.63
12000	256.96	234.89	218.78	206.62	197.23	189.84	183.92	179.14	175.23
13000	278.37	254.46	237.01	223.84	213.67	205.66	199.25	194.07	189.83
14000	299.78	274.03	255.24	241.06	230.10	221.47	214.57	208.99	204.43
15000	321.20	293.61	273.47	258.28	246.54	237.29	229.90	223.92	219.04
16000	342.61	313.18	291.70	275.50	262.98	253.11	245.23	238.85	233.64
17000	364.02	332.75	309.93	292.72	279.41	268.93	260.55	253.78	248.24
18000	385.43	352.33	328.16	309.93	295.85	284.75	275.88	268.70	262.84
19000	406.85	371.90	346.39	327.15	312.28	300.57	291.21	283.63	277.44
20000	428.26	391.47	364.62	344.37	328.72	316.39	306.53	298.56	292.05
21000	449.67	411.05	382.85	361.59	345.15	332.21	321.86	313.49	306.65
22000	471.08	430.62	401.08	378.81	361.59	348.03	337.19	328.41	321.25
23000	492.50	450.19	419.32	396.03	378.03	363.85	352.51	343.34	335.85
24000	513.91	469.77	437.55	413.24	394.46	379.67	367.84	358.27	350.45
25000	535.32	489.34	455.78	430.46	410.90	395.49	383.17	373.20	365.06
26000	556.74	508.91	474.01	447.68	427.33	411.31	398.49	388.13	379.66
27000	578.15	528.49	492.24	464.90	443.77	427.13	413.82	403.05	394.26
28000	599.56	548.06	510.47	482.12	460.20	442.94	429.14	417.98	408.86
29000	620.97	567.64	528.70	499.34	476.64	458.76	444.47	432.91	423.46
30000	642.39	587.21	546.93	516.55	493.08	474.58	459.80	447.84	438.07
31000	663.80	606.78	565.16	533.77	509.51	490.40	475.12	462.76	452.67
32000	685.21	626.36	583.39	550.99	525.95	506.22	490.45	477.69	467.27
33000	706.63	645.93	601.62	568.21	542.38	522.04	505.78	492.62	481.87
34000	728.04	665.50	619.85	585.43	558.82	537.86	521.10	507.55	496.47
35000	749.45	685.08	638.09	602.65	575.25	553.68	536.43	522.47	511.08
36000	770.86	704.65	656.32	619.86	591.69	569.50	551.76	537.40	525.68
37000	792.28	724.22	674.55	637.08	608.13	585.32	567.08	552.33	540.28
38000	813.69	743.80	692.78	654.30	624.56	601.14	582.41	567.26	554.88
39000	835.10	763.37	711.01	671.52	641.00	616.96	597.74	582.19	569.48
40000	856.52	782.94	729.24	688.74	657.43	632.78	613.06	597.11	584.09
45000	963.58	880.81	820.39	774.83	739.61	711.87	689.69	671.75	657.10
50000	1070.64	978.68	911.55	860.92	821.79	790.97	766.33	746.39	730.11
55000	1177.71	1076.55	1002.70	947.01	903.97	870.06	842.96	821.03	803.12
60000	1284.77	1174.41	1093.86	1033.10	986.15	949.16	919.59	895.67	876.13
65000	1391.83	1272.28	1185.01	1119.20	1068.33	1028.26	996.22	970.31	949.14
70000	1498.90	1370.15	1276.17	1205.29	1150.50	1107.35	1072.85	1044.94	1022.15
75000	1605.96	1468.01	1367.32	1291.38	1232.68	1186.45	1149.49	1119.58	1095.16
80000	1713.03	1565.88	1458.48	1377.47	1314.86	1265.55	1226.12	1194.22	1168.17
85000	1820.09	1663.75	1549.63	1463.56	1397.04	1344.64	1302.75	1268.86	1241.18
90000	1927.15	1761.62	1640.79	1549.66	1479.22	1423.74	1379.38	1343.50	1314.19
95000	2034.22	1859.48	1731.94	1635.75	1561.40	1502.83	1456.02	1418.14	1387.20
100000	2141.28	1957.35	1823.09	1721.84	1643.58	1581.93	1532.65	1492.78	1460.21

PAIEMENT MENSUEL REQUIS
POUR L'AMORTISSEMENT DU PRÊT

TERMES MONTANT	15 ANS	16 ANS	17 ANS	18 ANS	19 ANS	20 ANS	21 ANS	22 ANS	23 ANS
25	.36	.36	.35	.35	.35	.34	.34	.34	.34
50	.72	.71	.70	.69	.69	.68	.68	.67	.67
75	1.08	1.06	1.05	1.04	1.03	1.02	1.01	1.01	1.00
100	1.44	1.42	1.40	1.38	1.37	1.36	1.35	1.34	1.33
200	2.87	2.83	2.79	2.76	2.73	2.71	2.69	2.68	2.66
300	4.31	4.24	4.18	4.14	4.10	4.06	4.04	4.01	3.99
400	5.74	5.65	5.58	5.51	5.46	5.42	5.38	5.35	5.32
500	7.17	7.06	6.97	6.89	6.83	6.77	6.72	6.69	6.65
600	8.61	8.47	8.36	8.27	8.19	8.12	8.07	8.02	7.98
700	10.04	9.88	9.75	9.65	9.55	9.48	9.41	9.36	9.31
800	11.47	11.29	11.15	11.02	10.92	10.83	10.76	10.69	10.64
900	12.91	12.71	12.54	12.40	12.28	12.18	12.10	12.03	11.97
1000	14.34	14.12	13.93	13.78	13.65	13.54	13.44	13.37	13.30
2000	28.67	28.23	27.86	27.55	27.29	27.07	26.88	26.73	26.60
2500	35.84	35.28	34.82	34.43	34.11	33.84	33.60	33.41	33.24
3000	43.01	42.34	41.79	41.32	40.93	40.60	40.32	40.09	39.89
4000	57.34	56.45	55.71	55.09	54.57	54.13	53.76	53.45	53.19
5000	71.67	70.56	69.64	68.86	68.21	67.67	67.20	66.81	66.48
6000	86.01	84.68	83.57	82.64	81.86	81.20	80.64	80.17	79.78
7000	100.34	98.79	97.49	96.41	95.50	94.73	94.08	93.54	93.07
8000	114.68	112.90	111.42	110.18	109.14	108.26	107.52	106.90	106.37
9000	129.01	127.01	125.35	123.95	122.78	121.80	120.96	120.26	119.66
10000	143.34	141.12	139.27	137.72	136.42	135.33	134.40	133.62	132.96
11000	157.68	155.23	153.20	151.50	150.07	148.86	147.84	146.98	146.25
12000	172.01	169.35	167.13	165.27	163.71	162.39	161.28	160.34	159.55
13000	186.35	183.46	181.05	179.04	177.35	175.93	174.72	173.70	172.84
14000	200.68	197.57	194.98	192.81	190.99	189.46	188.16	187.07	186.14
15000	215.01	211.68	208.91	206.58	204.63	202.99	201.60	200.43	199.43
16000	229.35	225.79	222.83	220.36	218.28	216.52	215.04	213.79	212.73
17000	243.68	239.91	236.76	234.13	231.92	230.06	228.48	227.15	226.02
18000	258.02	254.02	250.69	247.90	245.56	243.59	241.92	240.51	239.32
19000	272.35	268.13	264.61	261.67	259.20	257.12	255.36	253.87	252.61
20000	286.68	282.24	278.54	275.44	272.84	270.65	268.80	267.24	265.91
21000	301.02	296.35	292.47	289.22	286.48	284.18	282.24	280.60	279.20
22000	315.35	310.46	306.39	302.99	300.13	297.72	295.68	293.96	292.50
23000	329.69	324.58	320.32	316.76	313.77	311.25	309.12	307.32	305.79
24000	344.02	338.69	334.25	330.53	327.41	324.78	322.56	320.68	319.09
25000	358.35	352.80	348.17	344.30	341.05	338.31	336.00	334.04	332.38
26000	372.69	366.91	362.10	358.07	354.69	351.85	349.44	347.40	345.68
27000	387.02	381.02	376.03	371.85	368.34	365.38	362.88	360.77	358.97
28000	401.35	395.13	389.95	385.62	381.98	378.91	376.32	374.13	372.27
29000	415.69	409.25	403.88	399.39	395.62	392.44	389.76	387.49	385.56
30000	430.02	423.36	417.81	413.16	409.26	405.98	403.20	400.85	398.86
31000	444.36	437.47	431.73	426.93	422.90	419.51	416.64	414.21	412.15
32000	458.69	451.58	445.66	440.71	436.55	433.04	430.08	427.57	425.45
33000	473.02	465.69	459.59	454.48	450.19	446.57	443.52	440.94	438.74
34000	487.36	479.81	473.51	468.25	463.83	460.11	456.96	454.30	452.04
35000	501.69	493.92	487.44	482.02	477.47	473.64	470.40	467.66	465.33
36000	516.03	508.03	501.37	495.79	491.11	487.17	483.84	481.02	478.63
37000	530.36	522.14	515.29	509.57	504.76	500.70	497.28	494.38	491.92
38000	544.69	536.25	529.22	523.34	518.40	514.23	510.72	507.74	505.22
39000	559.03	550.36	543.15	537.11	532.04	527.77	524.16	521.10	518.51
40000	573.36	564.48	557.07	550.88	545.68	541.30	537.60	534.47	531.81
45000	645.03	635.04	626.71	619.74	613.89	608.96	604.80	601.27	598.29
50000	716.70	705.59	696.34	688.60	682.10	676.62	672.00	668.08	664.76
55000	788.37	776.15	765.98	757.46	750.31	744.29	739.20	734.89	731.24
60000	860.04	846.71	835.61	826.32	818.52	811.95	806.40	801.70	797.71
65000	931.71	917.27	905.24	895.18	886.73	879.61	873.60	868.50	864.19
70000	1003.38	987.83	974.88	964.04	954.94	947.27	940.79	935.31	930.66
75000	1075.05	1058.39	1044.51	1032.90	1023.15	1014.93	1007.99	1002.12	997.14
80000	1146.72	1128.95	1114.14	1101.76	1091.36	1082.59	1075.19	1068.93	1063.61
85000	1218.39	1199.51	1183.78	1170.62	1159.57	1150.26	1142.39	1135.74	1130.09
90000	1290.06	1270.07	1253.41	1239.48	1227.78	1217.92	1209.59	1202.54	1196.57
95000	1361.73	1340.62	1323.05	1308.34	1295.99	1285.58	1276.79	1269.35	1263.04
100000	1433.40	1411.18	1392.68	1377.20	1364.19	1353.24	1343.99	1336.16	1329.52

TERMES MONTANT	24 ANS	25 ANS	26 ANS	27 ANS	28 ANS	28 ANS	30 ANS	35 ANS	40 ANS
25	.34	.33	.33	.33	.33	.33	.33	.33	.33
50	.67	.66	.66	.66	.66	.66	.66	.65	.65
75	1.00	.99	.99	.99	.99	.98	.98	.98	.98
100	1.33	1.32	1.32	1.32	1.31	1.31	1.31	1.30	1.30
200	2.65	2.64	2.63	2.63	2.62	2.62	2.61	2.60	2.59
300	3.98	3.96	3.95	3.94	3.93	3.92	3.92	3.90	3.89
400	5.30	5.28	5.26	5.25	5.24	5.23	5.22	5.19	5.18
500	6.62	6.60	6.58	6.56	6.55	6.53	6.52	6.49	6.47
600	7.95	7.92	7.89	7.87	7.86	7.84	7.83	7.79	7.77
700	9.27	9.24	9.21	9.19	9.16	9.15	9.13	9.08	9.06
800	10.60	10.56	10.52	10.50	10.47	10.45	10.44	10.38	10.35
900	11.92	11.88	11.84	11.81	11.78	11.76	11.74	11.68	11.65
1000	13.24	13.20	13.15	13.12	13.09	13.06	13.04	12.97	12.94
2000	26.48	26.39	26.30	26.23	26.18	26.12	26.08	25.94	25.88
2500	33.10	32.98	32.88	32.79	32.72	32.65	32.60	32.43	32.35
3000	39.72	39.58	39.45	39.35	39.26	39.18	39.12	38.91	38.82
4000	52.96	52.77	52.60	52.46	52.35	52.24	52.16	51.88	51.75
5000	66.20	65.96	65.75	65.58	65.43	65.30	65.20	64.85	64.69
6000	79.44	79.15	78.90	78.69	78.52	78.36	78.23	77.82	77.63
7000	92.68	92.34	92.05	91.81	91.60	91.42	91.27	90.79	90.56
8000	105.91	105.53	105.20	104.92	104.69	104.48	104.31	103.76	103.50
9000	119.15	118.72	118.35	118.04	117.77	117.54	117.35	116.72	116.44
10000	132.39	131.91	131.50	131.15	130.86	130.60	130.39	129.69	129.37
11000	145.63	145.10	144.65	144.27	143.94	143.66	143.43	142.66	142.31
12000	158.87	158.29	157.80	157.38	157.03	156.72	156.46	155.63	155.25
13000	172.11	171.48	170.95	170.50	170.11	169.78	169.50	168.60	168.18
14000	185.35	184.67	184.10	183.61	183.20	182.84	182.54	181.57	181.12
15000	198.59	197.87	197.25	196.73	196.28	195.90	195.58	194.54	194.06
16000	211.82	211.06	210.40	209.84	209.37	208.96	208.62	207.51	206.99
17000	225.06	224.25	223.55	222.96	222.45	222.02	221.65	220.47	219.93
18000	238.30	237.44	236.70	236.07	235.54	235.08	234.69	233.44	232.87
19000	251.54	250.63	249.85	249.19	248.63	248.14	247.73	246.41	245.81
20000	264.78	263.82	263.00	262.30	261.71	261.20	260.77	259.38	258.74
21000	278.02	277.01	276.15	275.42	274.80	274.26	273.81	272.35	271.68
22000	291.26	290.20	289.30	288.53	287.88	287.32	286.85	285.32	284.62
23000	304.49	303.39	302.45	301.65	300.97	300.38	299.88	298.29	297.55
24000	317.73	316.58	315.60	314.76	314.05	313.44	312.92	311.26	310.49
25000	330.97	329.77	328.75	327.88	327.14	326.50	325.96	324.22	323.43
26000	344.21	342.96	341.90	340.99	340.22	339.56	339.00	337.19	336.36
27000	357.45	356.15	355.05	354.11	353.31	352.62	352.04	350.16	349.30
28000	370.69	369.34	368.20	367.22	366.39	365.68	365.08	363.13	362.24
29000	383.93	382.54	381.35	380.34	379.48	378.74	378.11	376.10	375.17
30000	397.17	395.73	394.50	393.45	392.56	391.80	391.15	389.07	388.11
31000	410.40	408.92	407.65	406.57	405.65	404.86	404.19	402.04	401.05
32000	423.64	422.11	420.80	419.68	418.73	417.92	417.23	415.01	413.98
33000	436.88	435.30	433.95	432.80	431.82	430.98	430.27	427.97	426.92
34000	450.12	448.49	447.10	445.91	444.90	444.04	443.30	440.94	439.86
35000	463.36	461.68	460.25	459.03	457.99	457.10	456.34	453.91	452.80
36000	476.60	474.87	473.40	472.14	471.07	470.16	469.38	466.88	465.73
37000	489.84	488.06	486.55	485.26	484.16	483.22	482.42	479.85	478.67
38000	503.08	501.25	499.70	498.37	497.25	496.28	495.46	492.82	491.61
39000	516.31	514.44	512.85	511.49	510.33	509.34	508.50	505.79	504.54
40000	529.55	527.63	526.00	524.60	523.42	522.40	521.53	518.76	517.48
45000	595.75	593.59	591.75	590.18	588.84	587.70	586.72	583.60	582.16
50000	661.94	659.54	657.50	655.75	654.27	653.00	651.92	648.44	646.85
55000	728.13	725.49	723.25	721.33	719.69	718.30	717.11	713.29	711.53
60000	794.33	791.45	788.99	786.90	785.12	783.60	782.30	778.13	776.22
65000	860.52	857.40	854.74	852.48	850.55	848.90	847.49	842.98	840.90
70000	926.71	923.35	920.49	918.05	915.97	914.20	912.68	907.82	905.59
75000	992.91	989.31	986.24	983.63	981.40	979.50	977.87	972.66	970.27
80000	1059.10	1055.26	1051.99	1049.20	1046.83	1044.80	1043.06	1037.51	1034.95
85000	1125.29	1121.21	1117.74	1114.78	1112.25	1110.10	1108.25	1102.35	1099.64
90000	1191.49	1187.17	1183.49	1180.35	1177.68	1175.40	1173.44	1167.20	1164.32
95000	1257.68	1253.12	1249.24	1245.93	1243.11	1240.70	1238.64	1232.04	1229.01
100000	1323.87	1319.07	1314.99	1311.50	1308.53	1305.99	1303.83	1296.88	1293.69

PAIEMENT MENSUEL REQUIS
POUR L'AMORTISSEMENT DU PRÊT

TERMES MONTANT	1 AN	1½ AN	2 ANS	2½ ANS	3 ANS	3½ ANS	4 ANS	4½ ANS	5 ANS
25	2.27	1.57	1.23	1.02	.88	.78	.71	.65	.61
50	4.54	3.14	2.45	2.03	1.76	1.56	1.41	1.30	1.21
75	6.80	4.71	3.67	3.04	2.63	2.34	2.12	1.95	1.82
100	9.07	6.28	4.89	4.06	3.51	3.12	2.82	2.60	2.42
200	18.13	12.55	9.77	8.11	7.01	6.23	5.64	5.20	4.84
300	27.19	18.82	14.65	12.16	10.51	9.34	8.46	7.79	7.26
400	36.25	25.10	19.54	16.22	14.01	12.45	11.28	10.39	9.67
500	45.31	31.37	24.42	20.27	17.52	15.56	14.10	12.98	12.09
600	54.37	37.64	29.30	24.32	21.02	18.67	16.92	15.58	14.51
700	63.43	43.91	34.19	28.38	24.52	21.78	19.74	18.17	16.93
800	72.49	50.19	39.07	32.43	28.02	24.89	22.56	20.77	19.34
900	81.55	56.46	43.95	36.48	31.52	28.01	25.38	23.36	21.76
1000	90.61	62.73	48.84	40.53	35.03	31.12	28.20	25.96	24.18
2000	181.21	125.46	97.67	81.06	70.05	62.23	56.40	51.91	48.35
2500	226.51	156.82	122.09	101.33	87.56	77.78	70.50	64.89	60.44
3000	271.81	188.19	146.50	121.59	105.07	93.34	84.60	77.87	72.52
4000	362.41	250.91	195.33	162.12	140.09	124.45	112.80	103.82	96.70
5000	453.01	313.64	244.17	202.65	175.11	155.56	141.00	129.77	120.87
6000	543.61	376.37	293.00	243.18	210.14	186.68	169.20	155.73	145.04
7000	634.21	439.09	341.83	283.71	245.16	217.79	197.40	181.68	169.21
8000	724.81	501.82	390.66	324.24	280.18	248.90	225.60	207.63	193.39
9000	815.41	564.55	439.49	364.77	315.20	280.01	253.80	233.59	217.56
10000	906.02	627.27	488.33	405.30	350.22	311.12	282.00	259.54	241.73
11000	996.62	690.00	537.16	445.83	385.24	342.23	310.20	285.49	265.90
12000	1087.22	752.73	585.99	486.35	420.27	373.35	338.40	311.45	290.08
13000	1177.82	815.45	634.82	526.88	455.29	404.46	366.60	337.40	314.25
14000	1268.42	878.18	683.66	567.41	490.31	435.57	394.80	363.35	338.42
15000	1359.02	940.91	732.49	607.94	525.33	466.68	423.00	389.31	362.59
16000	1449.62	1003.63	781.32	648.47	560.35	497.79	451.20	415.26	386.77
17000	1540.22	1066.36	830.15	689.00	595.37	528.91	479.40	441.21	410.94
18000	1630.82	1129.09	878.98	729.53	630.40	560.02	507.60	467.17	435.11
19000	1721.43	1191.82	927.82	770.06	665.42	591.13	535.80	493.12	459.28
20000	1812.03	1254.54	976.65	810.59	700.44	622.24	564.00	519.08	483.46
21000	1902.63	1317.27	1025.48	851.12	735.46	653.35	592.20	545.03	507.63
22000	1993.23	1380.00	1074.31	891.65	770.48	684.46	620.40	570.98	531.80
23000	2083.83	1442.72	1123.14	932.17	805.51	715.58	648.60	596.94	555.97
24000	2174.43	1505.45	1171.98	972.70	840.53	746.69	676.80	622.89	580.15
25000	2265.03	1568.18	1220.81	1013.23	875.55	777.80	705.00	648.84	604.32
26000	2355.63	1630.90	1269.64	1053.76	910.57	808.91	733.20	674.80	628.49
27000	2446.23	1693.63	1318.47	1094.29	945.59	840.02	761.40	700.75	652.66
28000	2536.84	1756.36	1367.31	1134.82	980.61	871.13	789.60	726.70	676.84
29000	2627.44	1819.08	1416.14	1175.35	1015.64	902.25	817.80	752.66	701.01
30000	2718.04	1881.81	1464.97	1215.88	1050.66	933.36	846.00	778.61	725.18
31000	2808.64	1944.54	1513.80	1256.41	1085.68	964.47	874.20	804.56	749.35
32000	2899.24	2007.26	1562.63	1296.94	1120.70	995.58	902.40	830.52	773.53
33000	2989.84	2069.99	1611.47	1337.47	1155.72	1026.69	930.60	856.47	797.70
34000	3080.44	2132.72	1660.30	1377.99	1190.74	1057.81	958.80	882.42	821.87
35000	3171.04	2195.45	1709.13	1418.52	1225.77	1088.92	987.00	908.38	846.04
36000	3261.64	2258.17	1757.96	1459.05	1260.79	1120.03	1015.20	934.33	870.22
37000	3352.25	2320.90	1806.79	1499.58	1295.81	1151.14	1043.40	960.28	894.39
38000	3442.85	2383.63	1855.63	1540.11	1330.83	1182.25	1071.60	986.24	918.56
39000	3533.45	2446.35	1904.46	1580.64	1365.85	1213.36	1099.80	1012.19	942.73
40000	3624.05	2509.08	1953.29	1621.17	1400.88	1244.48	1128.00	1038.15	966.91
45000	4077.05	2822.71	2197.45	1823.82	1575.98	1400.04	1269.00	1167.91	1087.77
50000	4530.06	3136.35	2441.61	2026.46	1751.09	1555.59	1410.00	1297.68	1208.63
55000	4983.07	3449.98	2685.77	2229.11	1926.20	1711.15	1551.00	1427.45	1329.50
60000	5436.07	3763.62	2929.93	2431.75	2101.31	1866.71	1692.00	1557.22	1450.36
65000	5889.08	4077.25	3174.09	2634.40	2276.42	2022.27	1833.00	1686.98	1571.22
70000	6342.08	4390.89	3418.26	2837.04	2451.53	2177.83	1974.00	1816.75	1692.08
75000	6795.09	4704.52	3662.42	3039.69	2626.64	2333.39	2115.00	1946.52	1812.95
80000	7248.10	5018.15	3906.58	3242.33	2801.75	2488.95	2256.00	2076.29	1933.81
85000	7701.10	5331.79	4150.74	3444.98	2976.85	2644.51	2397.00	2206.05	2054.67
90000	8154.10	5645.42	4394.90	3647.63	3151.96	2800.07	2538.00	2335.82	2175.54
95000	8607.11	5959.06	4639.06	3850.27	3327.07	2955.62	2679.00	2465.59	2296.40
100000	9060.12	6272.69	4883.22	4052.92	3502.18	3111.18	2820.00	2595.36	2417.26

TERMES MONTANT	6 ANS	7 ANS	8 ANS	9 ANS	10 ANS	11 ANS	12 ANS	13 ANS	14 ANS
25	.54	.50	.46	.44	.42	.40	.39	.38	.37
50	1.08	.99	.92	.87	.83	.80	.78	.76	.74
75	1.62	1.48	1.38	1.31	1.25	1.20	1.17	1.14	1.11
100	2.16	1.98	1.84	1.74	1.66	1.60	1.55	1.51	1.48
200	4.31	3.95	3.68	3.48	3.32	3.20	3.10	3.02	2.96
300	6.47	5.92	5.52	5.21	4.98	4.80	4.65	4.53	4.43
400	8.62	7.89	7.35	6.95	6.64	6.39	6.20	6.04	5.91
500	10.78	9.86	9.19	8.68	8.30	7.99	7.74	7.55	7.39
600	12.93	11.83	11.03	10.42	9.95	9.59	9.29	9.06	8.86
700	15.08	13.80	12.86	12.16	11.61	11.18	10.84	10.56	10.34
800	17.24	15.77	14.70	13.89	13.27	12.78	12.39	12.07	11.81
900	19.39	17.74	16.54	15.63	14.93	14.38	13.94	13.58	13.29
1000	21.55	19.71	18.37	17.36	16.59	15.97	15.48	15.09	14.77
2000	43.09	39.42	36.74	34.72	33.17	31.94	30.96	30.17	29.53
2500	53.86	49.27	45.92	43.40	41.46	39.93	38.70	37.71	36.91
3000	64.63	59.12	55.11	52.08	49.75	47.91	46.44	45.26	44.29
4000	86.17	78.83	73.48	69.44	66.33	63.88	61.92	60.34	59.05
5000	107.71	98.54	91.84	86.80	82.91	79.85	77.40	75.42	73.81
6000	129.25	118.24	110.21	104.16	99.49	95.81	92.88	90.51	88.57
7000	150.79	137.95	128.58	121.52	116.07	111.78	108.36	105.59	103.33
8000	172.33	157.65	146.95	138.88	132.65	127.75	123.84	120.67	118.10
9000	193.87	177.36	165.32	156.24	149.23	143.72	139.32	135.76	132.86
10000	215.42	197.07	183.68	173.60	165.81	159.69	154.79	150.84	147.62
11000	236.96	216.77	202.05	190.96	182.39	175.65	170.27	165.93	162.38
12000	258.50	236.48	220.42	208.32	198.97	191.62	185.75	181.01	177.14
13000	280.04	256.19	238.79	225.68	215.56	207.59	201.23	196.09	191.90
14000	301.58	275.89	257.15	243.04	232.14	223.56	216.71	211.18	206.66
15000	323.12	295.60	275.52	260.40	248.72	239.53	232.19	226.26	221.42
16000	344.66	315.30	293.89	277.76	265.30	255.50	247.67	241.34	236.19
17000	366.20	335.01	312.26	295.12	281.88	271.46	263.15	256.43	250.95
18000	387.74	354.72	330.63	312.47	298.46	287.43	278.63	271.51	265.71
19000	409.29	374.42	348.99	329.83	315.04	303.40	294.10	286.59	280.47
20000	430.83	394.13	367.36	347.19	331.62	319.37	309.58	301.68	295.23
21000	452.37	413.83	385.73	364.55	348.20	335.34	325.06	316.76	309.99
22000	473.91	433.54	404.10	381.91	364.78	351.30	340.54	331.85	324.75
23000	495.45	453.25	422.47	399.27	381.36	367.27	356.02	346.93	339.51
24000	516.99	472.95	440.83	416.63	397.94	383.24	371.50	362.01	354.28
25000	538.53	492.66	459.20	433.99	414.52	399.21	386.98	377.10	369.04
26000	560.07	512.37	477.57	451.35	431.11	415.18	402.46	392.18	383.80
27000	581.61	532.07	495.94	468.71	447.69	431.14	417.94	407.26	398.56
28000	603.16	551.78	514.30	486.07	464.27	447.11	433.42	422.35	413.32
29000	624.70	571.48	532.67	503.43	480.85	463.08	448.89	437.43	428.08
30000	646.24	591.19	551.04	520.79	497.43	479.05	464.37	452.52	442.84
31000	667.78	610.90	569.41	538.15	514.01	495.02	479.85	467.60	457.60
32000	689.32	630.60	587.78	555.51	530.59	510.99	495.33	482.68	472.37
33000	710.86	650.31	606.14	572.87	547.17	526.95	510.81	497.77	487.13
34000	732.40	670.01	624.51	590.23	563.75	542.92	526.29	512.85	501.89
35000	753.94	689.72	642.88	607.58	580.33	558.89	541.77	527.93	516.65
36000	775.48	709.43	661.25	624.94	596.91	574.86	557.25	543.02	531.41
37000	797.03	729.13	679.61	642.30	613.49	590.83	572.73	558.10	546.17
38000	818.57	748.84	697.98	659.66	630.07	606.79	588.20	573.18	560.93
39000	840.11	768.55	716.35	677.02	646.66	622.76	603.68	588.27	575.69
40000	861.65	788.25	734.72	694.38	663.24	638.73	619.16	603.35	590.46
45000	969.35	886.78	826.56	781.18	746.14	718.57	696.56	678.77	664.26
50000	1077.06	985.31	918.40	867.98	829.04	798.41	773.95	754.19	738.07
55000	1184.77	1083.84	1010.24	954.77	911.95	878.25	851.35	829.61	811.87
60000	1292.47	1182.37	1102.08	1041.57	994.85	958.09	928.74	905.03	885.68
65000	1400.18	1280.91	1193.91	1128.37	1077.76	1037.93	1006.14	980.44	959.49
70000	1507.88	1379.44	1285.75	1215.16	1160.66	1117.77	1083.53	1055.86	1033.29
75000	1615.59	1477.97	1377.59	1301.96	1243.56	1197.62	1160.93	1131.28	1107.10
80000	1723.29	1576.50	1469.43	1388.76	1326.47	1277.46	1238.32	1206.70	1180.91
85000	1831.00	1675.03	1561.27	1475.56	1409.37	1357.30	1315.71	1282.12	1254.71
90000	1938.70	1773.56	1653.11	1562.35	1492.27	1437.14	1393.11	1357.54	1328.52
95000	2046.41	1872.09	1744.95	1649.15	1575.18	1516.98	1470.50	1432.95	1402.32
100000	2154.12	1970.62	1836.79	1735.95	1658.08	1596.82	1547.90	1508.37	1476.13

PAIEMENT MENSUEL REQUIS

POUR L'AMORTISSEMENT DU PRÊT

TERMES MONTANT	15 ANS	16 ANS	17 ANS	18 ANS	19 ANS	20 ANS	21 ANS	22 ANS	23 ANS
25	.37	.36	.36	.35	.35	.35	.35	.34	.34
50	.73	.72	.71	.70	.70	.69	.69	.68	.68
75	1.09	1.08	1.06	1.05	1.04	1.03	1.03	1.02	1.02
100	1.45	1.43	1.41	1.40	1.39	1.38	1.37	1.36	1.35
200	2.90	2.86	2.82	2.79	2.77	2.75	2.73	2.71	2.70
300	4.35	4.29	4.23	4.19	4.15	4.12	4.09	4.07	4.05
400	5.80	5.72	5.64	5.58	5.53	5.49	5.45	5.42	5.40
500	7.25	7.14	7.05	6.98	6.91	6.86	6.81	6.78	6.74
600	8.70	8.57	8.46	8.37	8.29	8.23	8.17	8.13	8.09
700	10.15	10.00	9.87	9.76	9.68	9.60	9.54	9.48	9.44
800	11.60	11.43	11.28	11.16	11.06	10.97	10.90	10.84	10.79
900	13.05	12.85	12.69	12.55	12.44	12.34	12.26	12.19	12.13
1000	14.50	14.28	14.10	13.95	13.82	13.71	13.62	13.55	13.48
2000	29.00	28.56	28.19	27.89	27.63	27.42	27.24	27.09	26.96
2500	36.25	35.70	35.24	34.86	34.54	34.27	34.05	33.86	33.69
3000	43.49	42.84	42.29	41.83	41.45	41.13	40.85	40.63	40.43
4000	57.99	57.11	56.38	55.77	55.26	54.83	54.47	54.17	53.91
5000	72.49	71.39	70.48	69.72	69.08	68.54	68.09	67.71	67.38
6000	86.98	85.67	84.57	83.66	82.89	82.25	81.70	81.25	80.86
7000	101.48	99.94	98.67	97.60	96.71	95.96	95.32	94.79	94.33
8000	115.97	114.22	112.76	111.54	110.52	109.66	108.94	108.33	107.81
9000	130.47	128.50	126.86	125.49	124.34	123.37	122.55	121.87	121.28
10000	144.97	142.77	140.95	139.43	138.15	137.08	136.17	135.41	134.76
11000	159.46	157.05	155.05	153.37	151.97	150.78	149.79	148.95	148.23
12000	173.96	171.33	169.14	167.31	165.78	164.49	163.40	162.49	161.71
13000	188.46	185.61	183.23	181.25	179.59	178.20	177.02	176.03	175.18
14000	202.95	199.88	197.33	195.20	193.41	191.91	190.64	189.57	188.66
15000	217.45	214.16	211.42	209.14	207.22	205.61	204.25	203.11	202.14
16000	231.94	228.44	225.52	223.08	221.04	219.32	217.87	216.65	215.61
17000	246.44	242.71	239.61	237.02	234.85	233.03	231.49	230.19	229.09
18000	260.94	256.99	253.71	250.97	248.67	246.73	245.10	243.73	242.56
19000	275.43	271.27	267.80	264.91	262.48	260.44	258.72	257.27	256.04
20000	289.93	285.54	281.90	278.85	276.30	274.15	272.34	270.81	269.51
21000	304.43	299.82	295.99	292.79	290.11	287.86	285.95	284.35	282.99
22000	318.92	314.10	310.09	306.73	303.93	301.56	299.57	297.89	296.46
23000	333.42	328.37	324.18	320.68	317.74	315.27	313.19	311.43	309.94
24000	347.91	342.65	338.28	334.62	331.55	328.98	326.80	324.97	323.44
25000	362.41	356.93	352.37	348.56	345.37	342.68	340.42	338.51	336.89
26000	376.91	371.21	366.46	362.50	359.18	356.39	354.04	352.05	350.36
27000	391.40	385.48	380.56	376.45	373.00	370.10	367.65	365.59	363.84
28000	405.90	399.76	394.65	390.39	386.81	383.81	381.27	379.13	377.32
29000	420.40	414.04	408.75	404.33	400.63	397.51	394.89	392.67	390.79
30000	434.89	428.31	422.84	418.27	414.44	411.22	408.50	406.21	404.27
31000	449.39	442.59	436.94	432.22	428.26	424.93	422.12	419.75	417.74
32000	463.88	456.87	451.03	446.16	442.07	438.63	435.74	433.29	431.22
33000	478.38	471.14	465.13	460.10	455.89	452.34	449.35	446.83	444.69
34000	492.88	485.42	479.22	474.04	469.70	466.05	462.97	460.37	458.17
35000	507.37	499.70	493.32	487.98	483.51	479.76	476.59	473.91	471.64
36000	521.87	513.98	507.41	501.93	497.33	493.46	490.20	487.45	485.12
37000	536.36	528.25	521.50	515.87	511.14	507.17	503.82	500.99	498.59
38000	550.86	542.53	535.60	529.81	524.96	520.88	517.44	514.53	512.07
39000	565.36	556.81	549.69	543.75	538.77	534.59	531.05	528.07	525.54
40000	579.85	571.08	563.79	557.70	552.59	548.29	544.67	541.61	539.02
45000	652.33	642.47	634.26	627.41	621.66	616.83	612.75	609.31	606.40
50000	724.82	713.85	704.73	697.12	690.73	685.36	680.84	677.01	673.77
55000	797.30	785.24	775.21	766.83	759.81	753.90	748.92	744.71	741.15
60000	869.78	856.62	845.68	836.54	828.88	822.44	817.00	812.41	808.53
65000	942.26	928.01	916.15	906.25	897.95	890.97	885.09	880.11	875.90
70000	1014.74	999.39	986.63	975.96	967.02	959.51	953.17	947.81	943.28
75000	1087.22	1070.78	1057.10	1045.68	1036.10	1028.04	1021.25	1015.52	1010.66
80000	1159.70	1142.16	1127.57	1115.39	1105.17	1096.58	1089.34	1083.22	1078.04
85000	1232.18	1213.55	1198.05	1185.10	1174.24	1165.12	1157.42	1150.92	1145.41
90000	1304.66	1284.93	1268.52	1254.81	1243.32	1233.65	1225.50	1218.62	1212.79
95000	1377.15	1356.32	1338.99	1324.52	1312.39	1302.19	1293.59	1286.32	1280.17
100000	1449.63	1427.70	1409.46	1394.23	1381.46	1370.72	1361.67	1354.02	1347.54

TERMES MONTANT	24 ANS	25 ANS	26 ANS	27 ANS	28 ANS	28 ANS	30 ANS	35 ANS	40 ANS
25	.34	.34	.34	.34	.34	.34	.34	.33	.33
50	.68	.67	.67	.67	.67	.67	.67	.66	.66
75	1.01	1.01	1.01	1.00	1.00	1.00	1.00	.99	.99
100	1.35	1.34	1.34	1.34	1.33	1.33	1.33	1.32	1.32
200	2.69	2.68	2.68	2.67	2.66	2.65	2.65	2.64	2.63
300	4.03	4.02	4.01	4.00	3.99	3.98	3.97	3.95	3.94
400	5.37	5.35	5.34	5.33	5.31	5.30	5.30	5.27	5.26
500	6.72	6.69	6.67	6.66	6.64	6.63	6.62	6.59	6.57
600	8.06	8.03	8.01	7.99	7.97	7.95	7.94	7.90	7.88
700	9.40	9.37	9.34	9.32	9.30	9.28	9.26	9.22	9.20
800	10.74	10.70	10.67	10.65	10.62	10.60	10.59	10.53	10.51
900	12.08	12.04	12.01	11.98	11.95	11.93	11.91	11.85	11.82
1000	13.43	13.38	13.34	13.31	13.28	13.25	13.23	13.17	13.14
2000	26.85	26.75	26.67	26.61	26.55	26.50	26.46	26.33	26.27
2500	33.56	33.44	33.34	33.26	33.18	33.12	33.07	32.91	32.83
3000	40.27	40.13	40.01	39.91	39.82	39.75	39.68	39.49	39.40
4000	53.69	53.50	53.34	53.21	53.09	52.99	52.91	52.65	52.53
5000	67.11	66.87	66.68	66.51	66.36	66.24	66.14	65.81	65.66
6000	80.53	80.25	80.01	79.81	79.64	79.49	79.36	78.97	78.79
7000	93.95	93.62	93.34	93.11	92.91	92.74	92.59	92.13	91.92
8000	107.37	107.00	106.68	106.41	106.18	105.98	105.82	105.29	105.05
9000	120.79	120.37	120.01	119.71	119.45	119.23	119.04	118.45	118.18
10000	134.21	133.74	133.35	133.01	132.72	132.48	132.27	131.61	131.31
11000	147.63	147.12	146.68	146.31	146.00	145.73	145.50	144.77	144.44
12000	161.05	160.49	160.02	159.61	159.27	158.97	158.72	157.93	157.57
13000	174.47	173.87	173.35	172.91	172.54	172.22	171.95	171.09	170.70
14000	187.89	187.24	186.68	186.21	185.81	185.47	185.18	184.25	183.83
15000	201.31	200.61	200.02	199.51	199.08	198.72	198.40	197.41	196.96
16000	214.73	213.99	213.35	212.81	212.36	211.96	211.63	210.57	210.09
17000	228.15	227.36	226.69	226.11	225.63	225.21	224.86	223.73	223.22
18000	241.57	240.73	240.02	239.42	238.90	238.46	238.08	236.89	236.35
19000	254.99	254.11	253.36	252.72	252.17	251.71	251.31	250.05	249.48
20000	268.41	267.48	266.69	266.02	265.44	264.95	264.54	263.21	262.61
21000	281.84	280.86	280.02	279.32	278.71	278.20	277.76	276.37	275.74
22000	295.26	294.23	293.36	292.62	291.99	291.45	290.99	289.53	288.87
23000	308.68	307.60	306.69	305.92	305.26	304.70	304.22	302.69	302.00
24000	322.10	320.98	320.03	319.22	318.53	317.94	317.44	315.85	315.13
25000	335.52	334.35	333.36	332.52	331.80	331.19	330.67	329.01	328.26
26000	348.94	347.73	346.70	345.82	345.07	344.44	343.90	342.17	341.39
27000	362.36	361.10	360.03	359.12	358.35	357.69	357.12	355.33	354.52
28000	375.78	374.47	373.36	372.42	371.62	370.93	370.35	368.49	367.65
29000	389.20	387.85	386.70	385.72	384.89	384.18	383.58	381.65	380.78
30000	402.62	401.22	400.03	399.02	398.16	397.43	396.80	394.81	393.91
31000	416.04	414.60	413.37	412.32	411.43	410.68	410.03	407.97	407.04
32000	429.46	427.97	426.70	425.62	424.71	423.92	423.26	421.13	420.17
33000	442.88	441.34	440.04	438.92	437.98	437.17	436.48	434.29	433.30
34000	456.30	454.72	453.37	452.22	451.25	450.42	449.71	447.45	446.43
35000	469.72	468.09	466.71	465.53	464.52	463.67	462.94	460.61	459.56
36000	483.14	481.46	480.04	478.83	477.79	476.91	476.16	473.77	472.69
37000	496.56	494.84	493.37	492.13	491.06	490.16	489.39	486.94	485.82
38000	509.98	508.21	506.71	505.43	504.34	503.41	502.62	500.10	498.95
39000	523.40	521.59	520.04	518.73	517.61	516.66	515.84	513.26	512.08
40000	536.82	534.96	533.38	532.03	530.88	529.90	529.07	526.42	525.21
45000	603.93	601.83	600.05	598.53	597.24	596.14	595.20	592.22	590.86
50000	671.03	668.70	666.72	665.03	663.60	662.38	661.34	658.02	656.51
55000	738.13	735.57	733.39	731.54	729.96	728.61	727.47	723.82	722.16
60000	805.23	802.44	800.06	798.04	796.32	794.85	793.60	789.62	787.81
65000	872.34	869.31	866.73	864.54	862.68	861.09	859.74	855.42	853.46
70000	939.44	936.18	933.40	931.05	929.04	927.32	925.87	921.22	919.11
75000	1006.54	1003.05	1000.08	997.55	995.40	993.56	992.00	987.03	984.76
80000	1073.64	1069.92	1066.75	1064.05	1061.76	1059.80	1058.13	1052.83	1050.41
85000	1140.75	1136.78	1133.42	1130.55	1128.12	1126.04	1124.27	1118.63	1116.06
90000	1207.85	1203.65	1200.09	1197.06	1194.48	1192.28	1190.40	1184.43	1181.72
95000	1274.95	1270.52	1266.76	1263.56	1260.83	1258.51	1256.53	1250.23	1247.37
100000	1342.05	1337.39	1333.43	1330.06	1327.19	1324.75	1322.67	1316.03	1313.02

16½%

PAIEMENT MENSUEL REQUIS

POUR L'AMORTISSEMENT DU PRÊT

TERMES MONTANT	1 AN	1½ AN	2 ANS	2½ ANS	3 ANS	3½ ANS	4 ANS	4½ ANS	5 ANS
25	2.27	1.58	1.23	1.02	.88	.79	.71	.66	.61
50	4.54	3.15	2.45	2.04	1.76	1.57	1.42	1.31	1.22
75	6.81	4.72	3.68	3.05	2.64	2.35	2.13	1.96	1.83
100	9.08	6.29	4.90	4.07	3.52	3.13	2.84	2.61	2.43
200	18.15	12.57	9.79	8.13	7.03	6.25	5.67	5.22	4.86
300	27.22	18.86	14.69	12.20	10.55	9.37	8.50	7.83	7.29
400	36.29	25.14	19.58	16.26	14.06	12.50	11.33	10.44	9.72
500	45.36	31.42	24.48	20.33	17.57	15.62	14.16	13.04	12.15
600	54.43	37.71	29.37	24.39	21.09	18.74	17.00	15.65	14.58
700	63.50	43.99	34.27	28.45	24.60	21.87	19.83	18.26	17.01
800	72.57	50.27	39.16	32.52	28.11	24.99	22.66	20.87	19.44
900	81.65	56.56	44.05	36.58	31.63	28.11	25.49	23.47	21.87
1000	90.72	62.84	48.95	40.65	35.14	31.23	28.32	26.08	24.30
2000	181.43	125.68	97.89	81.29	70.28	62.46	56.64	52.16	48.60
2500	226.78	157.10	122.36	101.61	87.85	78.08	70.80	65.19	60.75
3000	272.14	188.52	146.84	121.93	105.42	93.69	84.96	78.23	72.90
4000	362.85	251.35	195.78	162.58	140.55	124.92	113.28	104.31	97.19
5000	453.56	314.19	244.72	203.22	175.69	156.15	141.60	130.38	121.49
6000	544.28	377.03	293.67	243.86	210.83	187.38	169.92	156.46	145.79
7000	634.99	439.87	342.61	284.50	245.97	218.61	198.24	182.53	170.08
8000	725.70	502.70	391.56	325.15	281.10	249.84	226.56	208.61	194.38
9000	816.41	565.54	440.50	365.79	316.24	281.07	254.88	234.68	218.68
10000	907.12	628.38	489.44	406.43	351.38	312.30	283.20	260.76	242.97
11000	997.84	691.22	538.39	447.07	386.51	343.53	311.52	286.83	267.27
12000	1088.55	754.05	587.33	487.72	421.65	374.76	339.84	312.91	291.57
13000	1179.26	816.89	636.28	528.36	456.79	405.99	368.16	338.99	315.86
14000	1269.97	879.73	685.22	569.00	491.93	437.22	396.48	365.06	340.16
15000	1360.68	942.57	734.16	609.64	527.06	468.44	424.80	391.14	364.46
16000	1451.39	1005.40	783.11	650.29	562.20	499.67	453.12	417.21	388.75
17000	1542.11	1068.24	832.05	690.93	597.34	530.90	481.44	443.29	413.05
18000	1632.82	1131.08	881.00	731.57	632.47	562.13	509.76	469.36	437.35
19000	1723.53	1193.92	929.94	772.21	667.61	593.36	538.08	495.44	461.64
20000	1814.24	1256.75	978.88	812.86	702.75	624.59	566.40	521.51	485.94
21000	1904.95	1319.59	1027.83	853.50	737.89	655.82	594.72	547.59	510.24
22000	1995.67	1382.43	1076.77	894.14	773.02	687.05	623.04	573.66	534.53
23000	2086.38	1445.27	1125.72	934.78	808.16	718.28	651.36	599.74	558.83
24000	2177.09	1508.10	1174.66	975.43	843.30	749.51	679.68	625.82	583.13
25000	2267.80	1570.94	1223.60	1016.07	878.44	780.74	708.00	651.89	607.42
26000	2358.51	1633.78	1272.55	1056.71	913.57	811.97	736.32	677.97	631.72
27000	2449.23	1696.62	1321.49	1097.36	948.71	843.20	764.64	704.04	656.02
28000	2539.94	1759.45	1370.43	1138.00	983.85	874.43	792.96	730.12	680.31
29000	2630.65	1822.29	1419.38	1178.64	1018.98	905.66	821.28	756.19	704.61
30000	2721.36	1885.13	1468.32	1219.28	1054.12	936.88	849.60	782.27	728.91
31000	2812.07	1947.97	1517.27	1259.93	1089.26	968.11	877.92	808.34	753.20
32000	2902.78	2010.80	1566.21	1300.57	1124.40	999.34	906.24	834.42	777.50
33000	2993.50	2073.64	1615.15	1341.21	1159.53	1030.57	934.56	860.49	801.80
34000	3084.21	2136.48	1664.10	1381.85	1194.67	1061.80	962.88	886.57	826.09
35000	3174.92	2199.32	1713.04	1422.50	1229.81	1093.03	991.20	912.65	850.39
36000	3265.63	2262.15	1761.99	1463.14	1264.94	1124.26	1019.51	938.72	874.69
37000	3356.34	2324.99	1810.93	1503.78	1300.08	1155.49	1047.83	964.80	898.98
38000	3447.06	2387.83	1859.87	1544.42	1335.22	1186.72	1076.15	990.87	923.28
39000	3537.77	2450.67	1908.82	1585.07	1370.36	1217.95	1104.47	1016.95	947.58
40000	3628.48	2513.50	1957.76	1625.71	1405.49	1249.18	1132.79	1043.02	971.87
45000	4082.04	2827.69	2202.48	1828.92	1581.18	1405.32	1274.39	1173.40	1093.36
50000	4535.60	3141.88	2447.20	2032.13	1756.87	1561.47	1415.99	1303.78	1214.84
55000	4989.16	3456.06	2691.92	2235.35	1932.55	1717.62	1557.59	1434.15	1336.32
60000	5442.72	3770.25	2936.64	2438.56	2108.24	1873.76	1699.19	1564.53	1457.81
65000	5896.28	4084.44	3181.36	2641.77	2283.92	2029.91	1840.79	1694.91	1579.29
70000	6349.83	4398.63	3426.08	2844.99	2459.61	2186.06	1982.39	1825.29	1700.78
75000	6803.39	4712.81	3670.80	3048.20	2635.30	2342.20	2123.98	1955.66	1822.26
80000	7256.95	5027.00	3915.52	3251.41	2810.98	2498.35	2265.58	2086.04	1943.74
85000	7710.51	5341.19	4160.24	3454.63	2986.67	2654.50	2407.18	2216.42	2065.23
90000	8164.07	5655.38	4404.96	3657.84	3162.35	2810.64	2548.78	2346.79	2186.71
95000	8617.63	5969.56	4649.68	3861.05	3338.04	2966.79	2690.38	2477.17	2308.19
100000	9071.19	6283.75	4894.40	4064.26	3513.73	3122.94	2831.98	2607.55	2429.68

140

PAIEMENT MENSUEL REQUIS
POUR L'AMORTISSEMENT DU PRÊT
16½%

TERMES MONTANT	6 ANS	7 ANS	8 ANS	9 ANS	10 ANS	11 ANS	12 ANS	13 ANS	14 ANS
25	.55	.50	.47	.44	.42	.41	.40	.39	.38
50	1.09	1.00	.93	.88	.84	.81	.79	.77	.75
75	1.63	1.49	1.39	1.32	1.26	1.21	1.18	1.15	1.12
100	2.17	1.99	1.86	1.76	1.68	1.62	1.57	1.53	1.50
200	4.34	3.97	3.71	3.51	3.35	3.23	3.13	3.05	2.99
300	6.51	5.96	5.56	5.26	5.02	4.84	4.69	4.58	4.48
400	8.67	7.94	7.41	7.01	6.70	6.45	6.26	6.10	5.97
500	10.84	9.92	9.26	8.76	8.37	8.06	7.82	7.63	7.47
600	13.01	11.91	11.11	10.51	10.04	9.68	9.38	9.15	8.96
700	15.17	13.89	12.96	12.26	11.71	11.29	10.95	10.67	10.45
800	17.34	15.88	14.81	14.01	13.39	12.90	12.51	12.20	11.94
900	19.51	17.86	16.66	15.76	15.06	14.51	14.07	13.72	13.43
1000	21.67	19.84	18.51	17.51	16.73	16.12	15.64	15.25	14.93
2000	43.34	39.68	37.02	35.01	33.46	32.24	31.27	30.49	29.85
2500	54.18	49.60	46.27	43.76	41.82	40.30	39.08	38.11	37.31
3000	65.01	59.52	55.52	52.51	50.18	48.36	46.90	45.73	44.77
4000	86.68	79.36	74.03	70.01	66.91	64.47	62.53	60.97	59.69
5000	108.35	99.20	92.53	87.51	83.64	80.59	78.16	76.21	74.61
6000	130.02	119.04	111.04	105.01	100.37	96.71	93.80	91.45	89.53
7000	151.69	138.88	129.54	122.51	117.09	112.83	109.43	106.69	104.45
8000	173.36	158.72	148.05	140.01	133.82	128.94	125.06	121.93	119.37
9000	195.03	178.56	166.55	157.51	150.54	145.06	140.69	137.17	134.29
10000	216.70	198.40	185.06	175.01	167.27	161.18	156.32	152.41	149.21
11000	238.37	218.24	203.56	192.52	183.99	177.30	171.96	167.65	164.14
12000	260.04	238.08	222.07	210.02	200.72	193.41	187.59	182.89	179.06
13000	281.71	257.91	240.57	227.52	217.45	209.53	203.22	198.13	193.98
14000	303.38	277.75	259.08	245.02	234.17	225.65	218.85	213.37	208.90
15000	325.05	297.59	277.58	262.52	250.90	241.77	234.48	228.61	223.82
16000	346.72	317.43	296.09	280.02	267.63	257.88	250.12	243.85	238.74
17000	368.39	337.27	314.59	297.52	284.35	274.00	265.75	259.09	253.66
18000	390.06	357.11	333.10	315.02	301.08	290.12	281.38	274.33	268.58
19000	411.73	376.95	351.60	332.52	317.80	306.24	297.01	289.57	283.50
20000	433.40	396.79	370.11	350.02	334.53	322.35	312.64	304.81	298.42
21000	455.07	416.63	388.61	367.52	351.26	338.47	328.28	320.05	313.35
22000	476.74	436.47	407.12	385.03	367.98	354.59	343.91	335.29	328.27
23000	498.41	456.31	425.62	402.53	384.71	370.71	359.54	350.53	343.19
24000	520.08	476.15	444.13	420.03	401.44	386.82	375.17	365.77	358.11
25000	541.75	495.98	462.63	437.53	418.16	402.94	390.80	381.01	373.03
26000	563.42	515.82	481.14	455.03	434.89	419.06	406.44	396.25	387.95
27000	585.09	535.66	499.64	472.53	451.61	435.18	422.07	411.49	402.87
28000	606.76	555.50	518.15	490.03	468.34	451.29	437.70	426.73	417.79
29000	628.43	575.34	536.66	507.53	485.07	467.41	453.33	441.97	432.71
30000	650.10	595.18	555.16	525.03	501.79	483.53	468.96	457.21	447.63
31000	671.77	615.02	573.67	542.53	518.52	499.65	484.60	472.45	462.56
32000	693.44	634.86	592.17	560.03	535.25	515.76	500.23	487.69	477.48
33000	715.11	654.70	610.68	577.54	551.97	531.88	515.86	502.93	492.40
34000	736.78	674.54	629.18	595.04	568.70	548.00	531.49	518.17	507.32
35000	758.45	694.38	647.69	612.54	585.43	564.12	547.12	533.41	522.24
36000	780.12	714.22	666.19	630.04	602.15	580.23	562.75	548.65	537.16
37000	801.79	734.06	684.70	647.54	618.88	596.35	578.39	563.89	552.08
38000	823.45	753.89	703.20	665.04	635.60	612.47	594.02	579.13	567.00
39000	845.12	773.73	721.71	682.54	652.33	628.59	609.65	594.37	581.92
40000	866.79	793.57	740.21	700.04	669.06	644.70	625.28	609.61	596.84
45000	975.14	892.77	832.74	787.55	752.69	725.29	703.44	685.81	671.45
50000	1083.49	991.96	925.26	875.05	836.32	805.88	781.60	762.01	746.05
55000	1191.84	1091.16	1017.79	962.56	919.95	886.47	859.76	838.21	820.66
60000	1300.19	1190.36	1110.32	1050.06	1003.58	967.05	937.92	914.41	895.26
65000	1408.54	1289.55	1202.84	1137.56	1087.21	1047.64	1016.08	990.61	969.87
70000	1516.89	1388.75	1295.37	1225.07	1170.85	1128.23	1094.24	1066.81	1044.47
75000	1625.24	1487.94	1387.89	1312.57	1254.48	1208.82	1172.40	1143.02	1119.08
80000	1733.58	1587.14	1480.42	1400.08	1338.11	1289.40	1250.56	1219.22	1193.68
85000	1841.93	1686.34	1572.94	1487.58	1421.74	1369.99	1328.72	1295.42	1268.29
90000	1950.28	1785.53	1665.47	1575.09	1505.37	1450.58	1406.88	1371.62	1342.89
95000	2058.63	1884.73	1758.00	1662.59	1589.00	1531.17	1485.04	1447.82	1417.50
100000	2166.98	1983.92	1850.52	1750.10	1672.63	1611.75	1563.20	1524.02	1492.10

PAIEMENT MENSUEL REQUIS
POUR L'AMORTISSEMENT DU PRÊT

TERMES MONTANT	15 ANS	16 ANS	17 ANS	18 ANS	19 ANS	20 ANS	21 ANS	22 ANS	23 ANS
25	.37	.37	.36	.36	.35	.35	.35	.35	.35
50	.74	.73	.72	.71	.70	.70	.69	.69	.69
75	1.10	1.09	1.07	1.06	1.05	1.05	1.04	1.03	1.03
100	1.47	1.45	1.43	1.42	1.40	1.39	1.38	1.38	1.37
200	2.94	2.89	2.86	2.83	2.80	2.78	2.76	2.75	2.74
300	4.40	4.34	4.28	4.24	4.20	4.17	4.14	4.12	4.10
400	5.87	5.78	5.71	5.65	5.60	5.56	5.52	5.49	5.47
500	7.33	7.23	7.14	7.06	7.00	6.95	6.90	6.86	6.83
600	8.80	8.67	8.56	8.47	8.40	8.33	8.28	8.24	8.20
700	10.27	10.11	9.99	9.88	9.80	9.72	9.66	9.61	9.56
800	11.73	11.56	11.42	11.30	11.20	11.11	11.04	10.98	10.93
900	13.20	13.00	12.85	12.71	12.59	12.50	12.42	12.35	12.30
1000	14.66	14.45	14.27	14.12	13.99	13.89	13.80	13.72	13.66
2000	29.32	28.89	28.53	28.23	27.98	27.77	27.59	27.44	27.32
2300	36.65	36.11	35.66	35.29	34.97	34.71	34.49	34.30	34.15
3000	43.98	43.33	42.79	42.34	41.97	41.65	41.39	41.16	40.97
4000	58.64	57.78	57.06	56.46	55.96	55.53	55.18	54.88	54.63
5000	73.30	72.22	71.32	70.57	69.94	69.42	68.97	68.60	68.29
6000	87.96	86.66	85.58	84.68	83.93	83.30	82.77	82.32	81.94
7000	102.62	101.10	99.85	98.80	97.92	97.18	96.56	96.04	95.60
8000	117.28	115.55	114.11	112.91	111.91	111.06	110.36	109.76	109.25
9000	131.94	129.99	128.37	127.02	125.89	124.95	124.15	123.48	122.91
10000	146.60	144.43	142.63	141.14	139.88	138.83	137.94	137.20	136.57
11000	161.25	158.87	156.90	155.25	153.87	152.71	151.74	150.92	150.22
12000	175.91	173.32	171.16	169.36	167.86	166.59	165.53	164.63	163.88
13000	190.57	187.76	185.42	183.48	181.85	180.48	179.33	178.35	177.53
14000	205.23	202.20	199.69	197.59	195.83	194.36	193.12	192.07	191.19
15000	219.89	216.64	213.95	211.70	209.82	208.24	206.91	205.79	204.85
16000	234.55	231.09	228.21	225.81	223.81	222.12	220.71	219.51	218.50
17000	249.21	245.53	242.47	239.93	237.80	236.01	234.50	233.23	232.16
18000	263.87	259.97	256.74	254.04	251.78	249.89	248.29	246.95	245.81
19000	278.53	274.41	271.00	268.15	265.77	263.77	262.09	260.67	259.47
20000	293.19	288.86	285.26	282.27	279.76	277.65	275.88	274.39	273.13
21000	307.84	303.30	299.53	296.38	293.75	291.54	289.68	288.11	286.78
22000	322.50	317.74	313.79	310.49	307.73	305.42	303.47	301.83	300.44
23000	337.16	332.19	328.05	324.61	321.72	319.30	317.26	315.55	314.09
24000	351.82	346.63	342.32	338.72	335.71	333.18	331.06	329.26	327.75
25000	366.48	361.07	356.58	352.83	349.70	347.07	344.85	342.98	341.41
26000	381.14	375.51	370.84	366.95	363.69	360.95	358.65	356.70	355.06
27000	395.80	389.96	385.10	381.06	377.67	374.83	372.44	370.42	368.72
28000	410.46	404.40	399.37	395.17	391.66	388.71	386.23	384.14	382.37
29000	425.12	418.84	413.63	409.28	405.65	402.60	400.03	397.86	396.03
30000	439.78	433.28	427.89	423.40	419.64	416.48	413.82	411.58	409.69
31000	454.43	447.73	442.16	437.51	433.62	430.36	427.61	425.30	423.34
32000	469.09	462.17	456.42	451.62	447.61	444.24	441.41	439.02	437.00
33000	483.75	476.61	470.68	465.74	461.60	458.13	455.20	452.74	450.65
34000	498.41	491.05	484.94	479.85	475.59	472.01	469.00	466.46	464.31
35000	513.07	505.50	499.21	493.96	489.57	485.89	482.79	480.17	477.97
36000	527.73	519.94	513.47	508.08	503.56	499.77	496.58	493.89	491.62
37000	542.39	534.38	527.73	522.19	517.55	513.66	510.38	507.61	505.28
38000	557.05	548.82	542.00	536.30	531.54	527.54	524.17	521.33	518.93
39000	571.71	563.27	556.26	550.42	545.53	541.42	537.97	535.05	532.59
40000	586.37	577.71	570.52	564.53	559.51	555.30	551.76	548.77	546.25
45000	659.66	649.92	641.84	635.09	629.45	624.71	620.73	617.37	614.53
50000	732.96	722.14	713.15	705.66	699.39	694.13	689.70	685.96	682.81
55000	806.25	794.35	784.47	776.23	769.33	763.54	758.67	754.56	751.09
60000	879.55	866.56	855.78	846.79	839.27	832.95	827.64	823.15	819.37
63000	952.84	938.78	927.10	917.36	909.21	902.36	896.61	891.75	887.65
70000	1026.14	1010.99	998.41	987.92	979.14	971.78	965.57	960.34	955.93
75000	1099.43	1083.20	1069.73	1058.49	1049.08	1041.19	1034.54	1028.94	1024.21
80000	1172.73	1155.41	1141.04	1129.05	1119.02	1110.60	1103.51	1097.54	1092.49
85000	1246.02	1227.63	1212.36	1199.62	1188.96	1180.01	1172.48	1166.13	1160.77
90000	1319.32	1299.84	1283.67	1270.18	1258.90	1249.42	1241.45	1234.73	1229.05
95000	1392.61	1372.05	1354.98	1340.75	1328.84	1318.84	1310.42	1303.32	1297.33
100000	1465.91	1444.27	1426.30	1411.32	1398.78	1388.25	1379.39	1371.91	1365.61

TERMES MONTANT	24 ANS	25 ANS	26 ANS	27 ANS	28 ANS	28 ANS	30 ANS	35 ANS	40 ANS
25	.35	.34	.34	.34	.34	.34	.34	.34	.34
50	.69	.68	.68	.68	.68	.68	.68	.67	.67
75	1.03	1.02	1.02	1.02	1.01	1.01	1.01	1.01	1.00
100	1.37	1.36	1.36	1.35	1.35	1.35	1.35	1.34	1.34
200	2.73	2.72	2.71	2.70	2.70	2.69	2.69	2.68	2.67
300	4.09	4.07	4.06	4.05	4.04	4.04	4.03	4.01	4.00
400	5.45	5.43	5.41	5.40	5.39	5.38	5.37	5.35	5.33
500	6.81	6.78	6.76	6.75	6.73	6.72	6.71	6.68	6.67
600	8.17	8.14	8.12	8.10	8.08	8.07	8.05	8.02	8.00
700	9.53	9.50	9.47	9.45	9.43	9.41	9.40	9.35	9.33
800	10.89	10.85	10.82	10.79	10.77	10.75	10.74	10.69	10.66
900	12.25	12.21	12.17	12.14	12.12	12.10	12.08	12.02	12.00
1000	13.61	13.56	13.52	13.49	13.46	13.44	13.42	13.36	13.33
2000	27.21	27.12	27.04	26.98	26.92	26.88	26.84	26.71	26.65
2500	34.01	33.90	33.80	33.77	33.65	33.59	33.54	33.38	33.31
3000	40.81	40.68	40.56	40.46	40.38	40.31	40.25	40.06	39.97
4000	54.42	54.23	54.08	53.95	53.84	53.75	53.67	53.41	53.30
5000	68.02	67.79	67.60	67.44	67.30	67.18	67.08	66.76	66.62
6000	81.62	81.35	81.12	80.92	80.76	80.62	80.50	80.12	79.94
7000	95.22	94.91	94.64	94.41	94.22	94.05	93.91	93.47	93.27
8000	108.83	108.46	108.16	107.90	107.67	107.49	107.33	106.82	106.59
9000	122.43	122.02	121.68	121.38	121.13	120.92	120.74	120.17	119.91
10000	136.03	135.58	135.19	134.87	134.59	134.36	134.16	133.52	133.24
11000	149.63	149.14	148.71	148.36	148.05	147.79	147.57	146.87	146.56
12000	163.24	162.69	162.23	161.84	161.51	161.23	160.99	160.23	159.88
13000	176.84	176.25	175.75	175.33	174.97	174.66	174.40	173.58	173.21
14000	190.44	189.81	189.27	188.81	188.43	188.10	187.82	186.93	186.53
15000	204.04	203.37	202.79	202.30	201.89	201.53	201.23	200.28	199.85
16000	217.65	216.92	216.31	215.79	215.34	214.97	214.65	213.63	213.18
17000	231.25	230.48	229.83	229.27	228.80	228.40	228.06	226.99	226.50
18000	244.85	244.04	243.35	242.76	242.26	241.84	241.48	240.34	239.82
19000	258.45	257.59	256.87	256.25	255.72	255.27	254.89	253.69	253.15
20000	272.06	271.15	270.38	269.73	269.18	268.71	268.31	267.04	266.47
21000	285.66	284.71	283.90	283.22	282.64	282.14	281.72	280.39	279.79
22000	299.26	298.27	297.42	296.71	296.10	295.58	295.14	293.74	293.12
23000	312.87	311.82	310.94	310.19	309.56	309.01	308.55	307.10	306.44
24000	326.47	325.38	324.46	323.68	323.01	322.45	321.97	320.45	319.76
25000	340.07	338.94	337.98	337.17	336.47	335.89	335.38	333.80	333.09
26000	353.67	352.50	351.50	350.65	349.93	349.32	348.80	347.15	346.41
27000	367.28	366.05	365.02	364.14	363.39	362.76	362.22	360.50	359.73
28000	380.88	379.61	378.54	377.62	376.85	376.19	375.63	373.86	373.06
29000	394.48	393.17	392.06	391.11	390.31	389.63	389.05	387.21	386.38
30000	408.08	406.73	405.57	404.60	403.77	403.06	402.46	400.56	399.70
31000	421.69	420.28	419.09	418.08	417.23	416.50	415.88	413.91	413.03
32000	435.29	433.84	432.61	431.57	430.68	429.93	429.29	427.26	426.35
33000	448.89	447.40	446.13	445.06	444.14	443.37	442.71	440.61	439.67
34000	462.49	460.96	459.65	458.54	457.60	456.80	456.12	453.97	453.00
35000	476.10	474.51	473.17	472.03	471.06	470.24	469.54	467.32	466.32
36000	489.70	488.07	486.69	485.52	484.52	483.67	482.95	480.67	479.64
37000	503.30	501.63	500.21	499.00	497.98	497.11	496.37	494.02	492.97
38000	516.90	515.18	513.73	512.49	511.44	510.54	509.78	507.37	506.29
39000	530.51	528.74	527.25	525.98	524.90	523.98	523.20	520.73	519.61
40000	544.11	542.30	540.76	539.46	538.35	537.41	536.61	534.08	532.94
45000	612.12	610.09	608.36	606.89	605.65	604.59	603.69	600.84	599.55
50000	680.14	677.87	675.95	674.33	672.94	671.77	670.76	667.60	666.17
55000	748.15	745.66	743.55	741.76	740.24	738.94	737.84	734.35	732.79
60000	816.16	813.45	811.14	809.19	807.53	806.12	804.92	801.11	799.40
65000	884.17	881.23	878.74	876.62	874.82	873.29	871.99	867.87	866.02
70000	952.19	949.02	946.33	944.05	942.12	940.47	939.07	934.63	932.64
75000	1020.20	1016.81	1013.93	1011.49	1009.41	1007.65	1006.14	1001.39	999.25
80000	1088.21	1084.59	1081.52	1078.92	1076.70	1074.82	1073.22	1068.15	1065.87
85000	1156.23	1152.38	1149.12	1146.35	1144.00	1142.00	1140.30	1134.91	1132.49
90000	1224.24	1220.17	1216.71	1213.78	1211.29	1209.17	1207.37	1201.67	1199.10
95000	1292.25	1287.95	1284.31	1281.21	1278.58	1276.35	1274.45	1268.43	1265.72
100000	1360.27	1355.74	1351.90	1348.65	1345.88	1343.53	1341.52	1335.19	1332.34

16¾% PAIEMENT MENSUEL REQUIS
POUR L'AMORTISSEMENT DU PRÊT

TERMES MONTANT	1 AN	1½ AN	2 ANS	2½ ANS	3 ANS	3½ ANS	4 ANS	4½ ANS	5 ANS
25	2.28	1.58	1.23	1.02	.89	.79	.72	.66	.62
50	4.55	3.15	2.46	2.04	1.77	1.57	1.43	1.31	1.23
75	6.82	4.73	3.68	3.06	2.65	2.36	2.14	1.97	1.84
100	9.09	6.30	4.91	4.08	3.53	3.14	2.85	2.62	2.45
200	18.17	12.59	9.82	8.16	7.06	6.27	5.69	5.24	4.89
300	27.25	18.89	14.72	12.23	10.58	9.41	8.54	7.86	7.33
400	36.33	25.18	19.63	16.31	14.11	12.54	11.38	10.48	9.77
500	45.42	31.48	24.53	20.38	17.63	15.68	14.22	13.10	12.22
600	54.50	37.77	29.44	24.46	21.16	18.81	17.07	15.72	14.66
700	63.58	44.07	34.34	28.53	24.68	21.95	19.91	18.34	17.10
800	72.66	50.36	39.25	32.61	28.21	25.08	22.76	20.96	19.54
900	81.75	56.66	44.16	36.69	31.73	28.22	25.60	23.58	21.98
1000	90.83	62.95	49.06	40.76	35.26	31.35	28.44	26.20	24.43
2000	181.65	125.90	98.12	81.52	70.51	62.70	56.88	52.40	48.85
2500	227.06	157.38	122.64	101.90	88.14	78.37	71.10	65.50	61.06
3000	272.47	188.85	147.17	122.27	105.76	94.05	85.32	78.60	73.27
4000	363.30	251.80	196.23	163.03	141.02	125.39	113.76	104.80	97.69
5000	454.12	314.75	245.28	203.79	176.27	156.74	142.20	130.99	122.11
6000	544.94	377.69	294.34	244.54	211.52	188.09	170.64	157.19	146.53
7000	635.76	440.64	343.40	285.30	246.77	219.43	199.08	183.39	170.95
8000	726.59	503.59	392.45	326.05	282.03	250.78	227.52	209.59	195.37
9000	817.41	566.54	441.51	366.81	317.28	282.13	255.96	235.78	219.80
10000	908.23	629.49	490.56	407.57	352.53	313.48	284.40	261.98	244.22
11000	999.05	692.43	539.62	448.32	387.79	344.82	312.84	288.18	268.64
12000	1089.88	755.38	588.67	489.08	423.04	376.17	341.28	314.38	293.06
13000	1180.70	818.33	637.73	529.83	458.29	407.52	369.72	340.57	317.48
14000	1271.52	881.28	686.79	570.59	493.54	438.86	398.16	366.77	341.90
15000	1362.34	944.23	735.84	611.35	528.80	470.21	426.60	392.97	366.32
16000	1453.17	1007.17	784.90	652.10	564.05	501.56	455.04	419.17	390.74
17000	1543.99	1070.12	833.95	692.86	599.30	532.90	483.48	445.36	415.16
18000	1634.81	1133.07	883.01	733.62	634.55	564.25	511.92	471.56	439.59
19000	1725.63	1196.02	932.06	774.37	669.81	595.60	540.36	497.76	464.01
20000	1816.46	1258.97	981.12	815.13	705.06	626.95	568.80	523.96	488.43
21000	1907.28	1321.91	1030.18	855.88	740.31	658.29	597.24	550.15	512.85
22000	1998.10	1384.86	1079.23	896.64	775.57	689.64	625.68	576.35	537.27
23000	2088.92	1447.81	1128.29	937.40	810.82	720.99	654.12	602.55	561.69
24000	2179.75	1510.76	1177.34	978.15	846.07	752.33	682.56	628.75	586.11
25000	2270.57	1573.71	1226.40	1018.91	881.32	783.68	711.00	654.94	610.53
26000	2361.39	1636.65	1275.45	1059.66	916.58	815.03	739.43	681.14	634.95
27000	2452.21	1699.60	1324.51	1100.42	951.83	846.37	767.87	707.34	659.38
28000	2543.04	1762.55	1373.57	1141.18	987.08	877.72	796.31	733.54	683.80
29000	2633.86	1825.50	1422.62	1181.93	1022.34	909.07	824.75	759.73	708.22
30000	2724.68	1888.45	1471.68	1222.69	1057.59	940.42	853.19	785.93	732.64
31000	2815.50	1951.39	1520.73	1263.45	1092.84	971.76	881.63	812.13	757.06
32000	2906.33	2014.34	1569.79	1304.20	1128.09	1003.11	910.07	838.33	781.48
33000	2997.15	2077.29	1618.84	1344.96	1163.35	1034.46	938.51	864.52	805.90
34000	3087.97	2140.24	1667.90	1385.71	1198.60	1065.80	966.95	890.72	830.32
35000	3178.79	2203.19	1716.96	1426.47	1233.85	1097.15	995.39	916.92	854.74
36000	3269.62	2266.13	1766.01	1467.23	1269.10	1128.50	1023.83	943.12	879.17
37000	3360.44	2329.08	1815.07	1507.98	1304.36	1159.84	1052.27	969.32	903.59
38000	3451.26	2392.03	1864.12	1548.74	1339.61	1191.19	1080.71	995.51	928.01
39000	3542.09	2454.98	1913.18	1589.49	1374.86	1222.54	1109.15	1021.71	952.43
40000	3632.91	2517.93	1962.23	1630.25	1410.12	1253.89	1137.59	1047.91	976.85
45000	4087.02	2832.67	2207.51	1834.03	1586.38	1410.62	1279.79	1178.90	1098.96
50000	4541.13	3147.41	2452.79	2037.81	1762.64	1567.36	1421.99	1309.88	1221.06
55000	4995.25	3462.15	2698.07	2241.59	1938.91	1724.09	1564.18	1440.87	1343.17
60000	5449.36	3776.89	2943.35	2445.37	2115.17	1880.83	1706.38	1571.86	1465.27
65000	5903.47	4091.63	3188.63	2649.15	2291.43	2037.56	1848.58	1702.85	1587.38
70000	6357.58	4406.37	3433.91	2852.94	2467.70	2194.30	1990.78	1833.84	1709.48
75000	6811.70	4721.11	3679.18	3056.72	2643.96	2351.03	2132.98	1964.82	1831.59
80000	7265.81	5035.85	3924.46	3260.50	2820.23	2507.77	2275.17	2095.81	1953.69
85000	7719.92	5350.59	4169.74	3464.28	2996.49	2664.50	2417.37	2226.80	2075.80
90000	8174.04	5665.33	4415.02	3668.06	3172.75	2821.24	2559.57	2357.79	2197.91
95000	8628.15	5980.07	4660.30	3871.84	3349.02	2977.97	2701.77	2488.77	2320.01
100000	9082.26	6294.81	4905.58	4075.62	3525.28	3134.71	2843.97	2619.76	2442.12

TERMES MONTANT	6 ANS	7 ANS	8 ANS	9 ANS	10 ANS	11 ANS	12 ANS	13 ANS	14 ANS
25	.55	.50	.47	.45	.43	.41	.40	.39	.38
50	1.09	1.00	.94	.89	.85	.82	.79	.77	.76
75	1.64	1.50	1.40	1.33	1.27	1.23	1.19	1.16	1.14
100	2.18	2.00	1.87	1.77	1.69	1.63	1.58	1.54	1.51
200	4.36	4.00	3.73	3.53	3.38	3.26	3.16	3.08	3.02
300	6.54	6.00	5.60	5.30	5.07	4.89	4.74	4.62	4.53
400	8.72	7.99	7.46	7.06	6.75	6.51	6.32	6.16	6.04
500	10.90	9.99	9.33	8.83	8.44	8.14	7.90	7.70	7.55
600	13.08	11.99	11.19	10.59	10.13	9.77	9.48	9.24	9.05
700	15.26	13.99	13.06	12.35	11.82	11.39	11.05	10.78	10.56
800	17.44	15.98	14.92	14.12	13.50	13.02	12.63	12.32	12.07
900	19.62	17.98	16.78	15.88	15.19	14.65	14.21	13.86	13.58
1000	21.80	19.98	18.65	17.65	16.88	16.27	15.79	15.40	15.09
2000	43.60	39.95	37.29	35.29	33.75	32.54	31.58	30.80	30.17
2500	54.50	49.94	46.61	44.11	42.19	40.67	39.47	38.50	37.71
3000	65.40	59.92	55.93	52.93	50.62	48.81	47.36	46.20	45.25
4000	87.20	79.90	74.58	70.58	67.49	65.07	63.15	61.59	60.33
5000	109.00	99.87	93.22	88.22	84.37	81.34	78.93	76.99	75.41
6000	130.80	119.84	111.86	105.86	101.24	97.61	94.72	92.39	90.49
7000	152.60	139.81	130.51	123.50	118.11	113.88	110.50	107.78	105.57
8000	174.39	159.79	149.15	141.15	134.98	130.14	126.29	123.18	120.65
9000	196.19	179.76	167.79	158.79	151.86	146.41	142.07	138.58	135.74
10000	217.99	199.73	186.43	176.43	168.73	162.68	157.86	153.98	150.82
11000	239.79	219.70	205.08	194.08	185.60	178.95	173.64	169.37	165.90
12000	261.59	239.68	223.72	211.72	202.47	195.21	189.43	184.77	180.98
13000	283.39	259.65	242.36	229.36	219.34	211.48	205.22	200.17	196.06
14000	305.19	279.62	261.01	247.00	236.22	227.75	221.00	215.56	211.14
15000	326.98	299.59	279.65	264.65	253.09	244.01	236.79	230.96	226.22
16000	348.78	319.57	298.29	282.29	269.96	260.28	252.57	246.36	241.30
17000	370.58	339.54	316.93	299.93	286.83	276.55	268.36	261.76	256.39
18000	392.38	359.51	335.58	317.58	303.71	292.82	284.14	277.15	271.47
19000	414.18	379.48	354.22	335.22	320.58	309.08	299.93	292.55	286.55
20000	435.98	399.46	372.86	352.86	337.45	325.35	315.71	307.95	301.63
21000	457.78	419.43	391.51	370.50	354.32	341.62	331.50	323.34	316.71
22000	479.58	439.40	410.15	388.15	371.19	357.89	347.28	338.74	331.79
23000	501.37	459.37	428.79	405.79	388.07	374.15	363.07	354.14	346.87
24000	523.17	479.35	447.43	423.43	404.94	390.42	378.86	369.54	361.95
25000	544.97	499.32	466.08	441.08	421.81	406.69	394.64	384.93	377.04
26000	566.77	519.29	484.72	458.72	438.68	422.96	410.43	400.33	392.12
27000	588.57	539.26	503.36	476.36	455.56	439.22	426.21	415.73	407.20
28000	610.37	559.24	522.01	494.00	472.43	455.49	442.00	431.12	422.28
29000	632.17	579.21	540.65	511.65	489.30	471.76	457.78	446.52	437.36
30000	653.96	599.18	559.29	529.29	506.17	488.02	473.57	461.92	452.44
31000	675.76	619.15	577.93	546.93	523.04	504.29	489.35	477.32	467.52
32000	697.56	639.13	596.58	564.58	539.92	520.56	505.14	492.71	482.60
33000	719.36	659.10	615.22	582.22	556.79	536.83	520.92	508.11	497.69
34000	741.16	679.07	633.86	599.86	573.66	553.09	536.71	523.51	512.77
35000	762.96	699.04	652.51	617.50	590.53	569.36	552.50	538.90	527.85
36000	784.76	719.02	671.15	635.15	607.41	585.63	568.28	554.30	542.93
37000	806.56	738.99	689.79	652.79	624.28	601.90	584.07	569.70	558.01
38000	828.35	758.96	708.43	670.43	641.15	618.16	599.85	585.09	573.09
39000	850.15	778.94	727.08	688.08	658.02	634.43	615.64	600.49	588.17
40000	871.95	798.91	745.72	705.72	674.89	650.70	631.42	615.89	603.25
45000	980.94	898.77	838.94	793.93	759.26	732.03	710.35	692.87	678.66
50000	1089.94	998.63	932.15	882.15	843.62	813.37	789.28	769.86	754.07
55000	1198.93	1098.50	1025.36	970.36	927.98	894.71	868.20	846.85	829.47
60000	1307.92	1198.36	1118.58	1058.58	1012.34	976.04	947.13	923.83	904.88
63000	1416.92	1298.22	1211.79	1146.79	1096.70	1057.38	1026.06	1000.82	980.28
70000	1525.91	1398.08	1305.01	1235.01	1181.06	1138.72	1104.99	1077.80	1055.69
75000	1634.90	1497.95	1398.22	1323.22	1265.42	1220.05	1183.91	1154.79	1131.10
80000	1743.90	1597.81	1491.44	1411.43	1349.78	1301.39	1262.84	1231.77	1206.50
85000	1852.89	1697.67	1584.65	1499.65	1434.15	1382.73	1341.77	1308.76	1281.91
90000	1961.88	1797.54	1677.87	1587.86	1518.51	1464.06	1420.69	1385.74	1357.31
95000	2070.88	1897.40	1771.08	1676.07	1602.87	1545.40	1499.62	1462.73	1432.72
100000	2179.87	1997.26	1864.29	1764.29	1687.23	1626.74	1578.55	1539.71	1508.13

PAIEMENT MENSUEL REQUIS
POUR L'AMORTISSEMENT DU PRÊT

TERMES MONTANT	15 ANS	16 ANS	17 ANS	18 ANS	19 ANS	20 ANS	21 ANS	22 ANS	23 ANS
25	.38	.37	.37	.36	.36	.36	.35	.35	.35
50	.75	.74	.73	.72	.71	.71	.70	.70	.70
75	1.12	1.10	1.09	1.08	1.07	1.06	1.05	1.05	1.04
100	1.49	1.47	1.45	1.43	1.42	1.41	1.40	1.39	1.39
200	2.97	2.93	2.89	2.86	2.84	2.82	2.80	2.78	2.77
300	4.45	4.39	4.33	4.29	4.25	4.22	4.20	4.17	4.16
400	5.93	5.85	5.78	5.72	5.67	5.63	5.59	5.56	5.54
500	7.42	7.31	7.22	7.15	7.09	7.03	6.99	6.95	6.92
600	8.90	8.77	8.66	8.58	8.50	8.44	8.39	8.34	8.31
700	10.38	10.23	10.11	10.00	9.92	9.85	9.79	9.73	9.69
800	11.86	11.69	11.55	11.43	11.33	11.25	11.18	11.12	11.07
900	13.35	13.15	12.99	12.86	12.75	12.66	12.58	12.51	12.46
1000	14.83	14.61	14.44	14.29	14.17	14.06	13.98	13.90	13.84
2000	29.65	29.22	28.87	28.57	28.33	28.12	27.95	27.80	27.68
2500	37.06	36.53	36.08	35.72	35.41	35.15	34.93	34.75	34.60
3000	44.47	43.83	43.30	42.86	42.49	42.18	41.92	41.70	41.52
4000	59.29	58.44	57.73	57.14	56.65	56.24	55.89	55.60	55.35
5000	74.12	73.05	72.16	71.43	70.81	70.30	69.86	69.50	69.19
6000	88.94	87.66	86.60	85.71	84.97	84.35	83.83	83.40	83.03
7000	103.76	102.27	101.03	100.00	99.13	98.41	97.80	97.29	96.86
8000	118.58	116.88	115.46	114.28	113.30	112.47	111.78	111.19	110.70
9000	133.41	131.48	129.89	128.56	127.46	126.53	125.75	125.09	124.54
10000	148.23	146.09	144.32	142.85	141.62	140.59	139.72	138.99	138.38
11000	163.05	160.70	158.75	157.13	155.78	154.64	153.69	152.89	152.21
12000	177.87	175.31	173.19	171.42	169.94	168.70	167.66	166.79	166.05
13000	192.70	189.92	187.62	185.70	184.10	182.76	181.63	180.69	179.89
14000	207.52	204.53	202.05	199.99	198.26	196.82	195.61	194.58	193.72
15000	222.34	219.14	216.48	214.27	212.42	210.88	209.58	208.48	207.56
16000	237.16	233.75	230.91	228.56	226.59	224.93	223.55	222.38	221.40
17000	251.98	248.35	245.34	242.84	240.75	238.99	237.52	236.28	235.23
18000	266.81	262.96	259.78	257.12	254.91	253.05	251.49	250.18	249.07
19000	281.63	277.57	274.21	271.41	269.07	267.11	265.46	264.08	262.91
20000	296.45	292.18	288.64	285.69	283.23	281.17	279.43	277.98	276.75
21000	311.27	306.79	303.07	299.98	297.39	295.23	293.41	291.87	290.58
22000	326.10	321.40	317.50	314.26	311.55	309.28	307.38	305.77	304.42
23000	340.92	336.01	331.94	328.55	325.71	323.34	321.35	319.67	318.26
24000	355.74	350.62	346.37	342.83	339.88	337.40	335.32	333.57	332.09
25000	370.56	365.22	360.80	357.11	354.04	351.46	349.29	347.47	345.93
26000	385.39	379.83	375.23	371.40	368.20	365.52	363.26	361.37	359.77
27000	400.21	394.44	389.66	385.68	382.36	379.57	377.23	375.26	373.60
28000	415.03	409.05	404.09	399.97	396.52	393.63	391.21	389.16	387.44
29000	429.85	423.66	418.53	414.25	410.68	407.69	405.18	403.06	401.27
30000	444.67	438.27	432.96	428.54	424.84	421.75	419.15	416.96	415.12
31000	459.50	452.88	447.39	442.82	439.00	435.81	433.12	430.86	428.95
32000	474.32	467.49	461.82	457.11	453.17	449.86	447.09	444.76	442.79
33000	489.14	482.09	476.25	471.39	467.33	463.92	461.06	458.66	456.63
34000	503.96	496.70	490.68	485.67	481.49	477.98	475.03	472.55	470.46
35000	518.79	511.31	505.12	499.96	495.65	492.04	489.01	486.45	484.30
36000	533.61	525.92	519.55	514.24	509.81	506.10	502.98	500.35	498.14
37000	548.43	540.53	533.98	528.53	523.97	520.16	516.95	514.25	511.97
38000	563.25	555.14	548.41	542.81	538.13	534.21	530.92	528.15	525.81
39000	578.08	569.75	562.84	557.10	552.29	548.27	544.89	542.05	539.65
40000	592.90	584.36	577.28	571.38	566.46	562.33	558.86	555.95	553.49
45000	667.01	657.40	649.43	642.80	637.26	632.62	628.72	625.44	622.67
50000	741.12	730.44	721.59	714.22	708.07	702.91	698.58	694.93	691.86
55000	815.23	803.49	793.75	785.65	778.88	773.20	768.44	764.42	761.04
60000	889.34	876.53	865.91	857.07	849.68	843.49	838.29	833.92	830.23
63000	963.46	949.58	938.07	928.49	920.49	913.78	908.15	903.41	899.41
70000	1037.57	1022.62	1010.23	999.91	991.29	984.07	978.01	972.90	968.60
75000	1111.68	1095.66	1082.39	1071.33	1062.10	1054.36	1047.86	1042.39	1037.78
80000	1185.79	1168.71	1154.55	1142.76	1132.91	1124.65	1117.72	1111.89	1106.97
85000	1259.90	1241.75	1226.70	1214.18	1203.71	1194.94	1187.58	1181.38	1176.15
90000	1334.01	1314.80	1298.86	1285.60	1274.52	1265.24	1257.44	1250.87	1245.34
95000	1408.12	1387.84	1371.02	1357.02	1345.33	1335.53	1327.29	1320.36	1314.52
100000	1482.24	1460.88	1443.18	1428.44	1416.13	1405.82	1397.15	1389.86	1383.71

PAIEMENT MENSUEL REQUIS
POUR L'AMORTISSEMENT DU PRÊT
16¾%

TERMES MONTANT	24 ANS	25 ANS	26 ANS	27 ANS	28 ANS	28 ANS	30 ANS	35 ANS	40 ANS
25	.35	.35	.35	.35	.35	.35	.35	.34	.34
50	.69	.69	.69	.69	.69	.69	.69	.68	.68
75	1.04	1.04	1.03	1.03	1.03	1.03	1.03	1.02	1.02
100	1.38	1.38	1.38	1.37	1.37	1.37	1.37	1.36	1.36
200	2.76	2.75	2.75	2.74	2.73	2.73	2.73	2.72	2.71
300	4.14	4.13	4.12	4.11	4.10	4.09	4.09	4.07	4.06
400	5.52	5.50	5.49	5.47	5.46	5.45	5.45	5.42	5.41
500	6.90	6.88	6.86	6.84	6.83	6.82	6.81	6.78	6.76
600	8.28	8.25	8.23	8.21	8.19	8.18	8.17	8.13	8.11
700	9.65	9.62	9.60	9.58	9.56	9.54	9.53	9.49	9.47
800	11.03	11.00	10.97	10.94	10.92	10.90	10.89	10.84	10.82
900	12.41	12.37	12.34	12.31	12.29	12.27	12.25	12.19	12.17
1000	13.79	13.75	13.71	13.68	13.65	13.63	13.61	13.55	13.52
2000	27.58	27.49	27.41	27.35	27.30	27.25	27.21	27.09	27.04
2500	34.47	34.36	34.26	34.19	34.12	34.06	34.01	33.86	33.80
3000	41.36	41.23	41.12	41.02	40.94	40.87	40.82	40.64	40.55
4000	55.15	54.97	54.82	54.69	54.59	54.50	54.42	54.18	54.07
5000	68.93	68.71	68.52	68.37	68.23	68.12	68.02	67.72	67.59
6000	82.72	82.45	82.23	82.04	81.88	81.74	81.63	81.27	81.10
7000	96.50	96.19	95.93	95.71	95.53	95.37	95.23	94.81	94.62
8000	110.29	109.93	109.64	109.38	109.17	108.99	108.84	108.35	108.14
9000	124.07	123.68	123.34	123.06	122.82	122.61	122.44	121.90	121.65
10000	137.86	137.42	137.04	136.73	136.46	136.24	136.04	135.44	135.17
11000	151.64	151.16	150.75	150.40	150.11	149.86	149.65	148.98	148.69
12000	165.43	164.90	164.45	164.07	163.75	163.48	163.25	162.53	162.20
13000	179.21	178.64	178.16	177.75	177.40	177.11	176.86	176.07	175.72
14000	193.00	192.38	191.86	191.42	191.05	190.73	190.46	189.61	189.24
15000	206.78	206.12	205.56	205.09	204.69	204.35	204.06	203.16	202.75
16000	220.57	219.86	219.27	218.76	218.34	217.98	217.67	216.70	216.27
17000	234.35	233.60	232.97	232.44	231.98	231.60	231.27	230.24	229.79
18000	248.14	247.35	246.68	246.11	245.63	245.22	244.88	243.79	243.30
19000	261.92	261.09	260.38	259.78	259.27	258.84	258.48	257.33	256.82
20000	275.71	274.83	274.08	273.45	272.92	272.47	272.08	270.87	270.33
21000	289.49	288.57	287.79	287.13	286.57	286.09	285.69	284.42	283.85
22000	303.28	302.31	301.49	300.80	300.21	299.71	299.29	297.96	297.37
23000	317.06	316.05	315.20	314.47	313.86	313.34	312.89	311.50	310.88
24000	330.85	329.79	328.90	328.14	327.50	326.96	326.50	325.05	324.40
25000	344.63	343.53	342.60	341.82	341.15	340.58	340.10	338.59	337.92
26000	358.42	357.27	356.31	355.49	354.80	354.21	353.71	352.13	351.43
27000	372.20	371.02	370.01	369.16	368.44	367.83	367.31	365.68	364.95
28000	385.99	384.76	383.72	382.83	382.09	381.45	380.91	379.22	378.47
29000	399.77	398.50	397.42	396.51	395.73	395.08	394.52	392.76	391.98
30000	413.56	412.24	411.12	410.18	409.38	408.70	408.12	406.31	405.50
31000	427.34	425.98	424.83	423.85	423.02	422.32	421.73	419.85	419.02
32000	441.13	439.72	438.53	437.52	436.67	435.95	435.33	433.39	432.53
33000	454.91	453.46	452.24	451.20	450.32	449.57	448.93	446.94	446.05
34000	468.70	467.20	465.94	464.87	463.96	463.19	462.54	460.48	459.57
35000	482.48	480.95	479.64	478.54	477.61	476.81	476.14	474.02	473.08
36000	496.27	494.69	493.35	492.21	491.25	490.44	489.75	487.57	486.60
37000	510.05	508.43	507.05	505.89	504.90	504.06	503.35	501.11	500.12
38000	523.84	522.17	520.76	519.56	518.54	517.68	516.95	514.65	513.63
39000	537.62	535.91	534.46	533.23	532.19	531.31	530.56	528.20	527.15
40000	551.41	549.65	548.16	546.90	545.84	544.93	544.16	541.74	540.66
45000	620.33	618.36	616.68	615.27	614.07	613.05	612.18	609.46	608.25
50000	689.26	687.06	685.20	683.63	682.29	681.16	680.20	677.17	675.83
55000	758.18	755.77	753.72	751.99	750.52	749.28	748.22	744.89	743.41
60000	827.11	824.47	822.24	820.35	818.75	817.39	816.24	812.61	810.99
65000	896.03	893.18	890.76	888.72	886.98	885.51	884.26	880.33	878.58
70000	964.96	961.89	959.28	957.08	955.21	953.62	952.28	948.04	946.16
75000	1033.88	1030.59	1027.80	1025.44	1023.44	1021.74	1020.30	1015.76	1013.74
80000	1102.81	1099.30	1096.32	1093.80	1091.67	1089.86	1088.32	1083.48	1081.32
85000	1171.74	1168.00	1164.84	1162.17	1159.90	1157.97	1156.34	1151.19	1148.91
90000	1240.66	1236.71	1233.36	1230.53	1228.13	1226.09	1224.36	1218.91	1216.49
95000	1309.59	1305.41	1301.88	1298.89	1296.35	1294.20	1292.38	1286.63	1284.07
100000	1378.51	1374.12	1370.40	1367.25	1364.58	1362.32	1360.40	1354.34	1351.65

PAIEMENT MENSUEL REQUIS
POUR L'AMORTISSEMENT DU PRÊT

TERMES MONTANT	1 AN	1½ AN	2 ANS	2½ ANS	3 ANS	3½ ANS	4 ANS	4½ ANS	5 ANS
25	2.28	1.58	1.23	1.03	.89	.79	.72	.66	.62
50	4.55	3.16	2.46	2.05	1.77	1.58	1.43	1.32	1.23
75	6.82	4.73	3.69	3.07	2.66	2.36	2.15	1.98	1.85
100	9.10	6.31	4.92	4.09	3.54	3.15	2.86	2.64	2.46
200	18.19	12.62	9.84	8.18	7.08	6.30	5.72	5.27	4.91
300	27.28	18.92	14.76	12.27	10.62	9.44	8.57	7.90	7.37
400	36.38	25.23	19.67	16.35	14.15	12.59	11.43	10.53	9.82
500	45.47	31.53	24.59	20.44	17.69	15.74	14.28	13.16	12.28
600	54.56	37.84	29.51	24.53	21.23	18.88	17.14	15.80	14.73
700	63.66	44.15	34.42	28.61	24.76	22.03	20.00	18.43	17.19
800	72.75	50.45	39.34	32.70	28.30	25.18	22.85	21.06	19.64
900	81.84	56.76	44.26	36.79	31.84	28.32	25.71	23.69	22.10
1000	90.94	63.06	49.17	40.87	35.37	31.47	28.56	26.32	24.55
2000	181.87	126.12	98.34	81.74	70.74	62.93	57.12	52.64	49.10
2500	227.34	157.65	122.92	102.18	88.43	78.67	71.40	65.80	61.37
3000	272.80	189.18	147.51	122.61	106.11	94.40	85.68	78.96	73.64
4000	363.74	252.24	196.68	163.48	141.48	125.86	114.24	105.28	98.19
5000	454.67	315.30	245.84	204.35	176.85	157.33	142.80	131.60	122.73
6000	545.60	378.36	295.01	245.22	212.22	188.79	171.36	157.92	147.28
7000	636.54	441.42	344.18	286.09	247.58	220.26	199.92	184.24	171.83
8000	727.47	504.47	393.35	326.96	282.95	251.72	228.48	210.56	196.37
9000	818.40	567.53	442.51	367.83	318.32	283.19	257.04	236.88	220.92
10000	909.34	630.59	491.68	408.70	353.69	314.65	285.60	263.20	245.46
11000	1000.27	693.65	540.85	449.57	389.06	346.12	314.16	289.52	270.01
12000	1091.20	756.71	590.02	490.44	424.43	377.58	342.72	315.84	294.55
13000	1182.14	819.77	639.18	531.31	459.79	409.05	371.28	342.16	319.10
14000	1273.07	882.83	688.35	572.18	495.16	440.51	399.84	368.48	343.65
15000	1364.00	945.88	737.52	613.05	530.53	471.98	428.40	394.80	368.19
16000	1454.94	1008.94	786.69	653.92	565.90	503.44	456.96	421.12	392.74
17000	1545.87	1072.00	835.85	694.79	601.27	534.91	485.52	447.44	417.28
18000	1636.80	1135.06	885.02	735.66	636.64	566.37	514.08	473.76	441.83
19000	1727.74	1198.12	934.19	776.53	672.00	597.84	542.64	500.08	466.37
20000	1818.67	1261.18	983.36	817.40	707.37	629.30	571.20	526.40	490.92
21000	1909.60	1324.24	1032.52	858.27	742.74	660.77	599.76	552.72	515.47
22000	2000.54	1387.30	1081.69	899.14	778.11	692.23	628.32	579.04	540.01
23000	2091.47	1450.35	1130.86	940.01	813.48	723.70	656.88	605.36	564.56
24000	2182.40	1513.41	1180.03	980.88	848.85	755.16	685.44	631.68	589.10
25000	2273.34	1576.47	1229.19	1021.75	884.22	786.63	714.00	658.00	613.65
26000	2364.27	1639.53	1278.36	1062.62	919.58	818.09	742.56	684.32	638.19
27000	2455.20	1702.59	1327.53	1103.49	954.95	849.56	771.12	710.64	662.74
28000	2546.14	1765.65	1376.70	1144.36	990.32	881.02	799.68	736.96	687.29
29000	2637.07	1828.71	1425.86	1185.23	1025.69	912.49	828.24	763.28	711.83
30000	2728.00	1891.76	1475.03	1226.10	1061.06	943.95	856.79	789.60	736.38
31000	2818.94	1954.82	1524.20	1266.97	1096.43	975.41	885.35	815.92	760.92
32000	2909.87	2017.88	1573.37	1307.84	1131.79	1006.88	913.91	842.24	785.47
33000	3000.80	2080.94	1622.54	1348.71	1167.16	1038.34	942.47	868.56	810.01
34000	3091.74	2144.00	1671.70	1389.58	1202.53	1069.81	971.03	894.88	834.56
35000	3182.67	2207.06	1720.87	1430.45	1237.90	1101.27	999.59	921.20	859.11
36000	3273.60	2270.12	1770.04	1471.32	1273.27	1132.74	1028.15	947.52	883.65
37000	3364.54	2333.17	1819.21	1512.19	1308.64	1164.20	1056.71	973.84	908.20
38000	3455.47	2396.23	1868.37	1553.06	1344.00	1195.67	1085.27	1000.16	932.74
39000	3546.40	2459.29	1917.54	1593.93	1379.37	1227.13	1113.83	1026.48	957.29
40000	3637.33	2522.35	1966.71	1634.80	1414.74	1258.60	1142.39	1052.80	981.83
45000	4092.00	2837.64	2212.55	1839.15	1591.58	1415.92	1285.19	1184.40	1104.56
50000	4546.67	3152.94	2458.38	2043.49	1768.43	1573.25	1427.99	1316.00	1227.29
55000	5001.33	3468.23	2704.22	2247.84	1945.27	1730.57	1570.79	1447.60	1350.02
60000	5456.00	3783.52	2950.06	2452.19	2122.11	1887.89	1713.58	1579.20	1472.75
65000	5910.67	4098.82	3195.90	2656.54	2298.95	2045.22	1856.38	1710.80	1595.48
70000	6365.33	4414.11	3441.74	2860.89	2475.79	2202.54	1999.18	1842.40	1718.21
75000	6820.00	4729.40	3687.57	3065.24	2652.64	2359.87	2141.98	1974.00	1840.94
80000	7274.66	5044.70	3933.41	3269.59	2829.48	2517.19	2284.78	2105.60	1963.66
85000	7729.33	5359.99	4179.25	3473.94	3006.32	2674.52	2427.58	2237.20	2086.39
90000	8184.00	5675.28	4425.09	3678.29	3183.16	2831.84	2570.37	2368.80	2209.12
95000	8638.66	5990.58	4670.93	3882.63	3360.00	2989.16	2713.17	2500.40	2331.85
100000	9093.33	6305.87	4916.76	4086.98	3536.85	3146.49	2855.97	2632.00	2454.58

TERMES MONTANT	6 ANS	7 ANS	8 ANS	9 ANS	10 ANS	11 ANS	12 ANS	13 ANS	14 ANS
25	.55	.51	.47	.45	.43	.42	.40	.39	.39
50	1.10	1.01	.94	.89	.86	.83	.80	.78	.77
75	1.65	1.51	1.41	1.34	1.28	1.24	1.20	1.17	1.15
100	2.20	2.02	1.88	1.78	1.71	1.65	1.60	1.56	1.53
200	4.39	4.03	3.76	3.56	3.41	3.29	3.19	3.12	3.05
300	6.58	6.04	5.64	5.34	5.11	4.93	4.79	4.67	4.58
400	8.78	8.05	7.52	7.12	6.81	6.57	6.38	6.23	6.10
500	10.97	10.06	9.40	8.90	8.51	8.21	7.97	7.78	7.63
600	13.16	12.07	11.27	10.68	10.22	9.86	9.57	9.34	9.15
700	15.35	14.08	13.15	12.45	11.92	11.50	11.16	10.89	10.67
800	17.55	16.09	15.03	14.23	13.62	13.14	12.76	12.45	12.20
900	19.74	18.10	16.91	16.01	15.32	14.78	14.35	14.00	13.72
1000	21.93	20.11	18.79	17.79	17.02	16.42	15.94	15.56	15.25
2000	43.86	40.22	37.57	35.58	34.04	32.84	31.88	31.11	30.49
2500	54.82	50.27	46.96	44.47	42.55	41.05	39.85	38.89	38.11
3000	65.79	60.32	56.35	53.36	51.06	49.26	47.82	46.67	45.73
4000	87.72	80.43	75.13	71.15	68.08	65.68	63.76	62.22	60.97
5000	109.64	100.54	93.91	88.93	85.10	82.09	79.70	77.78	76.21
6000	131.57	120.64	112.69	106.72	102.12	98.51	95.64	93.33	91.46
7000	153.50	140.75	131.47	124.50	119.14	114.93	111.58	108.89	106.70
8000	175.43	160.86	150.25	142.29	136.15	131.35	127.52	124.44	121.94
9000	197.36	180.96	169.03	160.07	153.17	147.76	143.46	140.00	137.18
10000	219.28	201.07	187.81	177.86	170.19	164.18	159.40	155.55	152.42
11000	241.21	221.17	206.60	195.64	187.21	180.60	175.34	171.10	167.67
12000	263.14	241.28	225.38	213.43	204.23	197.02	191.28	186.66	182.91
13000	285.07	261.39	244.16	231.21	221.25	213.43	207.22	202.21	198.15
14000	306.99	281.49	262.94	249.00	238.27	229.85	223.16	217.77	213.39
15000	328.92	301.60	281.72	266.78	255.28	246.27	239.10	233.32	228.63
16000	350.85	321.71	300.50	284.57	272.30	262.69	255.04	248.88	243.88
17000	372.78	341.81	319.28	302.35	289.32	279.10	270.97	264.43	259.12
18000	394.71	361.92	338.06	320.14	306.34	295.52	286.91	279.99	274.36
19000	416.63	382.02	356.84	337.92	323.36	311.94	302.85	295.54	289.60
20000	438.56	402.13	375.62	355.71	340.38	328.36	318.79	311.10	304.84
21000	460.49	422.24	394.41	373.49	357.40	344.77	334.73	326.65	320.09
22000	482.42	442.34	413.19	391.28	374.42	361.19	350.67	342.20	335.33
23000	504.35	462.45	431.97	409.06	391.43	377.61	366.61	357.76	350.57
24000	526.27	482.56	450.75	426.85	408.45	394.03	382.55	373.31	365.81
25000	548.20	502.66	469.53	444.63	425.47	410.44	398.49	388.87	381.05
26000	570.13	522.77	488.31	462.42	442.49	426.86	414.43	404.42	396.30
27000	592.06	542.87	507.09	480.20	459.51	443.28	430.37	419.98	411.54
28000	613.98	562.98	525.87	497.99	476.53	459.70	446.31	435.53	426.78
29000	635.91	583.09	544.65	515.77	493.55	476.12	462.25	451.09	442.02
30000	657.84	603.19	563.43	533.56	510.56	492.53	478.19	466.64	457.26
31000	679.77	623.30	582.22	551.35	527.58	508.95	494.13	482.20	472.50
32000	701.70	643.41	601.00	569.13	544.60	525.37	510.07	497.75	487.75
33000	723.62	663.51	619.78	586.92	561.62	541.79	526.00	513.30	502.99
34000	745.55	683.62	638.56	604.70	578.64	558.20	541.94	528.86	518.23
35000	767.48	703.72	657.34	622.49	595.66	574.62	557.88	544.41	533.47
36000	789.41	723.83	676.12	640.27	612.68	591.04	573.82	559.97	548.71
37000	811.34	743.94	694.90	658.06	629.69	607.46	589.76	575.52	563.96
38000	833.26	764.04	713.68	675.84	646.71	623.87	605.70	591.08	579.20
39000	855.19	784.15	732.46	693.63	663.73	640.29	621.64	606.63	594.44
40000	877.12	804.26	751.24	711.41	680.75	656.71	637.58	622.19	609.68
45000	986.76	904.79	845.15	800.34	765.84	738.80	717.28	699.96	685.89
50000	1096.40	1005.32	939.05	889.26	850.94	820.88	796.97	777.73	762.10
55000	1206.04	1105.85	1032.96	978.19	936.03	902.97	876.67	855.50	838.31
60000	1315.68	1206.38	1126.86	1067.12	1021.12	985.06	956.37	933.28	914.52
65000	1425.32	1306.91	1220.77	1156.04	1106.22	1067.15	1036.07	1011.05	990.73
70000	1534.95	1407.44	1314.67	1244.97	1191.31	1149.24	1115.76	1088.82	1066.94
75000	1644.59	1507.98	1408.58	1333.89	1276.40	1231.32	1195.46	1166.60	1143.15
80000	1754.23	1608.51	1502.48	1422.82	1361.50	1313.41	1275.16	1244.37	1219.36
85000	1863.87	1709.04	1596.39	1511.75	1446.59	1395.50	1354.86	1322.14	1295.57
90000	1973.51	1809.57	1690.29	1600.67	1531.68	1477.59	1434.55	1399.91	1371.78
95000	2083.15	1910.10	1784.20	1689.60	1616.78	1559.68	1514.25	1477.69	1447.99
100000	2192.79	2010.63	1878.10	1778.52	1701.87	1641.76	1593.94	1555.46	1524.20

PAIEMENT MENSUEL REQUIS
POUR L'AMORTISSEMENT DU PRÊT

TERMES MONTANT	15 ANS	16 ANS	17 ANS	18 ANS	19 ANS	20 ANS	21 ANS	22 ANS	23 ANS
25	.38	.37	.37	.37	.36	.36	.36	.36	.36
50	.75	.74	.74	.73	.72	.72	.71	.71	.71
75	1.13	1.11	1.10	1.09	1.08	1.07	1.07	1.06	1.06
100	1.50	1.48	1.47	1.45	1.44	1.43	1.42	1.41	1.41
200	3.00	2.96	2.93	2.90	2.87	2.85	2.83	2.82	2.81
300	4.50	4.44	4.39	4.34	4.31	4.28	4.25	4.23	4.21
400	6.00	5.92	5.85	5.79	5.74	5.70	5.66	5.64	5.61
500	7.50	7.39	7.31	7.23	7.17	7.12	7.08	7.04	7.01
600	9.00	8.87	8.77	8.68	8.61	8.55	8.49	8.45	8.42
700	10.50	10.35	10.23	10.12	10.04	9.97	9.91	9.86	9.82
800	11.99	11.83	11.69	11.57	11.47	11.39	11.32	11.27	11.22
900	13.49	13.30	13.15	13.02	12.91	12.82	12.74	12.68	12.62
1000	14.99	14.78	14.61	14.46	14.34	14.24	14.15	14.08	14.02
2000	29.98	29.56	29.21	28.92	28.68	28.47	28.30	28.16	28.04
2500	37.47	36.94	36.51	36.15	35.84	35.59	35.38	35.20	35.05
3000	44.96	44.33	43.81	43.37	43.01	42.71	42.45	42.24	42.06
4000	59.95	59.11	58.41	57.83	57.35	56.94	56.60	56.32	56.08
5000	74.94	73.88	73.01	72.29	71.68	71.18	70.75	70.40	70.10
6000	89.92	88.66	87.61	86.74	86.02	85.41	84.90	84.47	84.11
7000	104.91	103.43	102.21	101.20	100.35	99.65	99.05	98.55	98.13
8000	119.89	118.21	116.81	115.65	114.69	113.88	113.20	112.63	112.15
9000	134.88	132.98	131.41	130.11	129.02	128.12	127.35	126.71	126.17
10000	149.87	147.76	146.02	144.57	143.36	142.35	141.50	140.79	140.19
11000	164.85	162.53	160.62	159.02	157.69	156.58	155.65	154.87	154.21
12000	179.84	177.31	175.22	173.48	172.03	170.82	169.80	168.94	168.22
13000	194.82	192.09	189.82	187.93	186.36	185.05	183.95	183.02	182.24
14000	209.81	206.86	204.42	202.39	200.70	199.28	198.10	197.10	196.26
15000	224.80	221.64	219.02	216.85	215.03	213.52	212.25	211.18	210.28
16000	239.78	236.41	233.62	231.30	229.37	227.75	226.40	225.26	224.30
17000	254.77	251.19	248.22	245.76	243.70	241.99	240.55	239.34	238.32
18000	269.75	265.96	262.82	260.22	258.04	256.22	254.70	253.41	252.33
19000	284.74	280.74	277.43	274.67	272.38	270.45	268.84	267.49	266.35
20000	299.73	295.51	292.03	289.13	286.71	284.69	282.99	281.57	280.37
21000	314.71	310.29	306.63	303.58	301.05	298.92	297.14	295.65	294.39
22000	329.70	325.06	321.23	318.04	315.38	313.16	311.29	309.73	308.41
23000	344.69	339.84	335.83	332.50	329.72	327.39	325.44	323.80	322.43
24000	359.67	354.61	350.43	346.95	344.05	341.63	339.59	337.88	336.44
25000	374.66	369.39	365.03	361.41	358.39	355.86	353.74	351.96	350.46
26000	389.64	384.16	379.63	375.86	372.72	370.09	367.89	366.04	364.48
27000	404.63	398.94	394.23	390.32	387.06	384.33	382.04	380.12	378.50
28000	419.62	413.72	408.83	404.78	401.39	398.56	396.19	394.20	392.52
29000	434.60	428.49	423.43	419.23	415.73	412.80	410.34	408.27	406.54
30000	449.59	443.27	438.04	433.69	430.06	427.03	424.49	422.35	420.55
31000	464.57	458.04	452.64	448.15	444.40	441.27	438.64	436.43	434.57
32000	479.56	472.82	467.24	462.60	458.73	455.50	452.79	450.51	448.59
33000	494.55	487.59	481.84	477.06	473.07	469.73	466.94	464.59	462.61
34000	509.53	502.37	496.44	491.51	487.40	483.97	481.09	478.67	476.63
35000	524.52	517.14	511.04	505.97	501.74	498.20	495.24	492.74	490.65
36000	539.50	531.92	525.64	520.43	516.08	512.44	509.39	506.82	504.66
37000	554.49	546.70	540.24	534.88	530.41	526.67	523.53	520.90	518.68
38000	569.48	561.47	554.85	549.34	544.75	540.90	537.68	534.98	532.70
39000	584.46	576.25	569.45	563.79	559.08	555.14	551.83	549.06	546.72
40000	599.45	591.02	584.05	578.25	573.42	569.37	565.98	563.13	560.74
45000	674.38	664.90	657.06	650.53	645.09	640.54	636.73	633.53	630.83
50000	749.31	738.78	730.06	722.81	716.77	711.72	707.48	703.92	700.92
55000	824.24	812.65	803.06	795.09	788.45	782.89	778.22	774.31	771.01
60000	899.17	886.53	876.07	867.37	860.12	854.06	848.97	844.70	841.10
65000	974.10	960.41	949.07	939.65	931.80	925.23	919.72	915.09	911.20
70000	1049.03	1034.28	1022.08	1011.93	1003.48	996.40	990.47	985.48	981.19
75000	1123.96	1108.16	1095.08	1084.22	1075.15	1067.57	1061.21	1055.87	1051.38
80000	1198.89	1182.04	1168.09	1156.50	1146.83	1138.74	1131.96	1126.26	1121.47
85000	1273.82	1255.92	1241.09	1228.78	1218.50	1209.91	1202.71	1196.66	1191.56
90000	1348.75	1329.79	1314.10	1301.06	1290.18	1281.08	1273.46	1267.05	1261.65
95000	1423.68	1403.67	1387.11	1373.34	1361.86	1352.25	1344.20	1337.44	1331.75
100000	1498.61	1477.55	1460.11	1445.62	1433.53	1423.43	1414.95	1407.83	1401.84

PAIEMENT MENSUEL REQUIS 17%
POUR L'AMORTISSEMENT DU PRÊT

TERMES MONTANT	24 ANS	25 ANS	26 ANS	27 ANS	28 ANS	29 ANS	30 ANS	35 ANS	40 ANS
25	.35	.35	.35	.35	.35	.35	.35	.35	.35
50	.70	.70	.70	.70	.70	.70	.69	.69	.69
75	1.05	1.05	1.05	1.04	1.04	1.04	1.04	1.04	1.03
100	1.40	1.40	1.39	1.39	1.39	1.39	1.38	1.38	1.38
200	2.80	2.79	2.78	2.78	2.77	2.77	2.76	2.75	2.75
300	4.20	4.18	4.17	4.16	4.15	4.15	4.14	4.13	4.12
400	5.59	5.58	5.56	5.55	5.54	5.53	5.52	5.50	5.49
500	6.99	6.97	6.95	6.93	6.92	6.91	6.90	6.87	6.86
600	8.39	8.36	8.34	8.32	8.30	8.29	8.28	8.25	8.23
700	9.78	9.75	9.73	9.71	9.69	9.67	9.66	9.62	9.60
800	11.18	11.15	11.12	11.09	11.07	11.05	11.04	10.99	10.97
900	12.58	12.54	12.51	12.48	12.45	12.44	12.42	12.37	12.34
1000	13.97	13.93	13.89	13.86	13.84	13.82	13.80	13.74	13.71
2000	27.94	27.86	27.78	27.72	27.67	27.63	27.59	27.47	27.42
2500	34.92	34.82	34.73	34.65	34.59	34.53	34.49	34.34	34.28
3000	41.91	41.78	41.67	41.58	41.50	41.44	41.38	41.21	41.13
4000	55.88	55.71	55.56	55.44	55.34	55.25	55.18	54.94	54.84
5000	69.84	69.63	69.45	69.30	69.17	69.06	68.97	68.68	68.55
6000	83.81	83.56	83.34	83.16	83.00	82.87	82.76	82.41	82.26
7000	97.78	97.48	97.23	97.02	96.84	96.68	96.55	96.15	95.97
8000	111.75	111.41	111.12	110.88	110.67	110.49	110.35	109.88	109.68
9000	125.72	125.33	125.01	124.73	124.50	124.31	124.14	123.62	123.39
10000	139.68	139.26	138.90	138.59	138.34	138.12	137.93	137.35	137.10
11000	153.65	153.18	152.79	152.45	152.17	151.93	151.73	151.09	150.81
12000	167.62	167.11	166.68	166.31	166.00	165.74	165.52	164.82	164.52
13000	181.59	181.03	180.56	180.17	179.83	179.55	179.31	178.56	178.23
14000	195.55	194.96	194.45	194.03	193.67	193.36	193.10	192.29	191.94
15000	209.52	208.88	208.34	207.89	207.50	207.17	206.90	206.03	205.65
16000	223.49	222.81	222.23	221.75	221.33	220.98	220.69	219.76	219.36
17000	237.46	236.73	236.12	235.60	235.17	234.80	234.48	233.50	233.07
18000	251.43	250.66	250.01	249.46	249.00	248.61	248.27	247.23	246.78
19000	265.39	264.58	263.90	263.32	262.83	262.42	262.07	260.97	260.49
20000	279.36	278.51	277.79	277.18	276.67	276.23	275.86	274.70	274.20
21000	293.33	292.43	291.68	291.04	290.50	290.04	289.65	288.44	287.91
22000	307.30	306.36	305.57	304.90	304.33	303.85	303.45	302.17	301.62
23000	321.26	320.28	319.46	318.76	318.16	317.66	317.24	315.91	315.33
24000	335.23	334.21	333.35	332.62	332.00	331.47	331.03	329.64	329.04
25000	349.20	348.13	347.23	346.47	345.83	345.29	344.82	343.38	342.74
26000	363.17	362.06	361.12	360.33	359.66	359.10	358.62	357.11	356.45
27000	377.14	375.99	375.01	374.19	373.50	372.91	372.41	370.85	370.16
28000	391.10	389.91	388.90	388.05	387.33	386.72	386.20	384.58	383.87
29000	405.07	403.84	402.79	401.91	401.16	400.53	400.00	398.32	397.58
30000	419.04	417.76	416.68	415.77	415.00	414.35	413.79	412.05	411.29
31000	433.01	431.69	430.57	429.63	428.83	428.15	427.58	425.79	425.00
32000	446.97	445.61	444.46	443.49	442.66	441.96	441.37	439.52	438.71
33000	460.94	459.54	458.35	457.34	456.49	455.78	455.17	453.26	452.42
34000	474.91	473.46	472.24	471.20	470.33	469.59	468.96	466.99	466.13
35000	488.88	487.39	486.13	485.06	484.16	483.40	482.75	480.73	479.84
36000	502.85	501.31	500.02	498.92	497.99	497.21	496.54	494.46	493.55
37000	516.81	515.24	513.91	512.78	511.83	511.02	510.34	508.20	507.26
38000	530.78	529.16	527.79	526.64	525.66	524.83	524.13	521.93	520.97
39000	544.75	543.09	541.68	540.50	539.49	538.64	537.92	535.67	534.68
40000	558.72	557.01	555.57	554.36	553.33	552.45	551.72	549.40	548.39
45000	628.56	626.64	625.02	623.65	622.49	621.51	620.68	618.08	616.94
50000	698.40	696.26	694.46	692.94	691.66	690.57	689.64	686.75	685.48
55000	768.23	765.89	763.91	762.24	760.82	759.62	758.61	755.43	754.03
60000	838.07	835.52	833.36	831.53	829.99	828.68	827.57	824.10	822.58
65000	907.91	905.14	902.80	900.82	899.15	897.73	896.53	892.78	891.13
70000	977.75	974.77	972.25	970.12	968.32	966.79	965.50	961.45	959.68
75000	1047.59	1044.39	1041.69	1039.41	1037.48	1035.85	1034.46	1030.13	1028.22
80000	1117.43	1114.02	1111.14	1108.71	1106.65	1104.90	1103.43	1098.80	1096.77
85000	1187.27	1183.65	1180.59	1178.00	1175.81	1173.96	1172.39	1167.48	1165.32
90000	1257.11	1253.27	1250.03	1247.29	1244.98	1243.02	1241.35	1236.15	1233.87
95000	1326.95	1322.90	1319.48	1316.59	1314.14	1312.07	1310.32	1304.83	1302.42
100000	1396.79	1392.52	1388.92	1385.88	1383.31	1381.13	1379.28	1373.50	1370.96

17¼%   PAIEMENT MENSUEL REQUIS
POUR L'AMORTISSEMENT DU PRÊT

TERMES MONTANT	1 AN	1½ AN	2 ANS	2½ ANS	3 ANS	3½ ANS	4 ANS	4½ ANS	5 ANS
25	2.28	1.58	1.24	1.03	.89	.79	.72	.67	.62
50	4.56	3.16	2.47	2.05	1.78	1.58	1.44	1.33	1.24
75	6.83	4.74	3.70	3.08	2.67	2.37	2.16	1.99	1.86
100	9.11	6.32	4.93	4.10	3.55	3.16	2.87	2.65	2.47
200	18.21	12.64	9.86	8.20	7.10	6.32	5.74	5.29	4.94
300	27.32	18.96	14.79	12.30	10.65	9.48	8.61	7.94	7.41
400	36.42	25.27	19.72	16.40	14.20	12.64	11.48	10.58	9.87
500	45.53	31.59	24.64	20.50	17.75	15.80	14.34	13.23	12.34
600	54.63	37.91	29.57	24.60	21.30	18.95	17.21	15.87	14.81
700	63.74	44.22	34.50	28.69	24.84	22.11	20.08	18.51	17.27
800	72.84	50.54	39.43	32.79	28.39	25.27	22.95	21.16	19.74
900	81.94	56.86	44.36	36.89	31.94	28.43	25.82	23.80	22.21
1000	91.05	63.17	49.28	40.99	35.49	31.59	28.68	26.45	24.68
2000	182.09	126.34	98.56	81.97	70.97	63.17	57.36	52.89	49.35
2500	227.61	157.93	123.20	102.46	88.72	78.96	71.70	66.11	61.68
3000	273.14	189.51	147.84	122.96	106.46	94.75	86.04	79.33	74.02
4000	364.18	252.68	197.12	163.94	141.94	126.34	114.72	105.77	98.69
5000	455.22	315.85	246.40	204.92	177.43	157.92	143.40	132.22	123.36
6000	546.27	379.02	295.68	245.91	212.91	189.50	172.08	158.66	148.03
7000	637.31	442.19	344.96	286.89	248.39	221.08	200.76	185.10	172.70
8000	728.36	505.36	394.24	327.87	283.88	252.67	229.44	211.54	197.37
9000	819.40	568.53	443.52	368.86	319.36	284.25	258.12	237.99	222.04
10000	910.44	631.70	492.80	409.84	354.85	315.83	286.80	264.43	246.71
11000	1001.49	694.87	542.08	450.82	390.33	347.42	315.48	290.87	271.38
12000	1092.53	758.04	591.36	491.81	425.82	379.00	344.16	317.31	296.05
13000	1183.58	821.21	640.64	532.79	461.30	410.58	372.84	343.76	320.72
14000	1274.62	884.37	689.92	573.77	496.78	442.16	401.52	370.20	345.39
15000	1365.66	947.54	739.20	614.76	532.27	473.75	430.20	396.64	370.06
16000	1456.71	1010.71	788.48	655.74	567.75	505.33	458.88	423.08	394.73
17000	1547.75	1073.88	837.76	696.72	603.24	536.91	487.56	449.53	419.41
18000	1638.80	1137.05	887.04	737.71	638.72	568.50	516.24	475.97	444.08
19000	1729.84	1200.22	936.31	778.69	674.20	600.08	544.92	502.41	468.75
20000	1820.88	1263.39	985.59	819.67	709.69	631.66	573.60	528.85	493.42
21000	1911.93	1326.56	1034.87	860.66	745.17	663.24	602.28	555.30	518.09
22000	2002.97	1389.73	1084.15	901.64	780.66	694.83	630.96	581.74	542.76
23000	2094.01	1452.90	1133.43	942.63	816.14	726.41	659.64	608.18	567.43
24000	2185.06	1516.07	1182.71	983.61	851.63	757.99	688.32	634.62	592.10
25000	2276.10	1579.24	1231.99	1024.59	887.11	789.57	717.00	661.07	616.77
26000	2367.15	1642.41	1281.27	1065.58	922.59	821.16	745.68	687.51	641.44
27000	2458.19	1705.57	1330.55	1106.56	958.08	852.74	774.36	713.95	666.11
28000	2549.23	1768.74	1379.83	1147.54	993.56	884.32	803.04	740.39	690.78
29000	2640.28	1831.91	1429.11	1188.53	1029.05	915.91	831.72	766.84	715.45
30000	2731.32	1895.08	1478.39	1229.51	1064.53	947.49	860.40	793.28	740.12
31000	2822.37	1958.25	1527.67	1270.49	1100.01	979.07	889.08	819.72	764.79
32000	2913.41	2021.42	1576.95	1311.48	1135.50	1010.65	917.76	846.16	789.46
33000	3004.45	2084.59	1626.23	1352.46	1170.98	1042.24	946.44	872.61	814.13
34000	3095.50	2147.76	1675.51	1393.44	1206.47	1073.82	975.12	899.05	838.81
35000	3186.54	2210.93	1724.79	1434.43	1241.95	1105.40	1003.80	925.49	863.48
36000	3277.59	2274.10	1774.07	1475.41	1277.44	1136.99	1032.48	951.93	888.15
37000	3368.63	2337.27	1823.35	1516.39	1312.92	1168.57	1061.16	978.38	912.82
38000	3459.67	2400.44	1872.62	1557.38	1348.40	1200.15	1089.84	1004.82	937.49
39000	3550.72	2463.61	1921.90	1598.36	1383.89	1231.73	1118.52	1031.26	962.16
40000	3641.76	2526.77	1971.18	1639.34	1419.37	1263.32	1147.20	1057.70	986.83
45000	4096.98	2842.62	2217.58	1844.26	1596.79	1421.23	1290.60	1189.91	1110.18
50000	4552.20	3158.47	2463.98	2049.18	1774.21	1579.14	1434.00	1322.13	1233.53
55000	5007.42	3474.31	2710.38	2254.10	1951.63	1737.06	1577.40	1454.34	1356.89
60000	5462.64	3790.16	2956.77	2459.01	2129.06	1894.97	1720.80	1586.55	1480.24
65000	5917.86	4106.01	3203.17	2663.93	2306.48	2052.89	1864.20	1718.76	1603.59
70000	6373.08	4421.85	3449.57	2868.85	2483.90	2210.80	2007.60	1850.98	1726.95
75000	6828.30	4737.70	3695.97	3073.77	2661.32	2368.71	2151.00	1983.19	1850.30
80000	7283.52	5053.54	3942.36	3278.68	2838.74	2526.63	2294.40	2115.40	1973.65
85000	7738.74	5369.39	4188.76	3483.60	3016.16	2684.54	2437.80	2247.61	2097.01
90000	8193.96	5685.24	4435.16	3688.52	3193.58	2842.46	2581.20	2379.82	2220.36
95000	8649.17	6001.08	4681.55	3893.44	3371.00	3000.37	2724.59	2512.04	2343.71
100000	9104.39	6316.93	4927.95	4098.35	3548.42	3158.28	2867.99	2644.25	2467.06

PAIEMENT MENSUEL REQUIS
POUR L'AMORTISSEMENT DU PRÊT 17¼%

TERMES MONTANT	6 ANS	7 ANS	8 ANS	9 ANS	10 ANS	11 ANS	12 ANS	13 ANS	14 ANS
25	.56	.51	.48	.45	.43	.42	.41	.40	.39
50	1.11	1.02	.95	.90	.86	.83	.81	.79	.78
75	1.66	1.52	1.42	1.35	1.29	1.25	1.21	1.18	1.16
100	2.21	2.03	1.90	1.80	1.72	1.66	1.61	1.58	1.55
200	4.42	4.05	3.79	3.59	3.44	3.32	3.22	3.15	3.09
300	6.62	6.08	5.68	5.38	5.15	4.98	4.83	4.72	4.63
400	8.83	8.10	7.57	7.18	6.87	6.63	6.44	6.29	6.17
500	11.03	10.13	9.46	8.97	8.59	8.29	8.05	7.86	7.71
600	13.24	12.15	11.36	10.76	10.30	9.95	9.66	9.43	9.25
700	15.45	14.17	13.25	12.55	12.02	11.60	11.27	11.00	10.79
800	17.65	16.20	15.14	14.35	13.74	13.26	12.88	12.57	12.33
900	19.86	18.22	17.03	16.14	15.45	14.92	14.49	14.15	13.87
1000	22.06	20.25	18.92	17.93	17.17	16.57	16.10	15.72	15.41
2000	44.12	40.49	37.84	35.86	34.34	33.14	32.19	31.43	30.81
2500	55.15	50.61	47.30	44.82	42.92	41.43	40.24	39.29	38.51
3000	66.18	60.73	56.76	53.79	51.50	49.71	48.29	47.14	46.21
4000	88.23	80.97	75.68	71.72	68.67	66.28	64.38	62.85	61.62
5000	110.29	101.21	94.60	89.64	85.83	82.85	80.47	78.57	77.02
6000	132.35	121.45	113.52	107.57	103.00	99.41	96.57	94.28	92.42
7000	154.41	141.69	132.44	125.50	120.16	115.98	112.66	109.99	107.83
8000	176.46	161.93	151.36	143.43	137.33	132.55	128.76	125.70	123.23
9000	198.52	182.17	170.28	161.36	154.49	149.12	144.85	141.42	138.63
10000	220.58	202.41	189.20	179.28	171.66	165.69	160.94	157.13	154.04
11000	242.64	222.65	208.12	197.21	188.83	182.26	177.04	172.84	169.44
12000	264.69	242.89	227.04	215.14	205.99	198.82	193.13	188.55	184.84
13000	286.75	263.13	245.96	233.07	223.16	215.39	209.22	204.27	200.25
14000	308.81	283.37	264.88	251.00	240.32	231.96	225.32	219.98	215.65
15000	330.86	303.61	283.80	268.92	257.49	248.53	241.41	235.69	231.05
16000	352.92	323.85	302.72	286.85	274.65	265.10	257.51	251.40	246.46
17000	374.98	344.09	321.64	304.78	291.82	281.67	273.60	267.12	261.86
18000	397.04	364.33	340.55	322.71	308.98	298.23	289.69	282.83	277.26
19000	419.09	384.57	359.47	340.64	326.15	314.80	305.79	298.54	292.66
20000	441.15	404.81	378.39	358.56	343.31	331.37	321.88	314.25	308.07
21000	463.21	425.05	397.31	376.49	360.48	347.94	337.98	329.97	323.47
22000	485.27	445.29	416.23	394.42	377.65	364.51	354.07	345.68	338.87
23000	507.32	465.53	435.15	412.35	394.81	381.08	370.16	361.39	354.28
24000	529.38	485.77	454.07	430.27	411.98	397.64	386.26	377.10	369.68
25000	551.44	506.01	472.99	448.20	429.14	414.21	402.35	392.82	385.08
26000	573.50	526.25	491.91	466.13	446.31	430.78	418.44	408.53	400.49
27000	595.55	546.49	510.83	484.06	463.47	447.35	434.54	424.24	415.89
28000	617.61	566.73	529.75	501.99	480.64	463.92	450.63	439.95	431.29
29000	639.67	586.97	548.67	519.91	497.80	480.49	466.73	455.67	446.70
30000	661.72	607.21	567.59	537.84	514.97	497.05	482.82	471.38	462.10
31000	683.78	627.45	586.51	555.77	532.13	513.62	498.91	487.09	477.50
32000	705.84	647.69	605.43	573.70	549.30	530.19	515.01	502.80	492.91
33000	727.90	667.93	624.35	591.63	566.47	546.76	531.10	518.52	508.31
34000	749.95	688.18	643.27	609.55	583.63	563.33	547.19	534.23	523.71
35000	772.01	708.42	662.19	627.48	600.80	579.90	563.29	549.94	539.11
36000	794.07	728.66	681.10	645.41	617.96	596.46	579.38	565.65	554.52
37000	816.13	748.90	700.02	663.34	635.13	613.03	595.48	581.37	569.92
38000	838.18	769.14	718.94	681.27	652.29	629.60	611.57	597.08	585.32
39000	860.24	789.38	737.86	699.19	669.46	646.17	627.66	612.79	600.73
40000	882.30	809.62	756.78	717.12	686.62	662.74	643.76	628.50	616.13
45000	992.58	910.82	851.38	806.76	772.45	745.58	724.23	707.07	693.15
50000	1102.87	1012.02	945.98	896.40	858.28	828.42	804.70	785.63	770.16
55000	1213.16	1113.22	1040.57	986.04	944.11	911.26	885.17	864.19	847.18
60000	1323.44	1214.42	1135.17	1075.68	1029.93	994.10	965.63	942.75	924.19
65000	1433.73	1315.62	1229.77	1165.32	1115.76	1076.95	1046.10	1021.31	1001.21
70000	1544.02	1416.83	1324.37	1254.96	1201.59	1159.79	1126.57	1099.88	1078.22
75000	1654.30	1518.03	1418.96	1344.60	1287.42	1242.63	1207.04	1178.44	1155.24
80000	1764.59	1619.23	1513.56	1434.24	1373.24	1325.47	1287.51	1257.00	1232.26
85000	1874.88	1720.43	1608.16	1523.88	1459.07	1408.31	1367.98	1335.56	1309.27
90000	1985.16	1821.63	1702.75	1613.52	1544.90	1491.15	1448.45	1414.13	1386.29
95000	2095.45	1922.83	1797.35	1703.16	1630.72	1574.00	1528.92	1492.69	1463.30
100000	2205.74	2024.04	1891.95	1792.79	1716.55	1656.84	1609.39	1571.25	1540.32

TERMES MONTANT	15 ANS	16 ANS	17 ANS	18 ANS	19 ANS	20 ANS	21 ANS	22 ANS	23 ANS
25	.38	.38	.37	.37	.37	.37	.36	.36	.36
50	.76	.75	.74	.74	.73	.73	.72	.72	.71
75	1.14	1.13	1.11	1.10	1.09	1.09	1.08	1.07	1.07
100	1.52	1.50	1.48	1.47	1.46	1.45	1.44	1.43	1.42
200	3.04	2.99	2.96	2.93	2.91	2.89	2.87	2.86	2.84
300	4.55	4.49	4.44	4.39	4.36	4.33	4.30	4.28	4.26
400	6.07	5.98	5.91	5.86	5.81	5.77	5.74	5.71	5.68
500	7.58	7.48	7.39	7.32	7.26	7.21	7.17	7.13	7.10
600	9.10	8.97	8.87	8.78	8.71	8.65	8.60	8.56	8.52
700	10.61	10.46	10.34	10.24	10.16	10.09	10.03	9.99	9.94
800	12.13	11.96	11.82	11.71	11.61	11.53	11.47	11.41	11.36
900	13.64	13.45	13.30	13.17	13.06	12.97	12.90	12.84	12.78
1000	15.16	14.95	14.78	14.63	14.51	14.42	14.33	14.26	14.20
2000	30.31	29.89	29.55	29.26	29.02	28.83	28.66	28.52	28.40
2500	37.88	37.36	36.93	36.58	36.28	36.03	35.82	35.65	35.50
3000	45.46	44.83	44.32	43.89	43.53	43.24	42.99	42.78	42.60
4000	60.61	59.78	59.09	58.52	58.04	57.65	57.32	57.04	56.80
5000	75.76	74.72	73.86	73.15	72.55	72.06	71.64	71.30	71.00
6000	90.91	89.66	88.63	87.77	87.06	86.47	85.97	85.55	85.20
7000	106.06	104.60	103.40	102.40	101.57	100.88	100.30	99.81	99.40
8000	121.21	119.55	118.17	117.03	116.08	115.29	114.63	114.07	113.60
9000	136.36	134.49	132.94	131.66	130.59	129.70	128.96	128.33	127.80
10000	151.51	149.43	147.71	146.29	145.10	144.11	143.28	142.59	142.00
11000	166.66	164.37	162.48	160.92	159.61	158.52	157.61	156.85	156.20
12000	181.81	179.32	177.25	175.54	174.12	172.93	171.94	171.10	170.40
13000	196.96	194.26	192.03	190.17	188.63	187.34	186.27	185.36	184.60
14000	212.11	209.20	206.80	204.80	203.14	201.75	200.59	199.62	198.80
15000	227.26	224.14	221.57	219.43	217.65	216.17	214.92	213.88	213.00
16000	242.41	239.09	236.34	234.06	232.16	230.58	229.25	228.14	227.20
17000	257.56	254.03	251.11	248.69	246.67	244.99	243.58	242.40	241.40
18000	272.71	268.97	265.88	263.31	261.18	259.40	257.91	256.65	255.60
19000	287.86	283.91	280.65	277.94	275.69	273.81	272.23	270.91	269.80
20000	303.01	298.86	295.42	292.57	290.20	288.22	286.56	285.17	284.00
21000	318.16	313.80	310.19	307.20	304.71	302.63	300.89	299.43	298.20
22000	333.31	328.74	324.96	321.83	319.22	317.04	315.22	313.69	312.40
23000	348.46	343.68	339.73	336.46	333.73	331.45	329.54	327.95	326.60
24000	363.61	358.63	354.50	351.08	348.24	345.86	343.87	342.20	340.80
25000	378.76	373.57	369.27	365.71	362.75	360.27	358.20	356.46	355.00
26000	393.91	388.51	384.05	380.34	377.26	374.68	372.53	370.72	369.20
27000	409.06	403.45	398.82	394.97	391.77	389.09	386.86	384.98	383.40
28000	424.21	418.40	413.59	409.60	406.28	403.50	401.18	399.24	397.60
29000	439.36	433.34	428.36	424.23	420.79	417.91	415.51	413.50	411.80
30000	454.52	448.28	443.13	438.85	435.30	432.33	429.84	427.75	426.00
31000	469.67	463.22	457.90	453.48	449.81	446.74	444.17	442.01	440.20
32000	484.82	478.17	472.67	468.11	464.32	461.15	458.49	456.27	454.40
33000	499.97	493.11	487.44	482.74	478.83	475.56	472.82	470.53	468.60
34000	515.12	508.05	502.21	497.37	493.34	489.97	487.15	484.79	482.80
35000	530.27	522.99	516.98	512.00	507.84	504.38	501.48	499.05	497.00
36000	545.42	537.94	531.75	526.62	522.35	518.79	515.81	513.30	511.20
37000	560.57	552.88	546.52	541.25	536.86	533.20	530.13	527.56	525.40
38000	575.72	567.82	561.30	555.88	551.37	547.61	544.46	541.82	539.60
39000	590.87	582.76	576.07	570.51	565.88	562.02	558.79	556.08	553.80
40000	606.02	597.71	590.84	585.14	580.39	576.43	573.12	570.34	568.00
45000	681.77	672.42	664.69	658.28	652.94	648.49	644.76	641.63	639.00
50000	757.52	747.13	738.54	731.42	725.49	720.54	716.40	712.92	710.00
55000	833.27	821.84	812.40	804.56	798.04	792.59	788.03	784.21	781.00
60000	909.03	896.56	886.25	877.70	870.59	864.65	859.67	855.50	852.00
65000	984.78	971.27	960.11	950.85	943.14	936.70	931.31	926.80	923.00
70000	1060.53	1045.98	1033.96	1023.99	1015.68	1008.75	1002.95	998.09	994.00
75000	1136.28	1120.69	1107.81	1097.13	1088.23	1080.81	1074.59	1069.38	1065.00
80000	1212.03	1195.41	1181.67	1170.27	1160.78	1152.86	1146.23	1140.67	1136.00
85000	1287.78	1270.12	1255.52	1243.41	1233.33	1224.91	1217.87	1211.96	1207.00
90000	1363.54	1344.83	1329.38	1316.55	1305.88	1296.97	1289.51	1283.25	1278.00
95000	1439.29	1419.54	1403.23	1389.70	1378.43	1369.02	1361.15	1354.54	1349.00
100000	1515.04	1494.26	1477.08	1462.84	1450.98	1441.07	1432.79	1425.84	1420.00

PAIEMENT MENSUEL REQUIS
POUR L'AMORTISSEMENT DU PRÊT
17¼%

TERMES MONTANT	24 ANS	25 ANS	26 ANS	27 ANS	28 ANS	28 ANS	30 ANS	35 ANS	40 ANS
25	.36	.36	.36	.36	.36	.35	.35	.35	.35
50	.71	.71	.71	.71	.71	.70	.70	.70	.70
75	1.07	1.06	1.06	1.06	1.06	1.05	1.05	1.05	1.05
100	1.42	1.42	1.41	1.41	1.41	1.40	1.40	1.40	1.40
200	2.84	2.83	2.82	2.81	2.81	2.80	2.80	2.79	2.79
300	4.25	4.24	4.23	4.22	4.21	4.20	4.20	4.18	4.18
400	5.67	5.65	5.63	5.62	5.61	5.60	5.60	5.58	5.57
500	7.08	7.06	7.04	7.03	7.02	7.00	7.00	6.97	6.96
600	8.50	8.47	8.45	8.43	8.42	8.40	8.39	8.36	8.35
700	9.91	9.88	9.86	9.84	9.82	9.80	9.79	9.75	9.74
800	11.33	11.29	11.26	11.24	11.22	11.20	11.19	11.15	11.13
900	12.74	12.70	12.67	12.65	12.62	12.60	12.59	12.54	12.52
1000	14.16	14.11	14.08	14.05	14.03	14.00	13.99	13.93	13.91
2000	28.31	28.22	28.15	28.10	28.05	28.00	27.97	27.86	27.81
2500	35.38	35.28	35.19	35.12	35.06	35.00	34.96	34.82	34.76
3000	42.46	42.33	42.23	42.14	42.07	42.00	41.95	41.78	41.71
4000	56.61	56.44	56.30	56.19	56.09	56.00	55.93	55.71	55.62
5000	70.76	70.55	70.38	70.23	70.11	70.00	69.91	69.64	69.52
6000	84.91	84.66	84.45	84.28	84.13	84.00	83.90	83.56	83.42
7000	99.06	98.77	98.53	98.32	98.15	98.00	97.88	97.49	97.32
8000	113.21	112.88	112.60	112.37	112.17	112.00	111.86	111.42	111.23
9000	127.36	126.99	126.68	126.41	126.19	126.00	125.84	125.34	125.13
10000	141.51	141.10	140.75	140.46	140.21	140.00	139.82	139.27	139.03
11000	155.66	155.21	154.83	154.50	154.23	154.00	153.80	153.20	152.93
12000	169.82	169.32	168.90	168.55	168.25	168.00	167.79	167.12	166.84
13000	183.97	183.43	182.98	182.59	182.27	182.00	181.77	181.05	180.74
14000	198.12	197.54	197.05	196.64	196.29	196.00	195.75	194.98	194.64
15000	212.27	211.65	211.12	210.68	210.31	210.00	209.73	208.90	208.54
16000	226.42	225.76	225.20	224.73	224.33	224.00	223.71	222.83	222.45
17000	240.57	239.87	239.27	238.77	238.35	238.00	237.69	236.76	236.35
18000	254.72	253.98	253.35	252.82	252.37	252.00	251.68	250.68	250.25
19000	268.87	268.09	267.42	266.86	266.39	266.00	265.66	264.61	264.16
20000	283.02	282.20	281.50	280.91	280.41	280.00	279.64	278.54	278.06
21000	297.17	296.30	295.57	294.96	294.43	294.00	293.62	292.46	291.96
22000	311.32	310.41	309.65	309.00	308.45	308.00	307.60	306.39	305.86
23000	325.47	324.52	323.72	323.05	322.47	321.99	321.59	320.32	319.77
24000	339.63	338.63	337.80	337.09	336.50	335.99	335.57	334.24	333.67
25000	353.78	352.74	351.87	351.14	350.52	349.99	349.55	348.17	347.57
26000	367.93	366.85	365.95	365.18	364.54	363.99	363.53	362.10	361.47
27000	382.08	380.96	380.02	379.23	378.56	377.99	377.51	376.02	375.38
28000	396.23	395.07	394.10	393.27	392.58	391.99	391.49	389.95	389.28
29000	410.38	409.18	408.17	407.32	406.60	405.99	405.48	403.88	403.18
30000	424.53	423.29	422.24	421.36	420.62	419.99	419.46	417.80	417.08
31000	438.68	437.40	436.32	435.41	434.64	433.99	433.44	431.73	430.99
32000	452.83	451.51	450.39	449.45	448.66	447.99	447.42	445.66	444.89
33000	466.98	465.62	464.47	463.50	462.68	461.99	461.40	459.58	458.79
34000	481.13	479.73	478.54	477.54	476.70	475.99	475.38	473.51	472.69
35000	495.28	493.84	492.62	491.59	490.72	489.99	489.37	487.44	486.60
36000	509.44	507.95	506.69	505.63	504.74	503.99	503.35	501.36	500.50
37000	523.59	522.06	520.77	519.68	518.76	517.99	517.33	515.29	514.40
38000	537.74	536.17	534.84	533.72	532.78	531.98	531.31	529.22	528.31
39000	551.89	550.28	548.92	547.77	546.80	545.98	545.29	543.14	542.21
40000	566.04	564.39	562.99	561.82	560.82	559.98	559.27	557.07	556.11
45000	636.79	634.93	633.36	632.04	630.92	629.98	629.18	626.70	625.62
50000	707.55	705.48	703.74	702.27	701.03	699.98	699.09	696.34	695.14
55000	778.30	776.03	774.11	772.49	771.13	769.98	769.00	765.97	764.65
60000	849.06	846.58	844.48	842.72	841.23	839.97	838.91	835.60	834.16
65000	919.81	917.12	914.86	912.95	911.33	909.97	908.82	905.23	903.68
70000	990.56	987.67	985.23	983.17	981.44	979.97	978.73	974.87	973.19
75000	1061.32	1058.22	1055.60	1053.40	1051.54	1049.96	1048.64	1044.50	1042.70
80000	1132.07	1128.77	1125.98	1123.63	1121.64	1119.96	1118.54	1114.13	1112.22
85000	1202.83	1199.31	1196.35	1193.85	1191.74	1189.96	1188.45	1183.77	1181.73
90000	1273.58	1269.86	1266.72	1264.08	1261.84	1259.96	1258.36	1253.40	1251.24
95000	1344.34	1340.41	1337.10	1334.30	1331.95	1329.95	1328.27	1323.03	1320.76
100000	1415.10	1410.96	1407.47	1404.53	1402.05	1399.95	1398.18	1392.67	1390.27

PAIEMENT MENSUEL REQUIS

POUR L'AMORTISSEMENT DU PRÊT

TERMES MONTANT	1 AN	1½ AN	2 ANS	2½ ANS	3 ANS	3½ ANS	4 ANS	4½ ANS	5 ANS
25	2.28	1.59	1.24	1.03	.90	.80	.73	.67	.62
50	4.56	3.17	2.47	2.06	1.79	1.59	1.45	1.33	1.24
75	6.84	4.75	3.71	3.09	2.68	2.38	2.17	2.00	1.86
100	9.12	6.33	4.94	4.11	3.57	3.18	2.89	2.66	2.48
200	18.24	12.66	9.88	8.22	7.13	6.35	5.77	5.32	4.96
300	27.35	18.99	14.82	12.33	10.69	9.52	8.65	7.97	7.44
400	36.47	25.32	19.76	16.44	14.25	12.69	11.53	10.63	9.92
500	45.58	31.64	24.70	20.55	17.81	15.86	14.41	13.29	12.40
600	54.70	37.97	29.64	24.66	21.37	19.03	17.29	15.94	14.88
700	63.81	44.30	34.58	28.77	24.93	22.20	20.17	18.60	17.36
800	72.93	50.63	39.52	32.88	28.49	25.37	23.05	21.26	19.84
900	82.04	56.96	44.46	36.99	32.05	28.54	25.93	23.91	22.32
1000	91.16	63.28	49.40	41.10	35.61	31.71	28.81	26.57	24.80
2000	182.31	126.56	98.79	82.20	71.21	63.41	57.61	53.14	49.60
2500	227.89	158.20	123.48	102.75	89.01	79.26	72.01	66.42	61.99
3000	273.47	189.84	148.18	123.30	106.81	95.11	86.41	79.70	74.39
4000	364.62	253.12	197.57	164.39	142.41	126.81	115.21	106.27	99.19
5000	455.78	316.40	246.96	205.49	178.01	158.51	144.01	132.83	123.98
6000	546.93	379.68	296.35	246.59	213.61	190.21	172.81	159.40	148.78
7000	638.09	442.96	345.74	287.69	249.21	221.91	201.61	185.96	173.57
8000	729.24	506.24	395.14	328.78	284.81	253.61	230.41	212.53	198.37
9000	820.40	569.52	444.53	369.88	320.41	285.31	259.21	239.09	223.17
10000	911.55	632.80	493.92	410.98	356.01	317.01	288.01	265.66	247.96
11000	1002.70	696.08	543.31	452.07	391.61	348.71	316.81	292.22	272.76
12000	1093.86	759.36	592.70	493.17	427.21	380.42	345.61	318.79	297.55
13000	1185.01	822.64	642.09	534.27	462.81	412.12	374.41	345.35	322.35
14000	1276.17	885.92	691.48	575.37	498.41	443.82	403.21	371.92	347.14
15000	1367.32	949.20	740.88	616.46	534.01	475.52	432.01	398.48	371.94
16000	1458.48	1012.48	790.27	657.56	569.61	507.22	460.81	425.05	396.74
17000	1549.63	1075.76	839.66	698.66	605.21	538.92	489.61	451.61	421.53
18000	1640.79	1139.04	889.05	739.76	640.81	570.62	518.41	478.18	446.33
19000	1731.94	1202.32	938.44	780.85	676.41	602.32	547.21	504.74	471.12
20000	1823.10	1265.60	987.83	821.95	712.01	634.02	576.01	531.31	495.92
21000	1914.25	1328.88	1037.22	863.05	747.61	665.72	604.81	557.87	520.71
22000	2005.40	1392.16	1086.62	904.14	783.21	697.42	633.61	584.44	545.51
23000	2096.56	1455.44	1136.01	945.24	818.81	729.13	662.41	611.00	570.31
24000	2187.71	1518.72	1185.40	986.34	854.41	760.83	691.21	637.57	595.10
25000	2278.87	1582.00	1234.79	1027.44	890.01	792.53	720.01	664.13	619.90
26000	2370.02	1645.28	1284.18	1068.53	925.61	824.23	748.81	690.70	644.69
27000	2461.18	1708.56	1333.57	1109.63	961.21	855.93	777.61	717.26	669.49
28000	2552.33	1771.84	1382.96	1150.73	996.81	887.63	806.41	743.83	694.28
29000	2643.49	1835.12	1432.36	1191.83	1032.41	919.33	835.21	770.40	719.08
30000	2734.64	1898.40	1481.75	1232.92	1068.01	951.03	864.01	796.96	743.88
31000	2825.79	1961.68	1531.14	1274.02	1103.61	982.73	892.81	823.53	768.67
32000	2916.95	2024.96	1580.53	1315.12	1139.21	1014.43	921.61	850.09	793.47
33000	3008.10	2088.24	1629.92	1356.21	1174.81	1046.13	950.41	876.66	818.26
34000	3099.26	2151.52	1679.31	1397.31	1210.41	1077.84	979.21	903.22	843.06
35000	3190.41	2214.80	1728.70	1438.41	1246.01	1109.54	1008.02	929.79	867.85
36000	3281.57	2278.08	1778.10	1479.51	1281.61	1141.24	1036.82	956.35	892.65
37000	3372.72	2341.36	1827.49	1520.60	1317.21	1172.94	1065.62	982.92	917.45
38000	3463.88	2404.64	1876.88	1561.70	1352.81	1204.64	1094.42	1009.48	942.24
39000	3555.03	2467.92	1926.27	1602.80	1388.41	1236.34	1123.22	1036.05	967.04
40000	3646.19	2531.20	1975.66	1643.90	1424.01	1268.04	1152.02	1062.61	991.83
45000	4101.96	2847.60	2222.62	1849.38	1602.01	1426.55	1296.02	1195.44	1115.81
50000	4557.73	3164.00	2469.58	2054.87	1780.01	1585.05	1440.02	1328.26	1239.79
55000	5013.50	3480.40	2716.53	2260.35	1958.01	1743.55	1584.02	1461.09	1363.77
60000	5469.28	3796.80	2963.49	2465.84	2136.01	1902.06	1728.02	1593.92	1487.75
65000	5925.05	4113.19	3210.45	2671.33	2314.01	2060.56	1872.02	1726.74	1611.72
70000	6380.82	4429.59	3457.40	2876.81	2492.01	2219.07	2016.03	1859.57	1735.70
75000	6836.59	4745.99	3704.36	3082.30	2670.01	2377.57	2160.03	1992.39	1859.68
80000	7292.37	5062.39	3951.32	3287.79	2848.01	2536.08	2304.03	2125.22	1983.66
85000	7748.14	5378.79	4198.27	3493.27	3026.01	2694.58	2448.03	2258.04	2107.64
90000	8203.91	5695.19	4445.23	3698.76	3204.01	2853.09	2592.03	2390.87	2231.62
95000	8659.68	6011.59	4692.19	3904.24	3382.01	3011.59	2736.03	2523.70	2355.59
100000	9115.46	6327.99	4939.15	4109.73	3560.01	3170.09	2880.03	2656.52	2479.57

PAIEMENT MENSUEL REQUIS

POUR L'AMORTISSEMENT DU PRÊT — 17½%

TERMES MONTANT	6 ANS	7 ANS	8 ANS	9 ANS	10 ANS	11 ANS	12 ANS	13 ANS	14 ANS
25	.56	.51	.48	.46	.44	.42	.41	.40	.39
50	1.11	1.02	.96	.91	.87	.84	.82	.80	.78
75	1.67	1.53	1.43	1.36	1.30	1.26	1.22	1.20	1.17
100	2.22	2.04	1.91	1.81	1.74	1.68	1.63	1.59	1.56
200	4.44	4.08	3.82	3.62	3.47	3.35	3.25	3.18	3.12
300	6.66	6.12	5.72	5.43	5.20	5.02	4.88	4.77	4.67
400	8.88	8.15	7.63	7.23	6.93	6.69	6.50	6.35	6.23
500	11.10	10.19	9.53	9.04	8.66	8.36	8.13	7.94	7.79
600	13.32	12.23	11.44	10.85	10.39	10.04	9.75	9.53	9.34
700	15.54	14.27	13.35	12.65	12.12	11.71	11.38	11.11	10.90
800	17.75	16.30	15.25	14.46	13.86	13.38	13.00	12.70	12.46
900	19.97	18.34	17.16	16.27	15.59	15.05	14.63	14.29	14.01
1000	22.19	20.38	19.06	18.08	17.32	16.72	16.25	15.88	15.57
2000	44.38	40.75	38.12	36.15	34.63	33.44	32.50	31.75	31.13
2500	55.47	50.94	47.65	45.18	43.29	41.80	40.63	39.68	38.92
3000	66.57	61.13	57.18	54.22	51.94	50.16	48.75	47.62	46.70
4000	88.75	81.50	76.24	72.29	69.26	66.88	65.00	63.49	62.26
5000	110.94	101.88	95.30	90.36	86.57	83.60	81.25	79.36	77.83
6000	133.13	122.25	114.35	108.43	103.88	100.32	97.50	95.23	93.39
7000	155.31	142.63	133.41	126.50	121.19	117.04	113.75	111.10	108.96
8000	177.50	163.00	152.47	144.57	138.51	133.76	129.99	126.97	124.52
9000	199.69	183.38	171.53	162.64	155.82	150.48	146.24	142.84	140.05
10000	221.88	203.75	190.59	180.72	173.13	167.20	162.49	158.71	155.65
11000	246.06	224.13	209.65	198.79	190.44	183.92	178.74	174.58	171.22
12000	266.25	244.50	228.70	216.86	207.76	200.64	194.99	190.46	186.78
13000	288.44	264.88	247.76	234.93	225.07	217.36	211.24	206.33	202.35
14000	310.62	285.25	266.82	253.00	242.38	234.08	227.49	222.20	217.91
15000	332.81	305.62	285.88	271.07	259.70	250.80	243.74	238.07	233.48
16000	355.00	326.00	304.94	289.14	277.01	267.52	259.99	253.94	249.04
17000	377.19	346.37	324.00	307.21	294.32	284.24	276.23	269.81	264.61
18000	399.37	366.75	343.05	325.28	311.63	300.96	292.48	285.68	280.17
19000	421.56	387.12	362.11	343.35	328.95	317.68	308.73	301.55	295.74
20000	443.75	407.50	381.17	361.43	346.26	334.39	325.00	317.42	311.30
21000	465.93	427.87	400.23	379.50	363.57	351.11	341.23	333.29	326.87
22000	488.12	448.25	419.29	397.57	380.88	367.83	357.48	349.16	342.43
23000	510.31	468.62	438.35	415.64	398.20	384.55	373.73	365.03	358.00
24000	532.50	489.00	457.40	433.71	415.51	401.27	389.97	380.91	373.56
25000	554.68	509.37	476.46	451.78	432.82	417.99	406.22	396.78	389.12
26000	576.87	529.75	495.52	469.85	450.14	434.71	422.47	412.65	404.69
27000	599.06	550.12	514.58	487.92	467.45	451.43	438.72	428.52	420.25
28000	621.24	570.50	533.64	505.99	484.76	468.15	454.97	444.39	435.82
29000	643.43	590.87	552.69	524.06	502.07	484.87	471.22	460.26	451.38
30000	665.62	611.24	571.75	542.14	519.39	501.59	487.47	476.13	466.95
31000	687.80	631.62	590.81	560.21	536.70	518.31	503.72	492.00	482.51
32000	709.99	651.99	609.87	578.28	554.01	535.03	519.96	507.87	498.08
33000	732.18	672.37	628.93	596.35	571.32	551.75	536.21	523.74	513.64
34000	754.37	692.74	647.99	614.42	588.64	568.47	552.46	539.61	529.21
35000	776.55	713.12	667.04	632.49	605.95	585.19	568.71	555.48	544.77
36000	798.74	733.49	686.10	650.56	623.26	601.91	584.96	571.36	560.34
37000	820.93	753.87	705.16	668.63	640.58	618.63	601.21	587.23	575.90
38000	843.11	774.24	724.22	686.70	657.89	635.35	617.46	603.10	591.47
39000	865.30	794.62	743.28	704.78	675.20	652.07	633.70	618.97	607.03
40000	887.49	814.99	762.34	722.85	692.51	668.78	649.95	634.84	622.60
45000	998.42	916.86	857.63	813.20	779.08	752.38	731.20	714.19	700.42
50000	1109.36	1018.74	952.92	903.56	865.64	835.98	812.44	793.55	778.24
55000	1220.29	1120.61	1048.21	993.91	952.20	919.58	893.68	872.90	856.07
60000	1331.23	1222.48	1143.50	1084.27	1038.77	1003.17	974.93	952.26	933.89
65000	1442.17	1324.36	1238.79	1174.62	1125.33	1086.77	1056.17	1031.61	1011.72
70000	1553.10	1426.23	1334.08	1264.98	1211.90	1170.37	1137.41	1110.96	1089.54
75000	1664.04	1528.10	1429.37	1355.33	1298.46	1253.97	1218.66	1190.32	1167.36
80000	1774.97	1629.98	1524.67	1445.69	1385.02	1337.56	1299.90	1269.67	1245.19
85000	1885.91	1731.85	1619.96	1536.04	1471.59	1421.16	1381.15	1349.03	1323.01
90000	1996.84	1833.72	1715.25	1626.40	1558.15	1504.76	1462.39	1428.38	1400.84
95000	2107.78	1935.60	1810.54	1716.75	1644.71	1588.36	1543.63	1507.74	1478.66
100000	2218.71	2037.47	1905.83	1807.11	1731.28	1671.95	1624.88	1587.09	1556.48

PAIEMENT MENSUEL REQUIS
POUR L'AMORTISSEMENT DU PRÊT

TERMES MONTANT	15 ANS	16 ANS	17 ANS	18 ANS	19 ANS	20 ANS	21 ANS	22 ANS	23 ANS
25	.39	.38	.38	.38	.37	.37	.37	.37	.36
50	.77	.76	.75	.75	.74	.74	.73	.73	.72
75	1.15	1.14	1.13	1.12	1.11	1.10	1.09	1.09	1.08
100	1.54	1.52	1.50	1.49	1.47	1.46	1.46	1.45	1.44
200	3.07	3.03	2.99	2.97	2.94	2.92	2.91	2.89	2.88
300	4.60	4.54	4.49	4.45	4.41	4.38	4.36	4.34	4.32
400	6.13	6.05	5.98	5.93	5.88	5.84	5.81	5.78	5.76
500	7.66	7.56	7.48	7.41	7.35	7.30	7.26	7.22	7.20
600	9.19	9.07	8.97	8.89	8.82	8.76	8.71	8.67	8.63
700	10.73	10.58	10.46	10.37	10.28	10.22	10.16	10.11	10.07
800	12.26	12.09	11.96	11.85	11.75	11.68	11.61	11.56	11.51
900	13.79	13.60	13.45	13.33	13.22	13.13	13.06	13.00	12.95
1000	15.32	15.12	14.95	14.81	14.69	14.59	14.51	14.44	14.39
2000	30.64	30.23	29.89	29.61	29.37	29.18	29.02	28.88	28.77
2500	38.29	37.78	37.36	37.01	36.72	36.47	36.27	36.10	35.96
3000	45.95	45.34	44.83	44.41	44.06	43.77	43.52	43.32	43.15
4000	61.27	60.45	59.77	59.21	58.74	58.36	58.03	57.76	57.53
5000	76.58	75.56	74.71	74.01	73.43	72.94	72.54	72.20	71.91
6000	91.90	90.67	89.65	88.81	88.11	87.53	87.04	86.64	86.30
7000	107.21	105.78	104.59	103.61	102.80	102.12	101.55	101.08	100.68
8000	122.53	120.89	119.53	118.41	117.48	116.71	116.06	115.51	115.06
9000	137.84	136.00	134.47	133.21	132.17	131.29	130.56	129.95	129.44
10000	153.16	151.11	149.41	148.01	146.85	145.88	145.07	144.39	143.82
11000	168.47	166.22	164.36	162.82	161.53	160.47	159.58	158.83	158.21
12000	183.79	181.33	179.30	177.62	176.22	175.06	174.08	173.27	172.59
13000	199.10	196.44	194.24	192.42	190.90	189.64	188.59	187.71	186.97
14000	214.42	211.55	209.18	207.22	205.59	204.23	203.10	202.15	201.35
15000	229.73	226.66	224.12	222.02	220.27	218.82	217.60	216.59	215.73
16000	245.05	241.77	239.06	236.82	234.96	233.41	232.11	231.02	230.11
17000	260.36	256.88	254.00	251.62	249.64	247.99	246.62	245.46	244.50
18000	275.68	271.99	268.94	266.42	264.33	262.58	261.12	259.90	258.88
19000	290.99	287.10	283.88	281.22	279.01	277.17	275.63	274.34	273.26
20000	306.31	302.21	298.82	296.02	293.70	291.76	290.14	288.78	287.64
21000	321.62	317.32	313.77	310.82	308.38	306.34	304.64	303.22	302.02
22000	336.94	332.43	328.71	325.63	323.06	320.93	319.15	317.66	316.41
23000	352.25	347.54	343.65	340.43	337.75	335.52	333.65	332.10	330.79
24000	367.57	362.65	358.59	355.23	352.43	350.11	348.16	346.53	345.17
25000	382.88	377.76	373.53	370.03	367.12	364.69	362.67	360.97	359.55
26000	398.20	392.87	388.47	384.83	381.80	379.28	377.17	375.41	373.93
27000	413.51	407.98	403.41	399.63	396.49	393.87	391.68	389.85	388.32
28000	428.83	423.09	418.35	414.43	411.17	408.46	406.19	404.29	402.70
29000	444.14	438.20	433.29	429.23	425.86	423.04	420.69	418.73	417.08
30000	459.46	453.31	448.23	444.03	440.54	437.63	435.20	433.17	431.46
31000	474.77	468.42	463.18	458.83	455.23	452.22	449.71	447.60	445.84
32000	490.09	483.53	478.12	473.63	469.91	466.81	464.21	462.04	460.22
33000	505.40	498.64	493.06	488.44	484.59	481.39	478.72	476.48	474.61
34000	520.72	513.75	508.00	503.24	499.28	495.98	493.23	490.92	488.99
35000	536.03	528.86	522.94	518.04	513.96	510.57	507.73	505.36	503.37
36000	551.35	543.97	537.88	532.84	528.65	525.16	522.24	519.80	517.75
37000	566.66	559.08	552.82	547.64	543.33	539.74	536.75	534.24	532.13
38000	581.98	574.19	567.76	562.44	558.02	554.33	551.25	548.68	546.52
39000	597.29	589.30	582.70	577.24	572.70	568.92	565.76	563.11	560.90
40000	612.61	604.41	597.64	592.04	587.39	583.51	580.27	577.55	575.28
45000	689.18	679.96	672.35	666.05	660.81	656.44	652.80	649.75	647.19
50000	765.76	755.51	747.05	740.05	734.23	729.38	725.33	721.94	719.10
55000	842.33	831.06	821.76	814.06	807.65	802.32	797.86	794.13	791.01
60000	918.91	906.61	896.46	888.06	881.08	875.26	870.40	866.33	862.92
65000	995.48	982.16	971.17	962.07	954.50	948.19	942.93	938.52	934.83
70000	1072.06	1057.71	1045.87	1036.07	1027.92	1021.13	1015.46	1010.71	1006.74
75000	1148.63	1133.26	1120.58	1110.07	1101.34	1094.07	1087.99	1082.91	1078.64
80000	1225.21	1208.81	1195.28	1184.08	1174.77	1167.01	1160.53	1155.10	1150.55
85000	1301.79	1284.36	1269.99	1258.08	1248.19	1239.95	1233.06	1227.30	1222.46
90000	1378.36	1359.91	1344.69	1332.09	1321.61	1312.88	1305.59	1299.49	1294.37
95000	1454.94	1435.46	1419.40	1406.09	1395.04	1385.82	1378.12	1371.68	1366.28
100000	1531.51	1511.01	1494.10	1480.10	1468.46	1458.76	1450.66	1443.88	1438.19

PAIEMENT MENSUEL REQUIS

POUR L'AMORTISSEMENT DU PRÊT

17½%

TERMES MONTANT	24 ANS	25 ANS	26 ANS	27 ANS	28 ANS	29 ANS	30 ANS	35 ANS	40 ANS
25	.36	.36	.36	.36	.36	.36	.36	.36	.36
50	.72	.72	.72	.72	.72	.71	.71	.71	.71
75	1.08	1.08	1.08	1.07	1.07	1.07	1.07	1.06	1.06
100	1.44	1.43	1.43	1.43	1.43	1.42	1.42	1.42	1.41
200	2.87	2.86	2.86	2.85	2.85	2.84	2.84	2.83	2.82
300	4.31	4.29	4.28	4.27	4.27	4.26	4.26	4.24	4.23
400	5.74	5.72	5.71	5.70	5.69	5.68	5.67	5.65	5.64
500	7.17	7.15	7.14	7.12	7.11	7.10	7.09	7.06	7.05
600	8.61	8.58	8.56	8.54	8.53	8.52	8.51	8.48	8.46
700	10.04	10.01	9.99	9.97	9.95	9.94	9.92	9.89	9.87
800	11.47	11.44	11.41	11.39	11.37	11.36	11.34	11.30	11.28
900	12.91	12.87	12.84	12.81	12.79	12.77	12.76	12.71	12.69
1000	14.34	14.30	14.27	14.24	14.21	14.19	14.18	14.12	14.10
2000	28.67	28.59	28.53	28.47	28.42	28.38	28.35	28.24	28.20
2500	35.84	35.74	35.66	35.58	35.52	35.47	35.43	35.30	35.24
3000	43.01	42.89	42.79	42.70	42.63	42.57	42.52	42.36	42.29
4000	57.34	57.18	57.05	56.93	56.84	56.76	56.69	56.48	56.39
5000	71.68	71.48	71.31	71.16	71.04	70.94	70.86	70.60	70.48
6000	86.01	85.77	85.57	85.40	85.25	85.13	85.03	84.71	84.58
7000	100.34	100.06	99.83	99.63	99.46	99.32	99.20	98.83	98.67
8000	114.68	114.36	114.09	113.86	113.67	113.51	113.37	112.95	112.77
9000	129.01	128.65	128.35	128.09	127.88	127.70	127.54	127.07	126.87
10000	143.35	142.95	142.61	142.32	142.08	141.88	141.71	141.19	140.96
11000	157.68	157.24	156.87	156.56	156.29	156.07	155.88	155.31	155.06
12000	172.01	171.53	171.13	170.79	170.50	170.26	170.05	169.42	169.15
13000	186.35	185.83	185.39	185.02	184.71	184.45	184.23	183.54	183.25
14000	200.68	200.12	199.65	199.25	198.92	198.63	198.40	197.66	197.34
15000	215.02	214.42	213.91	213.48	213.12	212.82	212.57	211.78	211.44
16000	229.35	228.71	228.17	227.72	227.33	227.01	226.74	225.90	225.53
17000	243.69	243.00	242.43	241.95	241.54	241.20	240.91	240.01	239.63
18000	258.02	257.30	256.69	256.18	255.75	255.39	255.08	254.13	253.73
19000	272.35	271.59	270.95	270.41	269.96	269.57	269.25	268.25	267.82
20000	286.69	285.89	285.21	284.64	284.16	283.76	283.42	282.37	281.92
21000	301.02	300.18	299.47	298.88	298.37	297.95	297.59	296.49	296.01
22000	315.36	314.47	313.73	313.11	312.58	312.14	311.76	310.61	310.11
23000	329.69	328.77	327.99	327.34	326.79	326.33	325.93	324.72	324.20
24000	344.02	343.06	342.25	341.57	341.00	340.51	340.10	338.84	338.30
25000	358.36	357.36	356.51	355.80	355.20	354.70	354.28	352.96	352.39
26000	372.69	371.65	370.77	370.03	369.41	368.89	368.45	367.08	366.49
27000	387.03	385.94	385.03	384.27	383.62	383.08	382.62	381.20	380.59
28000	401.36	400.24	399.29	398.50	397.83	397.26	396.79	395.31	394.68
29000	415.70	414.53	413.55	412.73	412.04	411.45	410.96	409.43	408.78
30000	430.03	428.83	427.81	426.96	426.24	425.64	425.13	423.55	422.87
31000	444.36	443.12	442.07	441.19	440.45	439.83	439.30	437.67	436.97
32000	458.70	457.41	456.34	455.43	454.66	454.02	453.47	451.79	451.06
33000	473.03	471.71	470.60	469.66	468.87	468.20	467.64	465.91	465.16
34000	487.37	486.00	484.86	483.89	483.08	482.39	481.81	480.02	479.26
35000	501.70	500.30	499.12	498.12	497.28	496.58	495.98	494.14	493.35
36000	516.03	514.59	513.38	512.35	511.49	510.77	510.15	508.26	507.45
37000	530.37	528.88	527.64	526.59	525.70	524.95	524.33	522.38	521.54
38000	544.70	543.18	541.90	540.82	539.91	539.14	538.50	536.50	535.64
39000	559.04	557.47	556.16	555.05	554.12	553.33	552.67	550.62	549.73
40000	573.37	571.77	570.42	569.28	568.32	567.52	566.84	564.73	563.83
45000	645.04	643.24	641.72	640.44	639.36	638.46	637.69	635.32	634.31
50000	716.71	714.71	713.02	711.60	710.40	709.40	708.55	705.92	704.78
55000	788.38	786.18	784.32	782.76	781.44	780.34	779.40	776.51	775.26
60000	860.05	857.65	855.62	853.92	852.48	851.27	850.25	847.10	845.74
65000	931.72	929.12	926.93	925.08	923.52	922.21	921.11	917.69	916.22
70000	1003.40	1000.59	998.23	996.24	994.56	993.15	991.96	988.28	986.70
75000	1075.07	1072.06	1069.53	1067.40	1065.60	1064.09	1062.81	1058.87	1057.17
80000	1146.74	1143.53	1140.83	1138.56	1136.64	1135.03	1133.67	1129.46	1127.65
85000	1218.41	1215.00	1212.13	1209.72	1207.68	1205.97	1204.52	1200.05	1198.13
90000	1290.08	1286.47	1283.43	1280.88	1278.72	1276.91	1275.38	1270.64	1268.61
95000	1361.75	1357.94	1354.74	1352.04	1349.76	1347.85	1346.23	1341.24	1339.09
100000	1433.42	1429.41	1426.04	1423.20	1420.80	1418.79	1417.09	1411.83	1409.56

PAIEMENT MENSUEL REQUIS
POUR L'AMORTISSEMENT DU PRÊT

TERMES MONTANT	1 AN	1½ AN	2 ANS	2½ ANS	3 ANS	3½ ANS	4 ANS	4½ ANS	5 ANS
25	2.29	1.59	1.24	1.04	.90	.80	.73	.67	.63
50	4.57	3.17	2.48	2.07	1.79	1.60	1.45	1.34	1.25
75	6.85	4.76	3.72	3.10	2.68	2.39	2.17	2.01	1.87
100	9.13	6.34	4.96	4.13	3.58	3.19	2.90	2.67	2.50
200	18.26	12.68	9.91	8.25	7.15	6.37	5.79	5.34	4.99
300	27.38	19.02	14.86	12.37	10.72	9.55	8.68	8.01	7.48
400	36.51	25.36	19.81	16.49	14.29	12.73	11.57	10.68	9.97
500	45.64	31.70	24.76	20.61	17.86	15.91	14.47	13.35	12.47
600	54.76	38.04	29.71	24.73	21.43	19.10	17.36	16.02	14.96
700	63.89	44.38	34.66	28.85	25.01	22.28	20.25	18.69	17.45
800	73.02	50.72	39.61	32.97	28.58	25.46	23.14	21.36	19.94
900	82.14	57.06	44.56	37.09	32.15	28.64	26.03	24.02	22.43
1000	91.27	63.40	49.51	41.22	35.72	31.82	28.93	26.69	24.93
2000	182.54	126.79	99.01	82.43	71.44	63.64	57.85	53.38	49.85
2500	228.17	158.48	123.76	103.03	89.30	79.55	72.31	66.73	62.31
3000	273.80	190.18	148.52	123.64	107.15	95.46	86.77	80.07	74.77
4000	365.07	253.57	198.02	164.85	142.87	127.28	115.69	106.76	99.69
5000	456.33	316.96	247.52	206.06	178.59	159.10	144.61	133.45	124.61
6000	547.60	380.35	297.03	247.27	214.30	190.92	173.53	160.14	149.53
7000	638.86	443.74	346.53	288.48	250.02	222.74	202.45	186.82	174.45
8000	730.13	507.13	396.03	329.69	285.73	254.56	231.37	213.51	199.37
9000	821.39	570.52	445.54	370.90	321.45	286.38	260.29	240.20	224.29
10000	912.66	633.91	495.04	412.12	357.17	318.20	289.21	266.89	249.21
11000	1003.92	697.30	544.54	453.33	392.88	350.02	318.13	293.57	274.14
12000	1095.19	760.69	594.05	494.54	428.60	381.83	347.06	320.26	299.06
13000	1186.45	824.08	643.55	535.75	464.31	413.65	375.98	346.95	323.98
14000	1277.72	887.47	693.05	576.96	500.03	445.47	404.90	373.64	348.90
15000	1368.98	950.86	742.56	618.17	535.75	477.29	433.82	400.33	373.82
16000	1460.25	1014.25	792.06	659.38	571.46	509.11	462.74	427.01	398.74
17000	1551.51	1077.64	841.56	700.59	607.18	540.93	491.66	453.70	423.66
18000	1642.78	1141.03	891.07	741.80	642.89	572.75	520.58	480.39	448.58
19000	1734.04	1204.42	940.57	783.02	678.61	604.57	549.50	507.08	473.50
20000	1825.31	1267.81	990.07	824.23	714.33	636.39	578.42	533.77	498.42
21000	1916.57	1331.20	1039.58	865.44	750.04	668.21	607.34	560.46	523.35
22000	2007.84	1394.59	1089.08	906.65	785.76	700.03	636.26	587.14	548.27
23000	2099.10	1457.99	1138.58	947.86	821.47	731.84	665.18	613.83	573.19
24000	2190.37	1521.38	1188.09	989.07	857.19	763.66	694.11	640.52	598.11
25000	2281.63	1584.77	1237.59	1030.28	892.91	795.48	723.03	667.21	623.03
26000	2372.90	1648.16	1287.09	1071.49	928.62	827.30	751.95	693.90	647.95
27000	2464.16	1711.55	1336.60	1112.70	964.34	859.12	780.87	720.58	672.87
28000	2555.43	1774.94	1386.10	1153.92	1000.05	890.94	809.79	747.27	697.79
29000	2646.69	1838.33	1435.60	1195.13	1035.77	922.76	838.71	773.96	722.71
30000	2737.96	1901.72	1485.11	1236.34	1071.49	954.58	867.63	800.65	747.63
31000	2829.22	1965.11	1534.61	1277.55	1107.20	986.40	896.56	827.34	772.56
32000	2920.49	2028.50	1584.11	1318.76	1142.92	1018.22	925.48	854.02	797.48
33000	3011.75	2091.89	1633.62	1359.97	1178.63	1050.04	954.39	880.71	822.40
34000	3103.02	2155.28	1683.12	1401.18	1214.35	1081.86	983.31	907.40	847.32
35000	3194.28	2218.67	1732.62	1442.39	1250.07	1113.67	1012.23	934.09	872.24
36000	3285.55	2282.06	1782.13	1483.60	1285.78	1145.49	1041.16	960.78	897.16
37000	3376.81	2345.45	1831.63	1524.82	1321.50	1177.31	1070.08	987.46	922.08
38000	3468.08	2408.84	1881.13	1566.03	1357.21	1209.13	1099.00	1014.15	947.00
39000	3559.34	2472.23	1930.64	1607.24	1392.93	1240.95	1127.92	1040.84	971.92
40000	3650.61	2535.62	1980.14	1648.45	1428.65	1272.77	1156.84	1067.53	996.84
45000	4106.93	2852.58	2227.66	1854.50	1607.23	1431.87	1301.44	1200.97	1121.45
50000	4563.26	3169.53	2475.17	2060.56	1785.81	1590.96	1446.05	1334.41	1246.05
55000	5019.59	3486.48	2722.69	2266.62	1964.39	1750.06	1590.65	1467.85	1370.66
60000	5475.91	3803.43	2970.21	2472.67	2142.97	1909.15	1735.26	1601.29	1495.26
65000	5932.24	4120.38	3217.72	2678.73	2321.55	2068.25	1879.86	1734.73	1619.87
70000	6388.56	4437.34	3465.24	2884.78	2500.13	2227.34	2024.46	1868.17	1744.47
75000	6844.89	4754.29	3712.76	3090.84	2678.71	2386.44	2169.07	2001.61	1869.08
80000	7301.21	5071.24	3960.27	3296.89	2857.29	2545.54	2313.67	2135.05	1993.68
85000	7757.54	5388.19	4207.79	3502.95	3035.87	2704.63	2458.28	2268.49	2118.29
90000	8213.86	5705.15	4455.31	3709.00	3214.45	2863.73	2602.88	2401.93	2242.89
95000	8670.19	6022.10	4702.82	3915.06	3393.03	3022.82	2747.49	2535.37	2367.50
100000	9126.51	6339.05	4950.34	4121.12	3571.61	3181.92	2892.09	2668.82	2492.10

PAIEMENT MENSUEL REQUIS
POUR L'AMORTISSEMENT DU PRÊT
17¾%

TERMES MONTANT	6 ANS	7 ANS	8 ANS	9 ANS	10 ANS	11 ANS	12 ANS	13 ANS	14 ANS
25	.56	.52	.48	.46	.44	.43	.42	.41	.40
50	1.12	1.03	.96	.92	.88	.85	.83	.81	.79
75	1.68	1.54	1.44	1.37	1.31	1.27	1.24	1.21	1.18
100	2.24	2.06	1.92	1.83	1.75	1.69	1.65	1.61	1.58
200	4.47	4.11	3.84	3.65	3.50	3.38	3.29	3.21	3.15
300	6.70	6.16	5.76	5.47	5.24	5.07	4.93	4.81	4.72
400	8.93	8.21	7.68	7.29	6.99	6.75	6.57	6.42	6.30
500	11.16	10.26	9.60	9.11	8.74	8.44	8.21	8.02	7.87
600	13.40	12.31	11.52	10.93	10.48	10.13	9.85	9.62	9.44
700	15.63	14.36	13.44	12.76	12.23	11.81	11.49	11.23	11.01
800	17.86	16.41	15.36	14.58	13.97	13.50	13.13	12.83	12.59
900	20.09	18.46	17.28	16.40	15.72	15.19	14.77	14.43	14.16
1000	22.32	20.51	19.20	18.22	17.47	16.88	16.41	16.03	15.73
2000	44.64	41.02	38.40	36.43	34.93	33.75	32.81	32.06	31.46
2500	55.80	51.28	48.00	45.54	43.66	42.18	41.02	40.08	39.32
3000	66.96	61.53	57.60	54.65	52.39	50.62	49.22	48.09	47.19
4000	89.27	82.04	76.79	72.86	69.85	67.49	65.62	64.12	62.91
5000	111.59	102.55	95.99	91.08	87.31	84.36	82.03	80.15	78.64
6000	133.91	123.06	115.19	109.29	104.77	101.23	98.43	96.18	94.37
7000	156.22	143.57	134.39	127.51	122.23	118.10	114.83	112.21	110.09
8000	178.54	164.08	153.58	145.72	139.69	134.97	131.24	128.24	125.82
9000	200.86	184.59	172.78	163.94	157.15	151.84	147.64	144.27	141.55
10000	223.18	205.10	191.98	182.15	174.61	168.72	164.05	160.30	157.27
11000	245.49	225.61	211.18	200.37	192.07	185.59	180.45	176.33	173.00
12000	267.81	246.12	230.37	218.58	209.53	202.46	196.85	192.36	188.73
13000	290.13	266.63	249.57	236.79	226.99	219.33	213.26	208.39	204.45
14000	312.44	287.14	268.77	255.01	244.45	236.20	229.66	224.42	220.18
15000	334.76	307.65	287.97	273.22	261.91	253.07	246.07	240.45	235.91
16000	357.08	328.15	307.16	291.44	279.37	269.94	262.47	256.48	251.64
17000	379.40	348.66	326.36	309.65	296.83	286.81	278.87	272.51	267.36
18000	401.71	369.17	345.56	327.87	314.29	303.68	295.28	288.54	283.09
19000	424.03	389.68	364.76	346.08	331.75	320.56	311.68	304.57	298.82
20000	446.35	410.19	383.95	364.30	349.21	337.43	328.09	320.60	314.54
21000	468.66	630.70	603.18	382.51	366.67	354.30	344.49	336.63	330.27
22000	490.98	451.21	422.35	400.73	384.13	371.17	360.89	352.66	346.00
23000	513.30	471.72	441.55	418.94	401.59	388.04	377.30	368.69	361.72
24000	535.62	492.23	460.74	437.15	419.05	404.91	393.70	384.72	377.45
25000	557.93	512.74	479.94	455.37	436.52	421.78	410.11	400.75	393.18
26000	580.25	533.25	499.14	473.58	453.98	438.65	426.51	416.78	408.90
27000	602.57	553.76	518.34	491.80	471.44	455.52	442.91	432.81	424.63
28000	624.88	574.27	537.53	510.01	488.90	472.40	459.32	448.84	440.36
29000	647.20	594.78	556.73	528.23	506.36	489.27	475.72	464.87	456.09
30000	669.52	615.29	575.93	546.44	523.82	506.14	492.13	480.90	471.81
31000	691.84	635.79	595.13	564.66	541.28	523.01	508.53	496.93	487.54
32000	714.15	656.30	614.32	582.87	558.74	539.88	524.93	512.96	503.27
33000	736.47	676.81	633.52	601.09	576.20	556.75	541.34	528.98	518.99
34000	758.79	697.32	652.72	619.30	593.66	573.62	557.74	545.01	534.72
35000	781.10	717.83	671.92	637.51	611.12	590.49	574.15	561.04	550.45
36000	803.42	738.34	691.11	655.73	628.58	607.36	590.55	577.07	566.17
37000	825.74	758.85	710.31	673.94	646.04	624.24	606.95	593.10	581.90
38000	848.06	779.36	729.51	692.16	663.50	641.11	623.36	609.13	597.63
39000	870.37	799.87	748.71	710.37	680.96	657.98	639.76	625.16	613.35
40000	892.69	820.38	767.90	728.59	698.42	674.85	656.17	641.19	629.08
45000	1004.28	922.93	863.89	819.66	785.72	759.20	738.19	721.34	707.72
50000	1115.86	1025.47	959.88	910.73	873.03	843.56	820.21	801.49	786.35
55000	1227.45	1128.02	1055.86	1001.81	960.33	927.92	902.23	881.64	864.98
60000	1339.03	1230.57	1151.85	1092.88	1047.63	1012.27	984.25	961.79	943.62
65000	1450.62	1333.11	1247.84	1183.95	1134.93	1096.63	1066.27	1041.93	1022.25
70000	1562.20	1435.66	1343.83	1275.02	1222.23	1180.98	1148.29	1122.08	1100.89
75000	1673.79	1538.21	1439.81	1366.10	1309.54	1265.34	1230.31	1202.23	1179.52
80000	1785.37	1640.75	1535.80	1457.17	1396.84	1349.69	1312.33	1282.38	1258.16
85000	1896.96	1743.30	1631.79	1548.24	1484.14	1434.05	1394.35	1362.53	1336.79
90000	2008.55	1845.85	1727.78	1639.32	1571.44	1518.40	1476.37	1442.68	1415.43
95000	2120.13	1948.39	1823.76	1730.39	1658.74	1602.76	1558.39	1522.83	1494.06
100000	2231.72	2050.94	1919.75	1821.46	1746.05	1687.12	1640.41	1602.97	1572.70

PAIEMENT MENSUEL REQUIS
POUR L'AMORTISSEMENT DU PRÊT

TERMES MONTANT	15 ANS	16 ANS	17 ANS	18 ANS	19 ANS	20 ANS	21 ANS	22 ANS	23 ANS
25	.39	.39	.38	.38	.38	.37	.37	.37	.37
50	.78	.77	.76	.75	.75	.74	.74	.74	.73
75	1.17	1.15	1.14	1.13	1.12	1.11	1.11	1.10	1.10
100	1.55	1.53	1.52	1.50	1.49	1.48	1.47	1.47	1.46
200	3.10	3.06	3.03	3.00	2.98	2.96	2.94	2.93	2.92
300	4.65	4.59	4.54	4.50	4.46	4.43	4.41	4.39	4.37
400	6.20	6.12	6.05	5.99	5.95	5.91	5.88	5.85	5.83
500	7.75	7.64	7.56	7.49	7.43	7.39	7.35	7.31	7.29
600	9.29	9.17	9.07	8.99	8.92	8.86	8.82	8.78	8.74
700	10.84	10.70	10.58	10.49	10.41	10.34	10.28	10.24	10.20
800	12.39	12.23	12.09	11.98	11.89	11.82	11.75	11.70	11.66
900	13.94	13.76	13.61	13.48	13.38	13.29	13.22	13.16	13.11
1000	15.49	15.28	15.12	14.98	14.86	14.77	14.69	14.62	14.57
2000	30.97	30.56	30.23	29.95	29.72	29.53	29.38	29.24	29.13
2500	38.71	38.20	37.78	37.44	37.15	36.92	36.72	36.55	36.42
3000	46.45	45.84	45.34	44.93	44.58	44.30	44.06	43.86	43.70
4000	61.93	61.12	60.45	59.90	59.44	59.06	58.75	58.48	58.26
5000	77.41	76.40	75.56	74.87	74.30	73.83	73.43	73.10	72.83
6000	92.89	91.67	90.67	89.85	89.16	88.59	88.12	87.72	87.39
7000	108.37	106.95	105.79	104.82	104.02	103.36	102.80	102.34	101.95
8000	123.85	122.23	120.90	119.80	118.88	118.12	117.49	116.96	116.52
9000	139.33	137.51	136.01	134.77	133.74	132.89	132.18	131.58	131.08
10000	154.81	152.79	151.12	149.74	148.60	147.65	146.86	146.20	145.65
11000	170.29	168.06	166.23	164.72	163.46	162.42	161.55	160.82	160.21
12000	185.77	183.34	181.34	179.69	178.32	177.18	176.23	175.44	174.77
13000	201.25	198.62	196.46	194.67	193.18	191.95	190.92	190.06	189.34
14000	216.73	213.90	211.57	209.64	208.04	206.71	205.60	204.68	203.90
15000	232.21	229.18	226.68	224.61	222.90	221.48	220.29	219.30	218.47
16000	247.69	244.45	241.79	239.59	237.76	236.24	234.97	233.92	233.03
17000	263.17	259.73	256.90	254.56	252.62	251.01	249.66	248.54	247.59
18000	278.65	275.01	272.01	269.54	267.48	265.77	264.35	263.15	262.16
19000	294.13	290.29	287.13	284.51	282.34	280.54	279.03	277.77	276.72
20000	309.61	305.57	302.24	299.48	297.20	295.30	293.72	292.39	291.29
21000	325.09	320.84	317.35	314.46	312.06	310.06	308.40	307.01	305.85
22000	340.57	336.12	332.46	329.43	326.92	324.83	323.09	321.63	320.41
23000	356.05	351.40	347.57	344.41	341.78	339.59	337.77	336.25	334.98
24000	371.53	366.68	362.68	359.38	356.64	354.36	352.46	350.87	349.54
25000	387.01	381.96	377.79	374.35	371.50	369.12	367.14	365.49	364.11
26000	402.49	397.23	392.91	389.33	386.36	383.89	381.83	380.11	378.67
27000	417.97	412.51	408.02	404.30	401.22	398.65	396.52	394.73	393.23
28000	433.45	427.79	423.13	419.28	416.08	413.42	411.20	409.35	407.80
29000	448.93	443.07	438.24	434.25	430.94	428.18	425.89	423.97	422.36
30000	464.41	458.35	453.35	449.22	445.80	442.95	440.57	438.59	436.93
31000	479.89	473.63	468.46	464.20	460.66	457.71	455.26	453.21	451.49
32000	495.37	488.90	483.58	479.17	475.52	472.48	469.94	467.83	466.06
33000	510.85	504.18	498.69	494.14	490.38	487.24	484.63	482.45	480.62
34000	526.33	519.46	513.80	509.12	505.24	502.01	499.31	497.07	495.18
35000	541.81	534.74	528.91	524.09	520.10	516.77	514.00	511.68	509.75
36000	557.29	550.02	544.02	539.07	534.96	531.54	528.69	526.30	524.31
37000	572.77	565.29	559.13	554.04	549.82	546.30	543.37	540.92	538.88
38000	588.25	580.57	574.25	569.01	564.68	561.07	558.06	555.54	553.44
39000	603.73	595.85	589.36	583.99	579.53	575.83	572.74	570.16	568.00
40000	619.21	611.13	604.47	598.96	594.39	590.60	587.43	584.78	582.57
45000	696.62	687.52	680.03	673.83	668.69	664.42	660.86	657.88	655.39
50000	774.02	763.91	755.58	748.70	742.99	738.24	734.28	730.98	728.21
55000	851.42	840.30	831.14	823.57	817.29	812.07	807.71	804.07	801.03
60000	928.82	916.69	906.70	898.44	891.59	885.89	881.14	877.17	873.85
65000	1006.22	993.08	982.26	973.31	965.89	959.71	954.57	950.27	946.67
70000	1083.62	1069.47	1057.82	1048.18	1040.19	1033.54	1027.99	1023.36	1019.49
75000	1161.02	1145.86	1133.37	1123.05	1114.49	1107.36	1101.42	1096.46	1092.31
80000	1238.42	1222.25	1208.93	1197.92	1188.78	1181.19	1174.85	1169.56	1165.13
85000	1315.82	1298.64	1284.49	1272.79	1263.08	1255.01	1248.28	1242.65	1237.95
90000	1393.23	1375.03	1360.05	1347.66	1337.38	1328.83	1321.71	1315.75	1310.77
95000	1470.63	1451.42	1435.61	1422.53	1411.68	1402.66	1395.13	1388.85	1383.59
100000	1548.03	1527.81	1511.16	1497.40	1485.98	1476.48	1468.56	1461.95	1456.41

TERMES MONTANT	24 ANS	25 ANS	26 ANS	27 ANS	28 ANS	29 ANS	30 ANS	35 ANS	40 ANS
25	.37	.37	.37	.37	.36	.36	.36	.36	.36
50	.73	.73	.73	.73	.72	.72	.72	.72	.72
75	1.09	1.09	1.09	1.09	1.08	1.08	1.08	1.08	1.08
100	1.46	1.45	1.45	1.45	1.44	1.44	1.44	1.44	1.43
200	2.91	2.90	2.89	2.89	2.88	2.88	2.88	2.87	2.86
300	4.36	4.35	4.34	4.33	4.32	4.32	4.31	4.30	4.29
400	5.81	5.80	5.78	5.77	5.76	5.76	5.75	5.73	5.72
500	7.26	7.24	7.23	7.21	7.20	7.19	7.18	7.16	7.15
600	8.72	8.69	8.67	8.66	8.64	8.63	8.62	8.59	8.58
700	10.17	10.14	10.12	10.10	10.08	10.07	10.06	10.02	10.01
800	11.62	11.59	11.56	11.54	11.52	11.51	11.49	11.45	11.44
900	13.07	13.04	13.01	12.98	12.96	12.94	12.93	12.88	12.86
1000	14.52	14.48	14.45	14.42	14.40	14.38	14.36	14.31	14.29
2000	29.04	28.96	28.90	28.84	28.80	28.76	28.72	28.62	28.58
2500	36.30	36.20	36.12	36.05	35.99	35.95	35.90	35.78	35.73
3000	43.56	43.44	43.34	43.26	43.19	43.13	43.08	42.93	42.87
4000	58.08	57.92	57.79	57.68	57.59	57.51	57.44	57.24	57.16
5000	72.59	72.40	72.24	72.10	71.98	71.89	71.80	71.55	71.45
6000	87.11	86.88	86.68	86.52	86.38	86.26	86.16	85.85	85.74
7000	101.63	101.36	101.13	100.94	100.77	100.64	100.52	100.17	100.02
8000	116.15	115.84	115.57	115.36	115.17	115.02	114.88	114.48	114.31
9000	130.66	130.31	130.02	129.77	129.57	129.39	129.24	128.79	128.60
10000	145.18	144.79	144.47	144.19	143.96	143.77	143.60	143.10	142.89
11000	159.70	159.27	158.91	158.61	158.36	158.14	157.96	157.41	157.18
12000	174.22	173.75	173.36	173.03	172.75	172.52	172.32	171.72	171.47
13000	188.74	188.23	187.81	187.45	187.15	186.90	186.68	186.03	185.76
14000	203.25	202.71	202.25	201.87	201.54	201.27	201.04	200.34	200.04
15000	217.77	217.19	216.70	216.29	215.94	215.65	215.40	214.65	214.33
16000	232.29	231.67	231.14	230.71	230.34	230.03	229.76	228.96	228.62
17000	246.81	246.14	245.59	245.12	244.73	244.40	244.12	243.27	242.91
18000	261.32	260.62	260.04	259.54	259.13	258.78	258.48	257.58	257.20
19000	275.84	275.10	274.48	273.96	273.52	273.15	272.84	271.89	271.49
20000	290.36	289.58	288.93	288.38	287.92	287.53	287.20	286.20	285.77
21000	304.88	304.06	303.37	302.80	302.31	301.91	301.56	300.51	300.06
22000	319.39	318.54	317.82	317.22	316.71	316.28	315.92	314.82	314.35
23000	333.91	333.02	332.27	331.64	331.11	330.66	330.28	329.13	328.64
24000	348.43	347.50	346.71	346.06	345.50	345.04	344.64	343.44	342.93
25000	362.95	361.98	361.16	360.47	359.90	359.41	359.00	357.75	357.22
26000	377.47	376.45	375.61	374.89	374.29	373.79	373.36	372.06	371.51
27000	391.98	390.93	390.05	389.31	388.69	388.17	387.72	386.37	385.79
28000	406.50	405.41	404.50	403.73	403.08	402.54	402.08	400.68	400.08
29000	421.02	419.89	418.95	418.15	417.48	416.92	416.44	414.99	414.37
30000	435.54	434.37	433.39	432.57	431.88	431.29	430.80	429.30	428.66
31000	450.05	448.85	447.84	446.99	446.27	445.67	445.16	443.61	442.95
32000	464.57	463.33	462.28	461.41	460.67	460.05	459.52	457.92	457.24
33000	479.09	477.81	476.73	475.82	475.06	474.42	473.88	472.23	471.52
34000	493.61	492.28	491.18	490.24	489.46	488.80	488.24	486.54	485.81
35000	508.12	506.76	505.62	504.66	503.85	503.18	502.60	500.85	500.10
36000	522.64	521.24	520.07	519.08	518.25	517.55	516.96	515.16	514.39
37000	537.16	535.72	534.51	533.50	532.65	531.93	531.32	529.47	528.68
38000	551.68	550.20	548.96	547.92	547.04	546.30	545.68	543.78	542.97
39000	566.20	564.68	563.41	562.34	561.44	560.68	560.04	558.09	557.26
40000	580.71	579.16	577.85	576.76	575.83	575.06	574.40	572.40	571.54
45000	653.30	651.55	650.08	648.85	647.81	646.94	646.20	643.95	642.99
50000	725.89	723.95	722.31	720.94	719.79	718.82	718.00	715.50	714.43
55000	798.48	796.34	794.54	793.04	791.77	790.70	789.80	787.04	785.87
60000	871.07	868.73	866.78	865.13	863.75	862.58	861.60	858.59	857.31
65000	943.66	941.13	939.01	937.22	935.73	934.47	933.40	930.14	928.76
70000	1016.24	1013.52	1011.24	1009.32	1007.70	1006.35	1005.20	1001.69	1000.20
75000	1088.83	1085.92	1083.47	1081.41	1079.68	1078.23	1077.00	1073.24	1071.64
80000	1161.42	1158.31	1155.70	1153.51	1151.66	1150.11	1148.80	1144.79	1143.08
85000	1234.01	1230.70	1227.93	1225.60	1223.64	1221.99	1220.60	1216.34	1214.53
90000	1306.60	1303.10	1300.16	1297.69	1295.62	1293.87	1292.40	1287.89	1285.97
95000	1379.19	1375.49	1372.39	1369.79	1367.60	1365.75	1364.20	1359.44	1357.41
100000	1451.78	1447.89	1444.62	1441.88	1439.58	1437.64	1436.00	1430.99	1428.85

PAIEMENT MENSUEL REQUIS

POUR L'AMORTISSEMENT DU PRÊT

TERMES MONTANT	1 AN	1½ AN	2 ANS	2½ ANS	3 ANS	3½ ANS	4 ANS	4½ ANS	5 ANS
25	2.29	1.59	1.25	1.04	.90	.80	.73	.68	.63
50	4.57	3.18	2.49	2.07	1.80	1.60	1.46	1.35	1.26
75	6.86	4.77	3.73	3.10	2.69	2.40	2.18	2.02	1.88
100	9.14	6.36	4.97	4.14	3.59	3.20	2.91	2.69	2.51
200	18.28	12.71	9.93	8.27	7.17	6.39	5.81	5.37	5.01
300	27.42	19.06	14.89	12.40	10.75	9.59	8.72	8.05	7.52
400	36.56	25.41	19.85	16.54	14.34	12.78	11.62	10.73	10.02
500	45.69	31.76	24.81	20.67	17.92	15.97	14.53	13.41	12.53
600	54.83	38.11	29.77	24.80	21.50	19.17	17.43	16.09	15.03
700	63.97	44.46	34.74	28.93	25.09	22.36	20.33	18.77	17.54
800	73.11	50.81	39.70	33.07	28.67	25.55	23.24	21.45	20.04
900	82.24	57.16	44.66	37.20	32.25	28.75	26.14	24.14	22.55
1000	91.38	63.51	49.62	41.33	35.84	31.94	29.05	26.82	25.05
2000	182.76	127.01	99.24	82.66	71.67	63.88	58.09	53.63	50.10
2500	228.44	158.76	124.04	103.32	89.59	79.85	72.61	67.03	62.62
3000	274.13	190.51	148.85	123.98	107.50	95.82	87.13	80.44	75.14
4000	365.51	254.01	198.47	165.31	143.33	127.75	116.17	107.25	100.19
5000	456.88	317.51	248.08	206.63	179.17	159.69	145.21	134.06	125.24
6000	548.26	381.01	297.70	247.96	215.00	191.63	174.25	160.87	150.28
7000	639.63	444.51	347.31	289.28	250.83	223.57	203.30	187.68	175.33
8000	731.01	508.01	396.93	330.61	286.66	255.50	232.34	214.49	200.38
9000	822.39	571.51	446.54	371.93	322.49	287.44	261.38	241.31	225.42
10000	913.76	635.02	496.16	413.26	358.33	319.38	290.42	268.12	250.47
11000	1005.14	698.52	545.77	454.58	394.16	351.32	319.46	294.93	275.52
12000	1096.51	762.02	595.39	495.91	429.99	383.25	348.50	321.74	300.56
13000	1187.89	825.52	645.00	537.23	465.82	415.19	377.55	348.55	325.61
14000	1279.26	889.02	694.62	578.56	501.65	447.13	406.59	375.36	350.66
15000	1370.64	952.52	744.24	619.88	537.49	479.07	435.63	402.17	375.70
16000	1462.02	1016.02	793.85	661.21	573.32	511.00	464.67	428.98	400.75
17000	1553.39	1079.52	843.47	702.53	609.15	542.94	493.71	455.80	425.80
18000	1644.77	1143.02	893.08	743.86	644.98	574.88	522.75	482.61	450.84
19000	1736.14	1206.53	942.70	785.18	680.82	606.82	551.80	509.42	475.89
20000	1827.52	1270.03	992.31	826.51	716.65	638.75	580.84	536.23	500.94
21000	1918.89	1333.53	1041.93	867.83	752.48	670.69	609.88	563.04	525.98
22000	2010.27	1397.03	1091.54	909.16	788.31	702.63	638.92	589.85	551.03
23000	2101.64	1460.53	1141.16	950.48	824.14	734.57	667.96	616.66	576.07
24000	2193.02	1524.03	1190.77	991.81	859.98	766.50	697.00	643.47	601.12
25000	2284.40	1587.53	1240.39	1033.13	895.81	798.44	726.04	670.29	626.17
26000	2375.77	1651.03	1290.00	1074.46	931.64	830.38	755.09	697.10	651.21
27000	2467.15	1714.53	1339.62	1115.78	967.47	862.32	784.13	723.91	676.26
28000	2558.52	1778.03	1389.24	1157.11	1003.30	894.25	813.17	750.72	701.31
29000	2649.90	1841.54	1438.85	1198.43	1039.14	926.19	842.21	777.53	726.35
30000	2741.27	1905.04	1488.47	1239.76	1074.97	958.13	871.25	804.34	751.40
31000	2832.65	1968.54	1538.08	1281.08	1110.80	990.07	900.29	831.15	776.45
32000	2924.03	2032.04	1587.70	1322.41	1146.63	1022.00	929.34	857.96	801.49
33000	3015.40	2095.54	1637.31	1363.73	1182.46	1053.94	958.38	884.78	826.54
34000	3106.78	2159.04	1686.93	1405.06	1218.30	1085.88	987.42	911.59	851.59
35000	3198.15	2222.54	1736.54	1446.38	1254.13	1117.82	1016.46	938.40	876.63
36000	3289.53	2286.04	1786.16	1487.71	1289.96	1149.75	1045.50	965.21	901.68
37000	3380.90	2349.54	1835.77	1529.03	1325.79	1181.69	1074.54	992.02	926.73
38000	3472.28	2413.05	1885.39	1570.36	1361.63	1213.63	1103.59	1018.83	951.77
39000	3563.66	2476.55	1935.00	1611.68	1397.46	1245.57	1132.63	1045.64	976.82
40000	3655.03	2540.05	1984.62	1653.01	1433.29	1277.50	1161.67	1072.45	1001.87
45000	4111.91	2857.55	2232.70	1859.63	1612.45	1437.19	1306.88	1206.51	1127.10
50000	4568.79	3175.06	2480.77	2066.26	1791.61	1596.88	1452.08	1340.57	1252.33
55000	5025.67	3492.56	2728.85	2272.88	1970.77	1756.57	1597.29	1474.62	1377.56
60000	5482.54	3810.07	2976.93	2479.51	2149.93	1916.25	1742.50	1608.68	1502.80
65000	5939.42	4127.57	3225.00	2686.13	2329.09	2075.94	1887.71	1742.73	1628.03
70000	6396.30	4445.08	3473.08	2892.76	2508.25	2235.63	2032.92	1876.79	1753.26
75000	6853.18	4762.59	3721.16	3099.38	2687.42	2395.32	2178.12	2010.85	1878.49
80000	7310.06	5080.09	3969.23	3306.01	2866.57	2555.00	2323.33	2144.90	2003.73
85000	7766.93	5397.60	4217.31	3512.63	3045.73	2714.69	2468.54	2278.96	2128.96
90000	8223.81	5715.10	4465.39	3719.26	3224.89	2874.38	2613.75	2413.02	2254.19
95000	8680.69	6032.61	4713.47	3925.88	3404.06	3034.07	2758.96	2547.07	2379.42
100000	9137.57	6350.11	4961.54	4132.51	3583.22	3193.75	2904.16	2681.13	2504.66

TERMES MONTANT	6 ANS	7 ANS	8 ANS	9 ANS	10 ANS	11 ANS	12 ANS	13 ANS	14 ANS
25	.57	.52	.49	.46	.45	.43	.42	.41	.40
50	1.13	1.04	.97	.92	.89	.86	.83	.81	.80
75	1.69	1.55	1.46	1.38	1.33	1.28	1.25	1.22	1.20
100	2.25	2.07	1.94	1.84	1.77	1.71	1.66	1.62	1.59
200	4.49	4.13	3.87	3.68	3.53	3.41	3.32	3.24	3.18
300	6.74	6.20	5.81	5.51	5.29	5.11	4.97	4.86	4.77
400	8.98	8.26	7.74	7.35	7.05	6.81	6.63	6.48	6.36
500	11.23	10.33	9.67	9.18	8.81	8.52	8.28	8.10	7.95
600	13.47	12.39	11.61	11.02	10.57	10.22	9.94	9.72	9.54
700	15.72	14.46	13.54	12.86	12.33	11.92	11.60	11.34	11.13
800	17.96	16.52	15.47	14.69	14.09	13.62	13.25	12.96	12.72
900	20.21	18.58	17.41	16.53	15.85	15.33	14.91	14.58	14.31
1000	22.45	20.65	19.34	18.36	17.61	17.03	16.56	16.19	15.89
2000	44.90	41.29	38.68	36.72	35.22	34.05	33.12	32.38	31.78
2500	56.12	51.62	48.35	45.90	44.03	42.56	41.40	40.48	39.73
3000	67.35	61.94	58.02	55.08	52.83	51.07	49.68	48.57	47.67
4000	89.79	82.58	77.35	73.44	70.44	68.10	66.24	64.76	63.56
5000	112.24	103.23	96.69	91.80	88.05	85.12	82.80	80.95	79.45
6000	134.69	123.87	116.03	110.16	105.66	102.14	99.36	97.14	95.34
7000	157.14	144.52	135.36	128.51	123.26	119.17	115.92	113.33	111.23
8000	179.58	165.16	154.70	146.87	140.87	136.19	132.48	129.52	127.12
9000	202.03	185.80	174.04	165.23	158.48	153.21	149.04	145.71	143.01
10000	224.48	206.45	193.37	183.59	176.09	170.24	165.60	161.89	158.90
11000	246.93	227.09	212.71	201.95	193.70	187.26	182.16	178.08	174.79
12000	269.37	247.74	232.05	220.31	211.31	204.28	198.72	194.27	190.68
13000	291.82	268.38	251.39	238.67	228.92	221.31	215.28	210.46	206.57
14000	314.27	289.03	270.72	257.02	246.52	238.33	231.84	226.65	222.46
15000	336.72	309.67	290.06	275.38	264.13	255.35	248.40	242.84	238.35
16000	359.16	330.31	309.40	293.74	281.74	272.38	264.96	259.03	254.24
17000	381.61	350.96	328.73	312.10	299.35	289.40	281.52	275.22	270.13
18000	404.06	371.60	348.07	330.46	316.96	306.42	298.08	291.41	286.02
19000	426.51	392.25	367.41	348.82	334.57	323.45	314.64	307.60	301.90
20000	448.95	412.89	386.74	367.17	352.17	340.47	331.20	323.78	317.79
21000	471.40	433.54	406.08	385.53	369.78	357.49	347.76	339.97	333.68
22000	493.85	454.18	425.42	403.89	387.39	374.51	364.32	356.16	349.57
23000	516.30	474.82	444.75	422.25	405.00	391.54	380.88	372.35	365.46
24000	538.74	495.47	464.09	440.61	422.61	408.56	397.44	388.54	381.35
25000	561.19	516.11	483.43	458.97	440.22	425.58	414.00	404.73	397.24
26000	583.64	536.76	502.77	477.33	457.83	442.61	430.56	420.92	413.13
27000	606.09	557.40	522.10	495.68	475.43	459.63	447.12	437.11	429.02
28000	628.53	578.05	541.44	514.04	493.04	476.65	463.68	453.30	444.91
29000	650.98	598.69	560.78	532.40	510.65	493.68	480.24	469.49	460.80
30000	673.43	619.34	580.11	550.76	528.26	510.70	496.80	485.67	476.69
31000	695.88	639.98	599.45	569.12	545.87	527.72	513.36	501.86	492.58
32000	718.32	660.62	618.79	587.48	563.48	544.75	529.92	518.05	508.47
33000	740.77	681.27	638.13	605.83	581.09	561.77	546.48	534.24	524.36
34000	763.22	701.91	657.46	624.19	598.69	578.79	563.04	550.43	540.25
35000	785.67	722.56	676.80	642.55	616.30	595.82	579.60	566.62	556.14
36000	808.11	743.20	696.14	660.91	633.91	612.84	596.16	582.81	572.03
37000	830.56	763.85	715.47	679.27	651.52	629.86	612.72	599.00	587.92
38000	853.01	784.49	734.81	697.63	669.13	646.89	629.28	615.19	603.80
39000	875.45	805.13	754.15	715.99	686.74	663.91	645.84	631.38	619.69
40000	897.90	825.78	773.48	734.34	704.34	680.93	662.40	647.56	635.58
45000	1010.14	929.00	870.17	826.14	792.39	766.05	745.20	728.51	715.03
50000	1122.38	1032.22	966.85	917.93	880.43	851.16	828.00	809.45	794.48
55000	1234.61	1135.44	1063.54	1009.72	968.47	936.27	910.80	890.40	873.93
60000	1346.85	1238.67	1160.22	1101.51	1056.51	1021.39	993.60	971.34	953.37
65000	1459.09	1341.89	1256.91	1193.31	1144.56	1106.51	1076.39	1052.29	1032.82
70000	1571.33	1445.11	1353.59	1285.10	1232.60	1191.63	1159.19	1133.23	1112.27
75000	1683.56	1548.33	1450.28	1376.89	1320.64	1276.74	1241.99	1214.18	1191.72
80000	1795.80	1651.56	1546.96	1468.68	1408.68	1361.86	1324.79	1295.12	1271.16
85000	1908.04	1754.77	1643.65	1560.48	1496.73	1446.97	1407.59	1376.07	1350.61
90000	2020.27	1858.00	1740.33	1652.27	1584.77	1532.09	1490.39	1457.01	1430.06
95000	2132.51	1961.22	1837.02	1744.06	1672.81	1617.21	1573.19	1537.96	1509.50
100000	2244.75	2064.45	1933.70	1835.85	1760.85	1702.32	1655.99	1618.90	1588.95

18%

PAIEMENT MENSUEL REQUIS
POUR L'AMORTISSEMENT DU PRÊT

TERMES MONTANT	15 ANS	16 ANS	17 ANS	18 ANS	19 ANS	20 ANS	21 ANS	22 ANS	23 ANS
25	.40	.39	.39	.38	.38	.38	.38	.38	.37
50	.79	.78	.77	.76	.76	.75	.75	.75	.74
75	1.18	1.16	1.15	1.14	1.13	1.13	1.12	1.12	1.11
100	1.57	1.55	1.53	1.52	1.51	1.50	1.49	1.49	1.48
200	3.13	3.09	3.06	3.03	3.01	2.99	2.98	2.97	2.95
300	4.70	4.64	4.59	4.55	4.52	4.49	4.46	4.45	4.43
400	6.26	6.18	6.12	6.06	6.02	5.98	5.95	5.93	5.90
500	7.83	7.73	7.65	7.58	7.52	7.48	7.44	7.41	7.38
600	9.39	9.27	9.17	9.09	9.03	8.97	8.92	8.89	8.85
700	10.96	10.82	10.70	10.61	10.53	10.46	10.41	10.37	10.33
800	12.52	12.36	12.23	12.12	12.03	11.96	11.90	11.85	11.80
900	14.09	13.91	13.76	13.64	13.54	13.45	13.38	13.33	13.28
1000	15.65	15.45	15.29	15.15	15.04	14.95	14.87	14.81	14.75
2000	31.30	30.90	30.57	30.30	30.08	29.89	29.73	29.61	29.50
2500	39.12	38.62	38.21	37.87	37.59	37.36	37.17	37.01	36.87
3000	46.94	46.34	45.85	45.45	45.11	44.83	44.60	44.41	44.24
4000	62.59	61.79	61.14	60.59	60.15	59.77	59.46	59.21	58.99
5000	78.23	77.24	76.42	75.74	75.18	74.72	74.33	74.01	73.74
6000	93.88	92.68	91.70	90.89	90.22	89.66	89.19	88.81	88.48
7000	109.53	108.13	106.98	106.04	105.25	104.60	104.06	103.61	103.23
8000	125.17	123.58	122.27	121.18	120.29	119.54	118.92	118.41	117.98
9000	140.82	139.02	137.55	136.33	135.32	134.49	133.79	133.21	132.72
10000	156.46	154.47	152.83	151.48	150.36	149.43	148.65	148.01	147.47
11000	172.11	169.92	168.11	166.63	165.39	164.37	163.52	162.81	162.22
12000	187.76	185.36	183.40	181.77	180.43	179.31	178.38	177.61	176.96
13000	203.40	200.81	198.68	196.92	195.46	194.26	193.25	192.41	191.71
14000	219.05	216.26	213.96	212.07	210.50	209.20	208.11	207.21	206.46
15000	234.69	231.70	229.24	227.22	225.53	224.14	222.98	222.01	221.20
16000	250.34	247.15	244.53	242.36	240.57	239.08	237.84	236.81	235.95
17000	265.98	262.60	259.81	257.51	255.61	254.02	252.71	251.61	250.70
18000	281.63	278.04	275.09	272.66	270.64	268.97	267.57	266.41	265.44
19000	297.28	293.49	290.37	287.80	285.68	283.91	282.44	281.21	280.19
20000	312.92	308.93	305.66	302.95	300.71	298.85	297.30	296.01	294.94
21000	328.57	324.38	320.94	318.10	315.75	313.79	312.17	310.81	309.68
22000	344.21	339.83	336.22	333.25	330.78	328.74	327.03	325.61	324.43
23000	359.86	355.27	351.50	348.39	345.82	343.68	341.90	340.41	339.18
24000	375.51	370.72	366.79	363.54	360.85	358.62	356.76	355.21	353.92
25000	391.15	386.17	382.07	378.69	375.89	373.56	371.63	370.02	368.67
26000	406.80	401.61	397.35	393.84	390.92	388.51	386.49	384.82	383.41
27000	422.44	417.06	412.64	408.98	405.96	403.45	401.36	399.62	398.16
28000	438.09	432.51	427.92	424.13	420.99	418.39	416.22	414.42	412.91
29000	453.73	447.95	443.20	439.28	436.03	433.33	431.09	429.22	427.65
30000	469.38	463.40	458.48	454.43	451.06	448.27	445.95	444.02	442.40
31000	485.03	478.85	473.77	469.57	466.10	463.22	460.82	458.82	457.15
32000	500.67	494.29	489.05	484.72	481.14	478.16	475.68	473.62	471.89
33000	516.32	509.74	504.33	499.87	496.17	493.10	490.55	488.42	486.64
34000	531.96	525.19	519.61	515.01	511.21	508.04	505.41	503.22	501.39
35000	547.61	540.63	534.90	530.16	526.24	522.99	520.28	518.02	516.13
36000	563.26	556.08	550.18	545.31	541.28	537.93	535.14	532.82	530.88
37000	578.90	571.53	565.46	560.46	556.31	552.87	550.01	547.62	545.63
38000	594.55	586.97	580.74	575.60	571.35	567.81	564.87	562.42	560.37
39000	610.19	602.42	596.03	590.75	586.38	582.76	579.74	577.22	575.12
40000	625.84	617.86	611.31	605.90	601.42	597.70	594.60	592.02	589.87
45000	704.07	695.10	687.72	681.64	676.59	672.41	668.93	666.02	663.60
50000	782.30	772.33	764.14	757.37	751.77	747.12	743.25	740.03	737.33
55000	860.53	849.56	840.55	833.11	826.95	821.83	817.58	814.03	811.06
60000	938.76	926.79	916.96	908.85	902.12	896.54	891.90	888.03	884.80
65000	1016.98	1004.03	993.37	984.58	977.30	971.26	966.23	962.03	958.53
70000	1095.21	1081.26	1069.79	1060.32	1052.48	1045.97	1040.55	1036.03	1032.26
75000	1173.44	1158.49	1146.20	1136.06	1127.65	1120.68	1114.87	1110.04	1106.00
80000	1251.67	1235.72	1222.61	1211.79	1202.83	1195.39	1189.20	1184.04	1179.73
85000	1329.90	1312.96	1299.03	1287.53	1278.01	1270.10	1263.52	1258.04	1253.46
90000	1408.13	1390.19	1375.44	1363.27	1353.18	1344.81	1337.85	1332.04	1327.19
95000	1486.36	1467.42	1451.85	1439.00	1428.36	1419.53	1412.17	1406.04	1400.93
100000	1564.59	1544.65	1528.27	1514.74	1503.54	1494.24	1486.50	1480.05	1474.66

PAIEMENT MENSUEL REQUIS
POUR L'AMORTISSEMENT DU PRÊT **18%**

TERMES MONTANT	24 ANS	25 ANS	26 ANS	27 ANS	28 ANS	29 ANS	30 ANS	35 ANS	40 ANS
25	.37	.37	.37	.37	.37	.37	.37	.37	.37
50	.74	.74	.74	.74	.73	.73	.73	.73	.73
75	1.11	1.10	1.10	1.10	1.10	1.10	1.10	1.09	1.09
100	1.48	1.47	1.47	1.47	1.46	1.46	1.46	1.46	1.45
200	2.95	2.94	2.93	2.93	2.92	2.92	2.92	2.91	2.90
300	4.42	4.40	4.39	4.39	4.38	4.37	4.37	4.36	4.35
400	5.89	5.87	5.86	5.85	5.84	5.83	5.82	5.81	5.80
500	7.36	7.34	7.32	7.31	7.30	7.29	7.28	7.26	7.25
600	8.83	8.80	8.78	8.77	8.76	8.74	8.73	8.71	8.69
700	10.30	10.27	10.25	10.23	10.21	10.20	10.19	10.16	10.14
800	11.77	11.74	11.71	11.69	11.67	11.66	11.64	11.61	11.59
900	13.24	13.20	13.17	13.15	13.13	13.11	13.10	13.06	13.04
1000	14.71	14.67	14.64	14.61	14.59	14.57	14.55	14.51	14.49
2000	29.41	29.33	29.27	29.22	29.17	29.13	29.10	29.01	28.97
2500	36.76	36.66	36.59	36.52	36.46	36.42	36.30	36.26	36.21
3000	44.11	44.00	43.90	43.82	43.76	43.70	43.65	43.51	43.45
4000	58.81	58.66	58.53	58.43	58.34	58.26	58.20	58.01	57.93
5000	73.51	73.32	73.17	73.03	72.92	72.83	72.75	72.51	72.41
6000	88.21	87.99	87.80	87.64	87.51	87.39	87.30	87.01	86.89
7000	102.92	102.65	102.43	102.25	102.09	101.96	101.85	101.51	101.37
8000	117.62	117.32	117.06	116.85	116.67	116.52	116.40	116.02	115.86
9000	132.32	131.98	131.69	131.46	131.26	131.09	130.95	130.52	130.34
10000	147.02	146.64	146.33	146.06	145.84	145.65	145.50	145.02	144.82
11000	161.72	161.31	160.96	160.67	160.42	160.22	160.05	159.52	159.30
12000	176.42	175.97	175.59	175.27	175.01	174.78	174.60	174.02	173.78
13000	191.12	190.63	190.22	189.88	189.59	189.35	189.15	188.52	188.26
14000	205.83	205.30	204.86	204.49	204.17	203.91	203.69	203.02	202.74
15000	220.53	219.96	219.49	219.09	218.76	218.48	218.24	217.53	217.22
16000	235.23	234.63	234.12	233.70	233.34	233.04	232.79	232.03	231.71
17000	249.93	249.29	248.75	248.30	247.93	247.61	247.34	246.53	246.19
18000	264.63	263.95	263.38	262.91	262.51	262.17	261.89	261.03	260.67
19000	279.33	278.62	278.02	277.51	277.09	276.74	276.44	275.53	275.15
20000	294.03	293.28	292.65	292.12	291.68	291.30	290.99	290.03	289.63
21000	308.74	307.94	307.28	306.73	306.26	305.87	305.54	304.53	304.11
22000	323.44	322.61	321.91	321.33	320.84	320.43	320.09	319.04	318.59
23000	338.14	337.27	336.55	335.94	335.43	335.00	334.64	333.54	333.07
24000	352.84	351.94	351.18	350.54	350.01	349.56	349.19	348.04	347.56
25000	367.54	366.60	365.81	365.15	364.59	364.13	363.74	362.54	362.04
26000	382.24	381.26	380.44	379.75	379.18	378.69	378.29	377.04	376.52
27000	396.95	395.93	395.07	394.36	393.76	393.26	392.83	391.54	391.00
28000	411.65	410.59	409.71	408.97	408.34	407.82	407.38	406.04	405.48
29000	426.35	425.26	424.34	423.57	422.93	422.39	421.93	420.55	419.95
30000	441.05	439.92	438.97	438.18	437.51	436.95	436.48	435.05	434.44
31000	455.75	454.58	453.60	452.78	452.09	451.52	451.03	449.55	448.92
32000	470.45	469.25	468.24	467.39	466.68	466.08	465.58	464.05	463.41
33000	485.15	483.91	482.87	481.99	481.26	480.65	480.13	478.55	477.89
34000	499.86	498.57	497.50	496.60	495.85	495.21	494.68	493.05	492.37
35000	514.56	513.24	512.13	511.21	510.43	509.78	509.23	507.55	506.85
36000	529.26	527.90	526.76	525.81	525.01	524.34	523.78	522.06	521.33
37000	543.96	542.57	541.40	540.42	539.60	538.91	538.33	536.56	535.81
38000	558.66	557.23	556.03	555.02	554.18	553.47	552.88	551.06	550.29
39000	573.36	571.89	570.66	569.63	568.76	568.04	567.43	565.56	564.77
40000	588.06	586.56	585.29	584.23	583.35	582.60	581.97	580.06	579.26
45000	661.57	659.88	658.45	657.26	656.26	655.43	654.72	652.57	651.66
50000	735.08	733.19	731.62	730.29	729.18	728.25	727.47	725.07	724.07
55000	808.59	806.51	804.78	803.32	802.10	801.07	800.21	797.58	796.47
60000	882.09	879.83	877.94	876.35	875.02	873.90	872.96	870.09	868.88
65000	955.60	953.15	951.10	949.38	947.93	946.72	945.71	942.60	941.29
70000	1029.11	1026.47	1024.26	1022.41	1020.85	1019.55	1018.45	1015.10	1013.69
75000	1102.62	1099.79	1097.42	1095.44	1093.77	1092.37	1091.20	1087.61	1086.10
80000	1176.12	1173.11	1170.58	1168.46	1166.69	1165.20	1163.94	1160.12	1158.51
85000	1249.63	1246.43	1243.74	1241.49	1239.61	1238.02	1236.69	1232.62	1230.91
90000	1323.14	1319.75	1316.90	1314.52	1312.52	1310.85	1309.44	1305.13	1303.32
95000	1396.65	1393.07	1390.07	1387.55	1385.44	1383.67	1382.18	1377.64	1375.73
100000	1470.15	1466.38	1463.23	1460.58	1458.36	1456.49	1454.93	1450.14	1448.13

PAIEMENT MENSUEL REQUIS

POUR L'AMORTISSEMENT DU PRÊT

TERMES MONTANT	1 AN	1½ AN	2 ANS	2½ ANS	3 ANS	3½ ANS	4 ANS	4½ ANS	5 ANS
25	2.29	1.60	1.25	.90	.81	.73	.68	.63	
50	4.58	3.19	2.49	2.08	1.80	1.61	1.46	1.35	1.26
75	6.87	4.78	3.73	3.11	2.70	2.41	2.19	2.03	1.89
100	9.15	6.37	4.98	4.15	3.60	3.21	2.92	2.70	2.52
200	18.30	12.74	9.95	8.29	7.19	6.42	5.84	5.39	5.04
300	27.45	19.09	14.92	12.44	10.79	9.62	8.75	8.09	7.56
400	36.60	25.45	19.90	16.58	14.38	12.83	11.67	10.78	10.07
500	45.75	31.81	24.87	20.72	17.98	16.03	14.59	13.47	12.59
600	54.90	38.17	29.84	24.87	21.57	19.24	17.50	16.17	15.11
700	64.05	44.53	34.81	29.01	25.17	22.44	20.42	18.86	17.63
800	73.19	50.89	39.79	33.16	28.76	25.65	23.33	21.55	20.14
900	82.34	57.26	44.76	37.30	32.36	28.86	26.25	24.25	22.66
1000	91.49	63.62	49.73	41.44	35.95	32.06	29.17	26.94	25.18
2000	182.98	127.23	99.46	82.88	71.90	64.12	58.33	53.87	50.35
2500	228.72	159.03	124.32	103.60	89.88	80.15	72.91	67.34	62.94
3000	274.46	190.84	149.19	124.32	107.85	96.17	87.49	80.81	75.52
4000	365.95	254.45	198.91	165.76	143.80	128.23	116.65	107.74	100.69
5000	457.44	318.06	248.64	207.20	179.75	160.29	145.82	134.68	125.87
6000	548.92	381.68	298.37	248.64	215.69	192.34	174.98	161.61	151.04
7000	640.41	445.29	348.10	290.08	251.64	224.40	204.14	188.55	176.21
8000	731.89	508.90	397.82	331.52	287.59	256.45	233.30	215.48	201.38
9000	823.38	572.51	447.55	372.96	323.54	288.51	262.47	242.42	226.56
10000	914.87	636.12	497.28	414.40	359.49	320.57	291.63	269.35	251.73
11000	1006.35	699.73	547.01	455.83	395.44	352.62	320.79	296.28	276.90
12000	1097.84	763.35	596.73	497.27	431.38	384.68	349.95	323.22	302.07
13000	1189.33	826.96	646.46	538.71	467.33	416.73	379.12	350.15	327.24
14000	1280.81	890.57	696.19	580.15	503.28	448.79	408.28	377.09	352.42
15000	1372.30	954.18	745.92	621.59	539.23	480.85	437.44	404.02	377.59
16000	1463.78	1017.79	795.64	663.03	575.18	512.90	466.60	430.96	402.76
17000	1555.27	1081.40	845.37	704.47	611.13	544.96	495.77	457.89	427.93
18000	1646.76	1145.02	895.10	745.91	647.07	577.01	524.93	484.83	453.11
19000	1738.24	1208.63	944.83	787.35	683.02	609.07	554.09	511.76	478.28
20000	1829.73	1272.24	994.55	828.79	718.97	641.13	583.25	538.70	503.45
21000	1921.21	1335.85	1044.28	870.22	754.92	673.18	612.42	565.63	528.62
22000	2012.70	1399.46	1094.01	911.66	790.87	705.24	641.58	592.56	553.79
23000	2104.19	1463.07	1143.74	953.10	826.82	737.29	670.74	619.50	578.97
24000	2195.67	1526.69	1193.46	994.54	862.76	769.35	699.90	646.43	604.14
25000	2287.16	1590.30	1243.19	1035.98	898.71	801.41	729.07	673.37	629.31
26000	2378.65	1653.91	1292.92	1077.42	934.66	833.46	758.23	700.30	654.48
27000	2470.13	1717.52	1342.65	1118.86	970.61	865.52	787.39	727.24	679.66
28000	2561.62	1781.13	1392.37	1160.30	1006.56	897.57	816.55	754.17	704.83
29000	2653.10	1844.74	1442.10	1201.74	1042.51	929.63	845.72	781.11	730.00
30000	2744.59	1908.36	1491.83	1243.18	1078.45	961.69	874.88	808.04	755.17
31000	2836.08	1971.97	1541.55	1284.61	1114.40	993.74	904.04	834.98	780.34
32000	2927.56	2035.58	1591.28	1326.05	1150.35	1025.80	933.20	861.91	805.52
33000	3019.05	2099.19	1641.01	1367.49	1186.30	1057.85	962.37	888.84	830.69
34000	3110.53	2162.80	1690.74	1408.93	1222.25	1089.91	991.53	915.78	855.86
35000	3202.02	2226.41	1740.46	1450.37	1258.20	1121.97	1020.69	942.71	881.03
36000	3293.51	2290.03	1790.19	1491.81	1294.14	1154.02	1049.85	969.65	906.21
37000	3384.99	2353.64	1839.92	1533.25	1330.09	1186.08	1079.02	996.58	931.38
38000	3476.48	2417.25	1889.65	1574.69	1366.04	1218.13	1108.18	1023.52	956.55
39000	3567.97	2480.86	1939.37	1616.13	1401.99	1250.19	1137.34	1050.45	981.72
40000	3659.45	2544.47	1989.10	1657.57	1437.94	1282.25	1166.50	1077.39	1006.90
45000	4116.88	2862.53	2237.74	1864.76	1617.68	1442.53	1312.32	1212.06	1132.76
50000	4574.31	3180.59	2486.38	2071.96	1797.42	1602.81	1458.13	1346.73	1258.62
55000	5031.74	3498.65	2735.01	2279.15	1977.16	1763.09	1603.94	1481.40	1384.48
60000	5489.17	3816.71	2983.65	2486.35	2156.90	1923.37	1749.75	1616.08	1510.34
65000	5946.61	4134.76	3232.29	2693.54	2336.64	2083.65	1895.57	1750.75	1636.20
70000	6404.04	4452.82	3480.92	2900.74	2516.39	2243.93	2041.38	1885.42	1762.06
75000	6861.47	4770.88	3729.56	3107.93	2696.13	2404.21	2187.19	2020.10	1887.92
80000	7318.90	5088.94	3978.20	3315.13	2875.87	2564.49	2333.00	2154.77	2013.79
85000	7776.33	5407.00	4226.84	3522.32	3055.61	2724.77	2478.82	2289.44	2139.65
90000	8233.76	5725.06	4475.47	3729.52	3235.35	2885.05	2624.63	2424.12	2265.51
95000	8691.19	6043.11	4724.11	3936.71	3415.09	3045.33	2770.44	2558.79	2391.37
100000	9148.62	6361.17	4972.75	4143.91	3594.83	3205.61	2916.25	2693.46	2517.23

TERMES MONTANT	6 ANS	7 ANS	8 ANS	9 ANS	10 ANS	11 ANS	12 ANS	13 ANS	14 ANS
25	.57	.52	.49	.47	.45	.43	.42	.41	.41
50	1.13	1.04	.98	.93	.89	.86	.84	.82	.81
75	1.70	1.56	1.47	1.39	1.34	1.29	1.26	1.23	1.21
100	2.26	2.08	1.95	1.86	1.78	1.72	1.68	1.64	1.61
200	4.52	4.16	3.90	3.71	3.56	3.44	3.35	3.27	3.22
300	6.78	6.24	5.85	5.56	5.33	5.16	5.02	4.91	4.82
400	9.04	8.32	7.80	7.41	7.11	6.88	6.69	6.54	6.43
500	11.29	10.39	9.74	9.26	8.88	8.59	8.36	8.18	8.03
600	13.55	12.47	11.69	11.11	10.66	10.31	10.03	9.81	9.64
700	15.81	14.55	13.64	12.96	12.43	12.03	11.71	11.45	11.24
800	18.07	16.63	15.59	14.81	14.21	13.75	13.38	13.08	12.85
900	20.33	18.71	17.53	16.66	15.99	15.46	15.05	14.72	14.45
1000	22.58	20.78	19.48	18.51	17.76	17.18	16.72	16.35	16.06
2000	45.16	41.56	38.96	37.01	35.52	34.36	33.44	32.70	32.11
2500	56.45	51.95	48.70	46.26	44.40	42.94	41.80	40.88	40.14
3000	67.74	62.34	58.44	55.51	53.28	51.53	50.15	49.05	48.16
4000	90.32	83.12	77.91	74.02	71.03	68.71	66.87	65.40	64.21
5000	112.90	103.90	97.39	92.52	88.79	85.88	83.59	81.75	80.27
6000	135.47	124.68	116.87	111.02	106.55	103.06	100.30	98.10	96.32
7000	158.05	145.46	136.34	129.52	124.30	120.23	117.02	114.45	112.37
8000	180.63	166.24	155.82	148.03	142.06	137.41	133.73	130.79	128.42
9000	203.21	187.02	175.30	166.53	159.82	154.59	150.45	147.14	144.48
10000	225.79	207.80	194.77	185.03	177.57	171.76	167.17	163.49	160.53
11000	248.36	228.58	214.25	203.54	195.33	188.94	183.88	179.84	176.58
12000	270.94	249.36	233.73	222.04	213.09	206.11	200.60	196.19	192.63
13000	293.52	270.14	253.20	240.54	230.85	223.29	217.31	212.54	208.69
14000	316.10	290.92	272.68	259.04	248.60	240.46	234.03	228.89	224.74
15000	338.68	311.70	292.16	277.55	266.36	257.64	250.75	245.24	240.79
16000	361.25	332.48	311.64	296.05	284.12	274.82	267.46	261.58	256.84
17000	383.83	353.26	331.11	314.55	301.87	291.99	284.18	277.93	272.90
18000	406.41	374.04	350.59	333.05	319.63	309.17	300.89	294.28	288.95
19000	428.99	394.82	370.07	351.56	337.39	326.34	317.61	310.63	305.00
20000	451.57	415.60	389.54	370.06	355.14	343.52	334.33	326.98	321.05
21000	474.14	436.38	409.02	388.56	372.90	360.69	351.04	343.33	337.11
22000	496.72	457.16	428.50	407.07	390.66	377.87	367.76	359.68	353.16
23000	519.30	477.94	447.97	425.57	408.42	395.04	384.47	376.03	369.21
24000	541.88	498.72	467.45	444.07	426.17	412.22	401.19	392.37	385.26
25000	564.46	519.50	486.93	462.57	443.93	429.40	417.91	408.72	401.32
26000	587.03	540.28	506.40	481.08	461.69	446.57	434.62	425.07	417.37
27000	609.61	561.06	525.88	499.58	479.44	463.75	451.34	441.42	433.42
28000	632.19	581.84	545.36	518.08	497.20	480.92	468.05	457.77	449.47
29000	654.77	602.61	564.84	536.59	514.96	498.10	484.77	474.12	465.53
30000	677.35	623.39	584.31	555.09	532.71	515.27	501.49	490.47	481.58
31000	699.92	644.17	603.79	573.59	550.47	532.45	518.20	506.81	497.63
32000	722.50	664.95	623.27	592.09	568.23	549.63	534.92	523.16	513.68
33000	745.08	685.73	642.74	610.60	585.99	566.80	551.63	539.51	529.74
34000	767.66	706.51	662.22	629.10	603.74	583.98	568.35	555.86	545.79
35000	790.24	727.29	681.70	647.60	621.50	601.15	585.07	572.21	561.84
36000	812.81	748.07	701.17	666.10	639.26	618.33	601.78	588.56	577.89
37000	835.39	768.85	720.65	684.61	657.01	635.50	618.50	604.91	593.95
38000	857.97	789.63	740.13	703.11	674.77	652.68	635.22	621.26	610.00
39000	880.55	810.41	759.60	721.61	692.53	669.85	651.93	637.60	626.05
40000	903.13	831.19	779.08	740.12	710.28	687.03	668.65	653.95	642.10
45000	1016.02	935.09	876.47	832.63	799.07	772.91	752.23	735.70	722.37
50000	1128.91	1038.99	973.85	925.14	887.85	858.79	835.81	817.44	802.63
55000	1241.80	1142.89	1071.23	1017.66	976.64	944.66	919.39	899.18	882.89
60000	1354.69	1246.78	1168.62	1110.17	1065.42	1030.54	1002.97	980.93	963.15
63000	1467.58	1350.68	1266.00	1202.69	1154.21	1116.42	1086.55	1062.67	1043.42
70000	1580.61	1454.58	1363.39	1295.20	1242.99	1202.30	1170.13	1144.41	1123.68
75000	1693.36	1558.48	1460.77	1387.71	1331.78	1288.18	1253.71	1226.16	1203.94
80000	1806.25	1662.38	1558.16	1480.23	1420.56	1374.06	1337.29	1307.90	1284.20
85000	1919.14	1766.28	1655.54	1572.74	1509.35	1459.93	1420.87	1389.65	1364.47
90000	2032.03	1870.17	1752.93	1665.25	1598.13	1545.81	1504.45	1471.39	1444.73
95000	2144.92	1974.07	1850.31	1757.77	1686.92	1631.69	1588.03	1553.13	1524.99
100000	2257.81	2077.97	1947.69	1850.28	1775.70	1717.57	1671.61	1634.88	1605.25

PAIEMENT MENSUEL REQUIS
POUR L'AMORTISSEMENT DU PRÊT

TERMES MONTANT	15 ANS	16 ANS	17 ANS	18 ANS	19 ANS	20 ANS	21 ANS	22 ANS	23 ANS
25	.40	.40	.39	.39	.39	.38	.38	.38	.38
50	.80	.79	.78	.77	.77	.76	.76	.75	.75
75	1.19	1.18	1.16	1.15	1.15	1.14	1.13	1.13	1.12
100	1.59	1.57	1.55	1.54	1.53	1.52	1.51	1.50	1.50
200	3.17	3.13	3.10	3.07	3.05	3.03	3.01	3.00	2.99
300	4.75	4.69	4.64	4.60	4.57	4.54	4.52	4.50	4.48
400	6.33	6.25	6.19	6.13	6.09	6.05	6.02	6.00	5.98
500	7.91	7.81	7.73	7.67	7.61	7.57	7.53	7.50	7.47
600	9.49	9.37	9.28	9.20	9.13	9.08	9.03	8.99	8.96
700	11.07	10.94	10.82	10.73	10.65	10.59	10.54	10.49	10.46
800	12.65	12.50	12.37	12.26	12.17	12.10	12.04	11.99	11.95
900	14.24	14.06	13.91	13.79	13.70	13.61	13.55	13.49	13.44
1000	15.82	15.62	15.46	15.33	15.22	15.13	15.05	14.99	14.93
2000	31.63	31.24	30.91	30.65	30.43	30.25	30.09	29.97	29.86
2500	39.53	39.04	38.64	38.31	38.03	37.81	37.61	37.46	37.33
3000	47.44	46.85	46.37	45.97	45.64	45.37	45.14	44.95	44.79
4000	63.25	62.47	61.82	61.29	60.85	60.49	60.18	59.93	59.72
5000	79.06	78.08	77.28	76.61	76.06	75.61	75.23	74.91	74.65
6000	94.88	93.70	92.73	91.93	91.27	90.73	90.27	89.90	89.58
7000	110.69	109.31	108.18	107.25	106.48	105.85	105.32	104.88	104.51
8000	126.50	124.93	123.64	122.57	121.70	120.97	120.36	119.86	119.44
9000	142.31	140.54	139.09	137.90	136.91	136.09	135.41	134.84	134.37
10000	158.12	156.16	154.55	153.22	152.12	151.21	150.45	149.82	149.30
11000	173.94	171.77	170.00	168.54	167.33	166.33	165.50	164.80	164.23
12000	189.75	187.39	185.45	183.86	182.54	181.45	180.54	179.79	179.16
13000	205.56	203.00	200.91	199.18	197.75	196.57	195.58	194.77	194.09
14000	221.37	218.62	216.36	214.50	212.96	211.69	210.63	209.75	209.01
15000	237.18	234.24	231.82	229.82	228.17	226.81	225.67	224.73	223.94
16000	252.99	249.85	247.27	245.14	243.39	241.93	240.72	239.71	238.87
17000	268.81	265.47	262.72	260.46	258.60	257.05	255.76	254.69	253.80
18000	284.62	281.08	278.18	275.79	273.81	272.17	270.81	269.68	268.73
19000	300.43	296.70	293.63	291.11	289.02	287.29	285.85	284.66	283.66
20000	316.24	312.31	309.09	306.43	304.23	302.41	300.90	299.64	298.59
21000	332.05	327.93	324.54	321.75	319.44	317.53	315.94	314.62	313.52
22000	347.87	343.54	339.99	337.07	334.65	332.65	330.99	329.60	328.45
23000	363.68	359.16	355.45	352.39	349.86	347.77	346.03	344.58	343.38
24000	379.49	374.77	370.90	367.71	365.08	362.89	361.08	359.57	358.31
25000	395.30	390.39	386.36	383.03	380.29	378.01	376.12	374.55	373.24
26000	411.11	406.00	401.81	398.35	395.50	393.13	391.16	389.53	388.17
27000	426.93	421.62	417.26	413.68	410.71	408.25	406.21	404.51	403.09
28000	442.74	437.23	432.72	429.00	425.92	423.37	421.25	419.49	418.02
29000	458.55	452.85	448.17	444.32	441.13	438.49	436.30	434.47	432.95
30000	474.36	468.47	463.63	459.64	456.34	453.61	451.34	449.46	447.88
31000	490.17	484.08	479.08	474.96	471.55	468.73	466.39	464.44	462.81
32000	505.98	499.70	494.53	490.28	486.77	483.85	481.43	479.42	477.74
33000	521.80	515.31	509.99	505.60	501.98	498.97	496.48	494.40	492.67
34000	537.61	530.93	525.44	520.92	517.19	514.09	511.52	509.38	507.60
35000	553.42	546.54	540.90	536.24	532.40	529.21	526.57	524.36	522.53
36000	569.23	562.16	556.35	551.57	547.61	544.33	541.61	539.35	537.46
37000	585.04	577.77	571.80	566.89	562.82	559.45	556.66	554.33	552.39
38000	600.86	593.39	587.26	582.21	578.03	574.57	571.70	569.31	567.32
39000	616.67	609.00	602.71	597.53	593.24	589.69	586.74	584.29	582.25
40000	632.48	624.62	618.17	612.85	608.46	604.81	601.79	599.27	597.18
45000	711.54	702.70	695.44	689.46	684.51	680.41	677.01	674.18	671.82
50000	790.60	780.77	772.71	766.06	760.57	756.02	752.24	749.09	746.47
55000	869.66	858.85	849.98	842.67	836.62	831.62	827.46	824.00	821.11
60000	948.72	936.93	927.25	919.27	912.68	907.22	902.68	898.91	895.76
65000	1027.78	1015.00	1004.52	995.88	988.74	982.82	977.90	973.81	970.41
70000	1106.84	1093.08	1081.79	1072.48	1064.79	1058.42	1053.13	1048.72	1045.05
75000	1185.90	1171.16	1159.06	1149.09	1140.85	1134.02	1128.35	1123.63	1119.70
80000	1264.95	1249.23	1236.33	1225.69	1216.91	1209.62	1203.57	1198.54	1194.35
85000	1344.01	1327.31	1313.13	1302.30	1292.96	1285.22	1278.80	1273.45	1268.99
90000	1423.07	1405.39	1390.87	1378.91	1369.02	1360.82	1354.02	1348.36	1343.64
95000	1502.13	1483.46	1468.14	1455.51	1445.07	1436.43	1429.24	1423.26	1418.28
100000	1581.19	1561.54	1545.41	1532.12	1521.13	1512.03	1504.47	1498.17	1492.93

TERMES MONTANT	24 ANS	25 ANS	26 ANS	27 ANS	28 ANS	29 ANS	30 ANS	35 ANS	40 ANS
25	.38	.38	.38	.37	.37	.37	.37	.37	.37
50	.75	.75	.75	.74	.74	.74	.74	.74	.74
75	1.12	1.12	1.12	1.11	1.11	1.11	1.11	1.11	1.11
100	1.49	1.49	1.49	1.48	1.48	1.48	1.48	1.47	1.47
200	2.98	2.97	2.97	2.96	2.96	2.96	2.95	2.94	2.94
300	4.47	4.46	4.45	4.44	4.44	4.43	4.43	4.41	4.41
400	5.96	5.94	5.93	5.92	5.91	5.91	5.90	5.88	5.87
500	7.45	7.43	7.41	7.40	7.39	7.38	7.37	7.35	7.34
600	8.94	8.91	8.90	8.88	8.87	8.86	8.85	8.82	8.81
700	10.42	10.40	10.38	10.36	10.35	10.33	10.32	10.29	10.28
800	11.91	11.88	11.86	11.84	11.82	11.81	11.80	11.76	11.74
900	13.40	13.37	13.34	13.32	13.30	13.28	13.27	13.23	13.21
1000	14.89	14.85	14.82	14.80	14.78	14.76	14.74	14.70	14.68
2000	29.78	29.70	29.64	29.59	29.55	29.51	29.48	29.39	29.35
2500	37.22	37.13	37.05	36.99	36.93	36.89	36.85	36.74	36.69
3000	44.66	44.55	44.46	44.38	44.32	44.27	44.22	44.08	44.03
4000	59.55	59.40	59.28	59.18	59.09	59.02	58.96	58.78	58.70
5000	74.43	74.25	74.10	73.97	73.86	73.77	73.70	73.47	73.37
6000	89.32	89.10	88.92	88.76	88.63	88.53	88.44	88.16	88.05
7000	104.20	103.95	103.73	103.56	103.41	103.28	103.17	102.86	102.72
8000	119.09	118.80	118.55	118.35	118.18	118.03	117.91	117.55	117.40
9000	133.97	133.65	133.37	133.14	132.95	132.79	132.65	132.24	132.07
10000	148.86	148.49	148.19	147.93	147.72	147.54	147.39	146.93	146.74
11000	163.75	163.34	163.01	162.73	162.49	162.29	162.13	161.63	161.42
12000	178.63	178.19	177.83	177.52	177.26	177.05	176.87	176.32	176.09
13000	193.52	193.04	192.64	192.31	192.03	191.80	191.61	191.01	190.77
14000	208.40	207.89	207.46	207.11	206.81	206.55	206.34	205.71	205.44
15000	223.29	222.74	222.28	221.90	221.58	221.31	221.08	220.40	220.11
16000	238.17	237.59	237.10	236.69	236.35	236.06	235.82	235.09	234.79
17000	253.06	252.44	251.92	251.48	251.12	250.82	250.56	249.78	249.46
18000	267.94	267.29	266.74	266.28	265.89	265.57	265.30	264.48	264.14
19000	282.83	282.14	281.56	281.07	280.66	280.32	280.04	279.17	278.81
20000	297.72	296.98	296.37	295.86	295.43	295.08	294.78	293.86	293.48
21000	312.60	311.83	311.19	310.66	310.21	309.83	309.51	308.56	308.16
22000	327.49	326.68	326.01	325.45	324.98	324.58	324.25	323.25	322.83
23000	342.37	341.53	340.83	340.24	339.75	339.34	338.99	337.94	337.51
24000	357.26	356.38	355.65	355.03	354.52	354.09	353.73	352.64	352.18
25000	372.14	371.23	370.47	369.83	369.29	368.84	368.47	367.33	366.85
26000	387.03	386.08	385.28	384.62	384.06	383.59	383.21	382.02	381.53
27000	401.91	400.93	400.10	399.41	398.84	398.35	397.95	396.71	396.20
28000	416.80	415.78	414.92	414.21	413.61	413.10	412.68	411.41	410.88
29000	431.68	430.63	429.74	429.00	428.38	427.86	427.42	426.10	425.55
30000	446.57	445.47	444.56	443.79	443.15	442.61	442.16	440.79	440.22
31000	461.46	460.32	459.38	458.58	457.92	457.37	456.90	455.49	454.90
32000	476.34	475.17	474.19	473.38	472.69	472.12	471.64	470.18	469.57
33000	491.23	490.02	489.01	488.17	487.46	486.87	486.38	484.87	484.25
34000	506.11	504.87	503.83	502.96	502.24	501.63	501.12	499.56	498.92
35000	521.00	519.72	518.65	517.76	517.01	516.38	515.85	514.26	513.59
36000	535.88	534.57	533.47	532.55	531.78	531.13	530.59	528.95	528.27
37000	550.77	549.42	548.29	547.34	546.55	545.89	545.33	543.64	542.94
38000	565.65	564.27	563.11	562.13	561.32	560.64	560.07	558.34	557.62
39000	580.54	579.11	577.92	576.93	576.09	575.39	574.81	573.03	572.29
40000	595.43	593.96	592.74	591.72	590.86	590.15	589.55	587.72	586.96
45000	669.85	668.21	666.83	665.68	664.72	663.92	663.24	661.19	660.33
50000	744.28	742.45	740.93	739.65	738.58	737.68	736.93	734.65	733.70
55000	818.71	816.70	815.02	813.61	812.44	811.45	810.63	808.12	807.07
60000	893.14	890.94	889.11	887.58	886.29	885.22	884.32	881.58	880.44
65000	967.56	965.19	963.20	961.54	960.15	958.99	958.01	955.05	953.81
70000	1041.99	1039.43	1037.29	1035.51	1034.01	1032.75	1031.70	1028.51	1027.18
75000	1116.42	1113.68	1111.39	1109.47	1107.87	1106.52	1105.40	1101.98	1100.55
80000	1190.85	1187.92	1185.48	1183.43	1181.72	1180.29	1179.09	1175.44	1173.92
85000	1265.27	1262.17	1259.57	1257.40	1255.58	1254.06	1252.78	1248.90	1247.29
90000	1339.70	1336.41	1333.66	1331.36	1329.44	1327.83	1326.48	1322.37	1320.66
95000	1414.13	1410.66	1407.76	1405.33	1403.30	1401.59	1400.17	1395.83	1394.03
100000	1488.56	1484.90	1481.85	1479.29	1477.15	1475.36	1473.86	1469.30	1467.40

PAIEMENT MENSUEL REQUIS
POUR L'AMORTISSEMENT DU PRÊT

TERMES MONTANT	1 AN	1½ AN	2 ANS	2½ ANS	3 ANS	3½ ANS	4 ANS	4½ ANS	5 ANS
25	2.29	1.60	1.25	1.04	.91	.81	.74	.68	.64
50	4.58	3.19	2.50	2.08	1.81	1.61	1.47	1.36	1.27
75	6.87	4.78	3.74	3.12	2.71	2.42	2.20	2.03	1.90
100	9.16	6.38	4.99	4.16	3.61	3.22	2.93	2.71	2.53
200	18.32	12.75	9.97	8.32	7.21	6.44	5.86	5.42	5.06
300	27.48	19.12	14.96	12.47	10.82	9.66	8.79	8.12	7.59
400	36.64	25.49	19.94	16.63	14.43	12.87	11.72	10.83	10.12
500	45.80	31.87	24.92	20.78	18.04	16.09	14.65	13.53	12.65
600	54.96	38.24	29.91	24.94	21.64	19.31	17.58	16.24	15.18
700	64.12	44.61	34.89	29.09	25.25	22.53	20.50	18.95	17.71
800	73.28	50.98	39.88	33.25	28.86	25.74	23.43	21.65	20.24
900	82.44	57.36	44.86	37.40	32.46	28.96	26.36	24.36	22.77
1000	91.60	63.73	49.84	41.56	36.07	32.18	29.29	27.06	25.30
2000	183.20	127.45	99.68	83.11	72.13	64.35	58.57	54.12	50.60
2500	229.00	159.31	124.60	103.89	90.17	80.44	73.21	67.65	63.25
3000	274.79	191.17	149.52	124.66	108.20	96.53	87.86	81.18	75.90
4000	366.39	254.89	199.36	166.22	144.26	128.70	117.14	108.24	101.20
5000	457.99	318.62	249.20	207.77	180.33	160.88	146.42	135.30	126.50
6000	549.58	382.34	299.04	249.32	216.39	193.05	175.71	162.35	151.79
7000	641.18	446.06	348.88	290.88	252.46	225.23	204.99	189.41	177.09
8000	732.78	509.78	398.72	332.43	288.52	257.40	234.27	216.47	202.39
9000	824.37	573.51	448.56	373.98	324.59	289.58	263.56	243.53	227.69
10000	915.97	637.23	498.40	415.54	360.65	321.75	292.84	270.59	252.99
11000	1007.57	700.95	548.24	457.09	396.72	353.93	322.12	297.64	278.29
12000	1099.16	764.67	598.08	498.64	432.78	386.10	351.41	324.70	303.58
13000	1190.76	828.39	647.92	540.19	468.84	418.28	380.69	351.76	328.88
14000	1282.36	892.12	697.76	581.75	504.91	450.45	409.97	378.82	354.18
15000	1373.95	955.84	747.60	623.30	540.97	482.63	439.26	405.88	379.48
16000	1465.55	1019.56	797.44	664.85	577.04	514.80	468.54	432.93	404.78
17000	1557.15	1083.28	847.28	706.41	613.10	546.97	497.83	459.99	430.07
18000	1648.74	1147.01	897.12	747.96	649.17	579.15	527.11	487.05	455.37
19000	1740.34	1210.73	946.96	789.51	685.23	611.32	556.39	514.11	480.67
20000	1831.94	1274.45	996.79	831.07	721.30	643.50	585.68	541.17	505.97
21000	1923.53	1338.17	1046.63	872.62	757.36	675.67	614.96	568.22	531.27
22000	2015.13	1401.90	1096.47	914.17	793.43	707.85	644.24	595.28	556.57
23000	2106.73	1465.62	1146.31	955.73	829.49	740.02	673.53	622.34	581.86
24000	2198.32	1529.34	1196.15	997.28	865.55	772.20	702.81	649.40	607.16
25000	2289.92	1593.06	1245.99	1038.83	901.62	804.37	732.09	676.46	632.46
26000	2381.52	1656.78	1295.83	1080.38	937.68	836.55	761.38	703.51	657.76
27000	2473.11	1720.51	1345.67	1121.94	973.75	868.72	790.66	730.57	683.06
28000	2564.71	1784.23	1395.51	1163.49	1009.81	900.89	819.94	757.63	708.36
29000	2656.31	1847.95	1445.35	1205.04	1045.88	933.07	849.23	784.69	733.65
30000	2747.90	1911.67	1495.19	1246.60	1081.94	965.24	878.51	811.75	758.95
31000	2839.50	1975.40	1545.03	1288.15	1118.01	997.42	907.79	838.80	784.25
32000	2931.10	2039.12	1594.87	1329.70	1154.07	1029.59	937.08	865.86	809.55
33000	3022.69	2102.84	1644.71	1371.26	1190.14	1061.77	966.36	892.92	834.85
34000	3114.29	2166.56	1694.55	1412.81	1226.20	1093.94	995.65	919.98	860.14
35000	3205.89	2230.29	1744.39	1454.36	1262.27	1126.12	1024.93	947.04	885.44
36000	3297.48	2294.01	1794.23	1495.92	1298.33	1158.29	1054.21	974.09	910.74
37000	3389.08	2357.73	1844.07	1537.47	1334.39	1190.47	1083.50	1001.15	936.04
38000	3480.68	2421.45	1893.91	1579.02	1370.46	1222.64	1112.78	1028.21	961.34
39000	3572.27	2485.17	1943.75	1620.57	1406.52	1254.82	1142.06	1055.27	986.64
40000	3663.87	2548.90	1993.58	1662.13	1442.59	1286.99	1171.35	1082.33	1011.93
45000	4121.85	2867.51	2242.78	1869.89	1622.91	1447.86	1317.76	1217.62	1138.43
50000	4579.84	3186.12	2491.98	2077.66	1803.23	1608.74	1464.18	1352.91	1264.92
55000	5037.82	3504.73	2741.18	2285.42	1983.56	1769.61	1610.60	1488.20	1391.41
60000	5495.80	3823.34	2990.37	2493.19	2163.88	1930.48	1757.02	1623.49	1517.90
65000	5953.79	4141.95	3239.57	2700.95	2344.20	2091.36	1903.44	1758.78	1644.39
70000	6411.77	4460.57	3488.77	2908.72	2524.53	2252.23	2049.85	1894.07	1770.88
75000	6869.75	4779.18	3737.97	3116.49	2704.85	2413.10	2196.27	2029.36	1897.37
80000	7327.74	5097.79	3987.16	3324.25	2885.17	2573.98	2342.69	2164.65	2023.86
85000	7785.72	5416.40	4236.36	3532.02	3065.49	2734.85	2489.11	2299.94	2150.35
90000	8243.70	5735.01	4485.56	3739.78	3245.82	2895.72	2635.52	2435.23	2276.85
95000	8701.69	6053.62	4734.76	3947.55	3426.14	3056.60	2781.94	2570.52	2403.34
100000	9159.67	6372.24	4983.95	4155.31	3606.46	3217.47	2928.36	2705.81	2529.83

TERMES MONTANT	6 ANS	7 ANS	8 ANS	9 ANS	10 ANS	11 ANS	12 ANS	13 ANS	14 ANS
25	.57	.53	.50	.47	.45	.44	.43	.42	.41
50	1.14	1.05	.99	.94	.90	.87	.85	.83	.82
75	1.71	1.57	1.48	1.40	1.35	1.30	1.27	1.24	1.22
100	2.28	2.10	1.97	1.87	1.80	1.74	1.69	1.66	1.63
200	4.55	4.19	3.93	3.73	3.59	3.47	3.38	3.31	3.25
300	6.82	6.28	5.89	5.60	5.38	5.20	5.07	4.96	4.87
400	9.09	8.37	7.85	7.46	7.16	6.94	6.75	6.61	6.49
500	11.36	10.46	9.81	9.33	8.96	8.67	8.44	8.26	8.11
600	13.63	12.55	11.78	11.19	10.75	10.40	10.13	9.91	9.73
700	15.90	14.65	13.74	13.06	12.54	12.13	11.82	11.56	11.36
800	18.17	16.74	15.70	14.92	14.33	13.87	13.50	13.21	12.98
900	20.44	18.83	17.66	16.79	16.12	15.60	15.19	14.86	14.60
1000	22.71	20.92	19.62	18.65	17.91	17.33	16.88	16.51	16.22
2000	45.42	41.84	39.24	37.30	35.82	34.66	33.75	33.02	32.44
2500	56.78	52.29	49.05	46.62	44.77	43.33	42.19	41.28	40.54
3000	68.13	62.75	58.86	55.95	53.72	51.99	50.62	49.53	48.65
4000	90.84	83.67	78.47	74.59	71.63	69.32	67.50	66.04	64.87
5000	113.55	104.58	98.09	93.24	89.53	86.65	84.37	82.55	81.08
6000	136.26	125.50	117.71	111.89	107.44	103.98	101.24	99.06	97.30
7000	158.97	146.41	137.33	130.54	125.35	121.30	118.11	115.57	113.52
8000	181.68	167.33	156.94	149.18	143.25	138.63	134.99	132.08	129.73
9000	204.38	188.24	176.56	167.83	161.16	155.96	151.86	148.58	145.95
10000	227.09	209.16	196.18	186.48	179.06	173.29	168.73	165.09	162.16
11000	249.80	230.07	215.79	205.13	196.97	190.62	185.60	181.60	178.38
12000	272.51	250.99	235.41	223.77	214.88	207.95	202.48	198.11	194.60
13000	295.22	271.90	255.03	242.42	232.78	225.28	219.35	214.62	210.81
14000	317.93	292.82	274.65	261.07	250.69	242.60	236.22	231.13	227.03
15000	340.64	313.73	294.26	279.72	268.59	259.93	253.10	247.64	243.24
16000	363.35	334.65	313.88	298.36	286.50	277.26	269.97	264.15	259.46
17000	386.06	355.56	333.50	317.01	304.41	294.59	286.84	280.66	275.68
18000	408.76	376.48	353.11	335.66	322.31	311.92	303.71	297.16	291.89
19000	431.47	397.40	372.73	354.31	340.22	329.25	320.59	313.67	308.11
20000	454.18	418.31	392.35	372.95	358.12	346.58	337.46	330.18	324.32
21000	476.89	439.23	411.97	391.60	376.03	363.90	354.33	346.69	340.54
22000	499.60	460.14	431.58	410.25	393.93	381.23	371.20	363.20	356.75
23000	522.31	481.06	451.20	428.90	411.84	398.56	388.08	379.71	372.97
24000	545.02	501.97	470.82	447.54	429.75	415.89	404.95	396.22	389.19
25000	567.73	522.89	490.43	466.19	447.65	433.22	421.82	412.73	405.40
26000	590.44	543.80	510.05	484.84	465.56	450.55	438.70	429.24	421.62
27000	613.14	564.72	529.67	503.49	483.46	467.88	455.57	445.74	437.83
28000	635.85	585.63	549.29	522.13	501.37	485.20	472.44	462.25	454.05
29000	658.56	606.55	568.90	540.78	519.28	502.53	489.31	478.76	470.27
30000	681.27	627.46	588.52	559.43	537.18	519.86	506.19	495.27	486.48
31000	703.98	648.38	608.14	578.08	555.09	537.19	523.06	511.78	502.70
32000	726.69	669.29	627.75	596.72	572.99	554.52	539.93	528.29	518.91
33000	749.40	690.21	647.37	615.37	590.90	571.85	556.80	544.80	535.13
34000	772.11	711.12	666.99	634.02	608.81	589.17	573.68	561.31	551.35
35000	794.82	732.04	686.61	652.67	626.71	606.50	590.55	577.82	567.56
36000	817.52	752.96	706.22	671.31	644.62	623.83	607.42	594.32	583.78
37000	840.23	773.87	725.84	689.96	662.52	641.16	624.30	610.83	599.99
38000	862.94	794.79	745.46	708.61	680.43	658.49	641.17	627.34	616.21
39000	885.65	815.70	765.07	727.26	698.33	675.82	658.04	643.85	632.43
40000	908.36	836.62	784.69	745.90	716.24	693.15	674.91	660.36	648.64
45000	1021.90	941.19	882.78	839.14	805.77	779.79	759.28	742.90	729.72
50000	1135.45	1045.77	980.86	932.38	895.30	866.43	843.64	825.45	810.80
55000	1248.99	1150.35	1078.95	1025.62	984.83	953.07	928.00	907.99	891.88
60000	1362.54	1254.92	1177.03	1118.85	1074.36	1039.72	1012.37	990.54	972.96
65000	1476.08	1359.50	1275.12	1212.09	1163.89	1126.36	1096.73	1073.08	1054.04
70000	1589.63	1464.07	1373.21	1305.33	1253.42	1213.00	1181.09	1155.63	1135.12
75000	1703.17	1568.65	1471.29	1398.56	1342.95	1299.64	1265.46	1238.17	1216.20
80000	1816.71	1673.23	1569.38	1491.80	1432.48	1386.29	1349.82	1320.71	1297.28
85000	1930.26	1777.80	1667.46	1585.04	1522.01	1472.93	1434.19	1403.26	1378.36
90000	2043.80	1882.38	1765.55	1678.28	1611.54	1559.57	1518.55	1485.80	1459.44
95000	2157.35	1986.96	1863.63	1771.51	1701.06	1646.22	1602.91	1568.35	1540.52
100000	2270.89	2091.53	1961.72	1864.75	1790.59	1732.86	1687.28	1650.89	1621.60

PAIEMENT MENSUEL REQUIS
POUR L'AMORTISSEMENT DU PRÊT

TERMES MONTANT	15 ANS	16 ANS	17 ANS	18 ANS	19 ANS	20 ANS	21 ANS	22 ANS	23 ANS
25	.40	.40	.40	.39	.39	.39	.39	.38	.38
50	.80	.79	.79	.78	.77	.77	.77	.76	.76
75	1.20	1.19	1.18	1.17	1.16	1.15	1.15	1.14	1.14
100	1.60	1.58	1.57	1.55	1.54	1.53	1.53	1.52	1.52
200	3.20	3.16	3.13	3.10	3.08	3.06	3.05	3.04	3.03
300	4.80	4.74	4.69	4.65	4.62	4.59	4.57	4.55	4.54
400	6.40	6.32	6.26	6.20	6.16	6.12	6.09	6.07	6.05
500	7.99	7.90	7.82	7.75	7.70	7.65	7.62	7.59	7.56
600	9.59	9.48	9.38	9.30	9.24	9.18	9.14	9.10	9.07
700	11.19	11.05	10.94	10.85	10.78	10.71	10.66	10.62	10.58
800	12.79	12.63	12.51	12.40	12.32	12.24	12.18	12.14	12.09
900	14.39	14.21	14.07	13.95	13.85	13.77	13.71	13.65	13.61
1000	15.98	15.79	15.63	15.50	15.39	15.30	15.23	15.17	15.12
2000	31.96	31.57	31.26	31.00	30.78	30.60	30.45	30.33	30.23
2500	39.95	39.47	39.07	38.74	38.47	38.25	38.07	37.91	37.79
3000	47.94	47.36	46.88	46.49	46.17	45.90	45.68	45.49	45.34
4000	63.92	63.14	62.51	61.99	61.56	61.20	60.90	60.66	60.45
5000	79.90	78.93	78.13	77.48	76.94	76.50	76.13	75.82	75.57
6000	95.87	94.71	93.76	92.98	92.33	91.80	91.35	90.98	90.68
7000	111.85	110.50	109.39	108.47	107.72	107.09	106.58	106.15	105.79
8000	127.83	126.28	125.01	123.97	123.11	122.39	121.80	121.31	120.90
9000	143.81	142.07	140.64	139.46	138.49	137.69	137.03	136.47	136.01
10000	159.79	157.85	156.26	154.96	153.88	152.99	152.25	151.64	151.13
11000	175.77	173.64	171.89	170.45	169.27	168.29	167.48	166.80	166.24
12000	191.74	189.42	187.51	185.95	184.66	183.59	182.70	181.96	181.35
13000	207.72	205.20	203.14	201.44	200.04	198.88	197.92	197.13	196.46
14000	223.70	220.99	218.77	216.94	215.43	214.18	213.15	212.29	211.58
15000	239.68	236.77	234.39	232.43	230.82	229.48	228.37	227.45	226.69
16000	255.66	252.56	250.02	247.93	246.21	244.78	243.60	242.62	241.80
17000	271.64	268.34	265.64	263.42	261.59	260.08	258.82	257.78	256.91
18000	287.61	284.13	281.27	278.92	276.98	275.38	274.05	272.94	272.02
19000	303.59	299.91	296.90	294.42	292.37	290.68	289.27	288.11	287.14
20000	319.57	315.70	312.52	309.91	307.76	305.97	304.50	303.27	302.25
21000	335.55	331.48	328.15	325.41	323.14	321.27	319.72	318.43	317.36
22000	351.53	347.27	343.77	340.90	338.53	336.57	334.95	333.60	332.47
23000	367.51	363.05	359.40	356.40	353.92	351.87	350.17	348.76	347.59
24000	383.48	378.83	375.02	371.89	369.31	367.17	365.39	363.92	362.70
25000	399.46	394.62	390.65	387.39	384.69	382.47	380.62	379.09	377.81
26000	415.44	410.40	406.28	402.88	400.08	397.76	395.84	394.25	392.92
27000	431.42	426.19	421.90	418.38	415.47	413.06	411.07	409.41	408.03
28000	447.40	441.97	437.53	433.87	430.86	428.36	426.29	424.58	423.14
29000	463.38	457.76	453.15	449.37	446.24	443.66	441.52	439.74	438.26
30000	479.35	473.54	468.78	464.86	461.63	458.96	456.74	454.90	453.37
31000	495.33	489.33	484.41	480.36	477.02	474.26	471.97	470.06	468.48
32000	511.31	505.11	500.03	495.85	492.41	489.55	487.19	485.23	483.60
33000	527.29	520.90	515.66	511.35	507.79	504.85	502.42	500.39	498.71
34000	543.27	536.68	531.28	526.84	523.18	520.15	517.64	515.55	513.82
35000	559.25	552.47	546.91	542.34	538.57	535.45	532.86	530.72	528.93
36000	575.22	568.25	562.53	557.83	553.96	550.75	548.09	545.88	544.04
37000	591.20	584.03	578.16	573.33	569.34	566.05	563.31	561.04	559.16
38000	607.18	599.82	593.79	588.83	584.73	581.35	578.54	576.21	574.27
39000	623.16	615.60	609.41	604.32	600.12	596.64	593.76	591.37	589.38
40000	639.14	631.39	625.04	619.82	615.51	611.94	608.99	606.53	604.49
45000	719.03	710.31	703.17	697.29	692.44	688.43	685.11	682.35	680.05
50000	798.92	789.23	781.30	774.77	769.38	764.93	761.23	758.17	755.62
55000	878.81	868.16	859.43	852.24	846.32	841.42	837.36	833.98	831.18
60000	958.70	947.08	937.55	929.72	923.26	917.92	913.48	909.80	906.74
65000	1038.60	1026.00	1015.68	1007.20	1000.20	994.40	989.60	985.61	982.30
70000	1118.49	1104.93	1093.81	1084.67	1077.13	1070.90	1065.72	1061.43	1057.86
75000	1198.38	1183.85	1171.94	1162.15	1154.07	1147.39	1141.85	1137.25	1133.42
80000	1278.27	1262.77	1250.07	1239.63	1231.01	1223.88	1217.97	1213.06	1208.98
85000	1358.16	1341.69	1328.20	1317.10	1307.95	1300.37	1294.09	1288.88	1284.54
90000	1438.05	1420.62	1406.33	1394.58	1384.88	1376.86	1370.22	1364.69	1360.10
95000	1517.95	1499.54	1484.46	1472.06	1461.82	1453.36	1446.34	1440.51	1435.66
100000	1597.84	1578.46	1562.59	1549.53	1538.76	1529.85	1522.46	1516.33	1511.23

PAIEMENT MENSUEL REQUIS
POUR L'AMORTISSEMENT DU PRÊT — 18½%

TERMES MONTANT	24 ANS	25 ANS	26 ANS	27 ANS	28 ANS	28 ANS	30 ANS	35 ANS	40 ANS
25	.38	.38	.38	.38	.38	.38	.38	.38	.38
50	.76	.76	.76	.75	.75	.75	.75	.75	.75
75	1.14	1.13	1.13	1.13	1.13	1.13	1.12	1.12	1.12
100	1.51	1.51	1.51	1.50	1.50	1.50	1.50	1.49	1.49
200	3.02	3.01	3.01	3.00	3.00	2.99	2.99	2.98	2.98
300	4.53	4.52	4.51	4.50	4.49	4.49	4.48	4.47	4.46
400	6.03	6.02	6.01	6.00	5.99	5.98	5.98	5.96	5.95
500	7.54	7.52	7.51	7.50	7.48	7.48	7.47	7.45	7.44
600	9.05	9.03	9.01	8.99	8.98	8.97	8.96	8.94	8.92
700	10.55	10.53	10.51	10.49	10.48	10.46	10.45	10.42	10.41
800	12.06	12.03	12.01	11.99	11.97	11.96	11.95	11.91	11.90
900	13.57	13.54	13.51	13.49	13.47	13.45	13.44	13.40	13.38
1000	15.07	15.04	15.01	14.99	14.96	14.95	14.93	14.89	14.87
2000	30.14	30.07	30.01	29.97	29.92	29.89	29.86	29.77	29.74
2500	37.68	37.59	37.52	37.46	37.40	37.36	37.32	37.22	37.17
3000	45.21	45.11	45.02	44.95	44.88	44.83	44.79	44.66	44.60
4000	60.28	60.14	60.02	59.93	59.84	59.77	59.72	59.54	59.47
5000	75.35	75.18	75.03	74.91	74.80	74.72	74.64	74.43	74.34
6000	90.42	90.21	90.03	89.89	89.76	89.66	89.57	89.31	89.20
7000	105.49	105.25	105.04	104.87	104.72	104.60	104.50	104.20	104.07
8000	120.56	120.28	120.04	119.85	119.68	119.54	119.43	119.08	118.94
9000	135.63	135.31	135.05	134.83	134.64	134.49	134.36	133.96	133.80
10000	150.70	150.35	150.05	149.81	149.60	149.43	149.28	148.85	148.67
11000	165.77	165.38	165.06	164.79	164.56	164.37	164.21	163.73	163.54
12000	180.84	180.42	180.06	179.77	179.52	179.31	179.14	178.62	178.40
13000	195.91	195.45	195.07	194.75	194.48	194.26	194.07	193.50	193.27
14000	210.98	210.49	210.07	209.73	209.44	209.20	209.00	208.39	208.14
15000	226.05	225.52	225.08	224.71	224.40	224.14	223.92	223.27	223.00
16000	241.12	240.55	240.08	239.69	239.36	239.08	238.85	238.16	237.87
17000	256.19	255.59	255.09	254.67	254.32	254.02	253.78	253.04	252.74
18000	271.26	270.62	270.09	269.65	269.28	268.97	268.71	267.92	267.60
19000	286.33	285.66	285.10	284.63	284.24	283.91	283.64	282.81	282.47
20000	301.40	300.69	300.10	299.61	299.20	298.85	298.56	297.69	297.34
21000	316.47	315.73	315.11	314.59	314.16	313.79	313.49	312.58	312.20
22000	331.54	330.76	330.11	329.57	329.11	328.74	328.42	327.46	327.07
23000	346.61	345.79	345.12	344.55	344.07	343.68	343.35	342.35	341.94
24000	361.68	360.83	360.12	359.53	359.03	358.62	358.28	357.23	356.80
25000	376.75	375.86	375.12	374.51	373.99	373.56	373.20	372.12	371.67
26000	391.82	390.90	390.13	389.49	388.95	388.51	388.13	387.00	386.54
27000	406.89	405.93	405.13	404.47	403.91	403.45	403.06	401.88	401.40
28000	421.96	420.97	420.14	419.45	418.87	418.39	417.99	416.77	416.27
29000	437.03	436.00	435.14	434.43	433.83	433.33	432.91	431.65	431.14
30000	452.10	451.03	450.15	449.41	448.79	448.27	447.84	446.54	446.00
31000	467.17	466.07	465.15	464.39	463.75	463.22	462.77	461.42	460.87
32000	482.24	481.10	480.16	479.37	478.71	478.16	477.70	476.31	475.73
33000	497.31	496.14	495.16	494.35	493.67	493.10	492.63	491.19	490.60
34000	512.38	511.17	510.17	509.33	508.63	508.04	507.55	506.08	505.47
35000	527.45	526.21	525.17	524.31	523.59	522.99	522.48	520.96	520.33
36000	542.52	541.24	540.18	539.29	538.55	537.93	537.41	535.84	535.20
37000	557.58	556.27	555.18	554.27	553.51	552.87	552.34	550.73	550.07
38000	572.65	571.31	570.19	569.25	568.47	567.81	567.27	565.61	564.93
39000	587.72	586.34	585.19	584.23	583.43	582.76	582.19	580.50	579.80
40000	602.79	601.38	600.20	599.21	598.39	597.70	597.12	595.38	594.67
45000	678.14	676.55	675.22	674.11	673.18	672.41	671.76	669.80	669.00
50000	753.49	751.72	750.24	749.01	747.98	747.12	746.40	744.23	743.33
55000	828.84	826.89	825.27	823.91	822.78	821.83	821.04	818.65	817.67
60000	904.19	902.06	900.29	898.81	897.58	896.54	895.68	893.07	892.00
65000	979.54	977.24	975.32	973.71	972.37	971.26	970.32	967.49	966.33
70000	1054.89	1052.41	1050.34	1048.61	1047.17	1045.97	1044.96	1041.92	1040.66
75000	1130.23	1127.58	1125.36	1123.51	1121.97	1120.68	1119.60	1116.34	1115.00
80000	1205.58	1202.75	1200.39	1198.42	1196.77	1195.39	1194.24	1190.76	1189.33
85000	1280.93	1277.92	1275.41	1273.32	1271.57	1270.10	1268.88	1265.18	1263.66
90000	1356.28	1353.09	1350.44	1348.22	1346.36	1344.81	1343.52	1339.60	1338.00
95000	1431.63	1428.27	1425.46	1423.12	1421.16	1419.53	1418.16	1414.03	1412.33
100000	1506.98	1503.44	1500.48	1498.02	1495.96	1494.24	1492.80	1488.45	1486.66

19% PAIEMENT MENSUEL REQUIS
POUR L'AMORTISSEMENT DU PRÊT

TERMES MONTANT	1 AN	1½ AN	2 ANS	2½ ANS	3 ANS	3½ ANS	4 ANS	4½ ANS	5 ANS
25	2.30	1.60	1.26	1.05	.91	.82	.74	.69	.64
50	4.60	3.20	2.51	2.09	1.82	1.63	1.48	1.37	1.28
75	6.89	4.80	3.76	3.14	2.73	2.44	2.22	2.05	1.92
100	9.19	6.40	5.01	4.18	3.63	3.25	2.96	2.74	2.56
200	18.37	12.79	10.02	8.36	7.26	6.49	5.91	5.47	5.12
300	27.55	19.19	15.02	12.54	10.89	9.73	8.86	8.20	7.67
400	36.73	25.58	20.03	16.72	14.52	12.97	11.82	10.93	10.23
500	45.91	31.98	25.04	20.90	18.15	16.21	14.77	13.66	12.78
600	55.10	38.37	30.04	25.07	21.78	19.45	17.72	16.39	15.34
700	64.28	44.77	35.05	29.25	25.41	22.69	20.67	19.12	17.89
800	73.46	51.16	40.06	33.43	29.04	25.93	23.63	21.85	20.45
900	82.64	57.55	45.06	37.61	32.67	29.18	26.58	24.58	23.00
1000	91.82	63.95	50.07	41.79	36.30	32.42	29.53	27.31	25.56
2000	183.64	127.89	100.13	83.57	72.60	64.83	59.06	54.62	51.11
2500	229.55	159.86	125.16	104.46	90.75	81.04	73.82	68.27	63.88
3000	275.46	191.84	150.20	125.35	108.90	97.24	88.58	81.92	76.66
4000	367.28	255.78	200.26	167.13	145.19	129.65	118.11	109.23	102.21
5000	459.09	319.72	250.32	208.91	181.49	162.07	147.64	136.53	127.76
6000	550.91	383.67	300.39	250.69	217.79	194.48	177.16	163.84	153.31
7000	642.73	447.61	350.45	292.47	254.09	226.89	206.69	191.14	178.86
8000	734.55	511.55	400.52	334.26	290.38	259.30	236.21	218.45	204.41
9000	826.36	575.50	450.58	376.04	326.68	291.72	265.74	245.76	229.96
10000	918.18	639.44	500.64	417.82	362.98	324.13	295.27	273.06	255.51
11000	1010.00	703.38	550.71	459.60	399.28	356.54	324.79	300.37	281.06
12000	1101.82	767.33	600.77	501.38	435.57	388.95	354.32	327.67	306.61
13000	1193.63	831.27	650.83	543.16	471.87	421.37	383.84	354.98	332.17
14000	1285.45	895.21	700.90	584.94	508.17	453.78	413.37	382.28	357.72
15000	1377.27	959.16	750.96	626.73	544.47	486.19	442.90	409.59	383.27
16000	1469.09	1023.10	801.03	668.51	580.76	518.60	472.42	436.90	408.82
17000	1560.90	1087.05	851.09	710.29	617.06	551.01	501.95	464.20	434.37
18000	1652.72	1150.99	901.15	752.07	653.36	583.43	531.48	491.51	459.92
19000	1744.54	1214.93	951.22	793.85	689.66	615.84	561.00	518.81	485.47
20000	1836.36	1278.88	1001.28	835.63	725.95	648.25	590.53	546.12	511.02
21000	1928.17	1342.82	1051.34	877.41	762.25	680.66	620.05	573.42	536.57
22000	2019.99	1406.76	1101.41	919.20	798.55	713.08	649.58	600.73	562.12
23000	2111.81	1470.71	1151.47	960.98	834.85	745.49	679.11	628.03	587.67
24000	2203.63	1534.65	1201.54	1002.76	871.14	777.90	708.63	655.34	613.22
25000	2295.44	1598.59	1251.60	1044.54	907.44	810.31	738.16	682.65	638.78
26000	2387.26	1662.54	1301.66	1086.32	943.74	842.73	767.68	709.95	664.33
27000	2479.08	1726.48	1351.73	1128.10	980.04	875.14	797.21	737.26	689.88
28000	2570.90	1790.42	1401.79	1169.88	1016.33	907.55	826.74	764.56	715.43
29000	2662.71	1854.37	1451.85	1211.67	1052.63	939.96	856.26	791.87	740.98
30000	2754.53	1918.31	1501.92	1253.45	1088.93	972.37	885.79	819.17	766.53
31000	2846.35	1982.26	1551.98	1295.23	1125.23	1004.79	915.32	846.48	792.08
32000	2938.17	2046.20	1602.05	1337.01	1161.52	1037.20	944.84	873.79	817.63
33000	3029.98	2110.14	1652.11	1378.79	1197.82	1069.61	974.37	901.09	843.18
34000	3121.80	2174.09	1702.17	1420.57	1234.12	1102.02	1003.89	928.40	868.73
35000	3213.62	2238.03	1752.24	1462.35	1270.42	1134.44	1033.42	955.70	894.28
36000	3305.44	2301.97	1802.30	1504.14	1306.71	1166.85	1062.95	983.01	919.83
37000	3397.25	2365.92	1852.36	1545.92	1343.01	1199.26	1092.47	1010.31	945.39
38000	3489.07	2429.86	1902.43	1587.70	1379.31	1231.67	1122.00	1037.62	970.94
39000	3580.89	2493.80	1952.49	1629.48	1415.61	1264.09	1151.52	1064.93	996.49
40000	3672.71	2557.75	2002.56	1671.26	1451.90	1296.50	1181.05	1092.23	1022.04
45000	4131.79	2877.46	2252.87	1880.17	1633.39	1458.56	1328.68	1228.76	1149.79
50000	4590.88	3197.18	2503.19	2089.08	1814.88	1620.62	1476.31	1365.29	1277.55
55000	5049.97	3516.90	2753.51	2297.98	1996.37	1782.68	1623.94	1501.82	1405.30
60000	5509.06	3836.62	3003.83	2506.89	2177.85	1944.74	1771.57	1638.34	1533.05
65000	5968.14	4156.34	3254.15	2715.80	2359.34	2106.81	1919.20	1774.87	1660.81
70000	6427.23	4476.05	3504.47	2924.70	2540.83	2268.87	2066.84	1911.40	1788.56
75000	6886.32	4795.77	3754.79	3133.61	2722.31	2430.93	2214.47	2047.93	1916.32
80000	7345.41	5115.49	4005.11	3342.52	2903.80	2592.99	2362.10	2184.46	2044.07
85000	7804.49	5435.21	4255.43	3551.42	3085.29	2755.05	2509.73	2320.98	2171.82
90000	8263.58	5754.92	4505.74	3760.33	3266.78	2917.11	2657.36	2457.51	2299.58
95000	8722.67	6074.64	4756.06	3969.24	3448.26	3079.18	2804.99	2594.04	2427.33
100000	9181.76	6394.36	5006.38	4178.15	3629.75	3241.24	2952.62	2730.57	2555.09

TERMES MONTANT	6 ANS	7 ANS	8 ANS	9 ANS	10 ANS	11 ANS	12 ANS	13 ANS	14 ANS
25	.58	.53	.50	.48	.46	.45	.44	.43	.42
50	1.15	1.06	1.00	.95	.92	.89	.86	.85	.83
75	1.73	1.59	1.50	1.43	1.37	1.33	1.29	1.27	1.25
100	2.30	2.12	1.99	1.90	1.83	1.77	1.72	1.69	1.66
200	4.60	4.24	3.98	3.79	3.65	3.53	3.44	3.37	3.31
300	6.90	6.36	5.97	5.69	5.47	5.30	5.16	5.05	4.97
400	9.19	8.48	7.96	7.58	7.29	7.06	6.88	6.74	6.62
500	11.49	10.60	9.95	9.47	9.11	8.82	8.60	8.42	8.28
600	13.79	12.72	11.94	11.37	10.93	10.59	10.32	10.10	9.93
700	16.08	14.84	13.93	13.26	12.75	12.35	12.04	11.79	11.59
800	18.38	16.95	15.92	15.16	14.57	14.11	13.75	13.47	13.24
900	20.68	19.07	17.91	17.05	16.39	15.88	15.47	15.15	14.89
1000	22.98	21.19	19.90	18.94	18.21	17.64	17.19	16.84	16.55
2000	45.95	42.38	39.80	37.88	36.41	35.28	34.38	33.67	33.09
2500	57.43	52.97	49.75	47.35	45.52	44.09	42.97	42.08	41.37
3000	68.92	63.57	59.70	56.82	54.62	52.91	51.57	50.50	49.64
4000	91.89	84.75	79.60	75.76	72.82	70.55	68.75	67.33	66.18
5000	114.86	105.94	99.50	94.69	91.03	88.18	85.94	84.16	82.73
6000	137.83	127.13	119.40	113.63	109.23	105.82	103.13	100.99	99.27
7000	160.80	148.32	139.30	132.57	127.44	123.45	120.32	117.82	115.81
8000	183.78	169.50	159.19	151.51	145.64	141.09	137.50	134.65	132.36
9000	206.75	190.69	179.09	170.45	163.85	158.72	154.69	151.48	148.90
10000	229.72	211.88	198.99	189.38	182.05	176.36	171.88	168.31	165.45
11000	252.69	233.07	218.89	208.32	200.26	194.00	189.06	185.14	181.99
12000	275.66	254.25	238.79	227.26	218.46	211.63	206.25	201.97	198.53
13000	298.63	275.44	258.69	246.20	236.67	229.27	223.44	218.80	215.08
14000	321.60	296.63	278.59	265.14	254.87	246.90	240.63	235.63	231.62
15000	344.58	317.82	298.49	284.07	273.08	264.54	257.81	252.46	248.17
16000	367.55	339.00	318.38	303.01	291.28	282.17	275.00	269.29	264.71
17000	390.52	360.19	338.28	321.95	309.49	299.81	292.19	286.12	281.25
18000	413.49	381.38	358.18	340.89	327.69	317.44	309.38	302.95	297.80
19000	436.46	402.57	378.08	359.83	345.90	335.08	326.56	319.78	314.34
20000	459.43	423.75	397.98	378.76	364.10	352.72	343.75	336.61	330.89
21000	482.40	444.94	417.88	397.70	382.31	370.35	360.94	353.44	347.43
22000	505.38	466.13	437.78	416.64	400.51	387.99	378.12	370.27	363.97
23000	528.35	487.32	457.67	435.58	418.72	405.62	395.31	387.11	380.52
24000	551.32	508.50	477.57	454.52	436.92	423.26	412.50	403.94	397.06
25000	574.29	529.69	497.47	473.45	455.13	440.89	429.69	420.77	413.61
26000	597.26	550.88	517.37	492.39	473.33	458.53	446.87	437.60	430.15
27000	620.23	572.07	537.27	511.33	491.54	476.16	464.06	454.43	446.69
28000	643.20	593.25	557.17	530.27	509.74	493.80	481.25	471.26	463.24
29000	666.17	614.44	577.07	549.21	527.95	511.44	498.44	488.09	479.78
30000	689.15	635.63	596.97	568.14	546.15	529.07	515.62	504.92	496.33
31000	712.12	656.82	616.86	587.08	564.36	546.71	532.81	521.75	512.87
32000	735.09	678.00	636.76	606.02	582.56	564.34	550.00	538.58	529.41
33000	758.06	699.19	656.66	624.96	600.77	581.98	567.18	555.41	545.96
34000	781.03	720.38	676.56	643.90	618.97	599.61	584.37	572.24	562.50
35000	804.00	741.57	696.46	662.83	637.18	617.25	601.56	589.07	579.05
36000	826.97	762.75	716.36	681.77	655.38	634.88	618.75	605.90	595.59
37000	849.95	783.94	736.26	700.71	673.59	652.52	635.93	622.73	612.13
38000	872.92	805.13	756.16	719.65	691.79	670.16	653.12	639.56	628.68
39000	895.89	826.32	776.05	738.59	710.00	687.79	670.31	656.39	645.22
40000	918.86	847.50	795.95	757.52	728.20	705.43	687.50	673.22	661.77
45000	1033.72	953.44	895.45	852.21	819.22	793.60	773.43	757.38	744.49
50000	1148.57	1059.38	994.94	946.90	910.25	881.78	859.37	841.53	827.21
55000	1263.43	1165.32	1094.43	1041.59	1001.27	969.96	945.30	925.68	909.93
60000	1378.29	1271.25	1193.93	1136.28	1092.30	1058.14	1031.24	1009.83	992.65
65000	1493.14	1377.19	1293.42	1230.97	1183.32	1146.32	1117.18	1093.98	1075.37
70000	1608.00	1483.13	1392.91	1325.66	1274.35	1234.49	1203.11	1178.14	1158.09
75000	1722.86	1589.07	1492.41	1420.35	1365.37	1322.67	1289.05	1262.29	1240.81
80000	1837.72	1695.00	1591.90	1515.04	1456.40	1410.85	1374.99	1346.44	1323.53
85000	1952.57	1800.94	1691.39	1609.73	1547.42	1499.03	1460.92	1430.59	1406.25
90000	2067.43	1906.88	1790.89	1704.42	1638.44	1587.20	1546.86	1514.75	1488.97
95000	2182.29	2012.82	1890.38	1799.11	1729.47	1675.38	1632.79	1598.90	1571.69
100000	2297.14	2118.75	1989.87	1893.80	1820.49	1763.56	1718.73	1683.05	1654.41

TERMES MONTANT	15 ANS	16 ANS	17 ANS	18 ANS	19 ANS	20 ANS	21 ANS	22 ANS	23 ANS
25	.41	.41	.40	.40	.40	.40	.39	.39	.39
50	.82	.81	.80	.80	.79	.79	.78	.78	.78
75	1.23	1.21	1.20	1.19	1.19	1.18	1.17	1.17	1.17
100	1.64	1.62	1.60	1.59	1.58	1.57	1.56	1.56	1.55
200	3.27	3.23	3.20	3.17	3.15	3.14	3.12	3.11	3.10
300	4.90	4.84	4.80	4.76	4.73	4.70	4.68	4.66	4.65
400	6.53	6.45	6.39	6.34	6.30	6.27	6.24	6.22	6.20
500	8.16	8.07	7.99	7.93	7.88	7.83	7.80	7.77	7.74
600	9.79	9.68	9.59	9.51	9.45	9.40	9.36	9.32	9.29
700	11.42	11.29	11.18	11.10	11.02	10.96	10.91	10.87	10.84
800	13.05	12.90	12.78	12.68	12.60	12.53	12.47	12.43	12.39
900	14.69	14.52	14.38	14.27	14.17	14.10	14.03	13.98	13.94
1000	16.32	16.13	15.98	15.85	15.75	15.66	15.59	15.53	15.48
2000	32.63	32.25	31.95	31.69	31.49	31.32	31.18	31.06	30.96
2500	40.79	40.32	39.93	39.62	39.36	39.14	38.97	38.82	38.70
3000	48.94	48.38	47.92	47.54	47.23	46.97	46.76	46.59	46.44
4000	65.25	64.50	63.89	63.38	62.97	62.63	62.35	62.11	61.92
5000	81.57	80.63	79.86	79.23	78.71	78.28	77.93	77.64	77.40
6000	97.88	96.75	95.83	95.07	94.45	93.94	93.52	93.17	92.88
7000	114.19	112.87	111.80	110.92	110.19	109.60	109.10	108.69	108.36
8000	130.50	129.00	127.77	126.76	125.93	125.25	124.69	124.22	123.84
9000	146.82	145.12	143.74	142.61	141.67	140.91	140.27	139.75	139.31
10000	163.13	161.25	159.71	158.45	157.42	156.56	155.86	155.28	154.79
11000	179.44	177.37	175.68	174.30	173.16	172.22	171.44	170.80	170.27
12000	195.75	193.50	191.65	190.14	188.90	187.87	187.03	186.33	185.75
13000	212.07	209.62	207.62	205.98	204.64	203.53	202.61	201.86	201.23
14000	228.38	225.74	223.59	221.83	220.38	219.19	218.20	217.38	216.71
15000	244.69	241.87	239.56	237.67	236.12	234.84	233.78	232.91	232.19
16000	261.00	257.99	255.53	253.52	251.86	250.50	249.37	248.44	247.67
17000	277.32	274.12	271.50	269.36	267.60	266.15	264.96	263.96	263.14
18000	293.63	290.24	287.48	285.21	283.34	281.81	280.54	279.49	278.62
19000	309.94	306.37	303.45	301.05	299.09	297.46	296.13	295.02	294.10
20000	326.25	322.49	319.42	316.90	314.83	313.12	311.71	310.55	309.58
21000	342.57	338.61	335.39	332.74	330.57	328.78	327.30	326.07	325.06
22000	358.88	354.74	351.36	348.59	346.31	344.43	342.88	341.60	340.54
23000	375.19	370.86	367.33	364.43	362.05	360.09	358.47	357.13	356.02
24000	391.50	386.99	383.30	380.28	377.79	375.74	374.05	372.65	371.50
25000	407.82	403.11	399.27	396.12	393.53	391.40	389.64	388.18	386.97
26000	424.13	419.24	415.24	411.96	409.27	407.05	405.22	403.71	402.45
27000	440.44	435.36	431.21	427.81	425.01	422.71	420.81	419.23	417.93
28000	456.75	451.48	447.18	443.65	440.76	438.37	436.39	434.76	433.41
29000	473.07	467.61	463.15	459.50	456.50	454.02	451.98	450.29	448.89
30000	489.38	483.73	479.12	475.34	472.24	469.68	467.56	465.82	464.37
31000	505.69	499.86	495.09	491.19	487.98	485.33	483.15	481.34	479.85
32000	522.00	515.98	511.06	507.03	503.72	500.99	498.73	496.87	495.33
33000	538.32	532.11	527.03	522.88	519.46	516.65	514.32	512.40	510.80
34000	554.63	548.23	543.00	538.72	535.20	532.30	529.91	527.92	526.28
35000	570.94	564.35	558.97	554.57	550.94	547.96	545.49	543.45	541.76
36000	587.25	580.48	574.95	570.41	566.68	563.61	561.08	558.98	557.24
37000	603.57	596.60	590.92	586.26	582.42	579.27	576.66	574.51	572.72
38000	619.88	612.73	606.89	602.10	598.17	594.92	592.25	590.03	588.20
39000	636.19	628.85	622.86	617.94	613.91	610.58	607.83	605.56	603.68
40000	652.50	644.97	638.83	633.79	629.65	626.24	623.42	621.09	619.16
45000	734.07	725.60	718.68	713.01	708.35	704.51	701.34	698.72	696.55
50000	815.63	806.22	798.53	792.24	787.06	782.79	779.27	776.36	773.94
55000	897.19	886.84	878.39	871.46	865.76	861.07	857.20	853.99	851.34
60000	978.75	967.46	958.24	950.68	944.47	939.35	935.12	931.63	928.73
65000	1060.31	1048.08	1038.09	1029.90	1023.18	1017.63	1013.05	1009.26	1006.12
70000	1141.88	1128.70	1117.94	1109.13	1101.88	1095.91	1090.98	1086.90	1083.52
75000	1223.44	1209.32	1197.80	1188.35	1180.59	1174.19	1168.90	1164.53	1160.91
80000	1305.00	1289.94	1277.65	1267.57	1259.29	1252.47	1246.83	1242.17	1238.31
85000	1386.56	1370.57	1357.50	1346.80	1338.00	1330.74	1324.76	1319.80	1315.70
90000	1468.13	1451.19	1437.36	1426.02	1416.70	1409.02	1402.68	1397.44	1393.09
95000	1549.69	1531.81	1517.21	1505.24	1495.41	1487.30	1480.61	1475.07	1470.49
100000	1631.25	1612.43	1597.06	1584.47	1574.11	1565.58	1558.54	1552.71	1547.88

TERMES MONTANT	24 ANS	25 ANS	26 ANS	27 ANS	28 ANS	29 ANS	30 ANS	35 ANS	40 ANS
25	.39	.39	.39	.39	.39	.39	.39	.39	.39
50	.78	.78	.77	.77	.77	.77	.77	.77	.77
75	1.16	1.16	1.16	1.16	1.16	1.15	1.15	1.15	1.15
100	1.55	1.55	1.54	1.54	1.54	1.54	1.54	1.53	1.53
200	3.09	3.09	3.08	3.08	3.07	3.07	3.07	3.06	3.06
300	4.64	4.63	4.62	4.61	4.61	4.60	4.60	4.59	4.58
400	6.18	6.17	6.16	6.15	6.14	6.13	6.13	6.11	6.11
500	7.72	7.71	7.69	7.68	7.67	7.66	7.66	7.64	7.63
600	9.27	9.25	9.23	9.22	9.21	9.20	9.19	9.17	9.16
700	10.81	10.79	10.77	10.75	10.74	10.73	10.72	10.69	10.68
800	12.36	12.33	12.31	12.29	12.27	12.26	12.25	12.22	12.21
900	13.90	13.87	13.85	13.82	13.81	13.79	13.78	13.75	13.73
1000	15.44	15.41	15.38	15.36	15.34	15.32	15.31	15.27	15.26
2000	30.88	30.82	30.76	30.71	30.68	30.64	30.62	30.54	30.51
2500	38.60	38.52	38.45	38.39	38.34	38.30	38.27	38.17	38.13
3000	46.32	46.22	46.14	46.07	46.01	45.96	45.93	45.81	45.76
4000	61.76	61.63	61.52	61.42	61.35	61.28	61.23	61.07	61.01
5000	77.20	77.03	76.89	76.78	76.68	76.60	76.54	76.34	76.26
6000	92.64	92.44	92.27	92.13	92.02	91.92	91.85	91.61	91.51
7000	108.08	107.84	107.65	107.49	107.36	107.24	107.15	106.88	106.76
8000	123.51	123.25	123.03	122.84	122.69	122.56	122.46	122.14	122.02
9000	138.95	138.65	138.41	138.20	138.03	137.88	137.77	137.41	137.27
10000	154.39	154.06	153.78	153.55	153.36	153.20	153.07	152.68	152.52
11000	169.83	169.47	169.16	168.91	168.70	168.52	168.38	167.95	167.77
12000	185.27	184.87	184.54	184.26	184.04	183.84	183.69	183.21	183.02
13000	200.71	200.28	199.92	199.62	199.37	199.16	198.99	198.48	198.27
14000	216.15	215.68	215.30	214.97	214.71	214.48	214.30	213.75	213.52
15000	231.59	231.09	230.68	230.33	230.04	229.80	229.61	229.01	228.78
16000	247.02	246.49	246.05	245.68	245.38	245.12	244.91	244.28	244.03
17000	262.46	261.90	261.43	261.04	260.71	260.44	260.22	259.55	259.28
18000	277.90	277.30	276.81	276.39	276.05	275.76	275.53	274.82	274.53
19000	293.34	292.71	292.19	291.75	291.39	291.08	290.83	290.08	289.78
20000	308.78	308.12	307.56	307.10	306.72	306.40	306.14	305.35	305.03
21000	324.22	323.52	322.94	322.46	322.06	321.72	321.45	320.62	320.28
22000	339.66	338.93	338.32	337.81	337.39	337.04	336.75	335.89	335.54
23000	355.10	354.33	353.70	353.17	352.73	352.36	352.06	351.15	350.79
24000	370.53	369.74	369.07	368.53	368.07	367.68	367.37	366.42	366.04
25000	385.97	385.14	384.45	383.88	383.40	383.00	382.67	381.69	381.29
26000	401.41	400.55	399.83	399.23	398.74	398.32	397.98	396.95	396.54
27000	416.85	415.95	415.21	414.59	414.07	413.64	413.29	412.22	411.79
28000	432.29	431.36	430.59	429.94	429.41	428.96	428.59	427.49	427.04
29000	447.73	446.76	445.96	445.30	444.75	444.28	443.90	442.76	442.30
30000	463.17	462.17	461.34	460.65	460.08	459.60	459.22	458.02	457.55
31000	478.61	477.58	476.72	476.01	475.42	474.92	474.52	473.29	472.80
32000	494.04	492.98	492.10	491.36	490.75	490.24	489.82	488.56	488.05
33000	509.48	508.39	507.48	506.72	506.09	505.56	505.15	503.83	503.30
34000	524.92	523.79	522.85	522.07	521.42	520.88	520.44	519.09	518.55
35000	540.36	539.20	538.23	537.43	536.76	536.20	535.74	534.36	533.80
36000	555.80	554.60	553.61	552.78	552.10	551.52	551.05	549.63	549.06
37000	571.24	570.01	568.99	568.14	567.43	566.84	566.36	564.89	564.31
38000	586.68	585.41	584.37	583.49	582.77	582.16	581.66	580.16	579.56
39000	602.12	600.82	599.74	598.85	598.10	597.48	596.97	595.43	594.81
40000	617.55	616.23	615.12	614.20	613.44	612.80	612.28	610.70	610.06
45000	694.75	693.25	692.01	690.98	690.12	689.40	688.81	687.03	686.32
50000	771.94	770.28	768.90	767.75	766.80	766.00	765.34	763.37	762.58
55000	849.14	847.31	845.79	844.53	843.48	842.60	841.88	839.71	838.83
60000	926.33	924.34	922.68	921.30	920.16	919.20	918.41	916.04	915.09
65000	1003.52	1001.36	999.57	998.08	996.84	995.80	994.95	992.38	991.35
70000	1080.72	1078.39	1076.46	1074.85	1073.52	1072.40	1071.48	1068.72	1067.60
75000	1157.91	1155.42	1153.35	1151.63	1150.20	1149.00	1148.01	1145.05	1143.86
80000	1235.10	1232.45	1230.24	1228.40	1226.87	1225.60	1224.55	1221.39	1220.12
85000	1312.30	1309.47	1307.13	1305.18	1303.55	1302.20	1301.08	1297.72	1296.38
90000	1389.49	1386.50	1384.02	1381.95	1380.23	1378.80	1377.61	1374.06	1372.63
95000	1466.68	1463.53	1460.91	1458.73	1456.91	1455.40	1454.15	1450.40	1448.89
100000	1543.88	1540.56	1537.80	1535.50	1533.59	1532.00	1530.68	1526.73	1525.15

On peut voir, ci-contre, qu'un prêt de 1 000 $ à 10 % pendant 25 ans laisse, après 10 ans, un solde impayé de 842 $. Vous n'avez donc remboursé, après 10 ans, que 158 $ du montant emprunté. Autre exemple : (page 182) — Un prêt de 20 000 $ (25 ans) à 13%. Après 5 ans, vous remarquez le chiffre 961. Donc, 961 × 20 000 = 19 220 $. C'est le montant que vous devez encore après 5 ans.

TABLE PROGRESSIVE DES PRÊTS

Elle vous indique le solde impayé d'un emprunt de 1 000 $

TAUX D'INTÉRÊT	TER-MES	EN TERMES D'ANNÉES									
		2	5	8	10	12	15	18	20	22	25
8 %	10	857	597	267							
	15	924	786	611	469	303					
	20	955	874	770	687	589	410	183			
	25	972	921	857	805	744	633	492	378	244	
	30	982	950	908	875	836	764	674	601	515	359
8 ¼ %	10	859	600	269							
	15	926	789	615	473	307					
	20	957	877	775	692	594	415	186			
	25	973	924	861	810	750	639	498	383	248	
	30	983	952	912	879	841	771	681	608	522	365
8 ½ %	10	861	603	271							
	15	927	792	619	477	310					
	20	958	880	779	697	600	420	189			
	25	974	926	865	815	755	646	505	389	252	
	30	984	954	915	884	846	777	688	616	530	371
8 ¾ %	10	862	605	274							
	15	929	795	623	482	313					
	20	959	882	783	702	605	425	192			
	25	975	929	869	820	761	652	511	395	257	
	30	985	956	918	888	851	783	695	623	537	377
9 %	10	864	608	276							
	15	930	799	628	486	317					
	20	960	885	788	707	610	430	195			
	25	976	931	873	824	766	658	517	400	261	
	30	985	958	922	892	856	789	702	630	544	383
9 ¼ %	10	865	611	278							
	15	931	802	632	490	320					
	20	961	888	792	712	616	435	198			
	25	977	933	876	829	772	664	524	406	265	
	30	986	959	925	896	861	795	709	637	551	390
9 ½ %	10	867	614	280							
	15	933	805	636	494	323					
	20	962	891	796	717	621	440	201			
	25	978	936	880	833	777	671	530	412	270	
	30	987	961	928	899	865	801	716	645	559	396
9 ¾ %	10	868	617	282							
	15	934	808	640	498	327					
	20	963	893	800	722	626	445	204			
	25	979	938	884	838	782	677	536	417	274	
	30	987	963	930	903	870	807	722	651	566	402
10 %	10	870	620	285							
	15	935	811	644	502	330					
	20	964	896	804	726	632	450	207			
	25	979	940	887	842	787	683	542	423	278	
	30	988	964	933	906	874	812	729	658	573	408
10 ¼ %	10	871	622	287							
	15	936	814	648	506	334					
	20	965	898	808	731	637	455	210			
	25	980	942	890	846	792	689	548	429	282	
	30	988	966	936	910	878	817	735	665	579	414
10 ½ %	10	873	625	289							
	15	938	817	652	510	337					
	20	966	901	812	736	642	460	213			
	25	981	944	894	850	797	694	554	434	287	
	30	989	967	938	913	882	823	742	672	586	420

TABLE PROGRESSIVE DES PRÊTS

Elle vous indique le solde impayé d'un emprunt de 1 000 $

TAUX D'INTÉRÊT	TER-MES	EN TERMES D'ANNÉES									
		2	5	8	10	12	15	18	20	22	25
10¾%	10	874	628	291							
	15	939	819	656	515	340					
	20	967	903	816	740	647	465	215			
	25	982	946	897	854	802	700	560	440	291	
	30	989	969	941	916	886	828	748	678	593	426
11%	10	875	631	293							
	15	940	821	660	519	344					
	20	968	906	820	745	652	470	218			
	25	982	948	900	858	807	706	566	445	295	
	30	990	970	943	920	890	833	754	685	600	432
11¼%	10	877	633	296							
	15	941	825	664	523	347					
	20	969	908	823	749	657	475	221			
	25	983	950	903	862	812	711	572	451	299	
	30	990	972	945	923	894	838	760	691	606	438
11½%	10	878	636	298							
	15	942	828	668	527	350					
	20	970	910	827	754	662	479	224			
	25	984	951	906	866	816	717	578	456	304	
	30	991	973	948	925	898	843	765	697	613	444
11¾%	10	880	639	300							
	15	944	831	671	531	354					
	20	971	913	831	758	667	484	227			
	25	984	953	909	870	821	722	584	462	308	
	30	991	974	950	928	901	847	771	704	619	450
12%	10	881	642	302							
	15	945	833	675	535	357					
	20	972	915	834	762	672	489	230			
	25	985	955	912	873	825	728	590	467	312	
	30	992	976	952	931	905	852	777	710	625	455
12¼%	10	882	644	304							
	15	946	836	679	539	361					
	20	973	917	838	767	676	494	233			
	25	986	956	914	877	829	733	595	472	316	
	30	992	976	954	934	908	856	782	716	632	461
12½%	10	884	647	307							
	15	947	839	683	543	364					
	20	973	919	841	771	681	499	236			
	25	986	958	917	880	833	738	601	478	320	
	30	993	977	956	936	911	860	787	722	638	467
12¾%	10	885	650	309							
	15	948	841	687	547	367					
	20	974	921	844	775	686	503	239			
	25	987	959	920	884	838	743	607	483	325	
	30	993	978	958	939	914	865	793	727	644	473
13%	10	886	652	311							
	15	949	844	690	551	371					
	20	975	923	848	779	691	508	242			
	25	987	961	922	887	842	748	612	488	329	
	30	993	979	959	941	917	869	798	733	650	478
13¼%	10	888	655	313							
	15	950	846	694	554	374					
	20	976	925	851	783	695	513	245			
	25	988	962	924	890	846	753	618	493	333	
	30	994	980	961	943	920	873	803	739	656	484

TABLE PROGRESSIVE DES PRÊTS

Elle vous indique le solde impayé d'un emprunt de 1 000 $

TAUX D'INTÉRÊT	TER-MES	EN TERMES D'ANNÉES									
		2	5	8	10	12	15	18	20	22	25
13½%	10	889	658	315							
	15	951	849	698	558	377					
	20	976	927	854	787	700	518	248			
	25	988	963	927	893	849	758	623	499	337	
	30	994	981	963	945	923	876	808	744	661	489
13¾%	10	890	660	318							
	15	952	851	701	562	381					
	20	977	929	857	791	704	522	251			
	25	989	965	929	896	853	763	628	504	341	
	30	994	982	964	948	926	880	812	749	667	495
14%	10	892	663	320							
	15	953	854	705	566	384					
	20	978	931	860	795	709	527	254			
	25	989	966	931	899	857	768	634	509	345	
	30	995	983	966	950	928	884	817	755	673	500
14¼%	10	893	666	322							
	15	954	856	708	570	387					
	20	978	933	863	798	713	531	257			
	25	990	967	934	902	861	772	639	514	349	
	30	995	984	967	952	931	887	822	760	678	506
14½%	10	894	668	324							
	15	955	859	712	574	391					
	20	979	934	866	802	717	536	260			
	25	990	968	936	905	864	777	644	519	354	
	30	995	985	969	953	934	891	826	765	684	511
14¾%	10	895	671	326							
	15	956	861	715	577	394					
	20	980	936	869	806	722	541	263			
	25	990	970	938	908	867	781	649	524	358	
	30	995	985	970	955	936	894	830	770	689	516
15%	10	897	673	329							
	15	957	863	719	581	397					
	20	980	938	872	809	726	545	266			
	25	991	971	940	910	871	786	654	529	362	
	30	996	986	971	957	938	897	835	775	695	522
15¼%	10	898	676	331							
	15	958	865	722	585	401					
	20	981	939	875	813	730	549	269			
	25	991	972	942	913	874	790	659	534	366	
	30	996	987	972	959	940	901	839	779	700	527
15½%	10	899	678	333							
	15	959	868	726	589	404					
	20	981	941	878	817	734	554	272			
	25	991	973	944	915	877	794	664	539	370	
	30	996	987	974	960	943	904	843	784	705	532
15¾%	10	900	681	335							
	15	959	870	729	592	407					
	20	982	943	880	820	738	558	275			
	25	992	974	945	918	881	798	669	544	374	
	30	996	988	975	962	945	907	847	789	710	537
16%	10	902	683	337							
	15	960	872	732	596	411					
	20	983	944	883	823	742	563	278			
	25	992	975	947	920	884	803	674	548	378	
	30	996	988	976	963	947	910	851	793	715	542

TAUX D'INTÉRÊT	TER-MES	EN TERMES D'ANNÉES									
		2	5	8	10	12	15	18	20	22	25
16¼%	10	903	686	340							
	15	961	874	736	600	414					
	20	983	946	886	827	746	567	281			
	25	992	976	949	923	887	807	679	553	382	
	30	997	986	977	965	949	912	854	798	720	547
16½%	10	904	688	342							
	15	962	876	739	603	417					
	20	984	947	888	830	750	571	284			
	25	993	977	951	925	890	811	683	558	386	
	30	997	990	978	966	951	915	858	802	725	552
16¾%	10	905	691	344							
	15	963	879	742	607	420					
	20	984	948	891	833	754	576	287			
	25	993	977	952	927	892	814	688	563	390	
	30	997	990	979	968	952	918	862	806	730	557
17%	10	906	693	346							
	15	963	881	745	611	424					
	20	985	950	893	836	758	580	289			
	25	993	978	954	929	895	818	693	567	394	
	30	997	990	980	969	954	920	865	810	734	562
17¼%	10	907	696	348							
	15	964	883	749	614	427					
	20	985	951	895	840	762	584	292			
	25	994	979	955	931	898	822	697	572	398	
	30	997	991	981	970	956	923	869	815	739	567
17½%	10	908	698	351							
	15	965	885	752	618	430					
	20	986	952	898	843	765	588	295			
	25	994	980	957	933	901	826	702	576	402	
	30	997	991	981	971	957	925	872	819	744	571
17¾%	10	910	701	353							
	15	966	887	755	621	433					
	20	986	954	900	846	769	592	298			
	25	994	981	958	935	903	829	706	581	405	
	30	998	992	982	973	959	928	875	822	748	576
18%	10	911	703	355							
	15	966	889	758	625	437					
	20	986	955	902	849	773	597	301			
	25	994	981	960	937	906	833	710	585	409	
	30	998	992	983	974	961	930	879	826	752	581
18¼%	10	912	705	357							
	15	967	890	761	628	440					
	20	987	956	905	852	776	601	304			
	25	995	982	961	939	908	836	715	590	413	
	30	998	993	984	975	962	932	882	830	757	586
18½%	10	913	708	359							
	15	968	892	764	632	443					
	20	987	957	907	854	780	605	307			
	25	995	983	962	941	911	840	719	594	417	
	30	998	993	984	976	963	934	885	834	761	590
18¾%	10	914	710	361							
	15	969	894	767	635	446					
	20	988	959	909	857	783	609	310			
	25	995	983	963	943	913	843	723	599	421	
	30	998	993	985	977	965	936	888	837	765	595

TABLE PROGRESSIVE DES PRÊTS

Elle vous indique le solde impayé d'un emprunt de 1 000 $

TAUX D'INTÉRÊT	TER-MES	EN TERMES D'ANNÉES									
		2	5	8	10	12	15	18	20	22	25
19°	10	915	712	364							
	15	969	896	770	638	449					
	20	988	960	911	860	787	613	313			
	25	995	984	965	944	915	846	727	603	424	
	30	998	994	986	978	966	938	891	841	769	599
19½°°	10	917	717	368							
	15	971	900	776	645	456					
	20	989	962	915	865	794	621	318			
	25	996	985	967	948	920	853	735	611	432	
	30	998	994	987	981	969	942	896	848	777	608
20°	10	919	722	372							
	15	972	903	781	652	462					
	20	990	964	919	871	800	628	324			
	25	996	986	969	951	924	859	743	620	439	
	30	998	995	988	981	971	946	901	854	785	616
20½°°	10	921	726	377							
	15	973	906	787	658	468					
	20	990	966	922	876	806	636	330			
	25	996	987	971	954	928	865	751	628	447	
	30	999	996	989	983	973	949	906	860	792	625
21°	10	923	731	381							
	15	974	910	793	665	474					
	20	991	968	926	880	813	643	335			
	25	997	988	973	956	932	870	758	636	454	
	30	999	996	990	985	977	952	911	866	800	633
21½°°	10	925	735	385							
	15	975	913	798	671	481					
	20	991	970	929	885	819	651	341			
	25	997	989	975	959	935	876	765	644	461	
	30	999	996	991	985	977	955	916	872	807	641
22°	10	927	740	390							
	15	976	916	803	677	487					
	20	992	971	933	890	824	658	347			
	25	997	990	977	962	939	881	772	651	468	
	30	999	996	992	986	979	958	920	878	813	649
22½%	10	928	744	394							
	15	977	919	808	684	493					
	20	992	973	936	894	830	665	352			
	25	997	991	978	964	942	886	779	659	475	
	30	999	997	992	988	980	961	924	883	820	657
23°	10	930	748	398							
	15	978	922	813	690	499					
	20	993	974	939	898	836	672	358			
	25	998	991	980	966	945	890	786	666	482	
	30	999	997	993	989	982	963	928	888	826	664
24°	10	934	756	407							
	15	980	927	823	701	510					
	20	994	977	944	906	846	685	368			
	25	998	993	982	970	951	899	798	680	495	
	30	999	998	994	990	984	968	935	897	838	679
25%	10	937	765	415							
	15	982	932	832	713	522					
	20	995	980	949	913	856	698	379			
	25	998	994	984	973	956	908	810	694	508	
	30	999	998	995	992	986	972	942	906	849	693

PAIEMENT MENSUEL

POUR UN EMPRUNT DE 1 000 $

TAUX / ANNÉES	8⅛	8⅜	8⅝	8⅞	9⅛	9⅜	9⅝	9⅞
1	86.99	87.10	87.21	87.32	87.44	87.55	87.66	87.77
2	45.23	45.34	45.45	45.56	45.67	45.78	45.89	46.00
3	31.34	31.45	31.56	31.67	31.78	31.90	32.01	32.12
4	24.41	24.53	24.64	24.76	24.87	24.98	25.10	25.21
5	20.28	20.39	20.51	20.63	20.74	20.86	20.98	21.09
6	17.53	17.65	17.77	17.89	18.01	18.13	18.25	18.37
7	15.59	15.71	15.83	15.95	16.07	16.19	16.32	16.44
8	14.14	14.26	14.38	14.51	14.63	14.76	14.88	15.01
9	13.02	13.14	13.27	13.40	13.52	13.65	13.78	13.91
10	12.13	12.26	12.39	12.52	12.65	12.78	12.91	13.04
11	11.42	11.55	11.68	11.81	11.94	12.07	12.21	12.34
12	10.82	10.96	11.09	11.23	11.36	11.50	11.63	11.77
13	10.33	10.47	10.60	10.74	10.88	11.02	11.15	11.29
14	9.91	10.05	10.19	10.33	10.47	10.61	10.75	10.89
15	9.56	9.70	9.84	9.98	10.12	10.27	10.41	10.55
16	9.25	9.39	9.53	9.68	9.82	9.97	10.12	10.26
17	8.98	9.13	9.27	9.42	9.57	9.71	9.86	10.01
18	8.75	8.90	9.04	9.19	9.34	9.49	9.64	9.80
19	0.54	8.69	8.84	8.99	9.15	9.30	9.45	9.61
20	8.36	8.51	8.67	8.82	8.97	9.13	9.29	9.44
21	8.20	8.36	8.51	8.67	8.82	8.98	9.14	9.30
22	8.06	8.22	8.37	8.53	8.69	8.85	9.01	9.17
23	7.93	8.09	8.25	8.41	8.57	8.73	8.89	9.06
24	7.82	7.98	8.14	8.30	8.46	8.63	8.79	8.96
25	7.72	7.88	8.04	8.20	8.37	8.53	8.70	8.87
26	7.62	7.79	7.95	8.12	8.28	8.45	8.62	8.79
27	7.54	7.71	7.87	8.04	8.21	8.37	8.54	8.72
28	7.47	7.63	7.80	7.97	8.14	8.31	8.48	8.65
29	7.40	7.57	7.73	7.90	8.08	8.25	8.42	8.59
30	7.34	7.51	7.68	7.85	8.02	8.19	8.37	8.54
35	7.10	7.28	7.45	7.63	7.81	7.99	8.17	8.36
40	6.95	7.13	7.32	7.50	7.68	7.87	8.06	8.24

TAUX / ANNÉES	10⅛	10⅜	10⅝	10⅞	11⅛	11⅜	11⅝	11⅞
1	87.88	87.99	88.11	88.22	88.33	88.44	88.55	88.66
2	46.11	46.22	46.33	46.44	46.56	46.67	46.78	46.89
3	32.23	32.35	32.46	32.57	32.68	32.80	32.91	33.02
4	25.33	25.44	25.56	25.67	25.79	25.91	26.02	26.14
5	21.21	21.33	21.45	21.57	21.69	21.80	21.92	22.04
6	18.49	18.61	18.73	18.85	18.98	19.10	19.22	19.34
7	16.56	16.69	16.81	16.94	17.06	17.19	17.31	17.44
8	15.14	15.26	15.39	15.52	15.65	15.78	15.90	16.03
9	14.04	14.17	14.30	14.43	14.56	14.69	14.83	14.96
10	13.17	13.31	13.44	13.58	13.71	13.84	13.98	14.12
11	12.48	12.61	12.75	12.89	13.03	13.16	13.30	13.44
12	11.91	12.05	12.19	12.33	12.47	12.61	12.75	12.89
13	11.44	11.58	11.72	11.86	12.01	12.15	12.29	12.44
14	11.04	11.18	11.33	11.47	11.62	11.77	11.91	12.06
15	10.70	10.85	11.00	11.14	11.29	11.44	11.59	11.75
16	10.41	10.56	10.71	10.86	11.02	11.17	11.32	11.48
17	10.17	10.32	10.47	10.62	10.78	10.93	11.09	11.25
18	9.95	10.11	10.26	10.42	10.57	10.73	10.89	11.05
19	9.76	9.92	10.08	10.24	10.40	10.56	10.72	10.88
20	9.60	9.76	9.92	10.08	10.24	10.40	10.57	10.73
21	9.46	9.62	9.78	9.94	10.11	10.27	10.44	10.60
22	9.33	9.49	9.66	9.82	9.99	10.16	10.33	10.49
23	9.22	9.39	9.55	9.72	9.89	10.06	10.23	10.40
24	9.12	9.29	9.46	9.63	9.80	9.97	10.14	10.31
25	9.03	9.20	9.37	9.54	9.72	9.89	10.06	10.24
26	8.96	9.13	9.30	9.47	9.65	9.82	10.00	10.17
27	8.89	9.06	9.23	9.41	9.58	9.76	9.94	10.11
28	8.82	9.00	9.17	9.35	9.53	9.71	9.88	10.06
29	8.77	8.95	9.12	9.30	9.48	9.66	9.84	10.02
30	8.72	8.90	9.08	9.25	9.43	9.61	9.80	9.98
35	8.54	8.72	8.91	9.09	9.28	9.46	9.65	9.84
40	8.43	8.62	8.81	9.00	9.19	9.38	9.57	9.76

PAIEMENT MENSUEL

POUR UN EMPRUNT DE 1 000 $

TAUX ANNÉES	12⅛%	12⅜%	12⅝%	12⅞%	13⅛%	13⅜%	13⅝%	13⅞%
1	88.77	88.89	89.00	89.11	89.22	89.33	89.44	89.55
2	47.00	47.11	47.22	47.33	47.44	47.55	47.67	47.78
3	33.14	33.25	33.37	33.48	33.59	33.71	33.82	33.94
4	26.26	26.37	26.49	26.61	26.72	26.84	26.96	27.08
5	22.16	22.28	22.40	22.52	22.65	22.77	22.89	23.01
6	19.47	19.59	19.71	19.84	19.96	20.09	20.21	20.34
7	17.57	17.69	17.82	17.95	18.08	18.21	18.34	18.46
8	16.16	16.29	16.43	16.56	16.69	16.82	16.95	17.09
9	15.09	15.23	15.36	15.50	15.63	15.77	15.90	16.04
10	14.25	14.38	14.53	14.67	14.81	14.95	15.09	15.23
11	13.58	13.72	13.86	14.01	14.15	14.29	14.43	14.58
12	13.04	13.18	13.32	13.47	13.62	13.76	13.91	14.06
13	12.59	12.73	12.88	13.03	13.18	13.33	13.48	13.63
14	12.21	12.36	12.51	12.66	12.82	12.97	13.12	13.28
15	11.90	12.05	12.20	12.36	12.51	12.67	12.82	12.98
16	11.63	11.79	11.94	12.10	12.26	12.42	12.58	12.74
17	11.40	11.56	11.72	11.88	12.04	12.20	12.36	12.53
18	11.21	11.37	11.53	11.69	11.86	12.02	12.19	12.35
19	11.04	11.21	11.37	11.53	11.70	11.87	12.03	12.20
20	10.90	11.06	11.23	11.40	11.56	11.73	11.90	12.07
21	10.77	10.94	11.11	11.28	11.45	11.62	11.79	11.96
22	10.66	10.83	11.00	11.17	11.35	11.52	11.69	11.87
23	10.57	10.74	10.91	11.09	11.26	11.43	11.61	11.79
24	10.48	10.66	10.83	11.01	11.18	11.36	11.54	11.71
25	10.41	10.59	10.76	10.94	11.12	11.30	11.47	11.65
26	10.35	10.52	10.70	10.88	11.06	11.24	11.42	11.60
27	10.29	10.47	10.65	10.83	11.01	11.19	11.37	11.56
28	10.24	10.42	10.60	10.78	10.97	11.15	11.33	11.52
29	10.20	10.38	10.56	10.75	10.93	11.11	11.30	11.48
30	10.16	10.34	10.53	10.71	10.90	11.08	11.27	11.45
35	10.03	10.21	10.40	10.59	10.78	10.97	11.16	11.35
40	9.95	10.14	10.34	10.53	10.72	10.91	11.11	11.30

TAUX ANNÉES	14⅛%	14⅜%	14⅝%	14⅞%	15⅛%	15⅜%	15⅝%	15⅞%
1	89.66	89.77	89.89	90.00	90.11	90.22	90.33	90.44
2	47.89	48.00	48.11	48.22	48.33	48.45	48.56	48.67
3	34.05	34.16	34.28	34.39	34.51	34.62	34.74	34.85
4	27.19	27.31	27.43	27.55	27.67	27.79	27.91	28.03
5	23.13	23.25	23.38	23.50	23.62	23.74	23.87	23.99
6	20.46	20.59	20.72	20.84	20.97	21.10	21.23	21.35
7	18.59	18.72	18.85	18.99	19.12	19.25	19.38	19.51
8	17.22	17.36	17.49	17.62	17.76	17.90	18.03	18.17
9	16.18	16.32	16.46	16.59	16.73	16.87	17.01	17.15
10	15.37	15.51	15.65	15.79	15.94	16.08	16.22	16.37
11	14.72	14.87	15.01	15.16	15.31	15.45	15.60	15.75
12	14.20	14.35	14.50	14.65	14.80	14.95	15.10	15.26
13	13.78	13.93	14.08	14.24	14.39	14.55	14.70	14.85
14	13.43	13.59	13.74	13.90	14.05	14.21	14.37	14.53
15	13.14	13.30	13.46	13.62	13.78	13.94	14.10	14.26
16	12.90	13.06	13.22	13.38	13.54	13.71	13.87	14.03
17	12.69	12.85	13.02	13.18	13.35	13.51	13.68	13.85
18	12.52	12.68	12.85	13.02	13.18	13.35	13.52	13.69
19	12.37	12.54	12.71	12.88	13.05	13.22	13.39	13.56
20	12.24	12.41	12.58	12.76	12.93	13.10	13.28	13.45
21	12.13	12.31	12.48	12.65	12.83	13.00	13.18	13.36
22	12.04	12.22	12.39	12.57	12.74	12.92	13.10	13.28
23	11.96	12.14	12.32	12.49	12.67	12.85	13.03	13.21
24	11.89	12.07	12.25	12.43	12.61	12.79	12.97	13.15
25	11.83	12.01	12.19	12.38	12.56	12.74	12.92	13.10
26	11.78	11.96	12.15	12.33	12.51	12.70	12.88	13.06
27	11.74	11.92	12.10	12.29	12.47	12.66	12.84	13.03
28	11.70	11.88	12.07	12.25	12.44	12.62	12.81	13.00
29	11.67	11.85	12.04	12.22	12.41	12.60	12.78	12.97
30	11.64	11.82	12.01	12.20	12.39	12.57	12.76	12.95
35	11.54	11.73	11.92	12.11	12.30	12.50	12.69	12.88
40	11.49	11.69	11.88	12.07	12.27	12.46	12.65	12.85

PAIEMENT MENSUEL

POUR UN EMPRUNT DE 1 000 $

TAUX ANNÉES	16⅛	16⅜	16⅝	16⅞	17⅛	17⅜	17⅝	17⅞
1	90.55	90.66	90.77	90.88	90.99	91.10	91.21	91.33
2	48.78	48.89	49.00	49.12	49.23	49.34	49.45	49.56
3	34.97	35.08	35.20	35.32	35.43	35.55	35.66	35.78
4	28.15	28.26	28.38	28.50	28.62	28.75	28.87	28.99
5	24.12	24.24	24.36	24.49	24.61	24.74	24.86	24.99
6	21.48	21.61	21.74	21.87	22.00	22.13	22.26	22.39
7	19.64	19.78	19.91	20.04	20.18	20.31	20.45	20.58
8	18.30	18.44	18.58	18.72	18.86	18.99	19.13	19.27
9	17.29	17.44	17.58	17.72	17.86	18.00	18.15	18.29
10	16.51	16.66	16.80	16.95	17.10	17.24	17.39	17.54
11	15.90	16.05	16.20	16.35	16.50	16.65	16.80	16.95
12	15.41	15.56	15.71	15.87	16.02	16.18	16.33	16.49
13	15.01	15.17	15.32	15.48	15.64	15.80	15.96	16.11
14	14.69	14.85	15.01	15.17	15.33	15.49	15.65	15.81
15	14.42	14.58	14.75	14.91	15.07	15.24	15.40	15.57
16	14.20	14.36	14.53	14.70	14.86	15.03	15.20	15.37
17	14.02	14.18	14.35	14.52	14.69	14.86	15.03	15.20
18	13.86	14.03	14.20	14.38	14.55	14.72	14.89	15.07
19	13.73	13.91	14.08	14.25	14.43	14.60	14.78	14.95
20	13.62	13.80	13.98	14.15	14.33	14.50	14.68	14.86
21	13.53	13.71	13.89	14.07	14.24	14.42	14.60	14.78
22	13.46	13.63	13.81	13.99	14.17	14.35	14.53	14.71
23	13.39	13.57	13.75	13.93	14.11	14.30	14.48	14.66
24	13.33	13.52	13.70	13.88	14.06	14.25	14.43	14.61
25	13.29	13.47	13.65	13.84	14.02	14.21	14.39	14.58
26	13.25	13.43	13.62	13.80	13.99	14.17	14.36	14.54
27	13.21	13.40	13.58	13.77	13.96	14.14	14.33	14.52
28	13.18	13.37	13.56	13.74	13.93	14.12	14.31	14.49
29	13.16	13.35	13.53	13.72	13.91	14.10	14.29	14.48
30	13.14	13.33	13.51	13.70	13.89	14.08	14.27	14.46
35	13.07	13.26	13.45	13.64	13.84	14.03	14.22	14.41
40	13.04	13.23	13.42	13.62	13.81	14.00	14.20	14.39

TAUX ANNÉES	18⅛	18⅜	18⅝	18⅞	19⅛	19¼	19⅜	19½
1	91.44	91.55	91.66	91.77	91.88	91.93	91.99	92.04
2	49.68	49.79	49.90	50.01	50.12	50.18	50.24	50.29
3	35.90	36.01	36.13	36.24	36.36	36.42	36.48	36.54
4	29.11	29.23	29.35	29.47	29.59	29.65	29.71	29.77
5	25.11	25.24	25.37	25.49	25.62	25.68	25.75	25.81
6	22.52	22.65	22.78	22.91	23.04	23.11	23.17	23.24
7	20.72	20.85	20.99	21.12	21.26	21.33	21.40	21.47
8	19.41	19.55	19.69	19.83	19.97	20.04	20.12	20.19
9	18.44	18.58	18.72	18.87	19.02	19.09	19.16	19.23
10	17.69	17.84	17.99	18.13	18.28	18.36	18.44	18.51
11	17.10	17.26	17.41	17.56	17.72	17.79	17.87	17.95
12	16.64	16.80	16.96	17.11	17.27	17.35	17.43	17.51
13	16.27	16.43	16.59	16.75	16.92	17.00	17.08	17.16
14	15.98	16.14	16.30	16.47	16.63	16.71	16.80	16.88
15	15.73	15.90	16.07	16.23	16.40	16.49	16.57	16.65
16	15.54	15.70	15.87	16.04	16.21	16.30	16.38	16.47
17	15.37	15.54	15.72	15.89	16.06	16.15	16.24	16.32
18	15.24	15.41	15.59	15.76	15.94	16.02	16.11	16.20
19	15.13	15.30	15.48	15.66	15.83	15.92	16.01	16.10
20	15.04	15.21	15.39	15.57	15.75	15.84	15.93	16.02
21	14.96	15.14	15.32	15.50	15.68	15.77	15.86	15.95
22	14.90	15.08	15.26	15.44	15.62	15.71	15.81	15.90
23	14.84	15.03	15.21	15.39	15.58	15.67	15.76	15.85
24	14.80	14.98	15.17	15.35	15.54	15.63	15.72	15.81
25	14.76	14.95	15.13	15.32	15.50	15.60	15.69	15.78
26	14.73	14.92	15.10	15.29	15.48	15.57	15.66	15.76
27	14.70	14.89	15.08	15.27	15.45	15.55	15.64	15.74
28	14.68	14.87	15.06	15.25	15.44	15.53	15.62	15.72
29	14.66	14.85	15.04	15.23	15.42	15.51	15.61	15.70
30	14.65	14.84	15.03	15.22	15.41	15.50	15.60	15.69
35	14.60	14.79	14.99	15.18	15.37	15.46	15.56	15.65
40	14.58	14.78	14.97	15.16	15.35	15.45	15.54	15.64

PAIEMENT MENSUEL

POUR UN EMPRUNT DE 1 000 $

TAUX ANNÉES	19½	19¾	20	20¼	20½	20¾	21	21¼
1	92.10	92.15	92.21	92.37	92.48	92.59	92.70	92.81
2	50.35	50.41	50.46	50.63	50.74	50.85	50.97	51.08
3	36.59	36.65	36.71	36.89	37.00	37.12	37.24	37.36
4	29.84	29.90	29.96	30.14	30.26	30.39	30.51	30.63
5	25.87	25.94	26.00	26.19	26.32	26.45	26.57	26.70
6	23.31	23.37	23.44	23.64	23.77	23.90	24.04	24.17
7	21.53	21.60	21.67	21.88	22.02	22.15	22.29	22.43
8	20.26	20.33	20.40	20.61	20.76	20.90	21.04	21.19
9	19.31	19.38	19.45	19.68	19.82	19.97	20.12	20.27
10	18.59	18.66	18.74	18.96	19.12	19.27	19.42	19.57
11	18.03	18.10	18.18	18.41	18.57	18.73	18.88	19.04
12	17.59	17.67	17.75	17.99	18.15	18.31	18.47	18.63
13	17.24	17.32	17.40	17.65	17.81	17.97	18.14	18.30
14	16.96	17.04	17.13	17.38	17.54	17.71	17.88	18.04
15	16.74	16.82	16.91	17.16	17.33	17.50	17.67	17.84
16	16.56	16.64	16.73	16.98	17.16	17.33	17.50	17.67
17	16.41	16.50	16.58	16.84	17.02	17.19	17.37	17.54
18	16.29	16.38	16.46	16.73	16.91	17.08	17.26	17.44
19	16.19	16.28	16.37	16.64	16.81	16.99	17.17	17.35
20	16.11	16.20	16.29	16.56	16.74	16.92	17.10	17.28
21	16.04	16.13	16.22	16.50	16.68	16.86	17.04	17.22
22	15.99	16.08	16.17	16.45	16.63	16.81	17.00	17.18
23	15.94	16.04	16.13	16.40	16.59	16.77	16.96	17.14
24	15.91	16.00	16.09	16.37	16.55	16.74	16.93	17.11
25	15.88	15.97	16.06	16.34	16.53	16.71	16.90	17.09
26	15.85	15.94	16.04	16.32	16.50	16.69	16.88	17.07
27	15.83	15.92	16.02	16.30	16.49	16.67	16.86	17.05
28	15.81	15.91	16.00	16.28	16.47	16.66	16.85	17.04
29	15.80	15.89	15.99	16.27	16.46	16.65	16.84	17.03
30	15.79	15.88	15.97	16.26	16.45	16.64	16.83	17.02
35	15.75	15.85	15.94	16.23	16.42	16.61	16.80	16.99
40	15.74	15.83	15.93	16.22	16.41	16.60	16.79	16.98

TAUX ANNÉES	21½	21¾	22	22½	23	23½	24	24½
1	92.92	93.03	93.14	93.36	93.58	93.80	94.02	94.24
2	51.19	51.42	51.52	51.64	51.87	52.09	52.32	52.55
3	37.47	37.59	37.71	37.94	38.18	38.42	38.65	38.89
4	30.75	30.88	31.00	31.25	31.49	31.74	31.99	32.24
5	26.83	26.96	27.09	27.35	27.61	27.87	28.13	28.39
6	24.30	24.44	24.57	24.84	25.11	25.38	25.66	25.93
7	22.57	22.71	22.85	23.13	23.41	23.69	23.98	24.26
8	21.33	21.48	21.62	21.91	22.20	22.50	22.79	23.08
9	20.42	20.57	20.72	21.02	21.32	21.62	21.92	22.23
10	19.73	19.88	20.03	20.34	20.65	20.97	21.28	21.59
11	19.20	19.36	19.51	19.83	20.15	20.47	20.79	21.11
12	18.79	18.95	19.11	19.44	19.76	20.09	20.42	20.75
13	18.47	18.63	18.80	19.13	19.46	19.79	20.13	20.47
14	18.21	18.38	18.55	18.89	19.23	19.56	19.91	20.25
15	18.01	18.18	18.35	18.70	19.04	19.38	19.73	20.08
16	17.85	18.02	18.20	18.54	18.89	19.24	19.59	19.95
17	17.72	17.89	18.07	18.42	18.78	19.13	19.49	19.84
18	17.61	17.79	17.97	18.33	18.68	19.04	19.40	19.76
19	17.53	17.71	17.89	18.25	18.61	18.97	19.33	19.70
20	17.46	17.64	17.82	18.19	18.55	18.92	19.28	19.64
21	17.41	17.59	17.77	18.14	18.50	18.87	19.24	19.60
22	17.36	17.55	17.73	18.10	18.47	18.84	19.20	19.57
23	17.33	17.51	17.70	18.07	18.44	18.81	19.18	19.55
24	17.30	17.48	17.67	18.04	18.41	18.78	19.16	19.53
25	17.27	17.46	17.65	18.02	18.39	18.77	19.14	19.51
26	17.25	17.44	17.63	18.00	18.38	18.75	19.13	19.50
27	17.24	17.43	17.61	17.99	18.36	18.74	19.11	19.49
28	17.22	17.41	17.60	17.98	18.35	18.73	19.11	19.48
29	17.21	17.40	17.59	17.97	18.35	18.72	19.10	19.48
30	17.21	17.39	17.58	17.96	18.34	18.72	19.09	19.47
35	17.18	17.37	17.56	17.94	18.32	18.70	19.08	19.46
40	17.17	17.36	17.55	17.94	18.32	18.70	19.07	19.45

FACTEURS D'INTÉRÊT MENSUEL

Cette table indique l'intérêt pour un mois à un taux nominal annuel basé sur l'intérêt calculé semi-annuellement.

8 % – .006 558 1970	10⅜ % – .008 464 6722
8⅛ % – .006 658 9889	10½ % – .008 564 5152
8¼ % – .006 759 7303	10⅝ % – .008 664 3089
8⅜ % – .006 860 4214	10¾ % – .008 764 0532
8½ % – .006 961 0622	10⅞ % – .008 863 7482
8⅝ % – .007 061 6527	11 % – .008 963 3940
8¾ % – .007 162 1929	11⅛ % – .009 062 9906
8⅞ % – .007 262 6831	11¼ % – .009 162 5381
9 % – .007 363 1231	11⅜ % – .009 262 0365
9⅛ % – .007 463 5130	11½ % – .009 361 4858
9¼ % – .007 563 8530	11⅝ % – .009 460 8863
9⅜ % – .007 664 1431	11¾ % – .009 560 2378
9½ % – .007 764 3832	11⅞ % – .009 659 5404
9⅝ % – .007 864 5735	12 % – .009 758 7942
9¾ % – .007 964 7141	12⅛ % – .009 857 9993
9⅞ % – .008 064 8049	12¼ % – .009 957 1557
10 % – .008 164 8461	12⅜ % – .010 056 2634
10⅛ % – .008 264 8377	12½ % – .010 155 3225
10¼ % – .008 364 7797	12⅝ % – .010 254 3331

On peut obtenir l'intérêt pour un mois du montant désiré (quelqu'il soit) en multipliant le montant par ce facteur.

FACTEURS D'INTÉRÊT MENSUEL

Cette table indique l'intérêt pour un mois à un taux nominal
annuel basé sur l'intérêt calculé semi-annuellement.

12¾ % − .010 353 2952	15⅛ % − .012 224 4297
12⅞ % − .010 452 2088	15¼ % − .012 322 4327
13 % − .010 551 0740	15⅜ % − .012 420 3883
13⅛ % − .010 649 8909	15½ % − .012 518 2966
13¼ % − .010 748 6596	15⅝ % − .012 616 1575
13⅜ % − .010 847 3799	15¾ % − .012 713 9712
13½ % − .010 946 0522	15⅞ % − .012 811 7377
13⅝ % − .011 044 6762	16 % − .012 909 4570
13¾ % − .011 143 2522	16⅛ % − .013 007 1292
13⅞ % − .011 241 7802	16¼ % − .013 104 7543
14 % − .011 340 2602	16⅜ % − .013 202 3325
14⅛ % − .011 438 6923	16½ % − .013 299 8636
14¼ % − .011 537 0764	16⅝ % − .013 397 3478
14⅜ % − .011 635 4128	16¾ % − .013 494 7852
14½ % − .011 733 7014	16⅞ % − .013 592 1758
14⅝ % − .011 831 9423	17 % − .013 689 5196
14¾ % − .011 930 1355	17⅛ % − .013 786 8166
14⅞ % − .012 028 2811	17¼ % − .013 884 0670
15 % − .012 126 3791	17⅜ % − .013 981 2708

On peut obtenir l'intérêt pour un mois du montant désiré
(quelqu'il soit) en multipliant le montant par ce facteur.

FACTEURS D'INTÉRÊT MENSUEL

Cette table indique l'intérêt pour un mois à un taux nominal
annuel basé sur l'intérêt calculé semi-annuellement.

17½ % — .014 078 4280	19¾ % — .015 819 3502
17⅝ % — .014 175 5387	19⅞ % — .015 915 6318
17¾ % — .014 272 6030	20 % — .016 011 8678
17⅞ % — .014 369 6208	20¼ % — .016 204 2033
18 % — .014 466 5922	20½ % — .016 396 3569
18⅛ % — .014 563 5173	20¾ % — .016 588 3290
18¼ % — .014 660 3961	21 % — .016 780 1200
18⅜ % — .014 757 2287	21¼ % — .016 971 7304
18½ % — .014 854 0152	21½ % — .017 163 1604
18⅝ % — .014 950 7554	21¾ % — .017 354 4104
18¾ % — .015 047 4497	22 % — .017 545 4808
18⅞ % — .015 144 0978	22½ % — .017 927 0844
19 % — .015 240 7000	23 % — .018 307 9740
19⅛ % — .015 337 2563	23½ % — .018 688 1526
19¼ % — .015 433 7666	24 % — .019 067 6231
19⅜ % — .015 530 2312	24½ % — .019 446 3884
19½ % — .015 626 6499	25 % — .019 824 4514
19⅝ % — .015 723 0229	

lOn peut obtenir l'intérêt pour un mois du montant désiré
l(quelqu'il soit) en multipliant le montant par ce facteur.